全国高等学校中药资源与开发、中草药栽培与鉴定、中药制药等专业
国家卫生健康委员会"十三五"规划教材

"十三五"江苏省高等学校重点教材（编号：2018-2-222）

中药化学

主　编　孔令义　冯卫生
副主编　杨炳友　刘鹰翔　宋少江　王　晓

编　者（以姓氏笔画为序）

王　炜（湖南中医药大学）　　　　　李　勇（长春中医药大学）

王　晓（齐鲁工业大学）　　　　　　杨炳友（黑龙江中医药大学）

孔令义（中国药科大学）　　　　　　吴德玲（安徽中医药大学）

冯卫生（河南中医药大学）　　　　　宋少江（沈阳药科大学）

刘鹰翔（广州中医药大学）　　　　　梁侨丽（南京中医药大学）

严春艳（广东药科大学）　　　　　　窦德强（辽宁中医药大学）

人民卫生出版社

图书在版编目（CIP）数据

中药化学 / 孔令义，冯卫生主编 . —北京：人民
卫生出版社，2020
ISBN 978-7-117-29206-1

I.①中… II.①孔…②冯… III.①中药化学 –
医学院校 – 教材 IV.①R284

中国版本图书馆 CIP 数据核字（2019）第 250612 号

人卫智网	www.ipmph.com	医学教育、学术、考试、健康，购书智慧智能综合服务平台
人卫官网	www.pmph.com	人卫官方资讯发布平台

版权所有，侵权必究！

中 药 化 学

主　　编：孔令义　冯卫生
出版发行：人民卫生出版社（中继线 010-59780011）
地　　址：北京市朝阳区潘家园南里 19 号
邮　　编：100021
E - mail：pmph @ pmph.com
购书热线：010-59787592　010-59787584　010-65264830
印　　刷：天津安泰印刷有限公司
经　　销：新华书店
开　　本：850×1168　1/16　印张：25
字　　数：607 千字
版　　次：2020 年 12 月第 1 版　2020 年 12 月第 1 版第 1 次印刷
标准书号：ISBN 978-7-117-29206-1
定　　价：69.00 元

打击盗版举报电话：010-59787491　E-mail：WQ @ pmph.com
质量问题联系电话：010-59787234　E-mail：zhiliang @ pmph.com

出版说明

高等教育发展水平是一个国家发展水平和发展潜力的重要标志。办好高等教育,事关国家发展,事关民族未来。党的十九大报告明确提出,要"加快一流大学和一流学科建设,实现高等教育内涵式发展",这是党和国家在中国特色社会主义进入新时代的关键时期对高等教育提出的新要求。近年来,《关于加快建设高水平本科教育全面提高人才培养能力的意见》《普通高等学校本科专业类教学质量国家标准》《关于高等学校加快"双一流"建设的指导意见》等一系列重要指导性文件相继出台,明确了我国高等教育应深入坚持"以本为本",推进"四个回归",建设中国特色、世界水平的一流本科教育的发展方向。中医药高等教育在党和政府的高度重视和正确指导下,已经完成了从传统教育方式向现代教育方式的转变,中药学类专业从当初的一个专业分化为中药学专业、中药资源与开发专业、中草药栽培与鉴定专业、中药制药专业等多个专业,这些专业共同成为我国高等教育体系的重要组成部分。

随着经济全球化发展,国际医药市场竞争日趋激烈,中医药产业发展迅速,社会对中药学类专业人才的需求与日俱增。《中华人民共和国中医药法》的颁布,"健康中国2030"战略中"坚持中西医并重,传承发展中医药事业"的布局,以及《中医药发展战略规划纲要(2016—2030年)》《中医药健康服务发展规划(2015—2020年)》《中药材保护和发展规划(2015—2020年)》等系列文件的出台,都系统地筹划并推进了中医药的发展。

为全面贯彻国家教育方针,跟上行业发展的步伐,实施人才强国战略,引导学生求真学问、练真本领,培养高质量、高素质、创新型人才,将现代高等教育发展理念融入教材建设全过程,人民卫生出版社组建了全国高等学校中药资源与开发、中草药栽培与鉴定、中药制药专业规划教材建设指导委员会。在指导委员会的直接指导下,经过广泛调研论证,我们全面启动了全国高等学校中药资源与开发、中草药栽培与鉴定、中药制药等专业国家卫生健康委员会"十三五"规划教材的编写出版工作。本套规划教材是"十三五"时期人民卫生出版社的重点教材建设项目,教材编写将秉承"夯实基础理论、强化专业知识、深化中医药思维、锻炼实践能力、坚定文化自信、树立创新意识"的教学理念,结合国内中药学类专业教育教学的发展趋势,紧跟行业发展的方向与需求,并充分融合新媒体技术,重点突出如下特点:

1. 适应发展需求,体现专业特色　　本套教材定位于中药资源与开发专业、中草药栽培与鉴定专业、中药制药专业,教材的顶层设计在坚持中医药理论、保持和发挥中医药特色优势的前提下,重视现代科学技术、方法论的融入,以促进中医药理论和实践的整体发展,满足培养特色中医药人才的需求。同时,我们充分考虑中医药人才的成长规律,在教材定位、体系建设、内容设计上,注重理论学习、生产实践及学术研究之间的平衡。

2. 深化中医药思维,坚定文化自信　中医药学根植于中国博大精深的传统文化,其学科具有文化和科学双重属性,这就决定了中药学类专业知识的学习,要在对中医药学深厚的人文内涵的发掘中去理解、去还原,而非简单套用照搬今天其他学科的概念内涵。本套教材在编写的相关内容中注重中医药思维的培养,尽量使学生具备用传统中医药理论和方法进行学习和研究的能力。

3. 理论联系实际,提升实践技能　本套教材遵循"三基、五性、三特定"教材建设的总体要求,做到理论知识深入浅出,难度适宜,确保学生掌握基本理论、基本知识和基本技能,满足教学的要求,同时注重理论与实践的结合,使学生在获取知识的过程中能与未来的职业实践相结合,帮助学生培养创新能力,引导学生独立思考,理清理论知识与实际工作之间的关系,并帮助学生逐渐建立分析问题、解决问题的能力,提高实践技能。

4. 优化编写形式,拓宽学生视野　本套教材在内容设计上,突出中药学类相关专业的特色,在保证学生对学习脉络系统把握的同时,针对学有余力的学生设置"学术前沿""产业聚焦"等体现专业特色的栏目,重点提示学生的科研思路,引导学生思考学科关键问题,拓宽学生的知识面,了解所学知识与行业、产业之间的关系。书后列出供查阅的主要参考书籍,兼顾学生课外拓展需求。

5. 推进纸数融合,提升学习兴趣　为了适应新教学模式的需要,本套教材同步建设了以纸质教材内容为核心的多样化的数字教学资源,从广度、深度上拓展了纸质教材的内容。通过在纸质教材中增加二维码的方式"无缝隙"地链接视频、动画、图片、PPT、音频、文档等富媒体资源,丰富纸质教材的表现形式,补充拓展性的知识内容,为多元化的人才培养提供更多的信息知识支撑,提升学生的学习兴趣。

本套教材在编写过程中,众多学术水平一流和教学经验丰富的专家教授以高度负责、严谨认真的态度为教材的编写付出了诸多心血,各参编院校对编写工作的顺利开展给予了大力支持,在此对相关单位和各位专家表示诚挚的感谢!教材出版后,各位教师、学生在使用过程中,如发现问题请反馈给我们(renweiyaoxue@163.com),以便及时更正和修订完善。

人民卫生出版社

2019 年 2 月

全国高等学校中药资源与开发、中草药栽培与鉴定、中药制药等专业
国家卫生健康委员会“十三五”规划教材

教材书目

序号	教材名称	主编	单位
1	无机化学	闫　静 张师愚	黑龙江中医药大学 天津中医药大学
2	物理化学	孙　波 魏泽英	长春中医药大学 云南中医药大学
3	有机化学	刘　华 杨武德	江西中医药大学 贵州中医药大学
4	生物化学与分子生物学	李　荷	广东药科大学
5	分析化学	池玉梅 范卓文	南京中医药大学 黑龙江中医药大学
6	中药拉丁语	刘　勇	北京中医药大学
7	中医学基础	战丽彬	南京中医药大学
8	中药学	崔　瑛 张一昕	河南中医药大学 河北中医学院
9	中药资源学概论	黄璐琦 段金廒	中国中医科学院中药资源中心 南京中医药大学
10	药用植物学	董诚明 马　琳	河南中医药大学 天津中医药大学
11	药用菌物学	王淑敏 郭顺星	长春中医药大学 中国医学科学院药用植物研究所
12	药用动物学	张　辉 李　峰	长春中医药大学 辽宁中医药大学
13	中药生物技术	贾景明 余伯阳	沈阳药科大学 中国药科大学
14	中药药理学	陆　茵	南京中医药大学
15	中药分析学	李　萍 张振秋	中国药科大学 辽宁中医药大学
16	中药化学	孔令义 冯卫生	中国药科大学 河南中医药大学
17	波谱解析	邱　峰 冯　锋	天津中医药大学 中国药科大学

序号	教材名称	主编	单位
18	制药设备与工艺设计	周长征 王宝华	山东中医药大学 北京中医药大学
19	中药制药工艺学	杜守颖 唐志书	北京中医药大学 陕西中医药大学
20	中药新产品开发概论	甄汉深 孟宪生	广西中医药大学 辽宁中医药大学
21	现代中药创制关键技术与方法	李范珠	浙江中医药大学
22	中药资源化学	唐于平 宿树兰	陕西中医药大学 南京中医药大学
23	中药制剂分析	刘　斌 刘丽芳	北京中医药大学 中国药科大学
24	土壤与肥料学	王光志	成都中医药大学
25	中药资源生态学	郭兰萍 谷　巍	中国中医科学院中药资源中心 南京中医药大学
26	中药材加工与养护	陈随清 李向日	河南中医药大学 北京中医药大学
27	药用植物保护学	孙海峰	黑龙江中医药大学
28	药用植物栽培学	巢建国 张永清	南京中医药大学 山东中医药大学
29	药用植物遗传育种学	俞年军 魏建和	安徽中医药大学 中国医学科学院药用植物研究所
30	中药鉴定学	吴啟南 张丽娟	南京中医药大学 天津中医药大学
31	中药药剂学	傅超美 刘　文	成都中医药大学 贵州中医药大学
32	中药材商品学	周小江 郑玉光	湖南中医药大学 河北中医学院
33	中药炮制学	李　飞 陆兔林	北京中医药大学 南京中医药大学
34	中药资源开发与利用	段金廒 曾建国	南京中医药大学 湖南农业大学
35	药事管理与法规	谢　明 田　侃	辽宁中医药大学 南京中医药大学
36	中药资源经济学	申俊龙 马云桐	南京中医药大学 成都中医药大学
37	药用植物保育学	缪剑华 黄璐琦	广西壮族自治区药用植物园 中国中医科学院中药资源中心
38	分子生药学	袁　媛 刘春生	中国中医科学院中药资源中心 北京中医药大学

全国高等学校中药资源与开发、中草药栽培与鉴定、中药制药专业规划教材建设指导委员会

成员名单

主任委员　黄璐琦　中国中医科学院中药资源中心
　　　　　段金廒　南京中医药大学

副主任委员（以姓氏笔画为序）

王喜军　黑龙江中医药大学
牛　阳　宁夏医科大学
孔令义　中国药科大学
石　岩　辽宁中医药大学
史正刚　甘肃中医药大学
冯卫生　河南中医药大学
毕开顺　沈阳药科大学
乔延江　北京中医药大学
刘　文　贵州中医药大学
刘红宁　江西中医药大学
杨　明　江西中医药大学
吴啟南　南京中医药大学
邱　勇　云南中医药大学
何清湖　湖南中医药大学
谷晓红　北京中医药大学
张陆勇　广东药科大学
张俊清　海南医学院
陈　勃　江西中医药大学
林文雄　福建农林大学
罗伟生　广西中医药大学
庞宇舟　广西中医药大学
宫　平　沈阳药科大学
高树中　山东中医药大学
郭兰萍　中国中医科学院中药资源中心

唐志书　陕西中医药大学
黄必胜　湖北中医药大学
梁沛华　广州中医药大学
彭　成　成都中医药大学
彭代银　安徽中医药大学
简　晖　江西中医药大学

委　　员（以姓氏笔画为序）

马　琳	马云桐	王文全	王光志	王宝华	王振月	王淑敏
申俊龙	田　侃	冯　锋	刘　华	刘　勇	刘　斌	刘合刚
刘丽芳	刘春生	闫　静	池玉梅	孙　波	孙海峰	严玉平
杜守颖	李　飞	李　荷	李　峰	李　萍	李向日	李范珠
杨武德	吴　卫	邱　峰	余伯阳	谷　巍	张　辉	张一昕
张永清	张师愚	张丽娟	张振秋	陆　茵	陆兔林	陈随清
范卓文	林　励	罗光明	周小江	周日宝	周长征	郑玉光
孟宪生	战丽彬	钟国跃	俞年军	秦民坚	袁　媛	贾景明
郭顺星	唐于平	崔　瑛	宿树兰	巢建国	董诚明	傅超美
曾建国	谢　明	甄汉深	裴妙荣	缪剑华	魏泽英	魏建和

秘　书　长　吴啟南　郭兰萍

秘　　　书　宿树兰　李有白

前　言

　　这部教材是我国第一部供中药资源与开发、中草药栽培与鉴定、中药制药等专业本科生使用的教材,具有鲜明的专业特色。编写内容突出专业需求,聚焦于三个专业所需要的基本知识、基本技能,如强调中药化学成分的提取分离内容,而适当精简化合物结构鉴定的讲解,在实例中更是有针对性地重点介绍和专业相关的代表性的重要药物、活性化合物的提取分离和结构鉴定等,主要目的就是满足上述三个专业的学生毕业后学习和工作的知识需要。

　　本版教材由在中药化学领域具有丰富教学经验与科研经历的专家教授组成编写队伍。由孔令义(中国药科大学,第一章、第五章)、冯卫生(河南中医药大学,第二章)、宋少江(沈阳药科大学,第三章)、严春艳(广东药科大学,第四章)、杨炳友(黑龙江中医药大学,第六章)、王晓(齐鲁工业大学,第七章)、刘鹰翔(广州中医药大学,第八章)、窦德强(辽宁中医药大学,第九章)、王炜(湖南中医药大学,第十章)、吴德玲(安徽中医药大学,第十一章)、李勇(长春中医药大学,第十二章)、梁侨丽(南京中医药大学,第十三章)分别承担相应的编写工作,由孔令义教授和冯卫生教授担任主编,杨炳友教授、刘鹰翔教授、宋少江教授、王晓研究员担任副主编。

　　本教材在编写过程中得到了各编委所在院校的大力支持,在此一并致以衷心的感谢。在目前高校回归本科教育的新形势下,我们深知教材编写工作责任重大,虽然尽了最大努力,但由于我们水平有限,特别是初次编写中药资源与开发、中草药栽培与鉴定、中药制药等专业的《中药化学》教材,不当之处在所难免,敬请广大师生批评指正。

孔令义

2020 年 10 月

目　录

第一章　绪论

01章课件

中药是我国传统中医药的主要组成部分,也是我国人民长期以来防治疾病的重要武器。中医药在我国有着悠久的历史,人们经过数千年对疾病认识和用药经验的不断总结与归纳,逐步形成和完善了具有独特理论体系的中医药理论,充分反映了我国哲学思想、历史文化、生活方式、自然资源等方面的特点和优势,是中华民族璀璨文化的重要组成部分,为保障我国人民健康、促进中华民族的繁衍昌盛作出了不可磨灭的贡献。中药是中医治疗疾病的主要手段,至今仍然是我国医疗保健体系中所用药物的重要组成部分,在提高人民健康水平中发挥着重要作用。

第一节　中药化学简介

一、中药化学的研究内容

(一) 中药化学的定义

中药化学(chemistry of Chinese materia medica)是一门以中医药基本理论为指导,结合临床用药经验,主要应用化学的理论和方法以及相关现代科学理论和技术研究中药化学成分的学科。具体来讲,中药化学主要研究中药中有效成分的化学结构、理化性质、提取分离方法、结构鉴定、生物合成途径、结构修饰、构效关系等。

中药化学成分或有效成分的研究,应注意中医理论和临床应用的特点,注重解决中医药自身的问题,为中医药现代化服务。它既不同于一般含义的植物化学(phytochemistry)研究,也不同于现代药学中的天然药物化学(natural medicinal chemistry)研究。后两者侧重于从植物中发现、确定和生产有科学价值和应用前景的化学成分,不仅关注有药用价值的化合物,同时也开发农药、化工、食品等行业有应用价值的化合物。中药化学的研究要在中医药理论的指导下,尊重中医临床用药实践经验,结合现代科学理论和成果,应用当代最新技术和方法来进行。其研究的目的则是通过应用化学的理论和技术阐明传统中药的科学内涵,从化学成分的角度诠释中药临床治疗疾病的有效物质,为中药学领域其他方面的研究奠定基础。

(二) 中药化学的研究内容

中药的化学成分十分复杂,一种中药含有多种结构类型的成分,而且每一种结构类型成分的数量也有很多。中药化学成分和药效物质研究在单味药物质基础的研究方面已取得了很大成就,但是由于中药化学成分复杂,特别是中药复方,所含化学成分多达数百种甚至上千种,同时,中药又存在多成分、多途径、多靶点协同发挥临床疗效作用的特点,这给中药的药效物质基础研究带来极大的困难和挑战。目前真正被阐明了有效成分的中药品种并不多,特别是从中医临床疗效及中药传统功效的角度看,这样的品种就更加有限。多数研究只是针对一般化学成分,少数为通过不同程度的药效实验或生物活性实验证明对机体具有一定生理作用的成分。在中药化学成分的研究中,需要我们确定有关化学成分的活性属性,这里涉及有效成分、有效部位、生物活性成分、非活性成分的概念。

有效成分(effective constituent)是指与药用植物或传统中药临床功效相一致或密切相关的化学成分。如中药黄连具有清热燥湿、泻火解毒的功效,其中的小檗碱(berberine)是黄连的有效成分,具有抗菌消炎的作用。有效部位是指中药中经动物实验验证或临床上具有防治疾病作用的一类或几类化学成分组成的混合物。以有效部位制成的中药新药即为有效部位新药。通过中药有效部位新药的研制开发,不仅可以发挥中药的特色和优势,而且显著提高了中药的临床疗效和质量控制水平,推动了中药走向国际主流医药市场。

生物活性成分(bioactive constituent)是指具有一定生物活性的化学成分,但这种生物活性不完全与相应的传统中药或药用植物临床功效一致,甚至完全不相关。如千层塔 *Lycopodium serratum* 全草一般有清热解毒、生肌止血、散瘀消肿的功效。而从其中分离得到的石杉碱甲(huperzine A)具有增强记忆、抗阿尔茨海默病的作用。虽然与千层塔的传统功效不相符,但可认为是其生物活性成分。生物活性成分虽然不能完全解释中药的传统功效或临床疗效,但为发现具有新活性的天然成分奠定了基础,是中药化学研究中很重要的成分。

非活性成分(inactive constituent)是指既没有发现与中药传统功效或临床疗效相关的活性,又暂时没发现其他明显生物活性的成分,但这类成分从中药化学的角度看仍具有一定意义。生物活性成分与非活性成分的划分是相对的,一方面,随着科学的发展和人们对客观世界认识的提高,一些过去被认为是非活性成分的化合物(如多糖、多肽、树脂类等),现被发现具有良好的生物活性。另一方面,某些过去被认为是有效成分的化合物,随着中药化学研究的深入而被修改或进一步完善。

中药除个别情况使用单味药外,主要是以复方的形式入药。复方配伍有严格的君臣佐使法度。中药复方的优势在于药物配伍后可起到协同或拮抗的作用,对机体进行整体调节,其化学成分不是单味药化学成分的简单相加。因此,要研究单味药的有效成分和药效物质基础,同时还要对中药复方进行深入的化学和药效学研究,阐明中药复方配伍规律以及作用机制等深入的科学问题。

中药化学研究的基本内容包括:来源于中药的活性成分的提取分离、结构测定等。中药化学大量的工作是从众多的化学成分提取分离得到具有生物活性的单体化合物,应用的主要手段是各种经典的和现代的色谱技术,需要特别强调的是在传统中医药理论指导下,传统或现代药理学的相关研究需始终贯穿上述研究内容过程中,从化学成分的角度诠释中药临床治疗疾病的有效物质,深入的研究工作还应探讨物质基础与中药性味、归经的关系。如何确定一个天然单体化合物的复杂化学结构则是中药化学研究的一个核心内容,这需要应用以核磁共振(NMR)和质谱(MS)为代表的现代波谱技术,并辅之以必要的化学研究工作。此外,从中药化学成分中得到的活性化合物可作为新药候选分子深入研究和开发,但天然来源的活性成分可能因为含量低、毒性大、溶解性差或者生物利用度低等原因,而制约许多具有潜在药用价值的中药化学成分进一步开发利用,这时就需要应用有机化学的方法(化学反应)或生物学的方法(生物转化)对天然化合物的结构进行修饰和改造,结合药理学研究寻找和确定更有药用价值的化合物,这也是从中药活性成分中创制新药的一条有效途径。

二、中药化学的发展概况

中医药在我国的应用有着数千年的历史,我们的祖先在发现和使用中药的过程中已注意到了其中的化学现象。在古代本草著作中就有"本草化学"的记载,古代的"冶金术""炼丹术""点金术"开创了无机化学的实验技术和研究方法,也是世界上最早涉及医药化学的记载。公元10世纪的《太平圣惠方》已有应用五倍子等粗粉经酒曲发酵制得没食子酸的记载。明代李梴的《医学入门》也记载了用发酵法从五倍子中制备没食子酸(gallic acid)的全过程,是世界上最早制得的有机酸,比瑞典化学家舍勒的发明早了二百多年。1765年在《本草纲目拾遗》中就有关于乌头碱(aconitine)制备及其毒性的记载:取新鲜草乌汁,经沉淀,过滤,清液置碗中日晒蒸发,至瓶口现"黑沙点子";再放炉内低温蒸发,直到下层为稠膏,上层现白如砂糖状的结晶。此种"砂糖样"的物质,"上箭最快,到身数步即死"。上述记载的这种极毒的砂糖样结晶即为乌头碱,在欧洲直到1833年才被发现,1860年才制得结晶。可见,古代中国的医药化学与其他自然科学一样在世界处于领先地位。

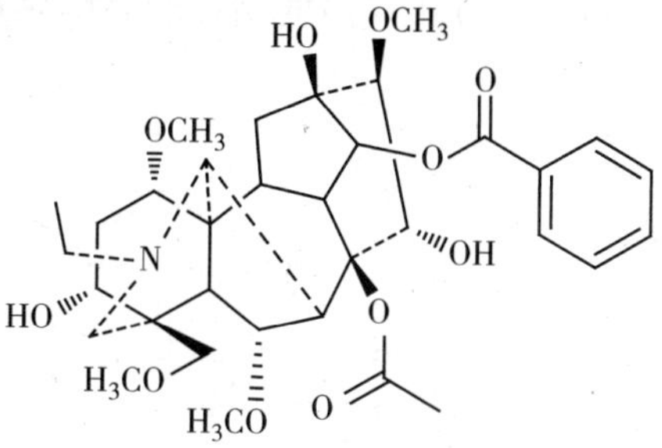

乌头碱

但是,由于鸦片战争的影响,我国科学技术的发展曾停滞不前,中药化学的研究也逐渐落后。19世纪初,法国药学家Derosone(1804年)和德国药学家Sertürner(1806年)先后从鸦片中分离出具有镇痛镇咳作用的有效单体化合物吗啡(morphine),开创了从天然药物中寻找活性成分的先河。此后,随着有机化学和天然药物化学的逐步发展,诸如秋水仙碱(colchicine)、奎宁(quinine)等生物活性显著的天然药物陆续从药用植物中被发现。在相当长的时期内,包括天然药物化学在内的整个天然药物研究领域的优势一直倾向于欧美、日本等国家。

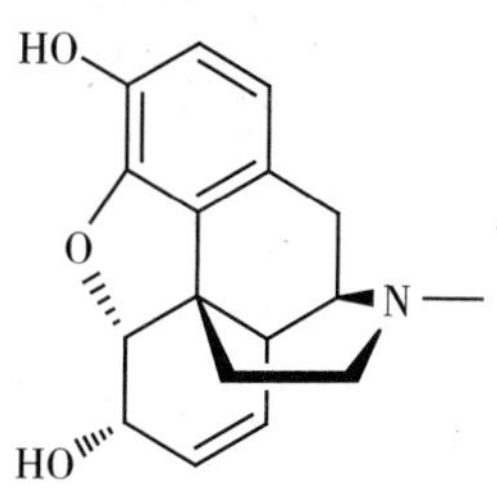

吗啡

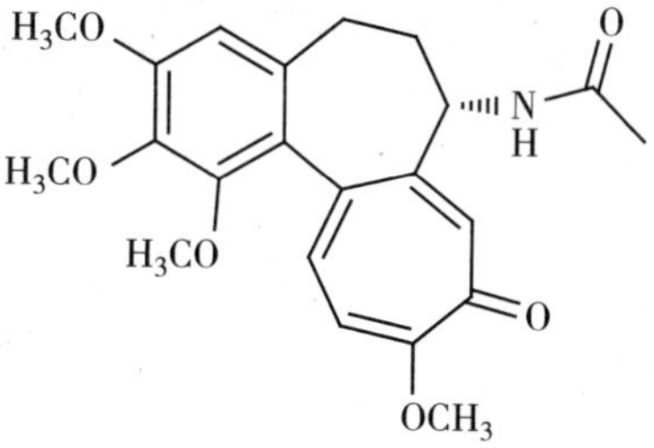

秋水仙碱

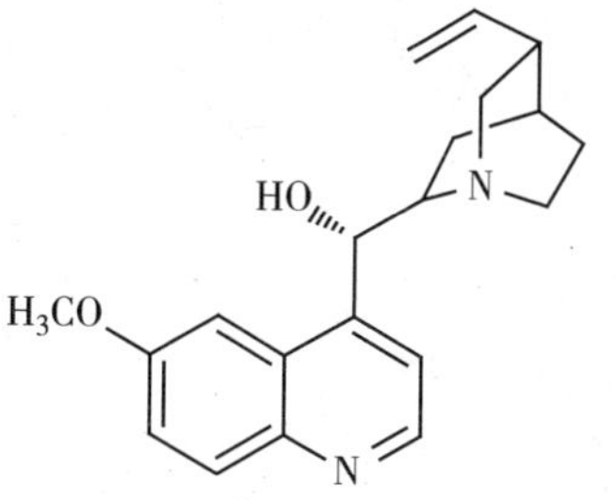

奎宁

在 20 世纪 20 年代,以我国药用植物化学的先驱赵承嘏为代表的一批科研工作者运用近代化学方法对传统的中草药和天然药物进行系统的研究。20 世纪 30 年代以后,我国科学家对洋金花、钩吻、雷公藤、三七、柴胡、细辛等中药的化学成分进行了分离,取得了一定的进展。虽然我国科学家在有效成分的分离方面做了较多的工作,但是由于当时资源和条件所限,在化学结构的研究中鲜有突破。

中华人民共和国成立以来,党和政府高度重视中医药的发展。特别是改革开放以来,"中药现代化"的号召推动中药进入了蓬勃发展的新时代。我国科学家从传统中药中发现了小檗碱(berberine)、穿心莲内酯(andrographolide)、川芎嗪(ligustrazine)、青藤碱(sinomenine)等至今仍在临床一线使用的药物,也从传统中药中发现了如石杉碱甲(huperzine A)、胡椒碱(piperine)、灯盏乙素(breviscapine)、山栀苷甲酯(shanzhiside methylester)等国际上关注的活性化合物。有些药物则是对天然有效成分的结构修饰产物,是典型的源于中药有效成分的化学合成药物,如双环醇(bicyclol)、喜树碱衍生物、他汀类药物等。与此同时,国外也掀起了中药化学或天然药物化学研究的热潮。1958 年美国科学家从长春花 *Catharanthus roseus* 中研究开发了抗癌新药长春碱(vinblastine),1963 年长春新碱(vincristine)又被成功开发。1966 年科学家则从中国特有的珙桐科植物喜树 *Camptotheca acuminata* 中分离得到具有显著抗癌作用的喜树碱(camptothecin),之后发现其具有拓扑异构酶抑制作用进而得以开发应用。1971 年从太平洋红豆杉 *Taxus brevifolia* 中分离得到并确定了结构的二萜生物碱紫杉醇(taxol)则是以新颖复杂的化学结构、独特的抗癌机制引起人们的极大兴趣,至 20 世纪 80 年代被成功开发为抗癌新药,被认为是世界抗癌药物研究的重大突破。

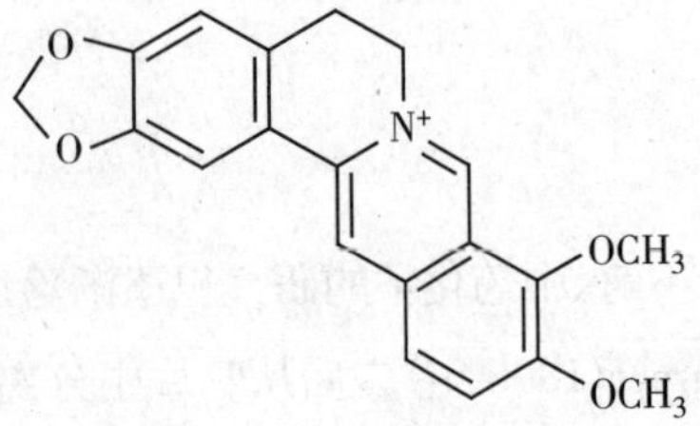

小檗碱 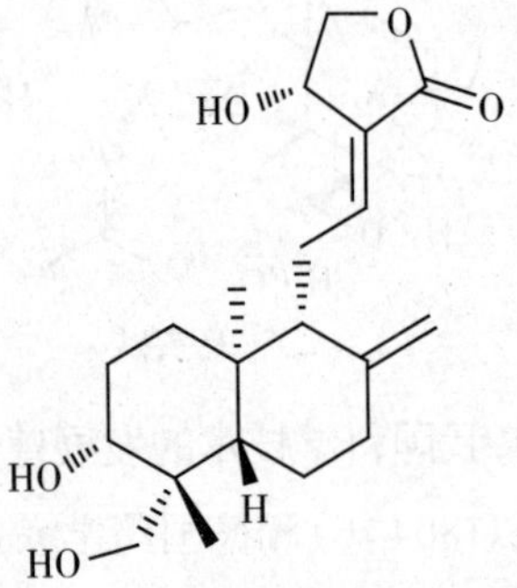　　　　　穿心莲内酯 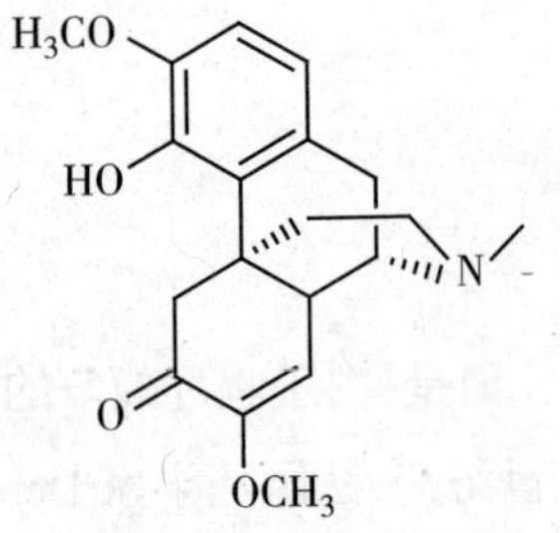　　　　　青藤碱

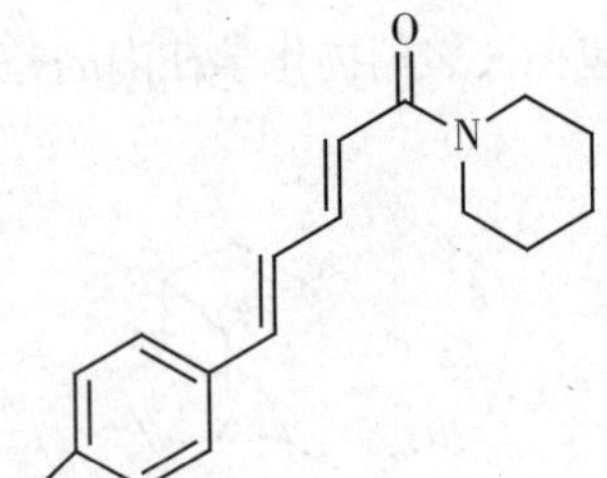

胡椒碱 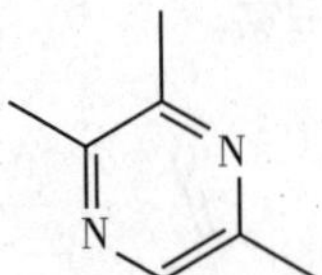　　　　川芎嗪 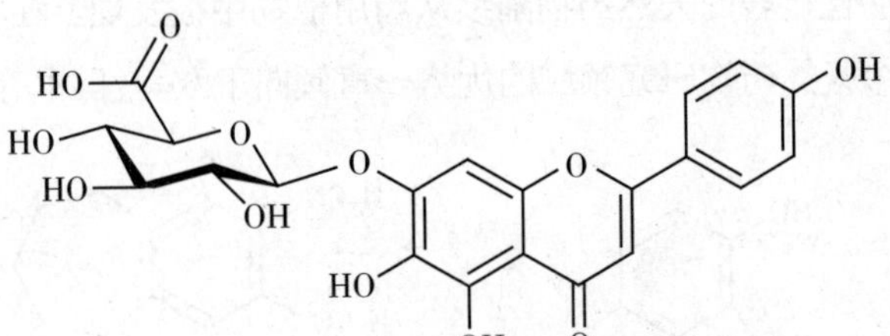　　　　灯盏乙素

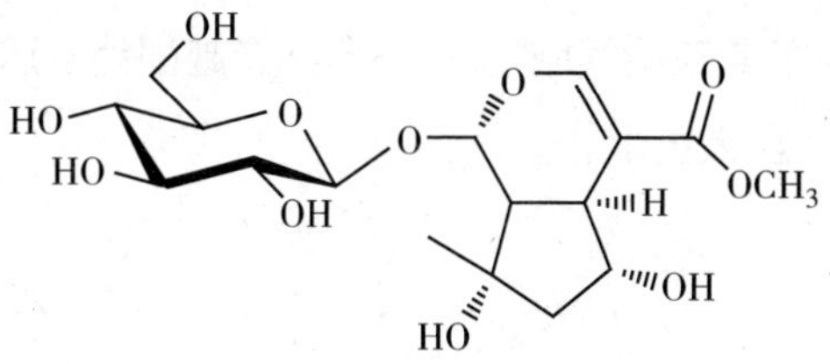

山栀苷甲酯 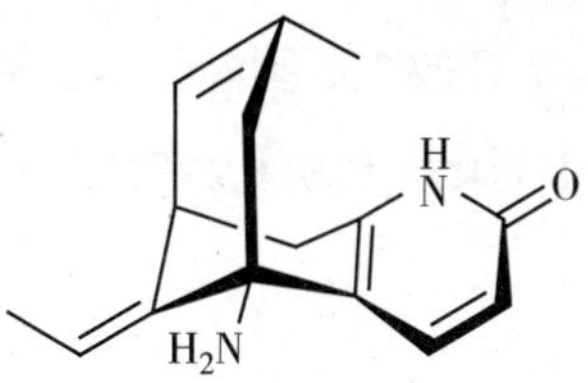　　　　　　　　　石杉碱甲 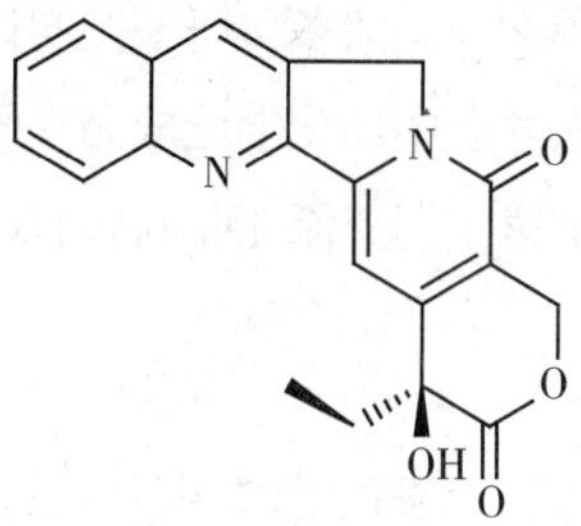　　　　　　　　　喜树碱

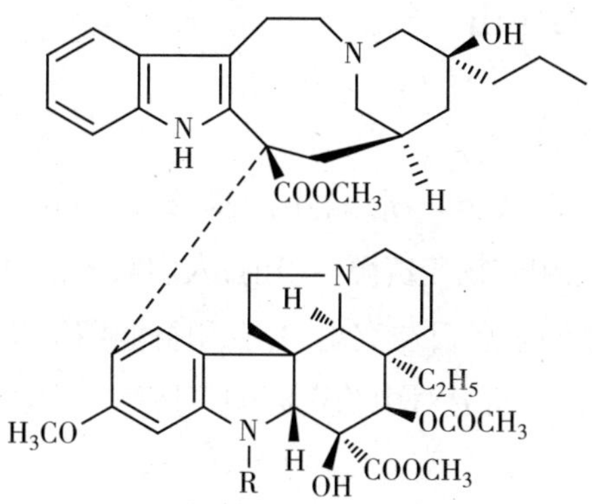

长春碱　　R=CH₃
长春新碱　R=CHO

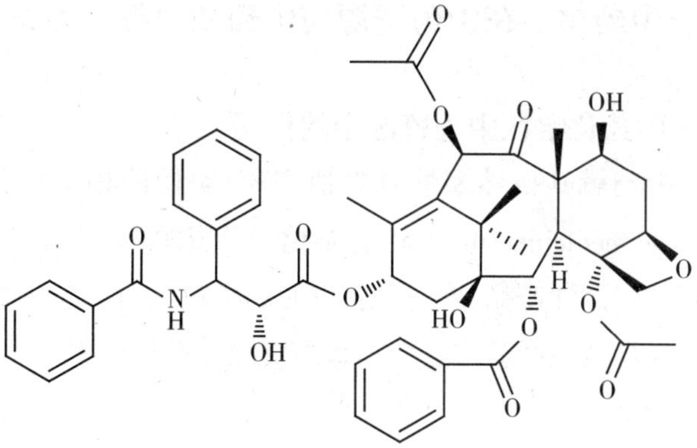

紫杉醇

1971 年以屠呦呦为代表的我国科研工作者从中药青蒿中发现对抗疟有效的乙醚提取物,并继而分离出新型结构的抗疟有效成分青蒿素(artemisinin),并创制出抗疟新药。这一医学发展史上的重大发现,每年在全世界尤其在发展中国家,挽救着数以百万计疟疾患者的生命。2015年,屠呦呦教授因在发现青蒿素中的突出贡献而荣获诺贝尔生理学或医学奖。这是中国科学家因为在中国本土进行的科学研究而首次获得自然科学的诺贝尔奖,是中国科学界获得的最高奖项,是中医药为人类作出的巨大贡献,值得我国中药化学和天然药物化学工作者为之骄傲和自豪!

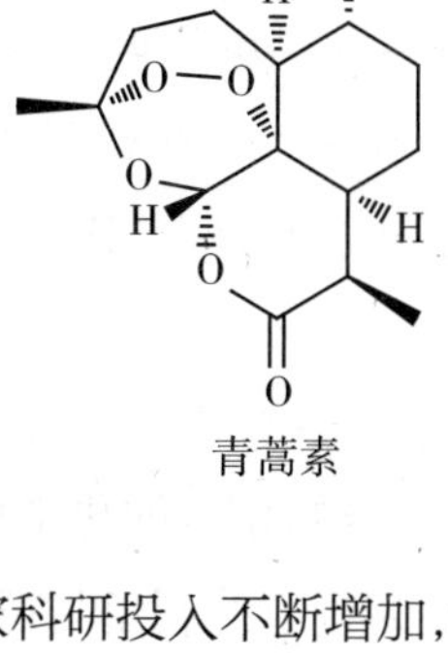

青蒿素

随着我国经济实力不断增强,国家科研投入不断增加,我国中药化学研究的仪器设备条件大大改善,如 600MHz 核磁共振波谱仪、高分辨质谱仪、X- 射线单晶衍射仪等研究工作所必需的大型仪器都已成为很多高等学校和科研单位的常用设备。可以说,我国目前中药化学的研究条件,已和国外发达国家及著名研究机构处在同一水平上。中药化学的人才培养和科学研究得到了空前的发展,在全国范围中药学、药学相关专业人才培养中均将中药化学或天然药物化学作为主要课

程之一。诸多科研部门均设立了中药化学或天然药物化学研究机构,培养了大批的中药化学专业人才。中药化学已成为我国改革开放以后国际学术交流最活跃的领域之一,很多学者赴国外发达国家学习交流,回国后为我国中药化学科研和教学作出了巨大贡献。

第二节　中药化学与中药现代化

一、中药化学在中药资源与中药质量标准方面的作用

(一) 中药化学在中药资源中的作用

中药就其自然属性分为植物药、动物药和矿物药三大类。所以,中药资源(resources of Chinese medicinal material)包括植物药资源、动物药资源和矿物药资源。当前,人们对源于自然环境的资源性产品需求剧增,资源的稀缺性与资源供给的矛盾日益突出,社会和行业期待从有限的中药资源中获取更为丰富的资源性产品。中药化学的研究对中药资源的可持续开发具有指导意义。

1. 根据中药化学成分确定中药材适宜采收期　不同生长周期的中药材,其药用生物资源质量存在差异性,其本质是所含初生/次生代谢物在生物体内的合成积累存在动态变化。通过分析中药材在不同生长期所含成分的不同,来确定该药材适宜采收期,以期达到最佳临床药效。例如,分析表明茵陈药材中滨蒿内酯(scoparone)在不同生长期、不同部位的含量存在明显差异:花期 > 花前期;带花枝梢 > 枝干。结合其他指标综合分析,研究者提出茵陈蒿最佳采收期应为 9 月中上旬。

2. 根据中药化学成分确定中药材适宜产地　道地药材,又称地道药材,是指经过中医临床长期应用优选出来的,在特定地域通过特定生产过程所产的药材。道地药材较其他地区所产的同种药材品质佳、疗效好,具有较高知名度。所以,中药材的质量与产地有很大关系。产地生态环境与其资源质量密切相关,主要涉及诸多生态因子对其可利用物质的合成、积累、分布等的影响。通过分析中药材所含化学成分的不同,来确定中药材最佳采收产地。例如当归 Angelica sinensis 药材主产于我国西北、西南等地,主要产区为甘肃、四川、云南各省区。人们采用现代色谱 - 质谱(如 GC-MS、LC-MS)、光谱等技术分析了当归挥发性成分,多糖类、有机酸类、苯酞类成分的动态变化规律,通过综合分析结果表明:当归药材传统采收期在秋末冬初(10月份)是适宜的;甘肃岷县一带仍然是当归药材的最适宜产区。

3. 基于中药中所含化学成分寻找和发现替代资源与新资源　为扩大和寻找高含量、低毒性的替代资源和新资源,依据"近缘植物中含有相似的化学成分"的植物化学分类原理,可为濒危珍稀药物寻找替代资源和发现新药源,为资源的利用与保护提供有效途径。千层塔 Lycopodium serratum,又名蛇足石杉,为石杉科石杉属植物。石杉碱甲是我国科学家于 1980 年从千层塔(蛇足石杉)中分离得到的一种新型石松类生物碱有效单体,并成功开发出用于治疗阿尔茨海默病(Alzheimer's disease, AD)的药物,且优于已上市的第一代抗阿尔茨海默病药物多奈哌齐、他克林、卡巴拉汀等。然而,石杉碱甲在千层塔植物中的含量仅为万分之一左右,且该植物生长缓慢,周期

长达 8~10 年。随着蛇足石杉植物资源日益匮乏,国际市场石杉碱甲价格在逐渐攀升,寻找新的石杉碱甲资源植物具有重要意义。国内学者调查了我国石杉科植物资源,鉴定了石杉属 29 个种、2 个变种、2 个变型,以及马尾杉科 19 个种,发现 9 个种含有该类生物碱,且含有高含量的石杉碱甲和低含量的石杉碱乙,并提出人工栽培和体外繁殖该种植物的研究思路。

(二) 中药化学在中药质量标准方面的作用

中药作为中医防病治病的药物成分载体,其内在质量直接关系到临床疗效和用药安全。在分析中药现行质量控制模式的基础上,结合现代分析技术的发展和应用,依据中药药物特性,运用中药化学的方法,创新中药质量控制模式,以期更加科学地实现中药质量控制,推动中医药事业的发展。在中药特别是复方中药质量控制方法建立的过程中,质量控制指标的选择是方法建立的前提和关键。中药具有多成分、多功能、多层次、多靶点等特性,只有通过中药化学与药理学、药动学结合研究,阐明与其功能主治相关联的有效物质基础,并制备出有关对照品,才能进一步以有效物质为指标进行有效质量控制研究,并建立真正科学合理的质量标准。

近年来发展的中药指纹图谱技术,目前已成为能够为国内外广泛接受的一种中药化学质量评价模式。近来科学家在研究开心散类药的有效成分过程中,基于该类药的有效成分相关分析结果,提出并建立了基于类药有效成分特征图谱表征的中药质量控制模式,将有效物质基础反映在中药质量控制体系中,使中药质量控制更具有有效性。现在普遍认为适合中药特点的质量控制模式是有效成分作为对照品的含量测定和指纹图谱(特征图谱)的定性检测相结合。同时中药指纹图谱技术也广泛应用于中药材种类的鉴定以及中药炮制品的质量检测中。现代分析方法及其技术的快速发展(如 TLC、GC、HPLC 等及其联用技术)为中药的质量控制提供了有力的支撑。

二、中药化学在中药制药方面的作用

(一) 工业生产中规模化提取分离中药化学成分

在中药化学的实验室研究中,科研工作者们通过有机溶剂回流或渗漉等方法提取化学成分,再通过萃取和反复的柱色谱等来分离纯化。但这些适用于小规模科学研究的方法,对于规模化的工业生产却不甚合适,特别是当考虑到实验室方法的复杂性和工厂生产的成本、安全性、可操作性等问题时更是如此。所以在中药或天然药物化学成分提取的工业化生产之前,都需摸索适合大规模生产的工艺,化繁为简,尽可能采用如酸碱处理、大孔树脂和聚酰胺等经济又相对环保的工艺步骤,除非必要时才采用有机溶剂洗脱的硅胶柱色谱。因此在工业化生产之前,不论是单体化学成分还是成分复杂的活性有效部位,都需要针对工业化生产,研究验证生产工艺,建立与初期科学研究不尽相同甚至完全不同的生产流程。

中药化学这门学科不仅在理论和实践上对生产工艺进行探索,还不断从新的科学技术中衍生创造出一些适用于天然药物的新技术,来提高工业化生产水平。例如提取穿心莲 *Andrographis paniculata* 中有效成分穿心莲内酯,由于其遇热不稳定,传统方法一般为水提法和醇提法,水提法由于穿心莲内酯提出率太低,已被淘汰;醇提法分为热浸和冷浸,热浸法虽然得率较高,但有效成分容易分解或聚合,杂质较多;冷浸法所得产物虽然质量高,但是生产周期长。采用超临界 CO_2 萃取的方法代替传统方法提取穿心莲有效成分,便能解决穿心莲内酯等有效成分在传统工艺中有效成分发生变化或生产周期长的问题。又如在挥发油提取方面,传统方法使用水蒸气蒸馏法,其提取工艺要求高温,且提取时间较长,因此一些挥发性成分会损失或被破坏,得率较低。现在已有许多植物如薄荷 *Mentha haplocalyx*、百里香 *Thymus mongolicus* 等的挥发油提取开始利用微波萃取技术,与水蒸气蒸馏法相比,其装置简单、提取时间短、溶剂用量少、提取率高、产品纯度较高。

通过中药化学科研工作者不断探索与改进,还有其他一些新技术也逐渐被应用于中药化学成分的提取分离中。例如基于液-液分配原理的新型高速逆流色谱技术,经过多年发展已可用于皂苷、生物碱、酸性化合物、蛋白质、糖类等天然化合物的分离精制工作。膜分离技术则使用具有选择性的透过膜作为分离介质,通过改变压力差、浓度差等参数达到分离、提纯的目的,目前已经成功应用于中药提取液的纯化和除去杂质。离子液体以其特有的性质而受到化工行业的关注,在诸多领域展示了广阔的应用前景。作为良好的溶剂,离子液体可以进行液液萃取、液固萃取、双水相萃取等操作,可以有效提高中药和天然药物的提取分离效率,对生物碱、黄酮类、多酚类等中药活性成分已展现出较好的应用前景。

(二) 应用半合成方法制备中药活性成分

中药化学成分虽然结构新颖、作用机制独特,但由于结构的复杂性,多数难以有效地进行工业化全合成,因此自然含量低的中药化学成分很难满足工业化生产的要求。解决中药活性单体的来源问题,是中药化学研究为中药制药工业生产服务的一个重要方面。如前面提到的抗肿瘤药物紫杉醇,虽然发现它具有新颖的抗肿瘤机制和良好的临床疗效,但其来源植物红豆杉资源匮乏,且紫杉醇在含量最高的树皮组织中也仅占干重的 0.017%,远远不能满足规模化的工业生产。人们试图通过全合成的办法提高紫杉醇的产量,但其全合成步骤需要 22~25 步,并没有实用价值。后来有研究者从红豆杉针叶中分离得到含量较高的紫杉醇类似物 10-去乙酰巴卡亭-Ⅲ(10-deacetylbaccatin Ⅲ),以此为原料可合成紫杉醇及其同系物,从而为大规模生产紫杉醇解决了来源问题。

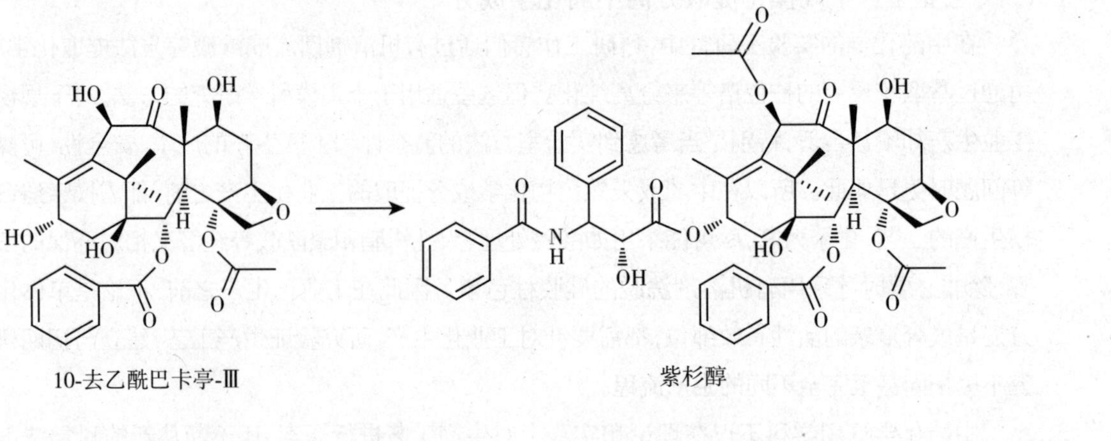

10-去乙酰巴卡亭-Ⅲ   紫杉醇

(三) 促进中药制剂的现代化

中药传统制剂的剂型以汤剂和丸散丹膏为主,这些传统剂型都存在技术落后、产品较粗糙、给药途径少、用量大、起效慢等缺点,难以适应现代医学防病治病的需要,更难以适应国际市场的要求。近几年来,中药剂型呈现了迅速发展的势头。中药片剂(分散片、薄膜包衣片等)、胶囊剂(肠溶胶囊、缓控释胶囊等)、颗粒剂、口服剂、针剂等现代剂型的产品不断被开发并应用于临床。想要研制中药的新制剂和新剂型,提高疗效,就要针对中药的特点,在有效成分研究的基础上,应用新技术开发现代新剂型。故中药化学在促进中药制剂现代化的过程中主要涉及以下几方面。

1. 以主要有效成分为指标,研究设计中药新剂型　中药的有效成分或有效部位的溶解性、酸碱性、挥发性、稳定性等性质是中药制剂剂型选择的主要因素。如果有效成分的水溶性较好,可制成注射液、口服液、颗粒剂等,如黄连注射液、丹参注射液、板蓝根颗粒剂等。如果有效成分难溶于水,可考虑制成片剂、胶囊剂、滴丸等,如复方丹参滴丸等。

2. 根据中药有效成分的理化性质,合理制订中药制剂的制备工艺　根据中药有效成分的理化性质,应选择适当的溶剂和提取分离方法,确定被提取中药材的颗粒大小,溶剂的用量,提取的温度、时间、次数等因素,把中药有效成分最大限度地提取出来,将杂质最大限度地除去。

3. 中药有效成分的理化性质是影响中药制剂稳定性的关键因素　在中药制剂整个制备加工及储存放置过程中,有的中药有效成分易受光、热、空气、温度、酸碱度等因素的影响,可能会发生水解、聚合、氧化、酶解等反应,使有效成分破坏,产生化学变化,导致中药制剂变色、混浊、沉淀等,使药效降低,甚至产生不良反应和毒性。因此应针对有效成分的理化性质,采用适当的剂型,调整合适的 pH、制备衍生物或采用适当的包装等方法,防止有效成分的破坏,提高中药制剂的稳定性。

三、中药化学在新药开发和生产中的作用

中药和天然药物化学成分是自然界的生物历经千百万年的进化过程,通过自然选择保留下来的次生代谢产物,结构类型丰富多样。目前,在已发现的中药和天然药物化学成分中,约 40%的基本骨架类型在有机合成化合物库中是从来没有的,这些新颖骨架的天然结构为药物研究开发提供了无穷的模板。再如紫杉醇、长春碱、喜树碱等天然药物全新作用机制的发现,不仅给科学家带来了惊喜,还可以成为探索生命科学和药理学的理想工具,并进一步促进新靶点、新机制药物的研发。临床上应用的许多药物都直接来源于中药或天然药物,或是以中药或天然药物为基础开发的,如作为药物半合成的前体、药物化学合成的模板以及为药物设计提供活性前体结构骨架、结构片段等。因此,今后中药或天然药物活性分子的研究与开发,仍将为新药发现提供源源不断的动力。

(一) 中药活性成分作为新药分子研究开发

中药或天然药物经过大自然漫长岁月的沉淀、筛选、进化,其新颖的结构与功能远远超乎人们想象力,令科学家们叹为观止。对这些天然药物的研究,可以发现结构独特、药效机制新颖的天然有机化合物,这些化合物可不经任何结构修饰改造,直接用于疾病的治疗。譬如,直接从红豆杉树皮中发现的三环二萜类化合物紫杉醇,不经任何结构修饰便可直接用于卵巢癌、乳腺癌、非小细胞肺癌等多种癌症的临床治疗,且机制独特,疗效显著。同样直接药用的还有吗啡、加兰他敏(galanthamine)、利血平(reserpine)、长春碱等很多中药或天然药物成分,这些天然药物成分在人类生存发展史中扮演着不可替代的角色,有些研究者认为它们甚至改变了人类的发展轨迹。

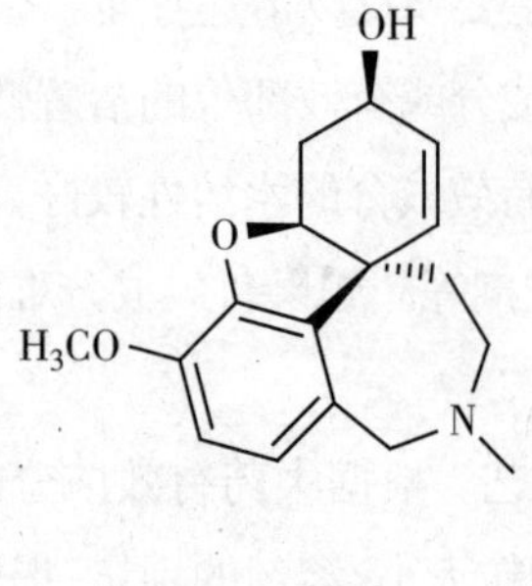

加兰他敏

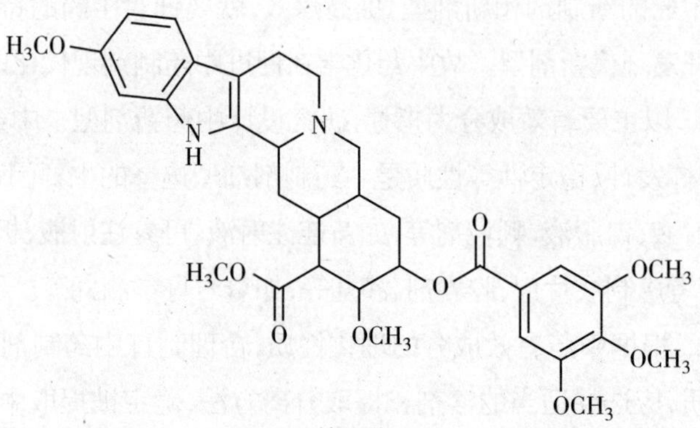

利血平

(二) 中药活性成分为新药创制提供先导化合物

在多数情况下中药或天然药物活性成分表现出一定的生物活性,具有一定的药用价值,但由于活性强度、安全性、溶解性、生物利用度等方面的不足,不宜直接作为新药候选分子,这时我们称之为先导化合物(leading compound),需要对其进行结构改造获得更具成药性(drugability)的分子,这是目前国内外新药创制的主要途径之一。如从植物古柯 *Erythroxylum novogranatense* 叶中分离得到先导化合物可卡因(cocaine),经过结构改造成为了麻醉药普鲁卡因(procaine),现在是用全合成的方法生产这种药物。

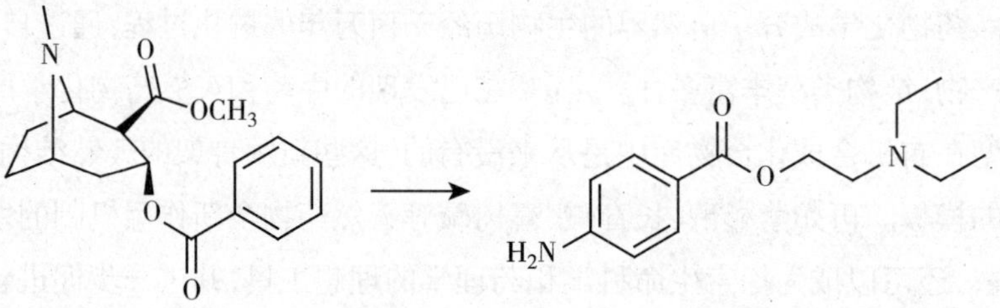

可卡因

普鲁卡因

我国也有这方面非常成功的例子,如从中药五味子中分离得到新化合物五味子丙素(schisandrin C),具有降血清谷丙转氨酶的作用。对五味子丙素进行结构修饰,得到了一系列衍生物,其中联苯双酯(bifendate)被证明有很好的抗肝炎作用,其通过降谷丙转氨酶(GPT)至正常水平来治疗慢性肝炎,有效率达 80% 以上,已发展成为治疗肝炎的新药,疗效明显优于国内外同类型药物,包括日本的甘草甜素(glycyrrhizin)和德国的水飞蓟素(silymarin)。接着又对联苯双酯的结构进行了简化,发现了双环醇,双环醇具有更好的抗肝炎效果,已经发展成更具优势的治疗肝炎新药。以五味子丙素为先导化合物,经过结构修饰和优化发展成联苯双酯和双环醇两个抗肝炎新药是基于我国中药和天然药物活性成分研究和创制新药的典型代表,在国内外具有重要影响。

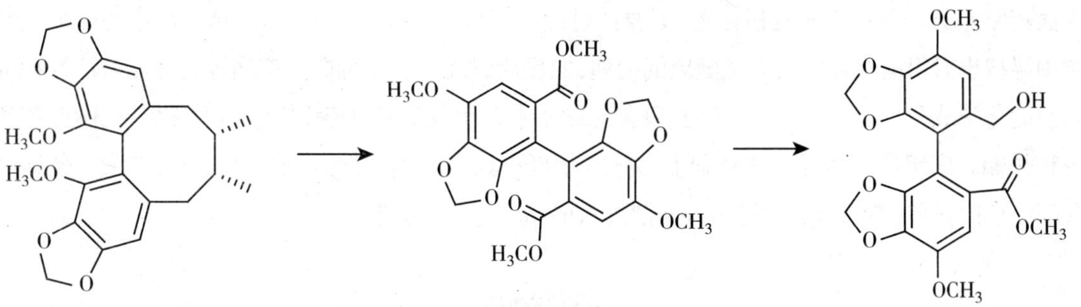

五味子丙素 联苯双酯 双环醇

前面提到的具有重大国际影响的抗疟新药青蒿素,实际上临床直接应用的也不多,现在主要是应用其衍生物双氢青蒿素(dihydroarteannuin)、蒿甲醚(artemether)和青蒿琥酯(artesunate),这几种衍生物与青蒿素相比具有更强的抗疟活性,而且有利于制剂。

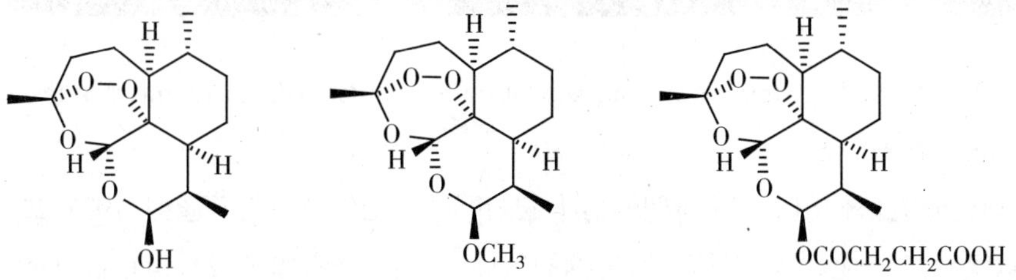

双氢青蒿素 蒿甲醚 青蒿琥酯

四、中药化学的发展趋势

当前中药化学研究已经进入了一个新的时期,中药化学研究的主要对象是中草药,研究的主要目的之一就是确定中药的物质基础,阐明中药治疗疾病的科学内涵。2017年7月1日开始实施的《中医药法》是第一部全面、系统体现中医药特点的综合性法律,对于中医药行业发展具有里程碑意义。我国今后中药化学的研究更应该积极针对传统中药和中药复方开展有效成分的研究。在化学研究方面应该密切结合一些现代分析手段,如 HPLC-MS、UPLC-MS、LC-NMR 等现代高新技术,研究清楚其中的常量成分和微量成分,甚至是痕量成分;在化学成分的体内过程研究中应用多组分、多成分的药动学与药效学相结合的方法;在生物活性研究中使用病证结合、以病为主的动物模型跟踪确定与中药临床疗效一致或密切相关的成分,并力求引入代谢组学、蛋白组学这些复杂体系研究的系统生物学方法,综合这些研究结果并应用数理统计模型进行整合,确定相关的化学成分,并尽可能定量描述这些成分对生物效应的定量贡献,这样可以在一定程度上阐明中药的物质基础。中药的物质基础是中药学其他领域研究工作的前提,只有在明确物质基础的情况下,才能有效地进行中药作用机制、中药新药开发以及中药的质量可控等研究,为解决中药研究、开发与使用过程中的实际问题奠定基础。

总之,在研究思路方面,更加注重以活性为指标,追踪有效成分的分离,特别是国内尤为重视建立符合中医药理论,并与临床疗效一致的活性指标,以使研究更能体现中医药特色,为继承发展中医药学服务。在具体研究目标上,更要针对或根据临床医疗实际的需要,希望从中药或天然药物中寻找出对目前严重危害人类健康的疾病,如癌症、艾滋病、心脑血管疾病等具有显著活性和成药性的化学成分,并努力创制成新药,只有这样才能更大地发挥中药化学学科的优势,在中医药理论和长期临床用药实践经验的基础上,充分利用我国丰富的中药和天然药物资源,走出一条适合我国特色的新药创制道路,为提高人类健康水平作出更大的贡献。

01章同步练习

(中国药科大学　孔令义)

参考文献

[1] KONG L Y,TAN R X. Artemisinin,a miracle of traditional Chinese medicine. Nat Prod Rep,2015,32(12):1617-1621.

[2] 青蒿素结构研究协作组. 一种新型的倍半萜内酯——青蒿素. 科学通报,1977,22(3):142.

[3] 李英,虞佩琳,陈一心,等. 青蒿素衍生物的合成. 科学通报,1979,24(14):667-669.

[4] 刘静明,倪慕云,樊菊芬,等. 青蒿素(Arteannuin)的结构和反应. 化学学报,1979,37(2):129-143.

[5] ZIEGLER F E,FOWLER K W,SINHA N D. A total synthesis of (±)steganacin via the modified Ullmann reaction. Tetrahedron Letters,1978,19(31):2767-2770.

[6] NEWMAN D J,CRAGG G M. Natural products as sources of new drugs from 1981 to 2014. J Nat Prod,2016,79(3):629-661.

[7] 段金廒,宿树兰,钱大玮,等. 中药资源化学研究思路方法与进展. 中国天然药物,2009,7(5):333-340.

02章课件

第二章　中药化学成分的一般研究方法

第一节　提取方法

中药提取是中药有效成分研究中最基本和最重要的环节之一。以适宜的方法获取中药有效成分并与原药材分离的过程称为中药有效成分的提取。中药所含的化学成分一般都非常复杂,其中仅小分子化合物,一味中药就可能含有上百种,既有有效成分,又有无效成分和有毒成分。若想对其中的有效成分或有效部位进行研究和利用,必须首先对药材进行目的性提取。在进行提取之前,应对药材的基原、产地、药用部位、采集时间与方法等因素进行考察,并系统查阅文献,根据拟提取的目标成分的主要理化性质和各种提取技术的原理及特点设计提取工艺。

一、经典溶剂提取法

(一) 经典溶剂提取法原理

经典溶剂提取法是实际工作中应用最普遍的方法,它是根据中药中各种化学成分与溶剂间"相似相溶"的原理,选用对有效成分溶解度大、对杂质成分溶解度小的溶剂,将有效成分从药材组织内部溶解出来的方法。具体操作是:根据所要提取成分的性质,选择合适的溶剂,加到适当粉碎过的中药材原料中,溶剂由于扩散、渗透作用会逐渐通过细胞壁透入到细胞内,溶解可溶性物质,而造成细胞内外的浓度差,于是细胞内的浓溶液不断向外扩散,细胞外的溶剂则不断进入药材组织细胞中,如此往返多次,直至细胞内外溶液浓度达到动态平衡时,将此饱和溶液滤出,浓缩;继续向过滤后的药渣中加入新溶剂,重复以上过程,反复多次就可以把所需要的成分近于完全溶出或基本溶出,合并所有的浓缩液,即为含有所需有效成分的混合提取液。

常用溶剂可分为水、亲水性有机溶剂及亲脂性有机溶剂,被溶解的成分也有亲水性成分及亲脂性成分的不同。化合物亲水性、亲脂性及其程度的大小,与分子结构直接相关。有机化合物分子结构中,如果亲水性基团多,则其极性大而疏于油;如果亲水性基团少,则其极性小而疏于水。中药化学成分复杂,同一类有效成分的分子结构还有差异,难以做到用偶极矩和介电常数来比较每一个分子的极性,更多的情况下是从分子的结构出发去判断和比较有效成分的极性,一般来说,有以下几种情况:

如两种成分基本母核相同,其分子中极性基团的极性越大或数目越多,则整个分子的极性越大,亲水性越强,亲脂性越弱;反之,分子中非极性部分越大或碳链越长,则极性越小,亲脂性越强而亲水性越弱。如苷与苷元相比,苷分子由于含有糖基,极性基团多,因而亲水性较强,多用醇或水提取。

如两种化学成分的结构类似,分子的平面性越强,亲脂性越强。如黄酮类成分由于分子中存在共轭体系,平面性强,亲脂性强,多用亲脂性溶剂提取。二氢黄酮类成分由于黄酮基本母核的2,3位双键被氢化,平面性被破坏,其亲水性明显增强。

如分子中含有酸性或碱性基团,常可与碱或酸反应生成盐而增大水溶性。如生物碱可溶于酸水,羟基蒽醌可溶于碱水,一些含有内酯环的化合物也可与热碱水共煮开环而溶解。溶剂的性质同样也与其分子结构有关。例如甲醇、乙醇的分子比较小,有羟基存在,与水的结构很近似,能够与水以任意比例混合,是亲水性比较强的溶剂;而丁醇和戊醇等分子中虽都有羟基,随分子逐渐加大,碳链增长,与水的性质也就逐渐疏远,虽能与水彼此部分相溶,但达到饱和状态之后,丁醇、戊醇都能与水分层。三氯甲烷、苯和石油醚是烃类或氯烃衍生物,分子中没有氧,属于亲脂性强的溶剂。

实验室常用溶剂的极性强弱顺序如下:

石油醚＜四氯化碳＜苯＜二氯甲烷＜三氯甲烷＜乙醚＜乙酸乙酯＜正丁醇＜丙酮＜乙醇＜甲醇＜水。

(二) 溶剂的选择

溶剂按极性可分为三类,即水、亲水性有机溶剂和亲脂性有机溶剂。

1. 水　水是一种强极性溶剂。中药中的亲水性成分,如无机盐、糖类、鞣质、氨基酸、蛋白质、有机酸盐、生物碱盐及苷类等都能被水溶出。例如,葡萄糖、蔗糖等分子量比较小的多羟基化合物,具有强亲水性,极易溶于水,而淀粉虽然羟基数目多,但分子量太大,所以难溶解于水;蛋白质和氨基酸都是两性化合物,有一定程度的极性,所以能溶于水,不溶或难溶于有机溶剂;苷类都比其苷元的亲水性强,特别是皂苷由于分子中连接多个糖分子,羟基数目多,能表现出较强的亲水性,而皂苷元则属于亲脂性强的化合物;鞣质是多羟基的化合物,为亲水性的物质。

有时为了增加某些成分的溶解度,也常采用酸水或碱水作为提取溶剂。例如多数游离的生物碱是亲脂性化合物,不溶或难溶于水,但与酸结合成盐后,能够离子化,加强了极性,就变为亲水的物质,不溶或难溶于有机溶剂,所以,通常用酸水提取生物碱。对于有机酸、黄酮、蒽醌、内酯、香豆素以及酚类成分,则常用碱水提取,可使成分易于溶出。但用水提取存在的问题也不少:①易酶解苷类成分,且易霉坏变质;②对于含果胶、黏液质类成分较多的中药,其水提取液常常呈胶状,很难过滤;③含淀粉量多的中药,沸水煎煮时,中药中的淀粉可被糊化,过滤困难,所以不宜磨成细粉水煎;④含有皂苷成分较多的中药,水提液在减压浓缩时,常会产生大量泡沫,浓缩困难。

2. 亲水性有机溶剂　亲水性有机溶剂是指与水能混溶的有机溶剂,如乙醇(酒精)、甲醇(木精)、丙酮等,以乙醇最常用。乙醇的溶解性能比较好,对中药细胞的穿透能力较强。亲水性成分除蛋白质、黏液质、果胶、淀粉及部分多糖等外,大多能在乙醇中溶解。难溶于水的亲脂性成分,在乙醇中的溶解度也较大。根据被提取物质的性质,采用不同浓度的乙醇进行提取。乙醇提取还具有浓缩回收方便、价格便宜、来源方便、毒性小、提取苷类成分不易发生水解、提取液不易发霉变质等优点,因此是实验室和工业生产中应用范围最广的一种溶剂。甲醇的性质虽和乙醇相似,沸点也较低,但毒性较大,因此提取时少用,使用时应注意安全。丙酮是良好的脱脂溶剂,常用于脂溶性物质的提取,不同浓度的丙酮水溶液是动物组织提取的常用溶媒,但易挥发易燃烧,具有一定毒性。

3. 亲脂性有机溶剂　亲脂性有机溶剂也就是一般所说的与水不互溶的有机溶剂,如石油醚、苯、三氯甲烷、乙醚、乙酸乙酯等。这些溶剂的选择性强,不能或不容易提取亲水性杂质。但这类溶剂容易挥发,多易燃,一般有毒,价格较贵,设备要求也比较高,操作需要有通风设备。另外,这类试剂透入植物组织的能力较弱,往往需要长时间反复提取才能提取完全。药材中水分的存在,会降低这类溶剂的穿透力,很难浸出其有效成分,影响提取率,所以对原料的干燥度要求较高。鉴于以上原因,在大量提取中药原料或工业生产时,直接应用这类溶剂有一定的局限性。

(三) 提取方法

用溶剂提取中药化学成分,常用浸渍法、渗漉法、煎煮法、回流提取法及连续回流提取法等。

1. 浸渍法　浸渍法适用于有效成分遇热易挥发和易破坏的中药的提取。按溶剂的温度分为热浸、温浸和冷浸等。浸渍法的操作是先将中药粉末或碎片装入适当的容器中,然后加入适宜的溶剂浸渍药材,以溶出其有效成分的一种方法。本法比较简单易行,但提取率较低,需要特别注意的是当以水为溶剂时,其提取液易发霉变质,须注意加入适当的防腐剂。此外,最好采用两次或三次浸渍,以减少由于药渣吸附导致的损失,提高提取率。

2. 渗漉法　具体操作是将中药粉末先加少量溶剂润湿使膨胀,然后装入渗漉器,加溶剂使药材浸渍,不断添加新溶剂,使其自上而下由渗漉器下部流出,收集浸出液。当溶剂渗透进药粉细胞内由于密度增大而向下移动时,上层新加入的溶液便置换其位置,造成良好的浓度差,使扩散能较好地进行。提取的过程是一种动态过程,故浸出的效果优于浸渍法,但流速应该加以控制。在渗漉过程中应该随时加入新的溶剂,使药材中有效成分充分浸出为止。当渗漉流出液的颜色极浅或渗漉液体积的数值相当于原药材质量的 10 倍时,一般可认为基本上已提取完全。渗漉装置如图 2-1 所示。

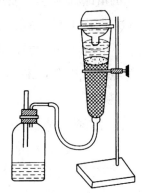

● 图 2-1　渗漉装置

3. 煎煮法　煎煮法是我国最早使用的传统的提取方法。此法简便易行,能提取出大部分有效成分,但提取液中杂质较多,且容易发生霉变,且含挥发性成分或有效成分遇热易分解以及淀粉含量大的药材不宜用此法。所用容器一般为陶器、砂罐或铜制、搪瓷器皿,不宜用铁锅,以免药液变色。加热时应时常搅拌,以免局部药材受热温度太高,容易焦糊。

4. 回流提取法　应用易挥发的有机溶剂加热提取时,必须采用回流加热装置,以免溶剂挥发损失,减少有机溶剂对实验者的毒害。此法提取效率较冷浸法高,但由于操作的局限性,大量生产中也少被采用,而多采用连续回流提取法。

5. 连续回流提取法　此法是回流提取法的发展,具有溶剂消耗量小、操作简单、提取效率高的特点。该法一般需数小时(常 6~8 小时)才能完成,所以遇热不稳定的中药成分不宜采用此法。在实验室连续回流提取常采用索氏提取器或连续回流装置(图 2-2)。

（四）影响提取效率的因素

溶剂提取法的关键在于选择合适的溶剂及提取方法,但是在操作过程中,原料的粒度、提取的温度、提取时间和浓度差等因素也都能影响提取效率。

1. 原料的粒度 粉碎是中药前处理过程中的必要环节,通过粉碎可增加药材的表面积,促进药物的溶解与吸收,加速药材中有效成分的浸出。但粉碎过细,药粉比表面积太大,吸附作用增强,反而影响扩散速度,尤其是含蛋白、多糖类成分较多的中药,粉碎过细,用水提取时容易产生黏稠现象,影响提取效率。原料的粉碎度应该考虑选用的提取溶剂和药用部位,如果用水提取,最好采用粗粉,用有机溶剂提取可略细;原料为根茎类,最好采用粗粉,全草类、叶类、花类等可用细粉。

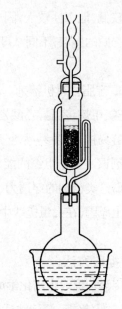

● 图 2-2 连续回流提取装置

2. 提取的温度 温度增高使得分子运动速度加快,渗透、扩散、溶解的速度也加快,所以热提比冷提的提取效率高,但杂质的提出也相应有所增加。另外,温度也不可以无限制增高,过高的温度会使某些有效成分遭到破坏,氧化分解。一般加热到 60℃左右为宜,最高不宜超过 100℃。

3. 提取的时间 在药材细胞内外有效成分的浓度达到平衡以前,随着提取时间的延长,提取出的量也随着增加。提取的时间没必要无限延长,只要合适,提取完全即可。一般来说,加热提取 3 次,每次 1 小时为宜。

4. 浓度差 粉碎后的药材颗粒界面内与提取溶剂中有效成分的浓度差越大,提取效率越高。提取过程中采用搅拌、更换溶剂等方法增大药材与提取溶剂间的浓度差。

二、水蒸气蒸馏法

水蒸气蒸馏法适用于具有挥发性、能随水蒸气蒸馏而不被破坏、难溶或不溶于水的成分。这类成分沸点多在 100℃以上,且在约 100℃时存在一定的蒸气压,与水在一起加热时,水蒸气将挥发性物质一并带出。中药中的挥发油多采用本法提取,馏出液可分出油水两层,将油层分出即得挥发油成分,或在蒸馏液水层经盐析法并用低沸点溶剂将挥发油成分萃取出来,回收溶剂即为挥发油成分,如薄荷油等精油的制备多用此法。

三、升华法

升华是指固体物质受热后,从固态不经过液态直接变成气态的过程。中药中有一些成分具有升华的性质,如生物碱类、香豆素类、有机酸类等成分可采用升华法提取。例如从樟木中提取樟脑,遇冷后又凝结为原来的固体,是世界上最早应用升华法从中药材中提取有效成分的实例,在《本草纲目》中有详细的记载。此外,如苦马豆素及七叶内酯等,也可采用该法提取。

升华法虽然简单易行,但是在实际提取时较少采用,因为升华温度较高,中药容易炭化,炭化后产生的挥发性焦化物容易黏附在升华物上,不易精制除去。其次,升华不完全,产率比较低,有时还伴随有分解现象。

四、超临界流体萃取法

超临界流体萃取法(supercritical fluid extraction,SFE)是一种集提取和分离于一体,又基本上不用有机溶剂的新技术。超临界流体是处于临界温度(T_c)和临界压力(P_c)以上,介于气体和液体之间的流体。这种流体同时具有液体和气体的双重特性,它的密度与液体相似,黏度与气体相近,扩散系数虽不及气体大,但比液体大100倍。物质的溶解过程包括分子间的相互作用和扩散作用,物质的溶解与溶剂的密度、扩散系数成正比,与黏度成反比,因此超临界流体对许多物质有很强的溶解能力。

超临界流体萃取中药有效成分的步骤为将萃取原料装入萃取釜,采用二氧化碳为超临界溶剂。二氧化碳气体经热交换器冷凝成液体,用加压泵把压力提升到工艺过程所需的压力(应高于二氧化碳的临界压力),同时调节温度,使其成为超临界二氧化碳流体。二氧化碳流体作为溶剂从萃取釜底部进入,与被萃取物料充分接触,选择性溶解出所需的化学成分。含溶解萃取物的高压二氧化碳流体经节流阀降压到低于二氧化碳临界压力以下进入分离釜(又称解析釜),由于二氧化碳溶解度急剧下降而析出溶质,自动分离成溶质和二氧化碳气体两部分,前者为过程产品,定期从分离釜底部放出,后者为循环二氧化碳气体,经过热交换器冷凝成二氧化碳液体再循环使用。整个分离过程是利用二氧化碳流体在超临界状态下对有机物溶解度大大增加,而低于临界状态下对有机物基本不溶解的特性,将二氧化碳流体不断在萃取釜和分离釜间循环,从而有效地将需要分离提取的组分从原料中分离出来(图2-3)。

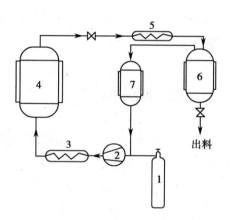

1. CO_2 钢瓶;2. 压缩泵;3,5. 加热器;4. 萃取釜;6. 分离釜;7. 冷凝釜。

● 图2-3　常规二氧化碳超临界流体萃取过程示意图

可以作为超临界流体的物质很多,如 CO_2、NH_3、C_2H_6、CCl_2F_2、C_7H_{16} 等,实际应用 CO_2 较多。二氧化碳的临界温度(T_c=31.4℃)接近室温,临界压力(P_c=7.37MPa)也不太高,易操作,且本身呈惰性,价格便宜,是中药超临界流体萃取中最常用的溶剂。

CO_2 超临界流体对物质溶解作用有一定选择性,主要与物质的极性、沸点、分子量关系密切。极性较低的化合物,如酯、醚、内酯和含氧化合物易萃取,化合物极性基团多,如羟基、羧基增加,萃取较难。对此,近年来用在超临界流体萃取中加入挟带剂的方法予以解决。

挟带剂是在被萃取溶质和超临界流体组成的二元系统中加入的第三组分,它可以改善原来溶质的溶解度。挟带剂的研究与应用,很大程度上扩大了超临界流体萃取法对中药化学成分的萃取分离。一般情况下,对溶质具有很好溶解性的溶剂也往往是很好的挟带剂,常用甲醇、乙醇、丙酮等。挟带剂的用量一般不超过15%。例如在 $2×10^4$kPa 和70℃条件下,棕榈酸在 CO_2 超临界流体中溶解度是0.25%(W/W)。在同样条件下,于体系中加入10%乙醇,棕榈酸的溶解度可提高到5.0%

以上。罗汉果中的罗汉果苷V（mogroside V），在40~45℃、3×10^4kPa的SF-CO_2中不能萃取出来，使用挟带剂乙醇则能在萃取液中含有一定量罗汉果苷V。超临界流体萃取中药成分的主要优点包括：可以在接近室温下进行工作，防止某些对热不稳定的成分被破坏或逸散；萃取过程中几乎不用有机溶剂，萃取物中无有机溶剂残留，对环境无公害；提取效率高，节约能耗等。

【实例2-1】 CO_2超临界流体萃取法提取木贼挥发油

采用CO_2超临界流体萃取法和水蒸气蒸馏法提取木贼挥发油，用GC-MS法进行成分鉴定，用归一法测其相对含量，以比较两者的优劣性。CO_2超临界萃取过程：将木贼洗净，干燥，粉碎，过60目筛，萃取压力25MPa；萃取温度45℃；萃取时间1.6小时；分离釜Ⅰ温度40℃，压力12MPa；分离釜Ⅱ温度40℃，压力8MPa。得黏稠棕黑色油状液体，用95%乙醇溶解，再经无水硫酸钠干燥，得挥发油。水蒸气蒸馏过程：取木贼，洗净，低温烘干，用50%乙醇浸泡过夜，闪式提取器反复提取5分钟，提取液浓缩后进行水蒸气蒸馏，蒸馏液用环己烷萃取后浓缩，再经无水硫酸钠干燥得挥发油。结果表明，CO_2超临界萃取法提取木贼挥发油的出油率为2.10%，水蒸气蒸馏法提取木贼挥发油的出油率为0.86%。CO_2超临界萃取法提取物鉴定出61个成分，占总成分的22.2%；水蒸气蒸馏法提取物鉴定出43个成分，占总成分的19.6%。CO_2超临界萃取法对木贼挥发油的提取优于水蒸气蒸馏法。

五、超声波提取技术

超声波提取技术是采用超声波辅助提取溶剂进行提取的方法。超声波是一种弹性机械振动波，其传播的振动频率在弹性介质中高达20kHz。超声波作用于液体介质引起介质的振动，当振动处于稀疏状态时，在介质中形成许多小空穴，这些小空穴的瞬间闭合可引起高达几千个大气压的压力，同时局部温度可上升到千度高温，这一现象为空化现象。它可造成植物细胞壁及整个生物体的瞬间破裂，使溶剂能够渗透到药材细胞中，从而加速药材中有效成分溶解于溶剂。

近年来，超声波提取技术在中药化学成分提取中的应用日益广泛，如对含皂苷类中药的提取中，由于皂苷类成分采用加水煎煮或有机溶剂浸泡的方法提取，耗时长、提取率低，但是采用超声波提取技术可以大大缩短提取时间，提高浸出率，且还有节约药材、杂质少、无须加热等优点。又如从穿山龙根茎中提取薯蓣皂苷，以70%乙醇浸泡48小时为对照，用20kHz的超声波提取30分钟，其提取率是对照组的1.2倍。

【实例2-2】 超声波提取技术提取化橘红中柚皮苷的研究

取化橘红干燥外果皮粉碎，称取粉末（过4号筛）约0.2g，精密称定，置于具塞锥形瓶中，加石油醚50ml，超声波（500W，40kHz）提取45分钟，弃去石油醚液，待样品中残存的石油醚全部挥去后，加甲醇50ml，密塞，精密称定，超声波提取45分钟，取出，放凉，用甲醇补足减失的重量，0.45μm微孔滤膜过滤，取续滤液，即得。超声波提取技术提取化橘红中柚皮苷含量平均值为13.53%，与索氏提取法（柚皮苷含量平均值为11.98%）相比，超声波提取技术提取的柚皮苷含量略高于《中华人民共和国药典》收载的索氏提取法，并具有操作简便、省时的优点，可考虑应用于化橘红中柚皮苷的提取。

六、微波辅助提取法

微波通常是指波长介于 1mm~1m(频率在 300MHz~300GHz)的一种特殊的电磁波。在微波场中,不同物质的介电常数、比热、性状及含水量不同,均会导致各种物质吸收微波的能力不同,其产生的热能及传递给周围环境的热能也不同,这种差异使得提取体系中的某些组分或基体物质的某些区域被选择性加热,使被提取物质从基体或体系中提取出来,进入到介电常数小、微波吸收能力差的溶剂中。

1986 年首次有报道利用微波辅助提取法从土壤、种子、食品、饲料中分离各种类型化合物的样品制备新方法。到目前为止,微波辅助提取已被广泛应用于环境分析、化工分析、食品分析等。由于其快速高效分离及选择性加热的特点,微波辅助提取逐渐由一种分析方法向生产制备手段发展。其中在制剂工程领域,采用微波辅助提取中药有效成分受到重点关注,并展开了广泛的研究。目前,微波辅助提取已被列为我国 21 世纪食品加工和中药制药现代化推广技术之一,国内外学者对微波辅助提取技术用于提取中药有效成分的相关研究逐渐增多,已经用微波辅助提取方法处理上百种中药。

在微波辅助提取的设备方面,现已经有了作为分析、样品前处理及工业生产用的商业化设备。20 世纪 90 年代初,加拿大开发了微波辅助提取系统(microwave-assisted extraction process,MAP),该系统针对工业应用的不同,只需设置不同的参数(微波功率、辐射时间、溶剂、流速等),就可以选择提取目标成分,现已广泛应用到食用油、香料、调味品、天然色素等提取和污泥的处理等。在国内,目前已经研制出用于微波辅助提取的系列产品,微波功率从 1~100kW,容积从 0.1~3m³。提取溶剂可以是水、甲醇、乙醇、丙醇、丙酮等强极性溶剂,也可以是弱极性溶剂。微波提取自动化程度高,环境适应性强,操作简单,并符合 GMP 标准。

微波辅助提取体系根据提取罐的类型可分为密闭式微波提取体系和开罐式微波提取体系两大类,两者的区别主要在于:一个类似多功能提取罐,可分批处理物料,而另一个则是以连续的方式工作的工业化提取设备。此外,根据微波作用于提取样品的方式不同可分为发散式微波提取体系和聚焦式微波提取体系。

密闭式微波辅助提取体系是由磁控管、炉腔、压力监视和温度监视装置及一些电子器件所组成。在炉腔中有可放 12 个密闭提取罐的旋转盘,微波提取罐主要由内提取腔、进液口、回流口、搅拌装置、微波加热腔、排料装置、微波源、微波抑制器等结构组成,如图 2-4 所示。

密闭式微波辅助提取体系能自动调节温度和压力,可实现温度和压力可控提取。该体系的优点在于所分析的成分不易损失,压力可控。当增大压力时,溶剂的沸点也随之相应增高,从而有利于待分析成分从物料中提取出来。

开罐式微波辅助提取体系与密闭式微

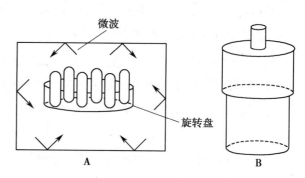

● 图 2-4　密闭式微波辅助提取体系(A)和提取罐(B)示意图

波辅助提取体系基本相似,只是其微波是通过波导管聚焦在提取系统上,因此,又称为聚焦式微波辅助提取体系。聚焦式微波辅助提取体系将微波与索氏提取结合起来,既采用了微波加热的优点,又发挥了索氏提取的长处,同时避免了过滤或离心等分离步骤。该提取体系中提取罐与大气连通,压力保持恒定,只能实现温度控制。在常压下操作更安全,尤其在使用有机溶剂时,提取罐可使用多种材料,如石英玻璃、聚四氟乙烯(PTFE)等;聚焦式微波辅助提取方式提高了微波能利用的有效性,节省能源。但该体系不足之处在于一次处理的样品数不能太多,如图 2-5 所示。

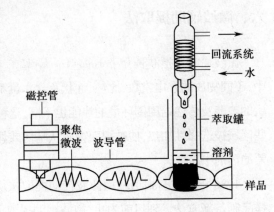

● 图 2-5　开罐式微波辅助提取体系示意图

微波辅助提取法的影响因素较多,如提取溶剂、时间、温度、操作压强、微波剂量、物料含水量、溶液 pH 等,选择不同的参数条件可得到不同的提取效果。

微波辅助提取法可缩短实验和生产时间,降低耗能,减少溶剂用量以及废物的产生,同时还可提高回收率和提取物纯度。在中药的浸提过程中,经典的溶剂提取法如浸渍法、渗漉法、回流提取法等均可以用微波进行辅助提取,目前该技术已广泛用于生物碱、皂苷、多糖、挥发油、萜类等多种中药有效成分的提取。

七、半仿生提取法

半仿生提取法(semi-bionic extraction,SBE)是从生物药剂学的角度为经消化道给药的中药及其复方创立的一种提取技术。方法是模拟口服药经胃肠道环境转运原理而设计的,目的是尽可能地保留原药中的有效成分(包括体内有效成分的代谢物、水解物、整合物或新的化合物),符合中医药传统哲学的整体观、系统观,体现了中医药多种成分复合作用的特点。

SBE 的主要特点:一是提取过程符合中医配伍和临床用药的特点和口服药物在胃肠道转运吸收的特点;二是在具体工艺选择上,既考虑活性混合成分,又以单体成分作指标,这样不仅能充分发挥混合物的综合作用,又能利用单体成分控制中药制剂的质量;三是有效成分损失少。在对多个单味中药和复方制剂的研究中,SBE 已经显示出较大的优势和广泛的应用前景。有研究以阿魏酸、苦参碱、苦参总碱及干浸膏为指标,采用 SBE 和水提取法(WE)对当归苦参丸的提取工艺进行比较研究,经 4 个指标综合评价发现,SBE 优于 WE。但目前 SBE 仍沿袭高温煎煮方式,容易影响许多有效活性成分,降低药效。因此,有学者建议将提取温度改为近人体温度,在提取液中加入拟人体消化酶活性物质,使提取过程更接近于药物在人体胃肠道的转运吸收过程,更符合辨证施治的中医药理论,进而发展成半仿生 - 生物酶提取法。

【实例 2-3】　半仿生提取法提取杜仲叶中绿原酸和黄酮的研究

以杜仲叶为原料,采用磷酸氢二钠 - 枸橼酸的缓冲溶液作为提取液,m(杜仲叶):m(提取液)=1:20,提取液 pH 分别为 2.0、7.5、8.3,在 70℃,每次提取 1 小时,提取 3 次,在此条件下绿原酸的得率达 1.44%,黄酮得率达 0.044%。果胶酶提取的工艺条件为:杜仲叶为原料,以磷酸氢二钠 - 枸橡酸的缓冲溶液作为提取液,m(杜仲叶):m(提取液)=1:15,果胶酶酶解温度为60℃,提取液pH为3.6,每5g杜仲叶中加入质量分数为0.5%果胶酶1.5ml,酶解2小时后,升温至80℃,每次提取1小时,提取3次,在此条件下绿原酸的得率为1.29%,黄酮得率为0.043%。半仿生法提取与酶法提取相比提取成本低,耗能低,可以提取和保留更多的有效成分,得到含药理指标高的活性混合成分,是一种行之有效的提取方法。

八、生物酶解法

生物酶解法主要包括酶法提取和酶法分离精制两方面。酶法提取是根据植物细胞壁的构成,利用酶反应具有高度专一性的特点,选择相应的酶将细胞壁的组成成分(纤维素、半纤维素和果胶质)水解或降解,以破坏细胞壁结构使细胞内的成分溶解、混悬或胶溶于溶剂中,从而达到提高提取率的目的。酶法分离精制适用于富含淀粉、蛋白质、果胶、树胶、树脂、黏液质等成分的生物组织,因这些成分的存在往往使提取液呈混悬状态,并可影响提取液的滤过速度。酶法除杂是分离精制的新方法,此方法是根据提取液中生物大分子杂质的种类、性质,有针对性地采用相应的酶将这些杂质分解或除去,以改善溶液的澄清度,提高其稳定性。

【实例2-4】 生物酶解法提取贝母中总生物碱的研究

称取20g贝母药材加5倍量水,用HCl调pH 4.5,加入一定量的纤维素酶,在水浴振荡器中反应一定时间,振荡速度为100r/min,温度为(50±1)℃,处理完成后药材用以下条件进行提取:用60%乙醇250ml室温浸提4天。而未用纤维素酶处理的样品,同样采取用60%乙醇250ml室温浸提4天的提取方法。比较未加酶和加酶两种工艺所得的有效成分收率,发现贝母中总生物碱收率由原来的0.076 5%上升到0.106 5%,提高了39.2%。

九、其他提取方法

除上述提取方法外,组织破碎提取法、双水相萃取法、液泛法、空气爆破法等方法在中药提取领域也有一定的应用。随着新技术、新方法的不断涌现,中药有效成分的提取研究工作将进入一个快速发展的新阶段,取得更多的研究成果。

第二节 分离与精制方法

提取中药所得的提取液为含多类成分的混合物,需进一步除杂、分离纯化(精制)。依据研究目标不同,可以设计不同的分离方案及分离方法。中药系统分离制备流程包括预处理、粗分离和精分离3个部分,根据不同的分离要求每个部分都涉及不同的分离方法和技术。常用的分离、纯化方法有:系统溶剂分离法、两相溶剂萃取法、沉淀法、结晶法等。

一、系统溶剂分离法

中药化学成分的结构千差万别,分子结构中极性基团的多少及取代基的位置决定了化合物的极性,同时决定了其在不同溶剂中的溶解性。有机物一般具有"相似相溶"的特性,即极性化合物易溶于极性溶剂,非极性化合物易溶于非极性溶剂。

系统溶剂分离法的原理是按极性由小到大的顺序选用不同极性的溶剂组成溶剂系统依次萃取提取液中各种不同成分,使各溶解性有差异的成分得到初步分离。具体的流程为:将提取物溶于水,依次用正己烷(或石油醚)、三氯甲烷(或乙醚)、乙酸乙酯、正丁醇萃取,然后分别减压回收各种有机溶剂,得到相应极性的化学成分。被有机溶剂萃取后的水层,减压浓缩至干,残留物用甲醇(或乙醇)处理,又可得到甲醇(或乙醇)可溶部分及不溶部分。

下述流程对各类型化合物的初步分离均较适用。

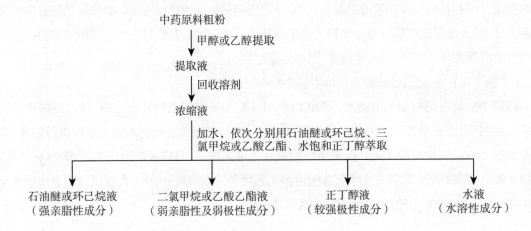

系统溶剂分离法是早年中药化学成分研究最主要的方法之一,即使在分离技术不断发展的今天,该法仍为活性成分类型不明的中药化学成分研究的常用方法。该法的具体操作常采用系统溶剂萃取技术,也可用粗硅胶或硅藻土吸附提取液后,用不同溶剂梯度洗脱。

二、两相溶剂萃取法

两相溶剂萃取法是分离中药化学成分的最常用方法之一。其基本原理是利用混合物中各种成分在两种互不相溶的溶剂中分配系数的差异而达到分离的目的。某物质在一定的温度和压力下,溶解在两种互不相溶的溶剂,当达到动态平衡时,根据分配定律,该物质在两相溶剂中的浓度之比为一常数,称为分配系数(K),可用式(2-1)表示:

$$K=C_U/C_L \qquad (2\text{-}1)$$

式中,K 表示分配系数;C_U 表示溶质在上层溶剂中的浓度;C_L 表示溶质在下层溶剂中的浓度。

混合物中各种成分在同一两相溶剂系统中分别有不同的分配系数,如果各种成分的分配系数差异越大,则越容易分离。分离的难易可用分离因子 β 来表示,分离因子为两种溶质在同一溶剂系统中分配系数的比值。即:

$$\beta = K_A / K_B \qquad (2\text{-}2)$$

式中,β 为分离因子;K_A 表示 A 成分在该溶剂系统的分配系数;K_B 表示 B 成分在同一溶剂系统的分配系数。

一般来说,当 $\beta \geqslant 100$,仅需作一次简单萃取即可达到基本分离;当 $100 > \beta \geqslant 10$,则需萃取 10~12 次才能达到基本分离;$\beta \leqslant 2$,需萃取 100 次以上才可实现基本分离;当 $\beta = 1$ 时,即表示 $K_A \approx K_B$,两种成分溶解性非常接近,无法用两相溶剂萃取法达到分离目的。因此,在实际作用中,应选择 β 值较大的溶剂系统,以利于提高分离效率,也可根据 β 值选择适当的萃取方法。

三、沉淀法

沉淀法是利用某些中药化学成分能与某些试剂生成沉淀,或因某些试剂的加入使其在溶剂中的溶解度降低而自溶液中析出的一种方法,主要用于中药化学成分的初步分离。使用该方法需要注意生成沉淀的成分是否是需要获得的成分,如果是,则这种沉淀反应必须是可逆的;如果生成沉淀的成分是不需要的,则所应用的沉淀反应可以是不可逆的。根据加入试剂或溶剂的不同,沉淀法可分为以下几种:

(一)专属试剂沉淀法

利用某类化学成分可以和某些特定试剂反应生成可逆的沉淀而与其他成分分离的方法称为专属试剂沉淀法。如雷氏铵盐等生物碱沉淀试剂能与水溶性生物碱生成沉淀,可用于水溶性生物碱与其他类型生物碱以及与非生物碱类成分的分离;胆固醇能与甾体皂苷生成沉淀,可使其与其他苷类分离;明胶能使鞣质生成沉淀,可用于分离或除去鞣质等。在实际应用时,应根据中药有效成分和杂质的性质,选用适合的沉淀试剂。

(二)分级沉淀法

在混合组分的溶液中加入能与该溶液互溶的溶剂,改变混合组分溶液中某些组分的溶解度,使其从溶液中逐步析出的方法称为分级沉淀法。例如:水提醇沉法是在含糖、蛋白质的水溶液中,分次加入乙醇,逐级沉淀出分子量由大到小的蛋白质、多糖;醇 - 醚或丙酮法是在含皂苷的甲醇液中分次加入乙醚或丙酮,可使含糖数目不同的皂苷分级沉淀。

(三)金属盐沉淀法

酸性或碱性化合物可通过加入某种金属盐使之生成水不溶性的盐类而沉淀析出。如铅盐法就是利用中性乙酸铅或碱性乙酸铅在水或稀醇溶液中,能与许多化学成分生成难溶的铅盐或络盐,从而将有效成分与杂质分离。中性乙酸铅可与酸性物质或某些酚性物质(具邻二酚羟基者)结合生成不溶性铅盐沉淀。沉淀后通常将铅盐沉淀滤出,然后将沉淀悬于水或稀醇中,通入硫化氢气体或加入硫酸钠等试剂进行脱铅,即可回收提取物。再如酸性化合物蒽醌、黄酮类化合物等也可与钙盐、钡盐等形成不溶性沉淀。

(四) 酸碱沉淀法

酸碱沉淀法是指通过加入酸或碱来调节溶液的 pH 而改变酸性、碱性或两性有机化合物的存在状态(游离型或解离型),从而改变其溶解度,实现与其他物质分离的方法。对于一些生物碱类成分可采用酸提碱沉法即用酸性水对药材提取后,加碱调至碱性即可使其从水中沉淀析出。而对于黄酮、蒽醌类酚酸性成分则采用碱提酸沉法。通过调节 pH 至等电点使蛋白质沉淀的方法也属于这一类型。该方法简便易行,在工业生产中应用广泛。

沉淀法选择性好,分辨率高,简便、快捷,分离效果好,溶剂或沉淀剂易除去、易回收,应用广泛。但条件控制不当,容易使待分离物质(如蛋白质)变性或难于回收。因此在沉淀分离时需要注意以下几点:①沉淀的方法和技术应具有一定的选择性,以使目标成分得到较好分离;②一些活性物质(如酶、蛋白质等)的沉淀分离必须考虑沉淀方法对目标成分的活性和化学结构是否有破坏;③pH 对目标化合物化学结构稳定性的影响;④目标成分的沉淀分离必须充分估量残留物对人体的危害。

四、结晶法

结晶法是指利用混合物中各成分在溶剂中的溶解度不同来达到分离的方法。将处于非结晶状态的化合物促使其形成结晶状物质的过程称为结晶,将不纯的结晶制得较纯结晶的过程称为重结晶。

(一) 结晶

选择合适的溶剂,将混合物加热溶解,形成饱和溶液,趁热滤去不溶性杂质,滤液低温或室温放置,析出晶体,从而达到与溶液中杂质分离的目的。当单一溶剂不能结晶时,采用混合溶剂。一般是先将化合物溶于易溶的溶剂中,再在室温下滴加适量的难溶溶剂,直至溶液微呈混浊态,并将此溶液加热使其完全澄清后放置。结晶过程中,一般溶液浓度高,降温快,析出晶体的速度也快些。但是其结晶的颗粒较小,杂质也可能多些。如果溶液浓度适当,温度慢慢降低,有可能析出纯度较高的晶体。

(二) 溶剂选择

结晶法的关键是选择合适的溶剂,应符合以下条件:

1. **溶解度** 对结晶成分冷时溶解度较小,热时溶解度较大;对杂质热时、冷时均溶或不溶。

2. **化学反应** 溶剂与被结晶的化合物不发生化学反应。

3. **溶剂沸点** 溶剂的沸点要适中,沸点高时不易从晶体表面除去,沸点过低不利于结晶析出。

常用甲醇、乙醇、丙酮、三氯甲烷和乙酸乙酯等作为结晶溶剂。常用的混合溶剂有水 - 醇、水 - 丙酮、乙醇 - 乙醚和乙醇 - 三氯甲烷等。

4. **结晶纯度的判断** 结晶的纯度由化合物的晶形和色泽、熔点和熔距、色谱分析等初步鉴定。每种化合物都有一定的结晶形状,但因所用溶剂不同而有差异。纯化合物一般具有一定的晶形、均匀的色泽、较小的熔距,同时在薄层色谱或纸色谱中经三种及三种以上不同展开系统检定,均为一个斑点,一般认为是纯化合物。

五、分馏法

分馏法是利用液体混合物中各成分的沸点不同而进行分离的方法,通常分为常压分馏、减压分馏、分子蒸馏等。

液体混合物中各种成分都有其固定的沸点,当混合物溶液受热气化后,并且呈气-液两相平衡时,沸点低的成分在蒸气中的分压高,因而在气相中的相对含量较液相中的大,即在气相中含较多低沸点成分,而在液相中含有较多的高沸点成分。经过一次理想的蒸馏后(即气液两相达到平衡),馏出液中沸点低的成分含量提高,而沸点高的成分含量降低。如果把馏出液再进行一次蒸馏,沸点低的成分含量又进一步增加,如此经过多次反复蒸馏,就可将混合物中各成分分开。这种通过多次反复蒸馏而使混合物分离的过程称为分馏。

分馏法克服了多次蒸馏的烦琐、费时、废料和损耗大的缺点,应用广泛,操作简单。在中药化学成分研究中,分馏法常用于挥发油和一些液体生物碱的分离。在分离液体混合物时,若液体混合物各成分沸点相差100℃以上,则可以不用分馏柱,若相差25℃以下,则需要采用分馏柱;沸点相差越小,则需要的分馏装置越精细,分馏柱也越长。若液体混合物生成恒沸混合物,不能继续用分馏法分离,必须用其他方法处理才能得到纯组分。用分馏法分离挥发油时,由于挥发油中各成分沸点较高(常在150℃以上),并且有些成分在受热时易发生化学变化,因此常常需要在减压条件下进行操作。且由于挥发油成分较复杂,有些成分沸点相差较小,用分馏法很难得到单体成分,但常常得到含成分种类较少的组分,然后配合其他分离方法(如色谱法)便能较容易得到单体化合物。

分子蒸馏是一种在高度真空条件下进行分离操作的连续蒸馏过程。该方法中待分离组分在远低于常压沸点的温度下挥发,各组分在受热情况下停留时间很短(约0.1~1秒),因此是条件最温和的蒸馏方法,适合于高沸点、黏度大和热敏性化学成分的分离。

六、盐析法

在中药的水提取液中加入易溶于水的无机盐至一定的浓度,或达到饱和状态,可使某些成分由于溶解度降低而沉淀析出,或用有机溶剂萃取出来,从而与水溶性较大的杂质分离。常用的无机盐有 NaCl、Na_2SO_4、$MgSO_4$、$(NH_4)_2SO_4$ 等。如用盐析法从三颗针中分离小檗碱。又如原白头翁素、麻黄碱、苦参碱等水溶性较大的成分,分离时常先在水提取液中加一定量的氯化钠,再用有机溶剂提取。

盐析法具有以下突出优点:成本低,不需要特别昂贵的设备;操作简单,安全;对许多生物活性物质具有稳定作用。但是其分离效果不理想,通常只作为初步的分离纯化手段,还需要采用其他方法进行下一步的分离纯化。

七、膜分离法

(一) 透析法

透析法是利用混合物中化合物分子大小不同,小分子物质在溶液中可通过半透膜,而大分子物质不能通过半透膜的性质达到分离的方法。透析膜的规格要根据所要分离成分的具体情况而选择。透析膜有动物性膜、火棉胶膜、羊皮纸膜(硫酸纸膜)、蛋白质胶膜和玻璃纸膜等。中药中的皂苷、蛋白质、多肽和多糖等大分子物质可用透析法除去无机盐、单糖、双糖等杂质分离纯化。

(二) 超滤法

超滤法是利用具有一定孔径的多孔滤膜,以外加压力或化学位差为推动力,对分子大小不同的混合物进行筛分而达到相互分离的方法。根据分离的目的不同,可将超滤法分为微滤、超滤和纳滤三种主要类型。

1. 超滤法的分类 主要有以下三类。

(1) 微滤:采用多孔半透膜(膜孔≥0.1μm),截流0.02~10μm的微粒,用于除去悬浮的微粒,澄清液体。一般用于中药提取液的预处理。

(2) 超滤:采用非对称膜或复合膜(膜孔10~100nm),截流0.001~0.02μm的大分子溶质,小分子或溶剂能透过膜。一般用作除去溶液中的生物大分子杂质,如多糖、蛋白质、鞣质、热原和病菌等,得到较纯的分子量较小的有效成分溶液。

(3) 纳滤:采用复合膜(膜孔1~10nm),截流1nm以下的分子或高价粒子,一般用作除去溶液中的小分子和低价离子杂质,得到分子量为300~1 000Da的大分子化合物溶液。常用于除去皂苷、蛋白质、多肽和多糖等大分子溶液中的无机盐、单糖和双糖等小分子杂质。

2. 超滤法的应用 超滤法以其高效、节能和绿色等特点,在中药提取分离中的应用越来越多,主要应用有以下两方面。

(1) 中药提取液的除杂纯化:中药化学成分非常复杂,提取液中的成分相对分子质量从几十到几百万。它们在水提液中多数呈溶解状态,少数以固体微粒形式存在,根据分子质量的差异,可以选择合适的膜,采用膜分离技术除去固体微粒及大分子杂质,如纤维素、黏液质、树胶、果胶、淀粉、鞣质、蛋白质(少数药材除外)、树脂等成分和滤除醇沉法不能除去的树脂成分,富集有效部位或有效成分。

(2) 纯化大分子化合物:中药大分子化合物蛋白质、多肽和多糖等是有效成分时,采用超滤法浓缩,使水分和小分子无效成分、无机盐和单糖等成分透过滤膜而被滤除,从而提高产品的纯度。

八、色谱法

色谱法(chromatography)是利用混合样品中各成分在固定相和流动相中不同分配系数进行分离的方法,是中药化学成分分离中最常应用的分离法。色谱分离所用的固定相与流动相互不相溶。固定相只能是固体或液体,流动相只能是液体或气体。以气体为流动相的称为气相色谱,液体为流动相的称为液相色谱。也可以根据色谱过程的机制分为吸附色谱、分配色谱、凝胶色谱和离子交换色谱。

(一) 吸附色谱法

吸附色谱法(absorption chromatography)是使用最为广泛的一种色谱方法,可采用薄层色谱、柱色谱等操作方法进行。吸附剂的吸附作用主要通过氢键、络合作用、静电引力、范德华力等而产生。色谱分离时吸附作用的强弱与吸附剂的吸附能力、被吸附成分的性质和流动相的性质有关。色谱的操作过程中,当流动相流经固定相时,化合物连续不断地发生吸附和解吸附,由于结构不同化合物发生吸附和解吸附的强弱不同,从而使混合物中各成分相互分离。

1. 吸附剂

(1) 硅胶:正相色谱硅胶为一多孔性物质,可用通式 $SiO_2 \cdot xH_2O$ 表示。它具有多孔性的硅氧环(—Si—O—Si—)的交链结构,其骨架表面的硅醇基(—SiOH)能通过氢键与极性或不饱和分子相互作用。硅胶的吸附性能取决于硅胶中硅醇基的数目及含水量。随着水分的增加,吸附能力降低。若吸水量超过 17%,吸附力极弱,不能用作吸附色谱,只可用于分配色谱的载体。当硅胶加热到 100~110℃时,其表面所吸附的水分能可逆地被除去,因此当用硅胶作吸附剂时,一般需加热活化,但活化温度不宜过高,以防止硅胶表面的硅醇基脱水缩合转变为硅氧烷结构而失去吸附能力。通常以活化温度 105℃、活化时间 30 分钟为宜。在大多数制备型液相色谱分离中常采用硅胶,主要在于其价格低廉,可供选择的溶剂种类多,样品损耗少,分离后溶剂易于除去且分离速度快。

硅胶是一种极性吸附剂,应用范围十分广泛,中药中的各类成分大多都可以用硅胶进行色谱分离,尤其适用于中性或酸性成分如挥发油、萜类、黄酮、皂苷以及某些极性较小或非极性化合物的分离。

(2) 氧化铝:氧化铝是一种常用的吸附能力较强的极性吸附剂,是由氢氧化铝直接在高温下(约 600℃)脱水制得,其吸附作用与暴露在表面的铝离子、Al—O 键或者阳离子有关。

色谱用氧化铝有碱性、中性和酸性 3 种。碱性氧化铝由于氧化铝的颗粒表面常含有少量的碳酸钠等成分而带有微碱性,适于分离中药中的碱性成分如生物碱,但不宜用于醛、酮、酯和内酯等类型化合物的分离,因为有时碱性氧化铝可与上述成分发生反应,如异构化、氧化和消除反应等。用水洗除去氧化铝中的碱性杂质,再活化即得中性氧化铝,中性氧化铝可用于碱性或中性成分的分离,但不适合酸性成分的分离。用稀硝酸或稀盐酸处理氧化铝,可中和氧化铝中的碱性杂质,并使氧化铝颗粒表面带有 NO_3^- 或 Cl^- 等阴离子,从而具有离子交换剂的性质,这种氧化铝称为酸性氧化铝,适于酸性成分如有机酸、氨基酸的分离。

目前除了分离生物碱等碱性成分外,很少用氧化铝色谱,基本上被硅胶色谱所取代,但氧化铝对树脂、叶绿素及其他杂质的吸附能力较强,常用于提取物的预处理,去除杂质,便于以后的分离与纯化。

(3) 活性炭:活性炭是一种非极性吸附剂,其吸附能力与硅胶、氧化铝相反,对非极性成分具有较强的亲和力,主要用来分离水溶性成分。对中药中的某些苷类、糖类及氨基酸等成分具有一定的分离效果。由于它容易获得,价格便宜,因此适用于大量制备型分离。

活性炭对芳香族化合物的吸附力大于对脂肪族化合物;对大分子化合物的吸附力大于小分子化合物,可以利用这些差异,将水溶性芳香族化合物与脂肪族化合物、氨基酸与肽、单糖与多糖分开。活性炭的吸附作用在水溶液中最强,在有机溶剂中较弱。例如,用水 - 乙醇溶剂系统进行洗脱时,随乙醇浓度的递增而洗脱力增加,即洗脱剂的洗脱能力随着溶剂的极性降低而增强。

(4) 聚酰胺:聚酰胺是通过酰胺键聚合而成的一类高分子化合物,分子中含有丰富的酰胺基,其分离作用是由于其酰胺键(—CO—NH—)与酚类、酸类、酮类、硝基化合物等形成氢键的数目不同、强度不同,因而对这些化合物产生不同强度的吸附作用,与不能形成氢键的化合物分离。化合物分子中酚羟基数目越多,则吸附力越强。芳香核、共轭双键多的吸附力也较大。而易形成分子内氢键的化合物,则吸附力减弱。聚酰胺主要用于中药中的黄酮、蒽醌、酚类、有机酸、鞣质等成分的分离。从聚酰胺柱上洗脱被吸附的化合物是通过一种溶剂分子取代酚性化合物来完成的,即以一种新的氢键代替原有氢键的脱吸附而完成。通常洗脱剂是在水中递增甲醇或乙醇的含量。如黄酮苷元与苷的分离,当用稀醇作洗脱剂时,黄酮苷比其苷元先洗脱下来,而非极性溶剂洗脱其结果恰恰相反,当用三氯甲烷-甲醇为流动相时,黄酮苷元比苷先洗脱下来,这表明聚酰胺具有"双重色谱"的性能。因为聚酰胺分子中既有非极性的脂肪链,又有极性的酰胺基团,当用含水极性溶剂为流动相时,聚酰胺作为非极性固定相,其色谱行为类似反相色谱,所以黄酮苷比苷元容易洗脱。当用三氯甲烷-甲醇为流动相时,聚酰胺则作为极性固定相,其色谱行为类似正相色谱,所以苷元比其苷容易洗脱,故聚酰胺除了上述化合物外也可用于分离萜类、甾体、生物碱及糖类。

2. 洗脱剂和展开剂　在吸附色谱中,除气相色谱外,流动相均为液体,在柱色谱中,流动相习惯上称为洗脱剂,而在薄层色谱中,流动相通常被称为展开剂。色谱过程中溶剂的选择,对组分分离效果影响极大。洗脱剂和展开剂由单一溶剂或混合溶剂组成。洗脱剂的选择,需根据被分离物质的性质与所选用的吸附剂性质这两者结合起来加以考虑。对用极性吸附剂的色谱(正相色谱)而言,通常是被分离的成分极性越大,吸附作用就越强;而对洗脱剂而言,极性越大洗脱能力越强。

常用溶剂洗脱能力由小到大排列顺序为:

石油醚 < 环己烷 < 二氯甲烷 < 三氯甲烷 < 乙酸乙酯 < 正丁醇 < 丙酮 < 乙醇 < 甲醇 < 水。以上顺序仅适用于极性吸附剂的正相色谱,如硅胶、氧化铝。对非极性吸附剂,如活性炭,则正好与上述顺序相反。

在用极性吸附剂(如硅胶、氧化铝)进行正相柱色谱时,洗脱剂的选择和化合物的洗脱顺序遵循以下规律。

当被分离成分为弱极性物质时,采用正相色谱,常选用吸附作用强的吸附剂,极性小的溶剂为洗脱剂,在洗脱过程中,极性小的化合物被先洗脱下来,极性大的化合物后被洗脱下来。当被分离的成分为强极性物质时,则采用反相色谱,选用吸附作用弱的吸附剂,极性大的溶剂为洗脱剂,洗脱时极性大的化合物先被洗脱下来,极性小的化合物后被洗下来。

聚酰胺色谱作为一种以氢键吸附为主的吸附色谱,其常用的洗脱剂的洗脱能力由小到大的顺序为:

水 < 甲醇或乙醇 < 丙酮 < 稀氢氧化钠水溶液或氨水 < 甲酰胺 < 二甲基甲酰胺 < 尿素水溶液

在柱色谱分离过程中,以单一溶剂为洗脱剂时,组成简单,分离重现性好,但往往分离效果不佳。所以,在实际工作中常常采用二元、三元或多元溶剂系统作洗脱剂。在多元流动相中不同的溶剂起不同的作用。一般比例大的溶剂往往起到溶解样品和分离的作用,占比例小的溶剂则起到改善 R_f 值的作用,有时在分离酸性或碱性成分时还需加入少量的酸或碱以使被分离的某些极性物质的斑点集中,改善拖尾现象,提高分离程度。也可以在整个洗脱过程中,由小极性溶剂开始,逐渐增大洗脱剂的极性,使吸附在色谱柱上的各组分逐个被洗脱。这种极性的增大是一个缓慢的过程,称为梯度洗脱,如果极性增大过快(梯度太大),就不能获得满意的分离效果。

(二) 分配色谱法

分配色谱法(partition chromatography)是指以液体作为固定相和流动相的液相色谱法。其原理是利用混合物中各成分在固定相和流动相两种不相混溶的液体之间作连续分配,由于各成分在两相间的分配系数不同,从而达到相互分离的目的。色谱分离时,将作为固定相的溶剂吸附于某种惰性固体物质的表面,这些惰性物质主要起到支撑溶剂的作用,称为支持剂或载体。而被载体吸附着的溶剂称为固定相。

当与固定相不相混溶的流动相流经载体时,因被分离的各成分在两相之间的分配系数不同,随着流动相移动的速率也不一样,易溶于流动相的成分移动快,不易溶于流动相的成分移动慢,从而得以分离。

若固定相的极性大于流动相的极性,称为正相分配色谱;若固定相的极性小于流动相的极性,则称为反相分配色谱。分配色谱法通常可使用柱色谱、薄层色谱、纸色谱等操作方法。

常用的载体有硅胶、硅藻土、纤维素粉等。这些物质能吸收其本身重量50%~100%的水而仍呈粉末状,涂膜或装柱时操作简便,作为分配色谱载体效果较好。如含水量在17%以上硅胶因失去了吸附作用,可作为分配色谱的载体,是使用最多的一种分配色谱载体。纸色谱是以滤纸的纤维素为载体,滤纸上吸着的水分为固定相的一种特殊分配色谱。

在分配色谱中,由于固定相和流动相均为液体,选用的溶剂应该是互不相溶的;两者极性应有较大的差异;被分离物质在固定相中的溶解度应适当大于其在流动相中的溶解度。

在实际操作中为了提高固定相的稳定性,一般使用键合固定材料,如常用的反相硅胶分配色谱填料系将普通硅胶经下列方式化学修饰,键合上长度不同的烃基(R),在载体硅胶上形成一层亲油性表面。硅胶表面的硅羟基能与烃基如乙基(—C_2H_5)、辛基(—C_8H_{17})和十八烷基硅烷(—$C_{18}H_{37}$)(octadecanesilicane,ODS)键合,在键合相硅胶中,以十八烷基硅烷即C_{18}反相硅胶应用最为普遍,适用于极性及非极性化合物的分离。在利用键合相硅胶进行反相色谱时,流动相常用甲醇-水或乙腈-水,这类吸附剂具有减少样品不可逆吸附等优点。正相分配色谱常用的固定相有氰基与氨基键合相,主要用于分离极性及中等极性的化合物。

$$\equiv \text{SiOH} + \text{X}-\overset{|}{\underset{|}{\text{Si}}}-\text{R} \longrightarrow \equiv\text{Si}-\text{O}-\overset{|}{\underset{|}{\text{Si}}}-\text{R} + \text{HX}$$

(X=卤原子,烷氧基)

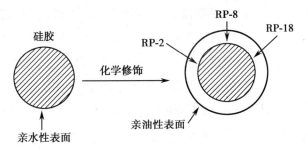

1. 加压柱色谱　经典的液 - 液分配柱色谱中用的载体(如硅胶)颗粒直径大(100~150μm),流动相仅靠重力作用自上而下缓缓流过色谱柱,流出液用人工分段收集后再进行分析,因此柱效较低,费时较长,近来已逐渐被各种加压液相色谱代替。加压液相色谱用的载体多为颗粒直径较小、机械强度高及比表面积大的球形胶微粒,如 Zipax 类薄壳型或表面多孔型硅球以及 Zorbax 类全多孔硅胶微球,其上骈合不同极性的有机化合物以适应不同类型分离工作的需要,因而柱效大大提高。依所用压力大小不同,可以分为快速色谱(flash chromatography,约 2.02×10^5Pa)、低压液相色谱(LPLC,>2.02×10^5Pa 且 <5.05×10^5Pa)、中压液相色谱(MPLC,5.05×10^5~20.2×10^5Pa)及高压液相色谱(HPLC,>20.2×10^5Pa)等。此外,在色谱柱出口处常常配以高灵敏度的检测器,以及自动描记、分部收集的装置,并用计算机进行色谱条件的设定及数据处理。故无论在分离效能还是分离速度方面,加压液相色谱均远远超过了经典的液 - 液分配柱色谱方法,在中药化学成分分离工作中得到了越来越广泛的应用。

2. 高效液相色谱　高效液相色谱是在经典的常规柱色谱的基础上发展起来的一种新型快速分离分析技术,其分离原理与常规柱色谱包括吸附色谱、分配色谱、凝胶色谱和离子交换色谱等多种方法相同。高效液相色谱采用了粒度范围较窄的微粒型填充剂(颗粒直径 5~20μm)和高压匀浆装柱技术,配有高灵敏度的检测器和自动描记及收集装置,从而使它在分离速度和分离效能等方面远远超过常规柱色谱,具有高效化、高速化和自动化的特点。

在许多分离工作中,需要从大量的粗提物中分离出微量成分,通常是在制备分离的最后阶段采用高效液相色谱分离。为提高每次分离获得纯品的数量,制备型高效液相色谱分离通常使样品超载。随着高效液相色谱仪器的普及,有越来越多的天然产物研究工作采用了制备型高效液相色谱分离手段。"半制备型"分离是指色谱柱直径 8~10mm,内装颗粒度为 10μm 左右的固定相(常用的半制备色谱柱的规格为:10mm×250mm),可用于 1~100mg 混合物样品的分离。制备型高效液相色谱分离大多采用恒定的洗脱剂条件,这样可减少操作中可能出现的问题。然而,对于那些难分离的样品,有时也需在分离过程中采用梯度洗脱方式。

利用大直径色谱柱进行一次分离或利用小直径色谱柱进行多次分离都可获得一定量的纯化合物。当所需纯化合物的量很少时(微克级至几毫克),可利用已有的分析型仪器,而无须在色谱柱、填料及附件方面投入较大资金。另外,还可在很大程度上避免由于放大所产生的问题,使分离速度加快。用尺寸为 4.60mm×250mm 的分析型色谱柱每次可进样 5~100μg,通过多次进样分离,可获得足够的纯品。例如,从豆科植物羽扇豆中分离一个羽扇豆生物碱糖苷时,其最后的分离步骤采用分析色谱柱进行高效液相色谱分离,洗脱剂为含 25% 甲醇的乙醚溶液 -5% 氨水(50:1)。

制备型液相色谱分离通常采用分批进样的方式进行分离。为提高分离效率,Had-field 等将高效液相色谱改变为一个可连续分离混合物的系统。他们将少量的样品以适当的间隔加到 Whatman Partisil M9 9mm×250mm 的色谱柱上,并对流分进行收集。采用这种方法,每 24 小时可对 2.5~3g 已部分纯化了的苄基葡萄糖苷混合物进行分离。使用制备型高效液相色谱分离天然药物化学成分,最重要的是色谱分离条件的选择,通常都是使用分析型液相色谱选择分离度最好的条件,然后将分析条件放大用于制备液相色谱。在分析液相色谱系统和制备液相色谱系统的化学性质、传质过程都保持不变的情况下,分析液相色谱的进样量、流速、收集体积乘以一个线性放大系数即为制备型液相色谱系统的相应参数。在柱长相同的情况下,线性放大系数(linear scale-up factor, *LSF*)即为制备色谱柱和分析色谱柱的横截面积之比。

$$LSF = \left(\frac{r_2}{r_1}\right)^2 \times \frac{L_2}{L_1} \tag{2-3}$$

式中,r_1、r_2 分别为制备柱及分析柱半径,L_1、L_2 为柱长。

在高效液相色谱进样之前,需对样品进行过滤。使用能与注射器相连的过滤器可以方便、廉价地除去样品中混有的颗粒状物质,这些颗粒状物质可能损坏高效液相色谱的阀门,阻塞管线或柱子入口端的滤板。目前短色谱柱(如 4.6mm×50mm)因分离效果好也常被采用。

3. 高速逆流色谱法(high speed counter current chromatography, HSCCC)利用聚氟乙烯螺旋分离柱的方向性和在特定的高速行星式旋转所产生的离心力作用,使无载体支持的固定相稳定地保留在分离柱中,并使样品和流动相单向、低速通过固定相,使互不相溶的两相不断充分地混合,从而使随流动相进入螺旋分离柱的各化学成分在两相之间反复分配,按分配系数的不同而逐渐分离,并被依次洗脱(见图 2-6、图 2-7)。

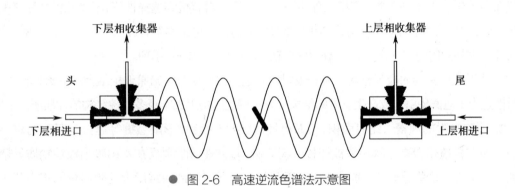

● 图 2-6　高速逆流色谱法示意图

高速逆流色谱法由于不需要固体载体,克服了液相色谱中因为采用固体载体所引起的样品不可逆吸附、变性污染和色谱峰畸形等缺点,样品可定量回收,还具有重现性好、分离纯度高和制备量大等优点,适用于中药中皂苷、生物碱、酸性化合物、蛋白质和糖类等的分离和精制。

【实例 2-5】　高速逆流色谱法分离制备蛹虫草发酵液中虫草素的研究

取虫草素质量浓度约 0.2mg/ml 的蛹虫草发酵液高速离心(4 000r/min,15 分钟),将上清液真空浓缩至虫草素质量浓度为 0.6mg/ml,然后取 1 800ml 此样品溶液通过 300ml 大孔吸附树脂(HPD-100)初步除杂,上样体积流量为 2BV/h,用体积分数为

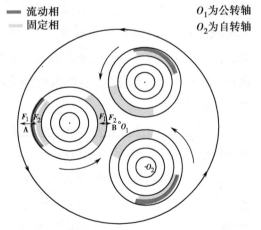

F_1. 公转时产生的离心力;F_2. 自转时产生的离心力;A. F_1 与 F_2 方向一致,固定相、流动相分层;B. F_1 与 F_2 方向相反,固定相、流动相混合。

● 图 2-7　螺旋柱中两相溶剂运动及分配示意图

25% 乙醇溶液以 3BV/h 的体积流量洗脱,洗脱液浓缩,冷冻干燥,获得虫草素粗提物样品,粗提物样品中虫草素质量分数为 12.1%。称取粗提物样品 400mg,加入选定的溶剂体系上下相各 30ml,超声波振荡使之完全溶解,以备 HSCCC 进样。根据分离物质的性质及溶剂极性的大小,采用分析

型 HSCCC（TBE-20A）确定选用乙酸乙酯 - 正丁醇 -0.5% 氨水（2∶3∶5，*V/V/V*）体系。上相为固定相，下相为流动相，超声脱气 30 分钟，紫外检测波长 254nm；之后采用制备型 HSCCC（TBE-1 000A）进行分离制备。开机时首先开启恒温水浴循环器，设置主机温度为 28℃，然后以 40ml/min 的体积流量将固定相（上相）泵入柱内，当出口有固定相流出时，表明固定相充满管道。停泵，打开主机调整转速为 50r/min，以 8ml/min 的体积流量泵入流动相（下相），此时用一个 1L 的刻度量筒接收流出液，测定被推出的固定相体积，计算固定相保留率。当有流动相从出口流出时，体系达动力学平衡，开启检测器，基线稳定后开始进样，同时进行图谱采集。检测器波长为 254nm，根据色谱图手动收集各色谱峰组分，经 HPLC 检测得到虫草素。

（三）大孔树脂吸附法

大孔吸附树脂是一种多孔立体结构人工合成的聚合物吸附剂，含有无数网状的孔穴结构，一般为白色球形颗粒，通常分为非极性和极性两类。因其理化性质稳定，不溶于酸、碱及有机溶剂中，所以在中药化学成分的分离与富集工作中被广泛应用。对有机物选择性好，不受无机盐等离子和低分子化合物的影响。国内常见的应用于提取分离的大孔树脂类型有：D101 型、DA201 型、SIPl 系列等。国外常用的有 Ambertile XAD 系列、Diaion HP 系列及 SP 系列。

1. 大孔吸附树脂的吸附原理　大孔吸附树脂是吸附性和分子筛原理相结合的分离材料，它的吸附性是由于范德华引力或产生氢键的结果。分子筛性是由于其本身多孔性结构的性质所决定的。

2. 影响吸附的因素　比表面积、表面电性、能否与化合物形成氢键等是影响吸附的重要因素。一般非极性化合物在水中易被非极性树脂吸附，极性树脂则易在水中吸附极性物质。糖是极性的水溶性化合物，与 D 型非极性树脂吸附作用很弱。据此经常用大孔吸附树脂将中药化学成分和糖类成分分离。溶剂的性质是另一个影响因素。物质在溶剂中的溶解度大，树脂对此物质的吸附力就小，反之就大。例如用非极性大孔吸附树脂对生物碱的 0.5% 盐酸溶液进行吸附，其吸附作用很弱，极易被水洗脱下来，生物碱回收率很高。化合物的性质也是影响吸附的重要因素。化合物的分子量、极性、能否形成氢键等都影响其与大孔吸附树脂的吸附作用。分子量小、极性小的化合物与非极性大孔吸附树脂吸附作用强。另外，能与大孔吸附树脂形成氢键的化合物易被吸附。

3. 大孔吸附树脂的应用　大孔吸附树脂现在已被广泛应用于中药化学成分的分离和富集，如苷与糖类的分离、生物碱的精制，另外在多糖、黄酮、三萜类化合物的分离方面都有很好的应用。

大孔吸附树脂的预处理：市售大孔树脂一般含有未聚合的单体、致孔剂（多为长碳链的脂肪醇类）、分散剂和防腐剂等，使用前必须经过处理。大孔吸附树脂使用前置于容器中用蒸馏水洗 2~3 次，然后以乙醇湿法装柱，继续用乙醇在柱上流动清洗，不时检查流出的乙醇，当流出的乙醇液与水混合不呈现白色乳浊现象即可（取 1ml 乙醇液加 3ml 水），然后以大量的蒸馏水洗去树脂中的乙醇，备用。少量乙醇残留将会大大降低树脂的吸附力。

将样品溶于少量水中加到柱上端，或将样品先溶于少量乙醇中，以适量树脂拌样，挥去乙醇后，再将拌有样品的树脂加到柱上。先用水，继而以乙醇 - 水梯度洗脱，即可。洗脱完毕后，以大量水洗去乙醇，即可进行下一次的分离。

树脂再生一般用 75% 左右乙醇洗脱。经过反复使用后，吸附树脂颜色变深，吸附效果下降时，也可用 1mol/L NaOH（或 HCl）洗涤或浸泡适当时间,至树脂接近原颜色为宜,继而用水洗至中性即可再用。

4. 洗脱液的选择　洗脱液可使用甲醇、乙醇、丙酮、乙酸乙酯等。根据吸附作用强弱选用不同的洗脱液或不同浓度的同一溶剂。对非极性大孔树脂,洗脱液极性越小,洗脱能力越强。对于中等极性的大孔树脂和极性较大的化合物来说,则选用极性较大的溶剂为宜。

（四）凝胶过滤色谱法

凝胶过滤色谱法(gel filtration chromatography,GFC)是一种以凝胶为固定相的液相色谱方法。凝胶是一种具有许多孔隙的立体网状结构高分子多聚体,有分子筛的性质,而且孔隙大小有一定的范围。它们呈理化惰性,大多具有极性基团,能吸收大量水分或其他极性溶剂。将凝胶颗粒在适宜的溶剂中浸泡,使其充分溶胀后形成的骨架中有许多一定大小的孔隙,当混合物溶液通过凝胶柱时,比孔隙小的分子可以自由进入凝胶内部,而比孔隙大的分子在凝胶颗粒间隙移动,并随洗脱剂从柱底先行流出,因此在移动速度方面就发生了差异。这样经过一段时间洗脱后,混合物中的各成分就能按分子由大到小顺序先后流出并得到分离(图 2-8)。这种方法在蛋白质及多糖等大分子化合物的分离中应用较普遍。

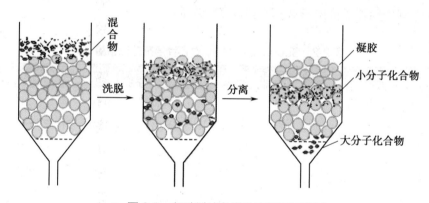

● 图 2-8　凝胶过滤色谱分离原理示意图

凝胶过滤色谱法是 20 世纪 60 年代发展起来的一种分离分析技术,在中药化学成分的研究中,凝胶色谱主要用于蛋白质、酶、多肽、氨基酸、多糖、苷类、甾体以及某些黄酮、生物碱的分离。

商品凝胶的种类很多,可分为亲水性凝胶和疏水性凝胶。不同种类的凝胶的性质和应用范围有所不同,常用的有葡聚糖凝胶(Sephadex G)和羟丙基葡聚糖凝胶(Sephadex LH-20)。

1. 葡聚糖凝胶　葡聚糖凝胶(Sephadex G)是由葡聚糖和甘油基通过醚键(—O—CH$_2$—CHOH—CH$_2$—O—)相交联而成的多孔性网状结构物质。由于其分子内含大量羟基而具亲水性,在水中溶胀。凝胶颗粒网孔大小取决于制备时所用交联剂的数量及反应条件。交联结构直接影响凝胶网状结构中孔隙的大小,加入交联剂越多,交联度越高,网状结构越紧密,孔径越小,吸水膨胀也越小;交联度越低,则网状结构越稀疏,孔径就大,吸水膨胀也越大。商品型号即按交联度大小分类,并以吸水量(每克干凝胶吸水量 ×10)来表示,如 Sephadex G-25,表示该凝胶吸水量为 2.5ml/g,Sephadex G-75 的吸水量为 7.5ml/g。Sephadex G 系列的凝胶只适于在水中应用,不同规格的凝胶适于分离不同分子量的物质。不同型号的葡聚糖凝胶的性能见表 2-1。

表 2-1　交联葡聚糖的性质

型号	吸水量 /（ml/g）	床体积 /（ml/g）	分离范围（分子量）		最少溶胀时间 /h	
			蛋白质	多糖	室温	沸水浴
G-10	1.0±0.1	2~3	<700	<700	3	1
G-15	1.5±0.2	2.5~3.5	<1 500	<1 500	3	1
G-25	2.5±0.2	4~6	1 000~1 500	100~5 000	6	2
G-50	5.0±0.3	9~11	1 500~30 000	500~10 000	6	2
G-75	7.5±0.5	12~15	3 000~70 000	1 000~50 000	24	3
G-100	10.0±0.1	15~20	4 000~150 000	1 000~100 000	48	5
G-150	15.0±1.5	20~30	5 000~400 000	1 000~150 000	72	5
G-200	20.0±2.0	30~40	5 000~800 000	1 000~200 000	72	5

2. 羟丙基葡聚糖凝胶　羟丙基葡聚糖凝胶（Sephadex LH-20）是在 Sephadex G-25 分子中的羟基上引入羟丙基而成醚键（—OH→ —OCH$_2$CH$_2$CH$_2$OH）结合而成的多孔性网状结构物质。虽然分子中羟基总数未改变，但非极性烃基部分所占比例相对增加了，因此，这种凝胶既有亲水性又有亲脂性，不仅可在水中应用，也可在多种有机溶剂中膨胀后应用。表 2-2 表示 Sephadex LH-20 在不同溶剂中湿润膨胀后得到的柱床体积及保留溶剂数量。

表 2-2　Sephadex LH-20 对各种溶剂的保留量

溶剂	溶剂保留量 /（ml/g）	柱床体积 /（ml/g）
N,N-二甲基甲酰胺	2.2	4.0~4.5
水	2.1	4.0~4.5
甲醇	1.9	4.0~4.5
乙醇	1.8	3.5~4.5
三氯甲烷	1.6	3.0~3.5
正丁醇	1.6	3.0~3.5
二氧六环	1.4	3.0~3.5
四氢呋喃	1.4	3.0~3.5
丙酮	0.8	3.0~3.5
乙酸乙酯	0.4	1.6~1.8
甲苯	0.2	1.5~1.6

Sephadex LH-20 凝胶过滤可用于多种中药化学成分的分离，如黄酮类、生物碱、有机酸、香豆素等。不仅可作为一种有效的初步分离手段，还可被用于最后的分离工作，以除去最后微量的固体杂质、盐类或其他外来的物质。当纯化合物的量很少时，可在分离的最后阶段使用 Sephadex LH-20 凝胶过滤法，以减少样品损失。从产业化角度来说，它具有重复性好、纯度高、易于放大、易于自动化等优点。所以在中药现代化进程中起到重要作用。使用过的 Sephadex LH-20 可以反复再生使用，而且柱子的洗脱过程往往就是凝胶的再生过程。短期不用时，可以水洗，然后用不同梯度的醇洗（醇的浓度逐步增加），放入装有醇的磨口瓶中保存。如长期不用时，可以在上述处理的

基础上,减压抽干,再用少量乙醚洗净抽干,室温挥干乙醚后,可以在 60~80℃干燥后保存。

除上述两种凝胶外,在葡聚糖凝胶分子上可引入各种离子交换基团,使凝胶具有离子交换剂的性能,同时仍保持凝胶的一些特点。如羧甲基葡聚糖凝胶(CM-Sephadex)、二乙氨乙基葡聚糖凝胶(DEAE-Sephadex)、磺丙基葡聚糖凝胶(SP-Sephadex)、苯胺乙基葡聚糖凝胶(QAE-Sephadex)等。

此外,还有丙烯酰胺凝胶(Sephacrylose)、琼脂糖凝胶(Sepharose)等,都适用于分离水溶性大分子化合物。

(五)离子交换色谱法

离子交换色谱法(ion exchange chromatography)是利用各种离子型化学成分与离子交换树脂等进行离子交换反应时,因交换平衡的差异或亲和力差异而达到分离的一种分离方法。

离子交换树脂色谱根据交换离子的不同可将其分为阳离子交换树脂和阴离子交换树脂。阳离子交换树脂包括强酸型(—SO$_3$H) 和弱酸型(—COOH),阴离子交换树脂包括强碱型—N(CH$_3$)$_3$X 和弱碱型(—NR$_2$、—NHR 和 —NH$_2$)。其基本结构以强酸型阳离子交换树脂为例,如图 2-9 所示。

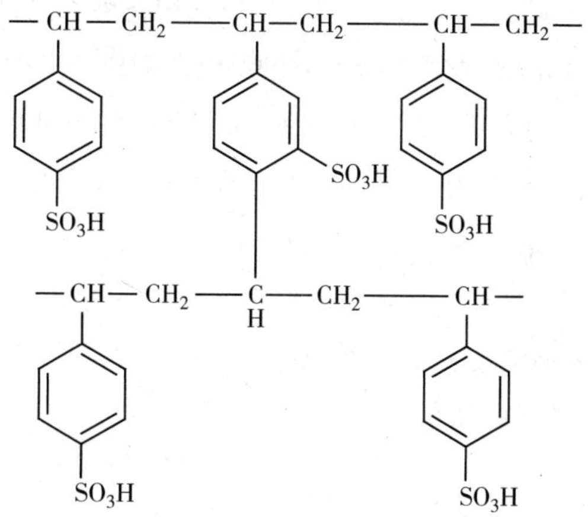

1. **离子交换树脂的类型** 离子交换树脂是一种合成高分子化合物,外形为球形颗粒,不溶于水但可在水中膨胀。离子交换树脂由母核部分和离子交换部分组成。母核部分是苯乙烯通过二乙烯苯交联而成的大分子网状结构。网孔大小用交联度表示(即加入交联剂的百分数)。交联度越大,则网孔越小,越紧密,在水中膨胀越小;反之亦然。不同交联度适于分离不同大小的分子。常见离子交换树脂的等级如表 2-3 所示。

● 图 2-9　强酸性阳离子交换树脂的结构

表 2-3　离子交换树脂的等级

等级	阳离子交换树脂	阴离子交换树脂
低交联度	3%~6%	2%~3%
中等交联度	7%~12%	4%~5%
高交联度	13%~20%	8%~10%

2. **离子交换树脂的选择** 离子交换树脂对交换化合物来说,主要取决于化合物的解离离子的电荷、半径及酸碱性的强弱。在离子交换树脂中,强酸型和强碱型的应用范围最广,常可用于中药中氨基酸、肽类、生物碱、有机酸、酚类等的分离纯化。

(1)被分离的物质为生物碱阳离子时,选用阳离子交换树脂;为有机酸阴离子时,选用阴离子交换树脂。

(2)被分离的离子吸附性强(交换能力强),选用弱酸或弱碱型离子交换树脂,如用强酸或强碱型树脂,则由于吸附力过强而较难洗脱;被分离的离子吸附性弱,应选用强酸或强碱型离子交换树脂,如用弱酸或弱碱型离子交换树脂则不能很好地交换或交换不完全。

（3）被分离物质分子量大，选用低交联度的树脂；分子量小，选用高交联度的树脂。如分离生物碱、大分子有机酸、多肽类，采用 2%~4% 交联度的树脂为宜。分离氨基酸或小分子肽（二肽或三肽），则以 8% 交联度的树脂为宜。制备无离子水或分离无机成分，需用 16% 交联度的树脂。只要不影响分离的完成，一般尽量采用高交联度的树脂。

（4）作分离色谱用的离子交换树脂颗粒要求较细，一般用 200 目左右；作提取离子性成分用的树脂，粒度可较粗，可用 100 目左右；制备无离子水用的树脂可用 16~60 目。但无论作什么用途，都应选用交换容量大的树脂。

3. **洗脱剂的选择**　由于水是优良的溶剂并具有电离性，因此，大多数都选用水为洗脱剂，有时亦采用水 - 甲醇混合溶剂。为了获得最佳的洗脱效果，经常需用竞争的溶剂离子，并同时保持恒定的溶剂 pH。为此，经常采用各种不同离子浓度的含水缓冲溶液。如在阳离子交换树脂中，常用醋酸、枸橼酸、磷酸缓冲液；在阴离子交换树脂中，则应用氨水、吡啶等缓冲液；对复杂的多组分则可采用梯度洗脱方法，即有规律地随时间而改变溶剂的性质，如 pH、离子强度等。如分离生物碱时，可用强酸性树脂，以氨水或氨性乙醇洗脱。

4. **离子交换色谱法的应用**

（1）常用于有效部位的分离：民间使用中药往往用煎剂，一般可用水煎剂通过强酸型（磺酸型）树脂再通过强碱型（季铵型）树脂，分别洗脱，分成酸性、中性、碱性部位供动物实验或临床试验，如图 2-10 所示。

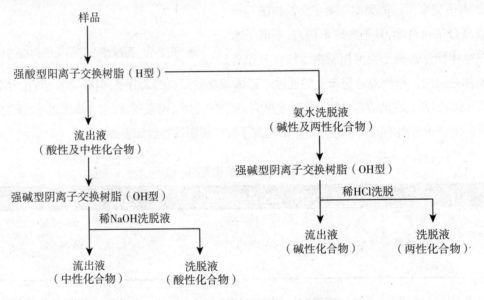

● 图 2-10　离子交换树脂法分离物质模式图

（2）生物碱的分离：可用强酸型树脂从中药水浸液或稀乙醇提取液或乙醇提取部位的水溶部分直接交换生物碱，用氨水或氨性乙醇洗脱，所得部位，再用其他分离手段分离。此法由于树脂可反复使用，特别对水溶性生物碱的提取分离，较经典方法有利。

（3）用于有机酸及酚性物质的提取分离：能用离子交换色谱法满意地分出多种有机酸。

（4）氨基酸的提取分离：离子交换色谱是分离氨基酸的有效方法，一般利用不同 pH 的缓冲液梯度洗涤达到分离目的。目前氨基酸自动分析仪，主要也是利用离子交换色谱法设计成的。

除了离子交换树脂外,还可用离子交换纤维素和离子交换凝胶来进行分离。离子交换纤维素和离子交换凝胶是在纤维素或葡聚糖等大分子的羟基上,通过化学反应引入能释放或吸收离子的基团制得的,如二乙氨乙基纤维素(DEAE-Cellulose)、羧甲基纤维素(CM-Cellulose)、二乙氨乙基葡聚糖凝胶(DEAE-Sephadex)、羧甲基葡聚糖凝胶(CM-Sephadex)等。这些类型的离子交换剂既有离子交换性质,又有分子筛的作用,对水溶性成分的分离十分有效,主要用于分离纯化蛋白质、多糖等水溶性成分。

第三节　结构鉴定的一般程序

从中药中经过提取、分离、精制得到的有效成分,必须鉴定或测定其化学结构,才可能为深入探讨有效成分的生物活性、构效关系、体内代谢以及进行结构改造、人工合成等研究提供必要的依据。因此,中药有效成分的结构鉴定是本学科的重要内容之一。

一、化合物纯度的判定

在进行有效成分的结构研究之前,必须对该成分的纯度进行检验,以确定其为单体化学成分,这是鉴定或测定化学结构的前提。一般常用各种色谱法如薄层色谱(TLC)、纸色谱、气相色谱(GC)或高效液相色谱(HPLC)等方法对其进行纯度检验。一般样品用三种以上溶剂系统或色谱条件进行检测,均显示单一的斑点或谱峰时方可确认其为单一化合物,因为仅用一种溶剂系统或色谱条件,其结论常会出现偏差。在用硅胶薄层色谱法或高效液相色谱法时,最好使用正相和反相薄层或色谱柱同时进行检验,这样可以进一步保证结论的正确性。此外固体物质还可通过检查有无均匀一致的晶形,有无明确、敏锐的熔点;液体物质还可通过测定沸点、沸程、折光率及比重等判断其纯度。

在进行有效成分的结构鉴定时,由于同科、同属生物常含有相同或相似的化合物,应对文献中有关其原生物或近缘生物成分的报道进行调查。并且,在进行提取、分离、精制过程中可获得对该化合物的部分理化性质(如酸碱性、极性、色谱行为及显色反应等)的认识,常可为判断该化合物的基本骨架或结构类型提供重要的参考依据。在此基础上,综合运用经典的理化方法和各种波谱法,对单体化学成分进行鉴定或结构测定。

二、理化常数的测定

物理常数的测定包括熔点、沸点、比旋度、折射率和比重等的测定。固体纯物质的熔点,其熔距应在 0.5~1.0℃,如熔距过大,则可能存在杂质,应进一步精制或用不同的溶剂进行重结晶,直至熔点恒定为止。液体物质测定其沸点。液体纯物质应有恒定的沸点,除高沸点物质外,其沸程不应超过 5℃的范围。此外,液体纯物质还应有恒定的折光率及比重。比旋度也是物质的一种物理常数。中药的有效成分多为光学活性物质,故无论是已知物还是未知物,在鉴定化学结构时皆应测其比旋度。此外,记录和测定化合物的其他理化常数,如 pH、不同溶剂中溶解度及色谱行为、灼烧试验、化学定性反应等,能为化合物结构的推测和确定提供必要的线索。

三、分子式的确定与不饱和度的计算

目前确定分子式最常用的方法是质谱法(mass spectrometry,MS)。高分辨质谱法(high resolution mass spectrometry,HR-MS)不仅可给出化合物的精确分子量,还可以直接给出化合物的分子式。如青蒿素(artemisinin)的 HR-MS 谱中,分子离子峰为 m/z 282.337 2,可计算出其分子式为 $C_{15}H_{22}O_5$,也可通过质谱中出现的同位素峰的强度推定化合物的分子式。有时化合物的分子离子峰不稳定,难以用 HR-MS 测出,为确定一个化合物的分子式,需要进行元素定性分析,检查含有哪几种元素,并测定各元素在化合物中所占的百分含量,从而求出化合物的实验式。元素的定性定量分析过去采用经典的化学方法测定,现在多用自动元素分析仪测定。前者需要样品量大,且操作复杂;后者则具有快速、简便等优点。得到一个化合物的实验式后,还要进一步用场解吸质谱、快原子轰击质谱或制备衍生物再测定其质谱等方法测定它的分子量,以求得化合物的分子式。分子量的测定,以往有很多方法,如混合熔点降低法、衍生物推倒法、酸碱测定法等。但这些方法用量大,而且准确性差,故现已基本不用。

依据分子式可以计算化合物的不饱和度(Ω),公式如下:

$$\Omega = \frac{2n_4 + n_3 - n_1 + 2}{2} \qquad (2-4)$$

式中,n_4 为四价原子数;n_3 为三价原子数;n_1 为一价原子数。

四、化合物的功能团和分子骨架的推定

在确定了一个化合物的分子式后,就需要进行分子结构骨架和官能团的确定。一般首先确定化合物的不饱和度,准确计算出结构中可能含有的双键数或环数。用化学法推定分子结构骨架主要依靠后面各章中所述的各类中药化学成分的呈色反应,如羟基蒽醌类化合物通过碱液显色反应(Bornträger 反应)检识;黄酮类化合物可用盐酸镁粉反应、四氢硼钠还原反应等鉴定;强心苷类化合物可利用甾体母核、α,β-五元不饱和内酯环和 α-去氧糖的各种呈色反应结果综合考虑加以判断;苷类化合物则可以通过各种水解反应,然后再以各种呈色反应及色谱对照分别鉴定生成的苷元及糖的种类等。官能团的确定也可利用样品与某种试剂发生颜色变化或产生沉淀等进行判断。在用呈色反应进行分子骨架和官能团检识时,最好将未知样品试验、空白试验及典型样品试验平行进行,以资对照。当根据产生沉淀判断结果时,要注意液体试样量如过多,会使沉淀现象不明显或沉淀溶解,掩蔽阳性结果;样品分子中含有两种以上官能团时,可能干扰检识反应。因此,根据一种检识反应的结果尚不足以肯定或否定该官能团的存在,最好作两种以上的试验,以求得正确的判断。用经典化学方法确定分子骨架或官能团,有时还要利用其他化学反应如降解反应、氧化反应及还原反应等,甚至通过化学合成加以验证。

五、化合物结构的确定

目前,波谱分析等近代技术已成为确定中药有效成分化学结构的主要手段,尤其是最近发展起来的超导核磁共振技术的普及和各种二维核磁共振谱(two dimension nuclear magnetic resonance, 2D-NMR)及质谱新技术的开发利用,使其进一步具备了灵敏度高、选择性强、用量少及快速、简便的优点,大大加快了确定化合物结构的速度并提高了准确性。红外光谱(IR)、紫外光谱(UV)、核磁共振谱(NMR)和质谱(MS)等波谱分析方法的基本知识已在分析化学课程中作过介绍,这里仅对这些波谱在中药有效成分结构鉴定中的应用作简要的介绍。

(一) 紫外可见吸收光谱

紫外可见吸收光谱(ultraviolet-visible absorption spectrum, UV)是指有机化合物吸收紫外光(200~400nm)或可见光(400~800nm)后,发生电子跃迁而形成的吸收光谱。有机化合物的价电子包括成键的 σ- 电子、π- 电子和非键的 n- 电子。可能发生的跃迁类型及轨道能级的能量依次为 $n \rightarrow \pi^* < \pi \rightarrow \pi^* < n \rightarrow \sigma^* < \sigma\text{-}\sigma^*$(图 2-11)。

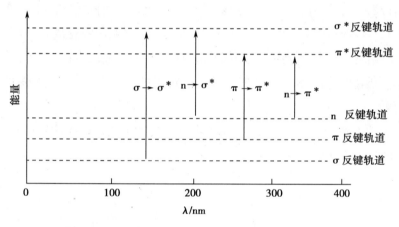

● 图 2-11　分子轨道能级和电子跃迁类型

UV 光谱的测定仅需要少量的纯样品,如通常在纸色谱上黄酮类化合物的一个斑点的样品量,就足够测出几个 UV 光谱。这对于中药有效成分的研究是非常有利的。

UV 光谱在中药有效成分的研究中具有多方面的用途。如与对照品或标准图谱对照,可用于化合物的初步鉴定;根据 Lambert-Beer 定律可对中药有效成分进行含量测定,以及根据中药有效成分的紫外吸收光谱可推定其分子的部分结构等。

一般来说,UV 光谱主要可提供分子中的共轭体系的结构信息,可据此判断共轭体系中取代基的位置、种类和数目。各类化合物紫外光谱特征见表 2-4。由于 UV 光谱只能给出分子中部分结构的信息,而不能给出整个分子的结构信息,所以单独以 UV 光谱不能决定分子结构,必须与 IR 光谱、NMR 谱、MS 谱以及其他理化方法结合才能得到可靠的结论。尽管 UV 光谱在中药有效成分的结构确定中提供的信息较少,但对某些具有共轭体系成分,如蒽醌类、黄酮类以及强心苷类等成分的结构确定却有重要的实际应用价值。

表 2-4　各类化合物 UV 吸收特征

吸收范围	吸收强度	化合物
200~270nm	无吸收	脂肪烃及衍生物、非共轭烯烃
220~250nm（K 带）	强吸收	共轭二烯，α,β- 不饱和醛、酮
220~250nm（E 带）	强吸收	芳环及衍生物
250~290nm（B 带）	中强度吸收	
250~350nm（R 带）	中（低）强度吸收	醛酮羰基或共轭羰基
>300nm	高强度吸收,有精细结构	稠环芳烃及衍生物

（二）红外光谱

红外光谱（infrared spectra，IR）是记录有机分子吸收波长为 2~16μm 的红外光后产生振动、转动能级跃迁而形成的吸收光谱。光谱横坐标常用波数表示（即 1cm 中的波长数），单位为 cm⁻¹，一般红外吸收光谱的范围为 4 000~550cm⁻¹，纵坐标用百分透光率表示。

习惯将红外光谱分为两部分：4 000~1 333cm⁻¹ 区间称官能团区，这个区域的许多吸收峰代表特定官能团的伸缩频度，且不受整个分子结构环境的影响，仅与某种官能团的存在有关，对鉴定官能团非常有用；1 333~650cm⁻¹ 为指纹区，这个区域中出现的许多吸收峰受整个分子结构影响较大，反映整体分子结构特征，每个化合物在这一区域都有自己特有的光谱，对于鉴定化合物很有价值。因此，红外吸收光谱在中药有效成分结构研究中主要有两方面的应用：一是已知物的鉴定；二是未知物的结构推测。

如图 2-12 为地黄新萜 G 的红外图谱，图谱中显示其主要的官能团信号峰 ν_{max}cm⁻¹：3 411，2 925，1 626，1 452，1 370，1 017。

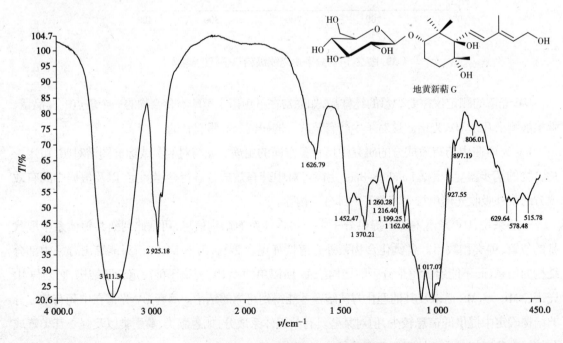

● 图 2-12　地黄新萜 G 的红外图谱

(三) 核磁共振谱

核磁共振谱(nuclear magnetic resonance spectra,NMR)是化合物分子在磁场中受电磁波的辐射,有磁距的原子核吸收一定的能量产生能级的跃迁,即发生核磁共振,以吸收峰的频率对吸收强度作图所得的图谱。它能提供分子中有关氢及碳原子的类型、数目、互相连接方式、周围化学环境以及构型、构象的结构信息。近年随着超导核磁的普及,各种同核(如 ^1H-^1H、^{13}C-^{13}C)及异核(如 ^1H-^{13}C)二维相关谱的测试与解析技术等的开发应用日新月异,不断得到发展和完善,从而大大加快了结构测定工作的步伐。目前,分子量在 1 000 以下、几个毫克的微量物质甚至单用 NMR 测定技术也可确定它们的分子结构。因此,在进行中药有效成分的结构测定时,NMR 谱与其他光谱相比,其作用最为重要。

1. ^1H-NMR 谱　氢同位素中,^1H 的自然丰度比最大,信号灵敏度也高,故 ^1H-NMR 的测定比较容易,应用最广泛。^1H-NMR 谱的化学位移(δ)范围在 0~20。正常 ^1H-NMR 谱技术能提供的结构信息参数主要是化学位移(δ)、偶合常数(J)及质子数。

(1) 化学位移(δ):^1H 核因周围化学环境不同,其外围电子云密度及绕核旋转产生的磁屏蔽效应不同,不同类型的 ^1H 核共振信号出现在不同区域,据此可以识别。通常采用四甲基硅烷(tetramethylsilane,TMS)作参考化合物。与一般化合物相比,TMS 中甲基上氢、碳原子核外电子的屏蔽作用都很强,因此,无论氢谱或碳谱,一般化合物的峰都比 TMS 出现在低场,即图谱的左侧,按照"左正右负"的规定,一般化合物的 δ 值为正值。

(2) 峰面积:^1H-NMR 谱上积分面积与分子中的总质子数相当,分析图谱时,只要通过比较共振峰的面积,就可判断氢核的相对数目;当化合物分子式已知时,就可以求出每个吸收峰所代表氢核的绝对个数。

(3) 峰的裂分及偶合常数(J):磁不等价的两个或两组氢核,在一定距离内因相互自旋偶合干扰而使信号发生裂分,表现出不同裂分,如 s(单峰,singlet)、d(二重峰,doublet)、t(三重峰,triplet)、q(四重峰,quartet)及 m(多重峰,multiplet)等。

在低级偶合系统中,某一质子裂分后的谱线数为 $n+1$,其中 n 为干扰核的数目。裂分间的距离为偶合常数(coupling constant,J,Hz),用于表示相互干扰的强度,其大小取决于间隔键的距离。各种不同环境下 ^1H 核相邻结构具有一定的偶合常数值。间隔的键数越少,则 J 值越大;反之则越小。一般相互偶合的两个或两组 ^1H 核信号其偶合常数相等。所以测量并比较裂分峰间的距离对于判断 ^1H 核之间是否相关很有用处。通常超过三根单键以上的偶合可以忽略不计。但在 π 系统中,如烯丙基及芳环,因电子流动性较大,即使间隔超过了三根键,仍可发生偶合,但作用较弱,如:

J_{ac}(trans)=1.6~2.0Hz
J_{bc}(cis)=0~1.5Hz

J_{ab}(ortho)=8Hz
J_{bc}(meta)=2Hz
J_{ac}(para)=0Hz

现以地黄中分离得到的倍半萜苷化合物地黄新萜G为例,在地黄新萜G的 ^{1}H-NMR(DMSO-d_6, 500MHz) 谱(图 2-13) 中,δ 6.19(1H,d,J=16.0Hz,H-7) 和 δ 6.07(1H,d,J=16.0Hz,H-8) 是一个反式双键的特征信号;δ 5.50(1H,t,J=5.5Hz,H-10) 是一个与—CH$_2$ 相连的烯烃信号,δ 4.06(2H,d, J=5.5Hz,H-11) 与—CH—相连,提示该化合物有一个—C=CH—CH$_2$—OH 的结构碎片;δ 4.09 (1H,d,J=7.5Hz)是糖的端基氢信号,提示该化合物含有一个葡萄糖;另外 δ 1.71(3H,s,C-12),1.04 (3H,s,C-13),0.82(3H,s,C-14),0.90(3H,s,C-15)是四个甲基信号。

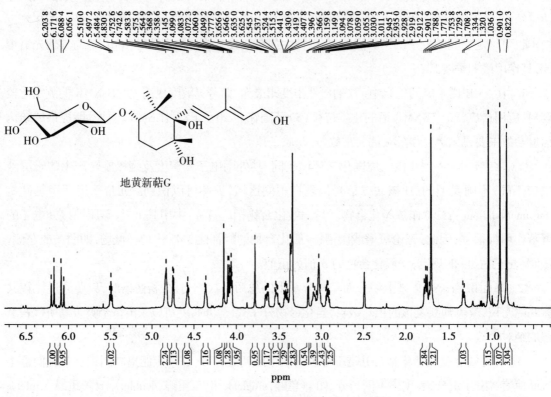

● 图 2-13　地黄新萜 G 的 ^{1}H-NMR 谱

2. **核磁共振碳谱(^{13}C-NMR)**　^{13}C-NMR 谱的化学位移范围为 0~250ppm,比 ^{1}H-NMR 谱大得多, 是中药化学有效成分结构测定中最重要手段之一。^{13}C-NMR 谱提供的结构信息是分子中各种不同类型及化学环境的碳核化学位移、异核偶合常数(J_{CH})及弛豫时间(T_1),其中利用度最高的是化学位移(δ_C)。常见的 ^{13}C-NMR 测定技术如下。

(1) **质子宽带去偶谱(broad band decoupling,BBD)**:也称质子噪声去偶谱(proton noise decoupling spectrum)或全氢去偶谱(proton complete decoupling,COM)。此时 H 的偶合影响全部被消除,从而简化了图谱。在分子中没有对称因素和不含 F、P 等元素时,每个碳原子都会给出一个单峰,互不重叠。虽无法区别碳上连接 H 的数,但对判断 ^{13}C 信号的化学位移十分方便。因照射 H 后产生 Overhauser 效应,连有 H 的 C 信号强度增加。季碳信号因不连有 H,表现为较弱的峰。如图 2-14 是地黄新萜 G 的质子宽带去偶谱,由于没有重叠的信号,在谱图上能直接给 21 个碳信号的信息。结合其氢谱信号特征,推测该化合物为一倍半萜苷类化合物。其中 δ 105.6(C-1′),74.4(C-2′), 77.3(C-3′),70.6(C-4′),76.9(C-5′),61.6(C-6′)是一组葡萄糖的特征信号。可见质子宽带去偶谱

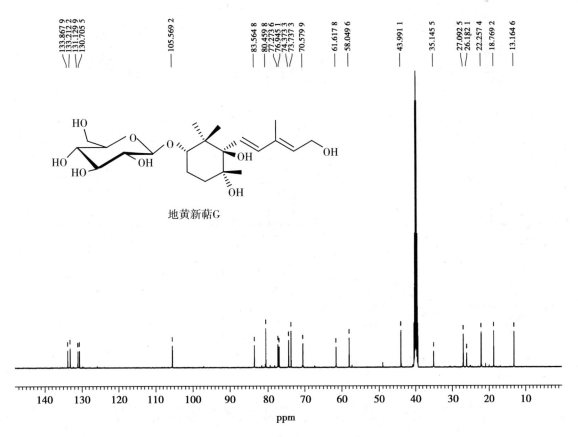

● 图 2-14 地黄新萜 G 的质子宽带去偶谱

具有信号分离度好、强度高的优点。

（2）偏共振去偶谱：在偏共振去偶谱中，每个连接质子的碳有残余裂分，故在所得图谱中次甲基（—CH）碳核呈双峰，亚甲基（—CH$_2$）呈三重峰，甲基（—CH$_3$）呈四重峰，季碳为单峰强度最低。由此可获得碳所连接的质子数、偶合情况等信息。但此法常因各信号的裂分峰相互重叠，对结构比较复杂的中药有效成分，有些信号难于全部识别或解析，远不及下述的 INEPT 和 DEPT 法易于解析。实际上，后两种方法已基本完全取代了偏共振去偶技术。

（3）低灵敏核极化转移增强法（insensitive nuclei enhanced by polarization transfer, INEPT）：用调节弛豫时间（Δ）来调节 CH、CH$_2$、CH$_3$ 信号的强度，从而有效地识别 CH、CH$_2$、CH$_3$。季碳因为没有极化转移条件，所以在 INEPT 谱中无信号。当 $\Delta=1/4(J_{CH})$ 时，CH、CH$_2$、CH$_3$ 皆为正峰；当 $\Delta=2/4(J_{CH})$ 时，只有正的 CH 峰；当 $\Delta=3/4(J_{CH})$ 时，CH、CH$_3$ 为正峰，CH$_2$ 为负峰。由此可以区分 CH、CH$_2$ 和 CH$_3$ 信号。再与质子宽带去偶谱对照，还可以确定季碳信号。

（4）无畸变极化转移增强法（distortionless enhancement by polarization transfer, DEPT）：是 INEPT 的一种改进方法。在 DEPT 法中，通过改变照射 ^{1}H 的脉冲宽度（θ），使为 45°、90°、135° 变化并测定 ^{13}C-NMR 谱。所得结果与 INEPT 谱类似。即当 $\theta=45°$ 时，所有的 CH、CH$_2$、CH$_3$ 均显正信号；当 $\theta=90°$ 时，仅显示 CH 正信号；当 $\theta=135°$ 时，CH 和 CH$_3$ 为正信号，而 CH$_2$ 为负信号。季碳同样无信号出现。

地黄新萜 G 的 DEPT 谱如图 2-15 显示，除糖信号以外，有四个季碳：δ 80.4（C-1），73.5（C-2），44.0（C-6），133.9（C-9）；4 个叔碳：δ 83.5（C-5），133.2（C-7），130.7（C-8），131.7（C-10）；3 个仲碳：

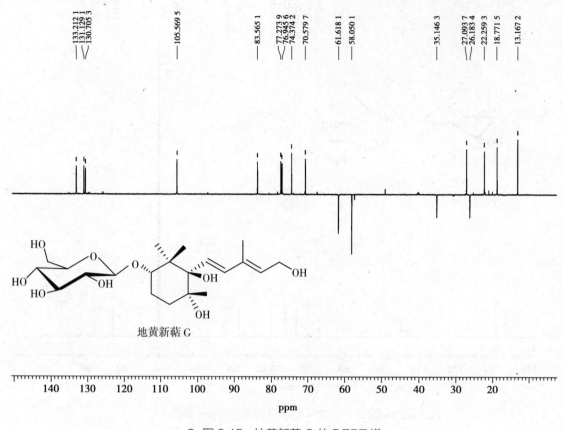

● 图2-15　地黄新萜 G 的 DEPT 谱

δ 35.1(C-3),26.2(C-4),58.0(C-11);以及 4 个伯碳:δ 13.2(C-12),18.8(C-13),22.2(C-14),27.1(C-15)。

3. 二维核磁共振谱(2D-NMR)　二维傅立叶变换核磁共振(2D-FT-NMR)是 20 世纪 80 年代发展起来的核磁共振新技术。二维谱是将 NMR 提供的信息,如化学位移和偶合常数、氢化学位移和碳化学位移等在二维平面上展开绘制成的图谱。可分为同核化学位移相关谱(homonuclear chemical shift correlation spectroscopy)和异核化学位移相关谱(heteronuclear chemical shift correlation spectroscopy),前者如 ¹H-¹H COSY 谱和 NOESY 谱,后者如 ¹³C-¹H COSY 谱,包括 HMBC 谱和 HSQC 谱等。

(1) ¹H-¹H COSY 谱(氢 - 氢化学位移相关谱):是同一个偶合体系中质子之间的偶合相关谱。可以确定质子化学位移以及质子之间的偶合关系和连接顺序。图谱多以等高线图表示。对角线上的峰为一维谱,对角线两边相应的交叉峰与对角线上的峰连成正方形,该正方形对角线上的两峰即表示有偶合相关关系。

例如,图2-16 是地黄新萜 G 的 ¹H-¹H COSY 谱,在图谱中能清楚地看到 δ 1.76 与 δ 1.33 相关,δ 3.53 与 δ 1.76 相关,说明化合物中有一个—CH₂—CH₂—CH—的结构片段。

(2) ¹³C-¹H COSY 谱:是指碳 - 氢化学位移相关谱,属异核化学位移相关谱。此谱能反映 ¹H 核和与其直接相连的 ¹³C 的关联关系,以确定 C-H 偶合关系($^1J_{CH}$)。一般通过 ¹H 核检测的异核多量子相关谱(¹H detected heteronuclear multiple quantum coherence,HMQC)和 ¹H 核检测的异核单量子相关谱(¹H detected heteronuclear single quantum coherence,HSQC)测定。由于后者的灵敏度高,较

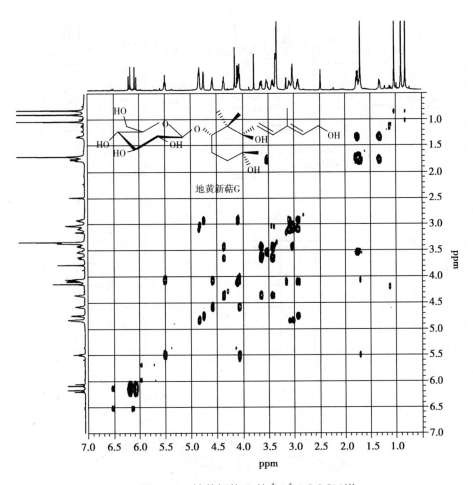

● 图2-16　地黄新萜 G 的 $^1H\text{-}^1H$ COSY 谱

为常用。在 HMQC 或 HSQC 谱中,F_1 域为 ^{13}C 化学位移,F_2 域为 ^1H 化学位移。直接相连的碳与氢将在对应的 ^{13}C 和 ^1H 化学位移的交点处给出相关信号。由相关信号分别沿两轴画平行线,就可将相连的 ^{13}C 与 ^1H 信号予以直接归属。例如,在地黄新萜 G 的 HSQC 谱(图2-17)中,可找到各碳、氢的相关峰,由此可容易确定各碳氢的归属。

(3) HMBC 谱:是通过 ^1H 核检测的异核多键相关谱(^1H detected heteronuclear multiple bond correlation,HMBC),它把 ^1H 核和与其远程偶合的 ^{13}C 核关联起来。在 HMBC 谱中,F_{11} 域为 ^{13}C 化学位移,F_2 域为 ^1H 化学位移,HMBC 可以高灵敏地检测 $^1H\text{-}^{13}C$ 远程偶合($^nJ_{CH},n\geqslant2$),通过 2~3 个键的质子与季碳的偶合也有相关峰。从 HBMC 谱中可得到有关碳链骨架的连接信息、有关季碳的结构信息及因杂原子存在而被切断的偶合系统之间的结构信息。例如地黄新萜 G 的 HMBC 谱(图2-18)中显示,δ 3.77 与 C-6 相关,说明 1-OH 是与 C-1 相连的羟基;δ 4.14 与 C-3 有相关信号,说明 2-OH 是与 C-2 相连的羟基;δ 4.09 处的氢与 δ_C 83.5(C-5)处的碳有远程相关,说明葡萄糖连在 C-5 上。

(4) NOESY 谱(nuclear overhauser enhancement spectroscopy):两个(组)不同类型质子位于相近的空间距离时,照射其中一个(组)质子会使另一个(组)质子的信号强度增强。这种现象称为核的 overhauser 效应,简称 NOE。NOE 通常以照射后信号增强的百分率表示。NOE 与距离的 6 次方成反比,故其数值大小反映了相关质子的空间距离,可据以确定分子中某些基团的空间相对位置、立

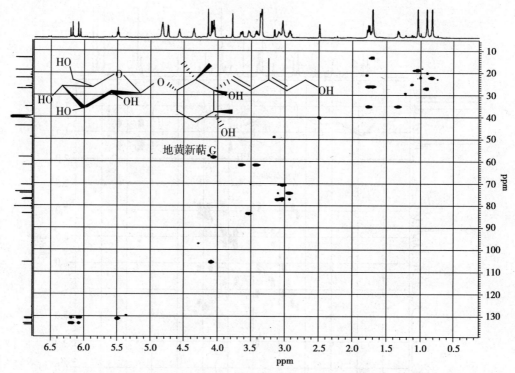

● 图 2-17　地黄新萜 G 的 HSQC 谱

地黄新萜G的主要HMBC相关关系

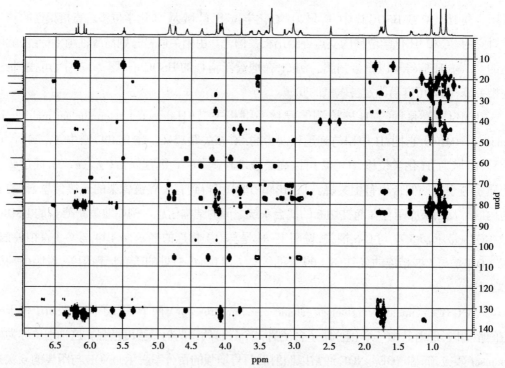

● 图 2-18　地黄新萜 G 的 HMBC 图谱

体构型及优势构象,对研究分子的立体化学结构具有重要的意义,尤其是对蛋白质等生物大分子的研究十分有用。二维 NOE 谱简称 NOESY,表示的是质子的 NOE 相关关系,横纵坐标均为质子的化学位移值,其图谱外观与 COSY 谱类似。NOESY 谱的最大作用在于一张谱图中同时给出了所有质子间的 NOE 信息,但不是所有的信号都为 NOE 相关,常常混有质子 COSY 残留峰,结构解析时需加以注意。

通过 NOESY 谱(图 2-19)可确定地黄新萜 G 的相对构型。在 NOESY 谱中,1-OH 与 H-5/H-14/H-15 相关,说明 1-OH 与 H-5/H-7/H-14/H-15 处于同一侧,为 β-构型;2-OH 与 H-8/H-13 有相关信号,说明 2-OH 与 H-8/H-13 处于同一侧,且为 α-构型。

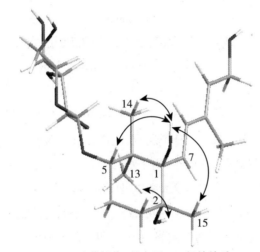

地黄新萜G的主要NOE相关关系

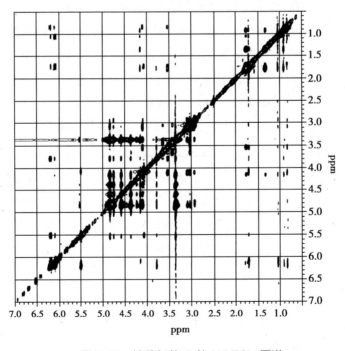

● 图 2-19　地黄新萜 G 的 NOESY 图谱

(5) TOCSY 谱（total correlation spectroscopy）：与普通的 ^{1}H-^{1}H COSY 不同，TOCSY 显示的是整个自旋系统的相关性，不仅能观察到某质子相邻碳上质子的相关信号，还能看到它与整个自旋体系中其他质子的相关信号，这为结构片段的连接提供重要的依据。

（四）质谱法

近年来，随着现代分析技术的飞速发展，新的离子源不断出现，使质谱在确定化合物分子量、元素组成和由裂解碎片检测官能团，辨认化合物类型，推导碳骨架等方面发挥着重要作用。如用质谱法进行糖苷结构的测定，可以获得有关糖苷分子量、苷元结构、糖基序列等信息。以下是主要离子源的电离方式及相应的特点。

1. 电子轰击质谱（electron impact mass spectrometry，EI-MS） 在电子轰击条件下，大多数分子电离后生成缺一个电子的分子离子，并可以继续发生键的断裂形成"碎片"离子。这对推测化合物结构十分有用。但当样品相对分子质量较大或对热稳定性差时，常常得不到分子离子，因而不能测定这些样品的相对分子质量。

2. 化学电离质谱（chemical ionization mass spectrometry，CI-MS） 通过引入大量的试剂气体产生的反应离子与样品分子之间的离子 - 分子反应，使样品分子实现电离。利用化学电离源，即使是不稳定的化合物，也能得到较强的准分子离子峰，即 M±1 峰，从而有利于确定其分子量。但此法的缺点是碎片离子峰较少，可提供的有关结构方面信息少。

3. 场解吸质谱（field desorption mass spectrometry，FD-MS） 将样品吸附在作为离子发射体的金属丝上送入离子源，只要在细丝上通以微弱电流，提供样品从发射体上解吸的能量，解吸出来的样品即扩散到高场强的场发射区域进行离子化。FD-MS 特别适用于难气化和热稳定性差的固体样品分析，如有机酸、甾体类、糖苷类、生物碱、氨基酸、肽和核苷酸等。此法的特点是形成的 M$^+$ 没有过多的剩余内能，减少了分子离子进一步裂解的概率，增加了分子离子峰的丰度，碎片离子峰相对减少。因此用于极性物质的测定，可得到明显的分子离子峰或 [M+1]$^+$ 峰，但碎片离子峰较少，对提供结构信息受到一些局限。为提高灵敏度可加入微量带阳离子 K$^+$、Na$^+$ 等碱金属化合物于样品中，可产生明显的准分子离子峰、[M+Na]$^+$、[M+K]$^+$ 和碎片离子峰。

4. 快原子轰击质谱（fast atom bombardment mass spectrometry，FAB-MS）和液体二次离子质谱（liquid secondary ion mass spectrometry，LSI-MS） 是以高能量的初级离子轰击表面，再对由此产生的二次离子进行质谱分析。这两种技术均采用液体基质（如甘油）负载样品，其差异仅在于初级高能量粒子不同，前者使用中性原子束，后者使用离子束。样品若在基质中的溶解度小，可预先用能与基质互溶的溶剂（如甲醇、乙腈、H$_2$O、DMSO、DMF 等）溶解，然后再与基质混匀。此方法常用于大分子极性化合物特别是糖苷类化合物的研究。除得到分子离子峰外，还可得到糖和苷元的结构碎片峰，从而弥补了 FD-MS 的不足。

5. 基质辅助激光解吸电离质谱（matrix-assisted laser desorption mass spectrometry，MALDI-MS） 是将样品溶解于在所用激光波长下有强吸收的基质中，利用激光脉冲辐射分散在基质中的样品使其解离成离子，并根据不同质荷比的离子在仪器无场区内飞行和到达检测器时间，即飞行时间的不同而形成质谱。此种质谱技术适用于结构较为复杂、不易气化的大分子，如多肽、蛋白质等的研究，可得到分子离子、准分子离子和具有结构信息的碎片离子。

6. 电喷雾电离质谱（electrosprayionization mass spectrometry，ESI-MS）是一种使用强静电场的电离技术，其原理如图 2-20 所示。内衬弹性石英管的不锈钢毛细管（内径 0.1~0.15mm）被加以 3~5kV 的正电压，与相距 1cm 接地的反电极形成强静电场。被分析的样品溶液从毛细管流出时在电场作用下形成高度荷电的雾状小液滴；在向质量分析器移动的过程中，液滴因溶剂的挥发逐渐缩小，其表面上的电荷密度不断增大。当电荷之间的排斥力足以克服表面张力时（瑞利极限），液滴发生裂分，经

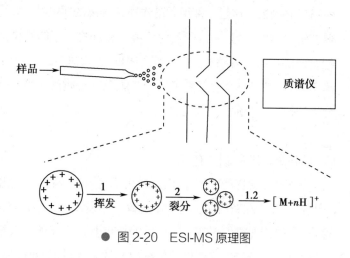

● 图 2-20　ESI-MS 原理图

过这样反复的溶剂挥发 - 液滴裂分过程，最后产生单个多电荷离子。

ESI-MS 应用范围较广，既可分析大分子也可分析小分子。对于分子量在 1 000Da 以下的小分子，会产生 $[M+H]^+$ 或 $[M-H]^-$，选择相应的正离子或负离子形式进行检测，就可得到物质的分子量。而分子量高达 20 000Da 的大分子会生成一系列多电荷离子，通过数据处理系统能得到样品的分子量。例如，地黄新萜 G 的 HR-ESI-MS 谱（图 2-21）给出准分子离子峰 m/z：455.225 4 $[M+Na]^+$，计算值为 455.225 7，确定其分子式为 $C_{21}H_{36}O_9$。

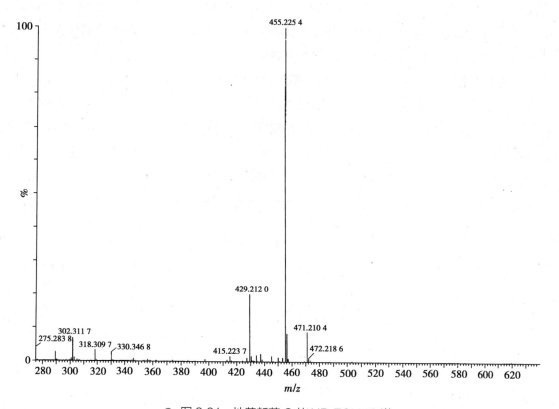

● 图 2-21　地黄新萜 G 的 HR-ESI-MS 谱

7. **串联质谱**(tenden mass spectrometry, MS-MS) 随着串联级数的增加进而表示为 MS^n,其中 n 表示串联级数。这是一种用质谱作质量分离的质谱技术。它可以研究母离子和子离子的关系,获得裂解过程的信息,用以确定前体离子和产物离子的结构。近年,国内亦有将此技术用于鉴定中药有效部位中的各种成分的化学结构的研究报道。从一级 MS 中得到有效部位中各成分的分子离子,再通过对各个分子离子进行二级至三级质谱分析,从而实现对有效部位中各种成分在未加分离的情况下分别进行鉴定的目的。

(五) 旋光光谱和圆二色谱

大多数天然有机化合物往往存在手性中心,构成手性化合物。尽管核磁共振谱、质谱、红外光谱和紫外光谱在有机化合物的结构确定中发挥着不可替代的作用,但对于手性化合物绝对构型的解决,往往表现得力不从心。单纯的核磁共振谱能够解决结构测定中大多数的相对构型问题,对于绝对构型的确定,需要借助价格昂贵的手性试剂,对仪器、操作都有较高的要求,且所测定化合物的范围有很大限制。目前,测定绝对构型最常用的方法是旋光光谱(optical rotatory dispersion,ORD)、圆二色谱(circular dichroism,CD)和单晶 X 射线衍射(X-ray diffraction)。前两者在常用有机溶剂中测定,样品用量小,可测定非晶体化合物,操作简单,数据易处理。

1. **旋光光谱** 当平面偏振光通过手性物质时,能使其偏振平面发生旋转,产生所谓的"旋光性"。旋光现象的产生是因为组成平面偏振光的左旋圆偏振光和右旋圆偏振光在手性物质中传播时,其折射率不同,即两个方向的圆偏振光在此介质中的传播速度不同,导致偏振面的旋转。同时,不同波长的平面偏振光在该手性物质中的折射率不同,因此造成偏振面的旋转角度不同。偏振光的波长越短,旋转角度越大。如果用不同波长(200~760nm)的平面偏振光照射光活性物质,以波长 λ 对比旋光度[α]或摩尔旋光度[M]作图,所得曲线即为旋光光谱。

因为手性化合物的结构不同,其旋光光谱的谱线形状也不同。通常,旋光光谱的谱线主要分为两大类:正常的平滑谱线和异常的 Cotton 效应谱线。后者又包括了简单的 Cotton 效应谱线和复合 Cotton 效应谱线。平坦的旋光谱线,不存在峰和谷,如图 2-22 中谱线 1、2 和 3,简单 Cotton 效应谱线则只包含一个峰和一个谷,如图 2-22 中的谱线 4 和 5,而复合 Cotton 效应谱线则包含多个峰和谷,如图 2-22 中的谱线 6 和 7。谱线由长波长向短波长处上升的称为正性谱线,图 2-22 中的谱线 1、4、6 和 7 都是正性谱线;而谱线由长波长向短波长处下降的称为负性谱线,如图 2-22 中的谱线 2、3 和 5。

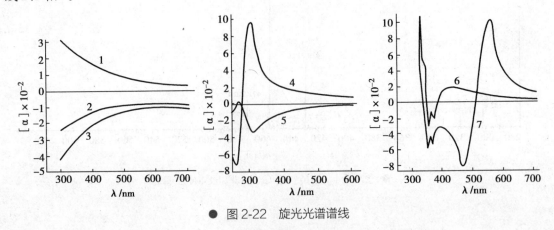

● 图 2-22 旋光光谱谱线

2. 圆二色谱 手性化合物不仅对组成平面偏振光的左旋和右旋圆偏振光的折射率不同,还对两者的吸收系数不同,这种性质被称作"圆二色性"。若用 ε_L 和 ε_R 分别表示左旋和右旋圆偏振光吸收系数,它们之间的差值可表示为 $\Delta\varepsilon=\varepsilon_L-\varepsilon_R$,$\Delta\varepsilon$ 被称作吸收系数差。若以 $\Delta\varepsilon$ 对波长作图,则可得到圆二色谱。由于左旋和右旋圆偏振光的吸收系数不同,透射出的光则不再是平面偏振光,而是椭圆偏振光,因此圆二色谱中的纵坐标亦可以摩尔椭圆度 $[\theta]$ 代替 $\Delta\varepsilon$,两者的关系是 $[\theta]=3\,300\Delta\varepsilon$。

如果样品在一定波长范围内(200~700nm)没有特征吸收,则 $\Delta\varepsilon$ 的变化很微小,尽管在旋光光谱中会出现平滑的谱线,但圆二色谱的谱线不具有特征性,往往是一条接近水平的直线。当样品存在吸收时,则会给出 Cotton 效应谱线。同旋光光谱一样,圆二色谱也分为呈现峰的正性谱线和呈现谷的负性谱线(图 2-23)。同时,旋光光谱和圆二色谱谱线的正负性是一致的,如图 2-24 为(+)-樟脑的旋光光谱和圆二色谱谱线。通常钟形的圆二色谱谱线比 S 形的旋光光谱谱线简单,容易分析,因此在手性化合物绝对构型的确定方面应用得更加广泛。

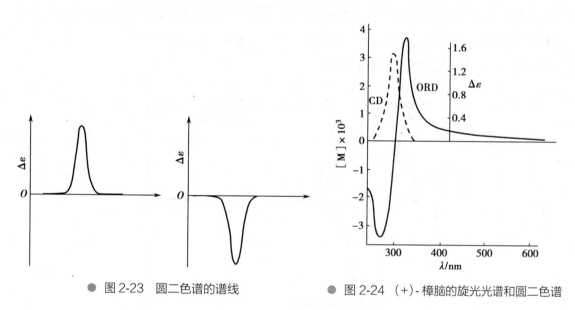

● 图 2-23 圆二色谱的谱线　　　　　● 图 2-24 (+)-樟脑的旋光光谱和圆二色谱

目前,圆二色谱主要包括针对紫外可见光区的电子圆二色谱(electronic circular dichroism,ECD)和针对红外线范围的振动圆二色谱(vibrational circular dichroism,VCD),前者是基于分子的电子能级跃迁产生,而后者则是基于分子的振转能级跃迁产生,我们通常所说的圆二色谱多指 ECD。

3. 八区律 所谓圆二色谱和旋光光谱的八区律,指用来表征饱和醛或酮特征的一个半经验规律。此外,亦有 α,β- 不饱和环酮的八区律、共轭双烯或共轭不饱和环酮的螺旋规律以及 Klyne 内酯扇形区规律等,此处以饱和酮的八区律为例简要介绍八区律的内容。羰基有两个相互垂直的对称面,本身不具有手性。当其存在于手性分子中时,由于不对称因素的干扰,羰基氧原子非共用电子对固有的 n→π* 能级跃迁受到影响,造成谱线在 270~310nm 出现 Cotton 效应的转折。Cotton 效应的符号和谱型取决于羰基所处的非对称环境,手性中心距离羰基越近,效应越显著,反之,效应较微弱。同时,手性中心构型和构象的变化,也会影响到 Cotton 效应谱线的谱型和符号。

如图 2-25,羰基位于被分成 8 个区域的 3 个节面中心,如果该羰基属于一个手性分子的一部分,那么该分子的其他部分则位于这8个区域内。其中,前上右、前下左、后下右、后上左为正性Cotton效应区,相应地前下右、前上左、后上右、后下左为负性Cotton效应区,而处于节面内的基团作用为零。由于羰基碳原子是 sp^2 杂化,3个杂化轨道间的夹角大约为120°,所以决定了手性分子除羰基外其他部分主要分布在后四区,如环己酮,1、2、4、6位碳原子分布于节面上,而3位和5位碳原子则分别落入后上左和后上右区域。

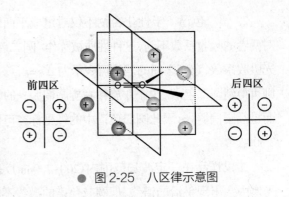

● 图2-25 八区律示意图

4. 圆二色谱在中药化学成分绝对构型确定中的应用 随着量子化学的不断发展,已经能够通过计算手性化合物的激发态能量来获得理论的圆二色谱。因此,通过比较圆二色谱的理论计算值和实验值,可以确定手性分子的绝对构型。随着量子化学算法的不断改进,这种方法的可靠性已经被越来越多的实例所证实。地黄新萜G的绝对构型由CD谱的Cotton效应来反映。其CD谱(图2-26)显示,在204.5nm处有一个正的Cotton效应,在236.5nm处有一个负的Cotton效应,从而推定地黄新萜G的绝对构型为 $1R,2R,5S$ 。

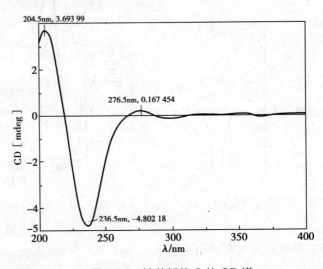

● 图2-26 地黄新萜G的CD谱

(六)单晶X射线衍射法

单晶X射线衍射法(single crystal X-ray diffraction)简称为X射线衍射法(XRD),是通过测定化合物晶体对X射线的衍射谱,并通过计算机用数学方法解析、还原为分子中各原子的排列关系,最后获得每个原子在某一坐标系中的分布从而给出化合物的化学结构。单晶X射线衍射法测定出的化学结构可靠性大,能测定化学法和其他波谱法难以测定的化合物结构。单晶X射线衍射法不仅能测定出化合物的一般结构,还能测定出化合物结构中的键长、键角、构象、绝对构型等结构细节。X射线最常用的阳极靶是铜靶和钼靶,常规X射线(钼靶)一般只能确定相对构型,而铜靶的X射线可以确定绝对构型。单晶X射线衍射法是测定大分子物质结构最有力的工具,现已能测定分子量800万的大分子物质的化学结构。有些药物的晶型还与疗效有密切关系,所以X射线衍射法在药物的结构鉴定和质量控制中有独特的意义。

解析 X 射线衍射谱的工作十分复杂,过去一般只能由晶体学家来完成。现在由于解析数学模型的确定以及解谱计算机软件的研制成功,化学工作者通过短时间的训练即可自行解谱。因此,单晶 X 射线衍射法已经越来越多地用于测定中药化学成分的结构,成为一种结构研究的常规技术手段。

02 章同步练习

（河南中医药大学　冯卫生）

参考文献

［1］陈永刚,林励,魏燕华,等．超声波提取法与索氏提取法提取化橘红柚皮苷的比较研究．中药新药与临床药理,2008,19(4):309-311.

［2］闵建华,曹旻旻,韦冬菊,等．微波辅助提取红景天苷的工艺研究．中草药,2012,43(8):1536-1539.

［3］陈晓娟,周春山．酶法及半仿生法提取杜仲叶中绿原酸和黄酮．精细化工,2006,23(3):257-260.

［4］SASAKI H,MOROTA T,NISHIMURA H,et al. Norcarotenoids of *Rehmannia glutinosa* var. *Hueichingensis*. Phytochemistry,1991,30(6):1997-2001.

［5］FENG W S,LV Y Y,ZHENG X K,et al. A newmegastigmane from fresh roots of *Rehmannia glutinosa*. Acta Pharm Sin B,2013,3(5):333-336.

［6］FENG W S,LI M,ZHENG X K,et al. Two new ionone glycosides from the roots of *Rehmannia glutinosa* Libosch. Nat Prod Res,2015,29(1):59-63.

03章 课件

第三章　中药的研究与开发

在中国,中药与中医一起构成了中华民族文化的瑰宝,是中华民族五千年来得以繁衍昌盛的一个重要原因,也是全人类的宝贵遗产。

中药新药的研发生产是中医药保持活力的重要途径。将中药现代化工程与创新药物的开发结合起来,是保持我国传统医药世界领先地位的需要。

从中药中发现和开发新药是创新药物研制的重要方式,早期的化学单体药物大多数都来自天然产物,如阿司匹林(aspirin)、吗啡(morphine)、青霉素(penicillin)、利血平(reserpine)等。David J. Newman 等分析了 1981—2014 年所有的上市药物,发现其中有超过半数的药物直接或间接来源于天然产物及天然产物的骨架结构或药效团。

中草药在我国已有数千年的用药历史,且大都以复方形式入药,因此用现代技术解决我国传统中药的弊端,尤其是中药复方的"物质基础不明、作用机制不清"具有重大现实意义。其次,中草药不同药用部位、不同的用药方式代表了不同的化学物质基础发挥药效作用,因此中草药有效部位也必然成为天然药物研究与开发的重要方向。《中医药发展战略规划纲要(2016—2030 年)》指出,探索适合中药特点的新药开发模式,推动重大新药创制,鼓励基于经典名方、医疗机构制剂等的中药新药研发。

第一节　概述

一、中药的研究与开发现状

中药产业包括中药材、中药饮片和中成药三大支柱产业。中药材是指在中医药理论指导下应用的原生药材,部分药材具有"药食同源"的特点,可直接用于食品和保健品;中药材按中医药理论、中药炮制方法加工炮制后制成中药饮片;单味或多味的中药饮片精制后即为中成药,包括用中药传统制作方法制成的丸、散、膏、丹等剂型和用现代药物制剂技术制作的中药片剂、针剂、胶囊、口服液等专科用药。中成药在中药产业的份额最大,其次是中药材和中药配方颗粒。因为目前对"中药""天然药物""植物药"在管理上没有明确界定,参考目前国际上对天然药物和植物药的管理模式和界定的方法,同时考虑到目前进口注册天然药物以植物药为主,一直归属中药进行管理,所以在《药品注册管理办法》中,将天然药物归入中药类进行注册管理。

医药产业是国际公认的"朝阳产业",而中医药产业更是"朝阳中的朝阳"。近年来由"回归自然"潮流的兴起以及化学药品毒副作用的不断出现,中药在国际上愈来愈受到重视,绿色消费为越来越多的人所接受。在我国由于人民生活水平的不断提高,人口老龄化趋势的日益明显,农村城市化进程不断深入,新医改政策逐步实施到位等各种因素的影响,对中医药的需求有不断增加的趋势。随着我国人民生活水平的不断提高,更多的人们认识到了健康的重要性,使得医药方面的开支在其可支配收入中的比例明显增加。而相对化学及生物制药而言,中药在健康保健方面有着明显的优势,这无疑进一步增加了对中医药的需求。

目前,中药在国际上主要有三大市场:一是中国、东南亚以及西方国家以华裔社区为中心的中药传统市场;二是日本、韩国传统汉方药市场;三是西方草药市场。在这三大市场中,中药材出口偏多,中成药出口少,而中成药的出口主要还是集中于以华裔为中心的中药传统市场,真正被西方主流社会接受的中成药很少,且中药以食品、保健品、营养补充剂的形式进入西方市场的状况也不容乐观。资料显示,我国在 2015 年中药出口为 37.7 亿美元,其中主要是药材提取物(21.63 亿美元)和中药饮片(10.58 亿美元)出口,而中成药及保健品出口分别为 2.61 亿和 2.89 亿美元,仅占总额的 14.55%,从侧面反映了中药的国际竞争力严重不足。

目前,中药新药研究由原来的有效成分转向有效部位、有效部位群的研究,从以往的以探讨药效学为主开始向作用机制、方剂组成、配伍规律等多方面发展;在药效的研究上,也由过去的单一指标评价向多指标共同评价发展。近十年来,虽然中药药理研究整体仍以动物实验为主,但计算机自动控制、图像分析处理等多种现代方法和技术已开始应用,中药体外实验方法学的兴起亦已引起国内外中药药理学界的重视。在研究手段方面,除利用整体反应、组织和细胞反应、生化测定外,一些先进的技术如细胞因子、神经递质等生物活性物质测定以及离子通道、基因、受体功能分析等分子生物学手段均已在中药研究领域有所应用。近年来才发展起来的基因探针、细胞重组技术等用于中药对基因表达与调控影响的研究亦已成为热点。

二、以中药化学为基础的药物研究面临的问题

20 世纪 80 年代组合化学和高通量筛选新技术兴起,天然产物药物的发现受到一定影响。组合化学的构想是在实验室里合成化合物,可快速合成数以百万计的化合物库,不需要从植物或者动物体内分离天然产物;而高通量筛选技术,可以对组合化学化合物库进行筛选,从而产生大量新颖的先导化合物,其速度较传统的药物发现方式更为迅捷,因此从天然产物中发现新药的优先性降低也就不足为奇了。20 世纪 90 年代以后,随着合成药物开发难度增大,开发费用激增,周期延长,成功率大幅下降。而通过组合化学和高通量筛选,真正从头设计合成药物并没有想象的那样容易,成功的案例也屈指可数。

近年天然产物作为药物发现的关键资源受到重视。虚拟筛选、基于结构的药物设计以及先导化合物的优化成为小分子药物发现的常见技术。新药的创制已经成为不同领域的新理论、新方法及核心技术高度融合的系统工程,而基于中药或天然药物化学成分的药物研究仍停留在单纯的以化学成分分离为基础的先导化合物发现阶段,显然不能适应中药现代化发展的需要。当前,以中药化学为基础的药物研究面临的主要问题是:

1. 中药新药研究中知识产权和专利保护不力　中药是中国的国宝,其知识产权无疑属于中

国。我国使用中药已有几千年的历史,但对中药的知识产权保护却一直不够重视,缺乏有效保护中药知识产权的手段和方法,对知识产权保护的意识也不强,致使许多中药知识产权流失。近年来,欧、美、日、韩等发达国家凭借他们的专利经验,利用知识产权为武器,加强了对中药的科研投入,并利用我国中医古籍和民族草药文献来寻找新药。因此,加强中药知识产权和专利保护刻不容缓。

2. 中药新药研发过程中缺少传统医药理论与现代医学成果相结合的指导 长久以来,传统医药理论难以用现代科学语言阐释,中药由于物质基础、作用机制和质量控制等方面的问题难以走出国门。中药多数没有明确分子靶点,作用机制不清楚,无法遵循现代新药研究从靶点确认到先导物发现、先导化合物优化到候选药物的主要过程。在中药研制和审评中,重基础(药学、药理、毒理)轻临床现象较普遍,新药临床试验的中心地位未得到应有的重视,新药审批对新药临床前研究工作的要求一直较高,而临床试验风险较小,通过率高。国外如美国 FDA 则采取"宽进严出"的政策,即申请新药临床试验较易,申请新药证书很难,新药在各期临床试验过程中淘汰率都很高,真正体现"以疗效为中心"的新药研发旨意。由于"疗效"的中心地位未得到应有的重视,多年来,不少疗效平平或无治疗特色的中药新药纷纷获准上市。

3. 中药基础研究的深度及与交叉学科新技术的应用还有很大欠缺 基于生物活性导向分离技术追踪活性天然产物一直是天然药物发现的限速步骤。随着现代分离和筛选技术的进步,如 HPLC 的自动化、各种生物质谱的应用、柱色谱技术的进步以及高通量筛选的快速反馈,使生物活性导向的活性天然产物分离速度大大提高。而 NMR 技术的长足进步,也为超微量样品结构的鉴别提供可能,如新型低温超导探头技术与高磁场强度 NMR 仪的应用使天然产物核磁数据的获取及结构阐明的时间大为缩短,结构测定的样品量少于 1mg;天然化合物结构解析自动化的尝试也在进行之中。

缺乏适合天然产物特点的生物活性筛选模型。而对于天然药物复杂样品来说,现有的药物筛选模型很难满足其多成分、多靶点的特点,因此往往难以准确评价其药理活性,从而给新药研发造成极大阻碍。因此加快建立新的、合理的天然药物筛选模型显得尤为重要。近年来网络药理学随着基因、蛋白组学和系统生物学的发展应运而生。在"疾病表型—基因—靶点—药物"的基础上,采用网络分析的方法观察药物对病理网络的干预与影响,进而提高新药研发的成功率。

此外,还存在片面追求新化合物的发现及文章发表,忽略资源及临床应用;天然产物的含量低,无法保证让最优秀的化学实体进入临床研究;半合成、全合成、仿生合成及生物合成亟需加强等问题。

4. 对中药复方的研究与开发还不够深入 近年来,以单一"基因—疾病—药物"研究模式进行药物研发面临的困难与问题日趋明显,尤其在解决复杂系统、复杂疾病的问题上显得捉襟见肘。越来越多的证据表明疾病在其病理过程中是受多因素影响的,而且大都涉及机体多重靶点及相关信号网络的变化。系统生物学、网络药理学等有关学科所倡导的多成分、多靶点及系统调控的思想正在引导药物研发哲学理念和方法学上的革命。中医用药之精华在于整体观念和复方配伍,有着传统医药理论背景的复方与这些最新的思想理念不谋而合,提示拥有几千年临床实践的这种用药形式确有其科学内涵。另外,对于一些疑难杂症的治疗,复方有其独特的优势。疾病是机体整体功能的失衡,复方的作用在于调节失衡状态恢复到平衡状态,因而不仅要重视复方在药物发现中的作用,而且不能忽视复方这个组合天然产物化学库对于复杂疾病致病机制发现的提示作用。因此,我们对于复方的研究应该更加积极主动,充分挖掘其在药物发现、防病治病原理研究等方面的作用,在阐明复方科学内涵的同时,及时将相关研究成果进行转化。

5. 中成药市场发展不平衡、不协调　治疗部分疾病的中成药市场处于过饱和状态,竞争极其激烈,而防止某些常见病、多发病的中成药又极其缺乏,造成热的太热,冷的太冷。剂型发展也不平衡,某些传统制剂剂型太多,而现代新制剂、新剂型又太少,研究和开发的力度不够。档次高的一、二类新药少而又少,而三、四类新药又太多,这一多一少就构成了目前中成药市场低水平重复的格局。

三、中药研究与开发的程序及模式

从中药中开发新药有多种途径,归纳起来主要可分为如下几种:①研究中药活性成分,从中发现有药用价值的活性成分或潜在药用价值的活性单体即先导化合物,经进一步研究开发创新新药;②利用现代药效学研究方法,对中药有效部位进行研究,进而将其开发成新药;③从古方、验方研究开发中药新药:古方、验方是千百年来临床经验总结,许多方剂疗效确切,这是我国的优势;④中药新药的二次开发:对过去研究得出的一些不太成熟的成果进行系统学习和总结,选择有潜力的苗头化合物进行二次开发。

据国际上新药研发的成熟经验,结合我国国情,中药的研发过程大致为:首先根据医学典籍记载、民间经验、临床观察或文献调查来选定研究对象,研究对象可以是药材总提取物、分离的不同部位或单体化合物,对研究对象进行活性测试、活性筛选的方式分为两种情况:①在样品充足和条件具备时,可以进行尽可能多的活性测试甚至全面的活性评价。②在样品不足或条件有限时,可以采取预测加验证的模式,即先综合文献报道、信息学分析、知识经验推测等多种方式预测出可能性较大的生物活性,再进行相应的药理实验验证;确定初步活性后接着进行原料保障供应研究,包括资源调查、栽培研究、组织培养和人工合成;然后进行药效试验、毒性试验(包括急性毒性试验、长期毒性试验、生殖毒性试验,即致畸、致癌、致突变、依赖性等试验)和药动学试验;再次进行制剂工业化研究,即处方及工艺研究、临床及生产用药品质量研究、原料及制剂稳定性研究和生物利用度或溶出度试验。在完成上述工作后,向药品监管部门申报临床研究,经过包括I期(起始期)和II期(对照治疗试验期)的临床试验,申请新药证书及生产批文号,然后进行试生产及III期(安全性考察期)临床试验,最后进行正式生产。

第二节　中药活性成分的研究与开发

中药能够防病、治病的物质基础是其所含的活性成分,从中药中分离得到活性化合物或具有潜在活性的化合物是利用天然药物或中药开发新药的立足之本。中药有数千年的用药历史,有着丰富的临床基础,对某些疾病具有独特的疗效,且其所含化合物结构新颖,从中寻找活性先导化合物相对容易;但植物中化合物种类繁多,性质各异,有些含量甚少,所以在中药活性成分的研究过程中,必须利用先进的提取分离方法,结合合理的现代评价手段才能得到较好的效果。

一、活性单体成分的研究与开发

早期传统的天然药物研究模式一般是:药材—提取—分离—纯化—天然产物—药理实验—活性化合物,其缺点是盲目性大、花费多、工作量大、筛选中标率低,而且易漏筛一些微量的或难以纯化得到的化合物。在根据医学典籍记载、民间用药经验、临床观察或文献调查选定准备研发的中药后,从创新药物研发的角度出发,应采用活性追踪方法从以下几个方面着手研究。

1. 确定合理的活性评价体系,对将要研究的药物进行药效评价并再次确认其开发价值。一些民间用药可能存在药效评价不确切或片面等情况,需要用现代药效学评价方法进行确认。常用的药理活性实验方法有在体实验和离体实验,由于天然药物一般成分复杂,有些天然成分本身无活性而经体内代谢后得到的代谢产物才具有较强活性,因此在开发前对药材进行活性确认时最好采用在体实验方法。

2. 根据药材中化学成分的性质将其按极性大小粗分成几个部分,如水煎、醇沉,依次用石油醚、三氯甲烷、乙酸乙酯、丙酮等萃取,按等剂量不等强度的原则对每部分进行活性测试,确定活性部位。也可以利用化合物种类如生物碱(用阳离子树脂富集)、黄酮(可用聚酰胺树脂富集)等进行粗分,直到找到其中某一部分或几部分活性强,剩余部分活性很弱或无活性为止。

3. 采用现代色谱分离方法对活性部位进行分离,每次分离所得组分均需经活性测试。由于所得量均较少,可采用体外的方法进行活性测试;原则上对于无效的组分常弃去不再研究,但如果分离得到的所有成分体外活性实验均活性很弱或无活性,就应考虑把所有成分(包括离体实验的无效成分)进行在体实验,直至追踪到活性成分。经分离纯化得到一个或多个化合物后,利用现代光谱技术或化学方法确定各个单体的化学结构,并对各个化合物进行活性评价,确定活性化合物。

4. 对具有潜在开发价值的化合物(候选化合物)进行体内代谢研究,了解其 ADMET(即药物的吸收、分布、代谢、排泄和毒性)等成药性特征,这对于新药研发相当重要。研究表明:只有10%的候选药物进入市场,被淘汰的候选药物中有大约40%是因药物生物转化或代谢原因而被淘汰。

5. 根据药物代谢等信息,对候选化合物进行结构修饰和构效关系的研究,进而将其开发成创新药物。

天然药物及中药中单体活性成分研究实例。

【实例3-1】 丁苯酞(butylphthalide)的制备研究

芹菜籽为伞形科植物芹菜 Apium graveolens 的种子,有降血压、降血脂的作用,对风温证、风湿性关节炎、痛风、高尿酸症等都有舒解作用。其主要化学成分为黄酮类。最先从芹菜籽中分离得到芹菜甲素(celery),并根据其理化常数和光谱分析结果确定其为丁苯酞(NBP)(图3-1、图3-2)。药理实验结果表明,NBP对4种癫痫实验性动物模型有效,具有广谱抗惊厥与镇静作用。后续一系列相关研究结果证实,在脑缺血治疗中 NBP 能重建脑缺血区微循环,显著缩小脑梗死面积,并能保护线粒体功能,改善脑代谢。2015年7月 NBP 软胶囊被国家食品药品监督管理总局

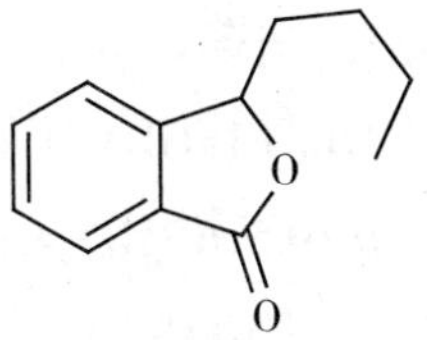

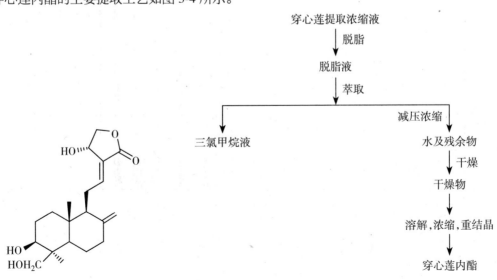

● 图 3-1　丁苯酞的化学结构 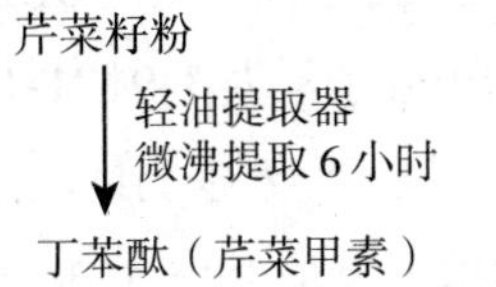　　　● 图 3-2　丁苯酞制备工艺流程图

批准用于临床治疗缺血性脑卒中,成为自中华人民共和国成立以来我国拥有自主知识产权的第4个一类化药,是我国第3个拥有自主知识产权的化学药物,也是世界上专门用于治疗脑血管病的化学新药。2010年,NBP氯化钠注射液成功上市,该制剂更适合急性脑缺血患者的使用。

丁苯酞对急性缺血性脑卒中患者中枢神经功能的损伤有改善作用,可促进患者功能恢复。动物药效学研究提示,丁苯酞可阻断缺血性脑卒中所致脑损伤的多个病理环节,具有较强的抗脑缺血作用,明显缩小大鼠局部脑缺血的梗死面积,减轻脑水肿,改善脑能量代谢和缺血脑区的微循环和血流量,抑制神经细胞凋亡,并具有抗脑血栓形成和抗血小板聚集作用。丁苯酞可能通过降低花生四烯酸含量,提高脑血管内皮一氧化氮(NO)和前列腺素I_2(PGI_2)的水平,抑制谷氨酸释放,降低细胞内钙浓度,抑制氧自由基和提高抗氧化活性等机制而产生上述药理作用。

【实例3-2】　穿心莲内酯(andrographolide)的制备与结构鉴定研究

穿心莲为爵床科植物穿心莲 *Andrographis paniculata* 的干燥地上部分(全草或叶),又名榄核莲、一见喜等,是一种来源广、毒副作用少的常用中草药,具有清热解毒、凉血消肿的作用。临床上常用于治疗感冒、扁桃体炎、支气管炎、急性细菌性痢疾、胃肠炎等多种感染性疾病,此外还用于治疗恶性葡萄胎及绒毛膜上皮癌等,是穿心莲注射液、穿琥宁制剂、穿心莲片、消炎利胆片、复方穿心莲片等多种名优中成药的原料药材。穿心莲的化学成分主要包括二萜内酯类、黄酮类、甾体类等,在二萜内酯类成分中,穿心莲内酯(图3-3)是其主要成分。在临床应用中,穿心莲内酯具有祛热解毒、消炎止痛之功效,对细菌性与病毒性上呼吸道感染及痢疾有特殊疗效,被誉为天然抗生素药物。

穿心莲内酯的主要提取工艺如图3-4所示。

● 图 3-3　穿心莲内酯的化学结构　　　● 图 3-4　穿心莲内酯的主要提取工艺

穿心莲内酯为白色方棱形或片状结晶(乙醇或甲醇),无臭,味苦。熔点 230~231℃,分子式 $C_{20}H_{30}O_5$,ESI-MS 给出分子量为 349 [M−H]⁻。在 ¹H-NMR(400MHz,CD₃OD)中,在低场 δ 6.82(1H, dt, J=6.8,1.8Hz)存在 1 个双键上的氢信号;δ 4.45(1H,dd,J=10.5,6.3Hz),4.14(1H,dd,J=10.5, 2.3Hz)为双键上同碳上氢信号;δ 1.19(3H,s),0.72(3H,s)存在 2 个甲基上的氢信号;在 ¹³C-NMR (100MHz,CD₃OD)中,δ 171.5 为 16 位酯羰基的碳信号,δ 107.9 为 17 位环外亚甲基的碳信号, δ 79.6 为 3 位连氧碳信号,δ 65.3 为 19 位羟甲基碳信号,δ 22.1 为 18 位甲基碳信号,δ 14.2 为 20 位甲基碳信号。穿心莲内酯的质谱、氢谱以及碳谱如图 3-5 至图 3-7 所示,归属如表 3-1 所示。

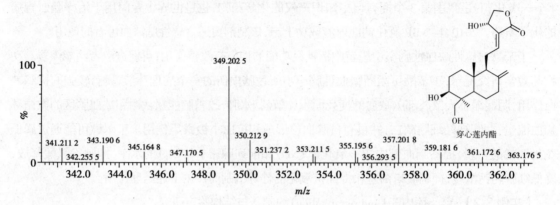

● 图 3-5　穿心莲内酯质谱

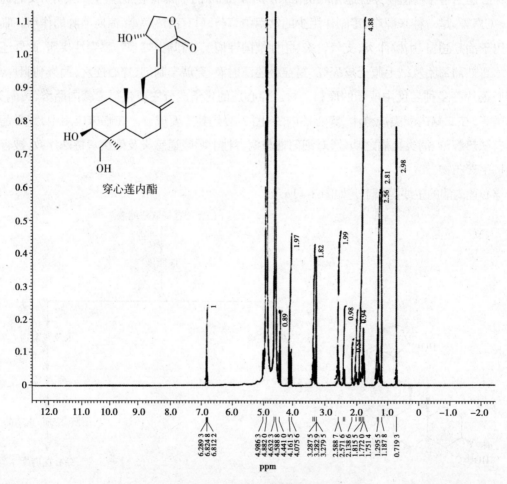

● 图 3-6　穿心莲内酯氢谱

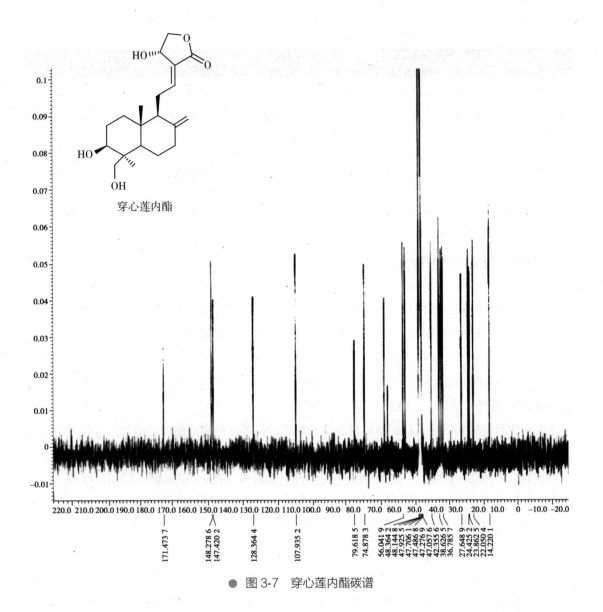

● 图 3-7　穿心莲内酯碳谱

表 3-1　穿心莲内酯 ^{1}H-NMR（400MHz）与 ^{13}C-NMR（100MHz）数据及归属（in CD$_3$OD）

位置	δ_H /（J in Hz）	δ_C	位置	δ_H /（J in Hz）	δ_C
1a	1.72~1.92, m	36.8	7a	2.37~2.42, m	37.6
1b	1.24~1.38, m		7b	1.95~2.05, m	
2a	1.72~1.92, m	27.4	8		148.3
2b	1.72~1.92, m		9	1.72~1.92, m	56.0
3	3.31~3.41, m	79.6	10		38.6
4		42.4	11	2.54~2.62, m	23.9
5	1.24~1.38, m	55.0	12	6.82, dt（6.8, 1.8）	147.4
6a	1.72~1.92, m	24.4	13		128.4
6b	1.24~1.38, m		14	5.00, d（6.4）	63.7

位置	δ_H / (J in Hz)	δ_C	位置	δ_H / (J in Hz)	δ_C
15a	4.45, dd(10.5, 6.3)	74.9	18	1.19, s	22.1
15b	4.14, dd(10.5, 2.3)		19a	4.08, d(11.4)	65.3
16		171.5	19b	3.31~3.41, m	
17a	4.88, br s	107.9	20	0.72, s	14.2
17b	4.63, br s				

二、中药活性化合物的结构修饰

活性天然产物直接用作药物往往存在较大缺陷,如有的活性低,或者抗菌谱窄,耐药性强,稳定性差;有的副作用大;还有的化合物在天然药物或中药中含量极低,原料药来源难以保障,典型的例子如紫杉醇(paclitaxel)。为获得高效低毒的创新药物,就需要以中药活性成分为先导物,采用相应技术进行化学合成和结构修饰,对所得的衍生物进行定量构效关系比较,寻找到理想的候选化合物,并将其开发成创新药物。

先导化合物结构改造的目标是将其开发成新药。药理活性和成药性的所有内容都是结构改造的要点。要根据天然产物的结构、活性、物化性质、药代性质的不足或缺陷针对性地改造。一般遵循如下原则:提高活性强度,提高选择性作用;改善溶解性、分配性和离解性等物理化学性质;提高化学和代谢稳定性;改善生物化学性质;改善吸收、分布、代谢、排泄的药代动力学性质;消除或降低毒副作用和不良反应;具有结构新颖性,获得知识产权保护。

【实例3-3】 喜树碱(camptothecin)的结构修饰

喜树 *Camptotheca acuminate* 属于珙桐科 Nyssaceae 独种落叶乔木,其化学成分包括生物碱类化合物、鞣花酸类化合物和黄酮类化合物。在生物碱类化合物中,喜树碱是主要的生物碱成分。喜树碱(1)为拓扑异构酶I抑制剂,刚性较强的五环稠合结构使得喜树碱溶解性很差。构效关系研究表明,内酯E环是重要的药效团,开环则活性丧失,羟基的构型也很重要。但A环和B环可允许结构修饰。为了改善物化和药动学性质,结构变换有两种策略:一是合成含有氨基的喜树碱类似物,与酸成盐,增加溶解度,可静脉注射使用。例如托泊替康(2, topotecan),以盐酸盐形式于1996年上市,治疗直结肠癌和脑瘤等。依沙替康(3, exatecan)为甲磺酸盐,治疗乳腺癌和脑瘤,现处于Ⅲ期临床试验阶段。另一改造途径是制成水溶性前药,如伊立替康(4, irinotecan, 1994年上市)在体内酯酶水解作用下,生成活性化合物7-乙基-10-羟基喜树碱(7-ethyl-10-hydroxycamptothecin,SN-11)。化合物(5)是将二肽连接在20位羟基成酯,经分子内亲核取代游离出活性化合物 $C_{26}H_{26}N_4O_5$(6)。喜树碱的结构修饰见图3-8。

【实例3-4】 木脂素五味子丙素(schisandrin C)的结构改造

五味子为木兰科 Magnoliaceae 五味子属 *Schisandra* 五味子的干燥果实。具有敛肺、滋肾、生津、收汗、涩精的功效。临床上广泛应用于治疗肺虚喘咳,口干作渴,自汗,盗汗,劳伤羸瘦,梦遗滑精,久泻久痢。五味子的主要化学成分为木脂素、挥发油、氨基酸等。在木脂素类化合物中,五味子丙

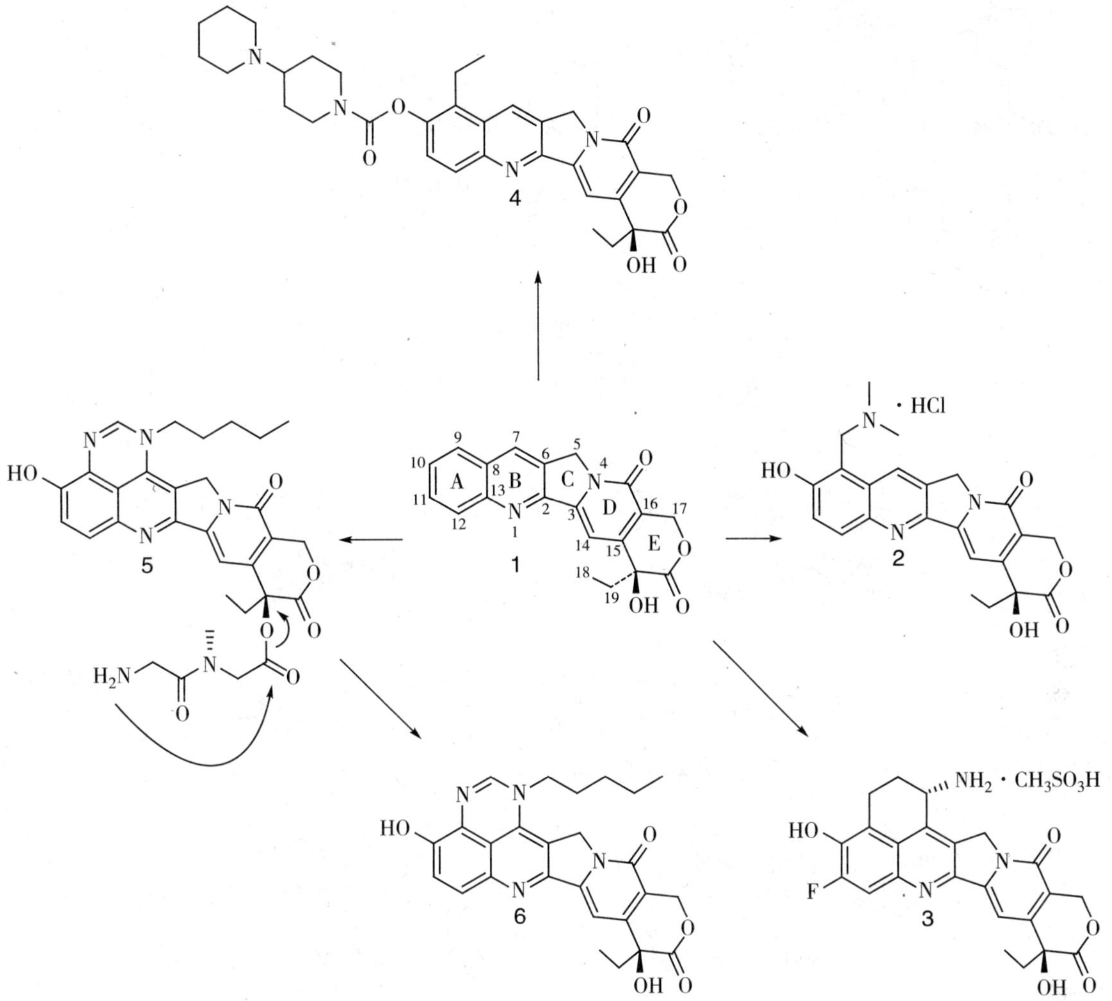

● 图 3-8　喜树碱的结构修饰

素是主要的生物碱成分。木脂素五味子丙素(1)具有保肝和降低转氨酶作用,在全合成研究中,将亚甲二氧基和甲氧基位置调换,打开八元环,合成的中间体联苯双酯(bifendate,2)的活性强于五味子丙素,后发展成新药,已临床应用多年。联苯双酯是对称性分子(mp 180℃),通常对称性固体分子的晶格能较高,导致溶解度差。将其中一个羧酸酯基还原成羟甲基,即双环醇(bicyclol,3),降低了分子对称性(mp 137℃),提高了溶解性,改善了药动学性质。双环醇也是上市的降低转氨酶药物。木脂素五味子丙素的结构改造见图 3-9。

【实例 3-5】　根皮苷的结构修饰

　　根皮苷是由根皮素(phloretin)和葡萄糖结合而成的苷,属于二氢查耳酮类化合物,主要存在于苹果的根皮、茎、嫩叶和果实中。根皮苷能够抑制肾小管的钠 - 葡萄糖协同转运蛋白 2(SGLT2),使葡萄糖从尿液排出,从而降低血糖水平。然而根皮苷也抑制小肠黏膜的钠 - 葡萄糖协同转运蛋白 1(SGLT1),这是导致其副作用和不能成药的原因之一,因此以根皮苷为先导化合物进行了一系列结构改造(图 3-10)。结构改造的目的是:①消除对 SGLT1 抑制作用,提高对 SGLT2 的选择性抑制;②去除或减少酚羟基以降低Ⅱ相代谢,延长体内存留时间;③提高化合物苷键的体内稳定性。

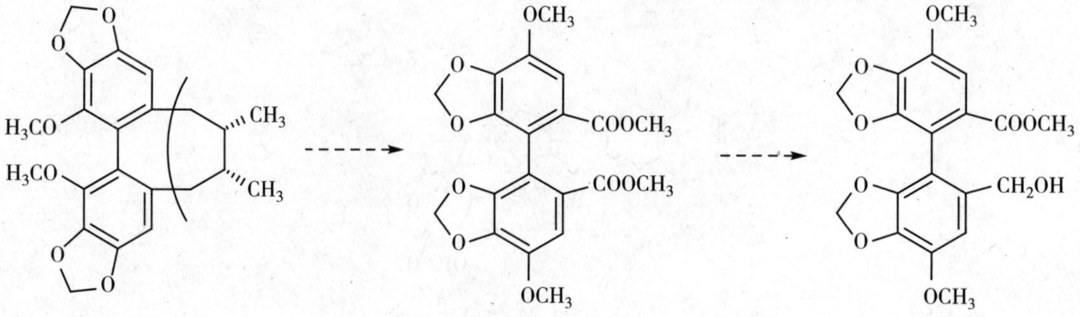

● 图 3-9　木脂素五味子丙素结构改造

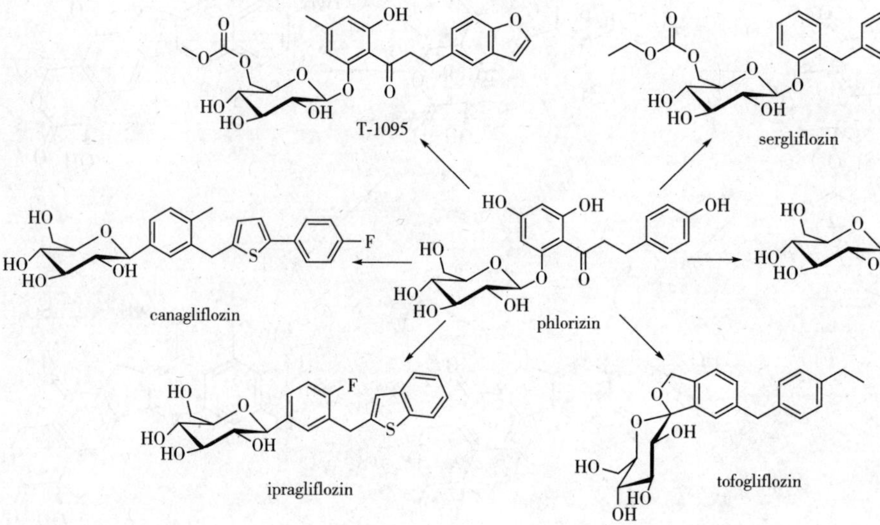

● 图 3-10　根皮苷结构修饰

T-1095（前药）的选择性增加，但糖苷键稳定性较差；舍格列净减少了两个芳环之间的原子，依然对 SGLT2 有选择性，提示结构骨架可以发生较大的改变，但由于稳定性问题未能成药；为提高苷键的稳定性，将舍格列净的 O- 苷变成 C- 苷，并在苯环上进行一系列结构修饰，最终发现稳定性和选择性都很强的达格列净，于 2012 年经欧盟批准上市，成为首个以 SGLT2 为靶点的 2 型糖尿病治疗药物；对芳香环用杂环进行替换，经过筛选得到坎格列净，并于 2013 年经美国 FDA 批准上市；随后又开发了依格列净和托格列净，目前均处于Ⅲ期临床试验阶段。

三、生物技术在中药成分制备中的应用

生物转化技术在药用植物活性成分研究中的运用是中药生物技术研究领域的一个热点内容，生物转化可以有效地提高已知的天然活性先导化合物的活性，降低毒副作用，改善水溶性和生物利用度，也可以用来生产具有重要应用价值的微量天然活性先导化合物，同时可用于药物代谢机制的研究。因此，需要充分利用和发展新的技术和方法，加快生物转化技术在药用植物活性化合物研究中的应用，获得结构新颖、药效良好的新药。

【实例3-6】 大黄中的微生物转化

大黄为蓼科植物掌叶大黄 *Rheum palmatum*、唐古特大黄 *Rheum tanguticum* 或药用大黄 *Rheum officinale* 的干燥根及根茎。具有泻下攻积、清热泻火、凉血解毒、逐瘀通经、利湿退黄之功效。大黄具有多类药效活性成分，其中以蒽醌类、蒽酮类、鞣质等为主。利用刺囊毛霉对大黄中的大黄酚（chrysophanol）、大黄素（emodin）和大黄素甲醚（emodin monomethyl ether）进行微生物转化，共得到4个转化产物，主要以糖苷化和甲基化反应为主（图3-11）。在大黄药材中结合型蒽醌衍生物主导泻下作用。大黄经酒精酵母、面包酵母转化后，总蒽醌和结合型蒽醌的含量略有降低，游离型蒽醌含量增加约6倍，缓和了大黄的泻下作用和对胃肠道的刺激，可见微生物转化可应用于大黄药材的炮制中。

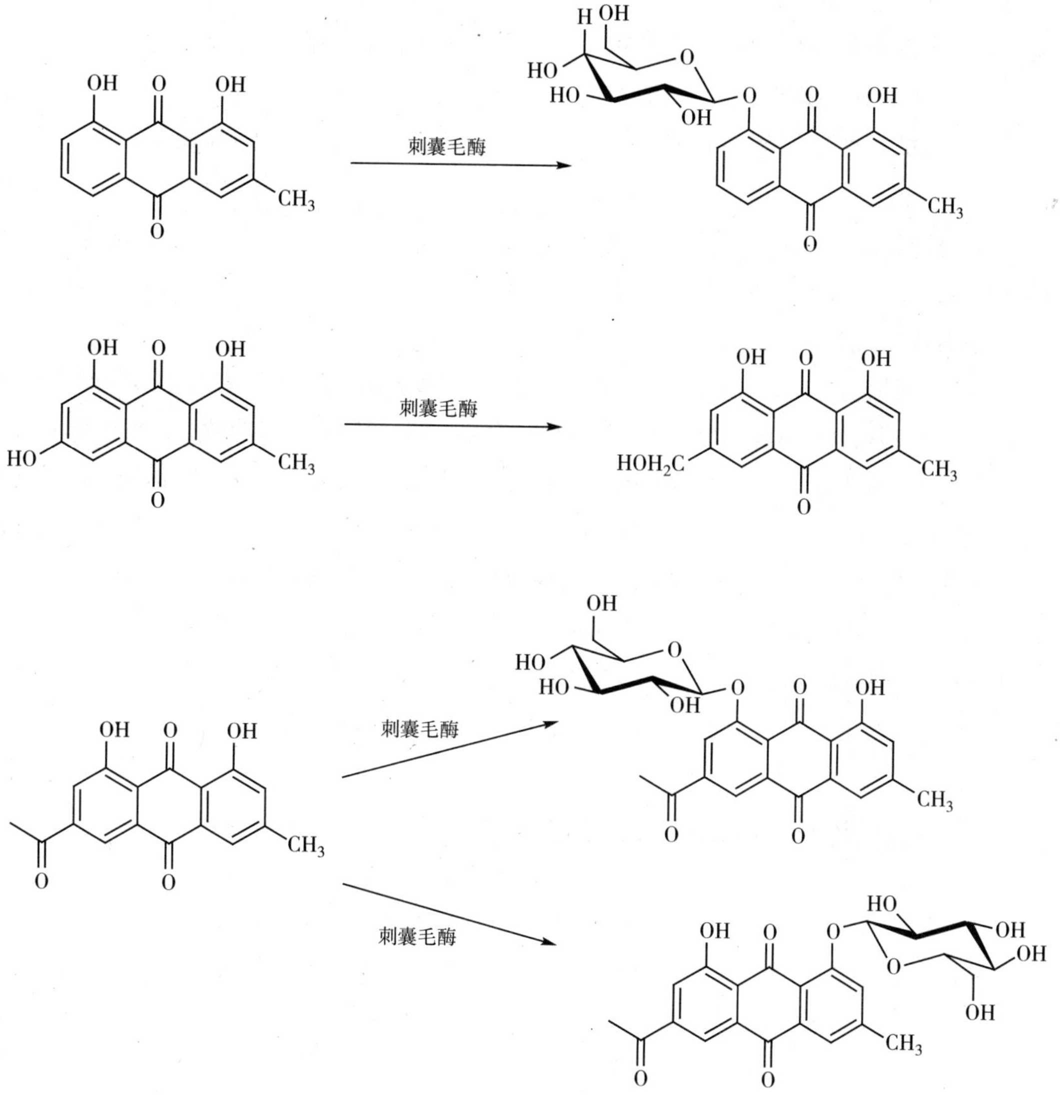

● 图3-11 大黄酚、大黄素和大黄素甲醚的微生物转化

【实例3-7】 人参皂苷的微生物转化

人参是五加科人参属植物人参 *Panax ginseng* 的干燥根和根茎，具有大补元气、复脉固脱、补脾益肺、生津、安神的功效。用于体虚欲脱，肢冷脉微，肺虚喘咳，久病虚羸，惊悸失眠，心力衰竭等。

人参中主要的化学成分为人参皂苷和人参多糖,以达玛烷型四环三萜及其皂苷为特征性成分。其中人参稀有皂苷 compound K(CK)是一种二醇型稀有人参皂苷,被世界各国广泛用于疾病的预防和治疗。近年来研究发现,人参稀有皂苷 CK 在抗肿瘤、抗糖尿病、神经保护、抗衰老及抗炎等方面都具有明显的作用,是人参皂苷中抗癌活性最强的稀有皂苷之一,具有很强的药用开发能力。研究表明,CK 在植物中的含量较低,单纯分离提取难以满足应用需求,并且难溶于水,口服溶出速率慢,存在严重的 P-gp 外排现象,导致其口服生物利用度低,限制了疗效的发挥。针对这些问题,有人后来提出采用蜗牛酶进行酶解的方法攻克制备人参稀有皂苷 CK 的难题。蜗牛酶是从蜗牛的嗉囊和消化道中提取的一种混合酶,具有很强的生物转化能力,可选择性地切断人参皂苷 Rb$_1$ 中 β-D- 吡喃葡萄糖糖苷键,进而得到人参稀有皂苷 CK(图 3-12)。

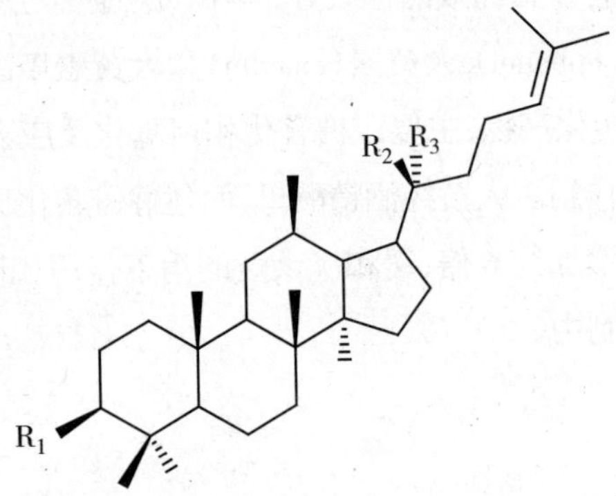

人参皂苷	R$_1$	R$_2$	R$_3$
Rb$_1$	O-glc (1-2) glc	O-glc (1-6) glc	CH$_3$
CK	OH	CH$_3$	O-glc

● 图 3-12 人参皂苷 Rb$_1$ 和 CK 的化学结构式

【实例 3-8】 葛根素的微生物转化

葛根是豆科植物野葛 *Pueraria lobata* 的干燥根,我国多省市有产植,秋冬二季节采摘,是一种常见的中药材。其性凉,味辛、甘,具有解肌退热、生津止渴、通经活络等功效。葛根素(puerarin)是葛根的主要有效成分,用于治疗冠心病、心绞痛、心肌梗死、突发性耳聋等症。但因其较低的水溶性使得注射给药存在较大困难。为提高其水溶性,利用能够产生麦芽糖淀粉酶的嗜热脂肪芽孢杆菌对其进行微生物转化,得到 α-D- 葡萄糖基 -(1→6) - 葛根素[α-D-glucosyl-(1→6) -puerarin] 和 α-D- 麦芽糖基 -(1→6) - 葛根素[α-D-maltosyl-(1→6) -puerarin] 两种主要产物(图 3-13),溶解度分别是葛根素的 14 倍和 168 倍。并且新形成的糖苷键很容易被各种糖基水解酶水解,表明葛根素糖基化衍生物在人体内的代谢方式与葛根素本身相同,证明其糖基化衍生物的生物有效性。

四、基于中药活性成分的新药研究需要注意的几个问题

中药有效成分是中草药发挥功效的物质基础。近百年来国内外科学家从中草药中先后分离报道了几万个单一化学成分,并对其中许多成分进行过生物活性研究,有的活性成分已被广泛用于临床。然而,到目前为止由中药活性成分发展成为真正被国际公认的新药仅青蒿素、三氧化二砷(arsenic trioxide)等寥寥数个,即使这两个药也由于没有申请专利,不能拥有自主知识产权。当前的中药研究应该注意以下几个问题。

1. 加强化学基础研究 从中草药中筛选寻找新的有效成分应受到重视,虽然这是一项周期长与艰苦的工作,需要有大量人力、物力的投入,但可能会获得新的突破,如青蒿素的发现那样。目前我国中药化学研究的思路大多是跟踪国际热点,缺乏原始的创新思路,探索性不强。如紫杉醇(paclitaxel)、三尖杉酯碱(harringtonine)、长春新碱(vincristine)等抗癌药物,都是在国外有一定研

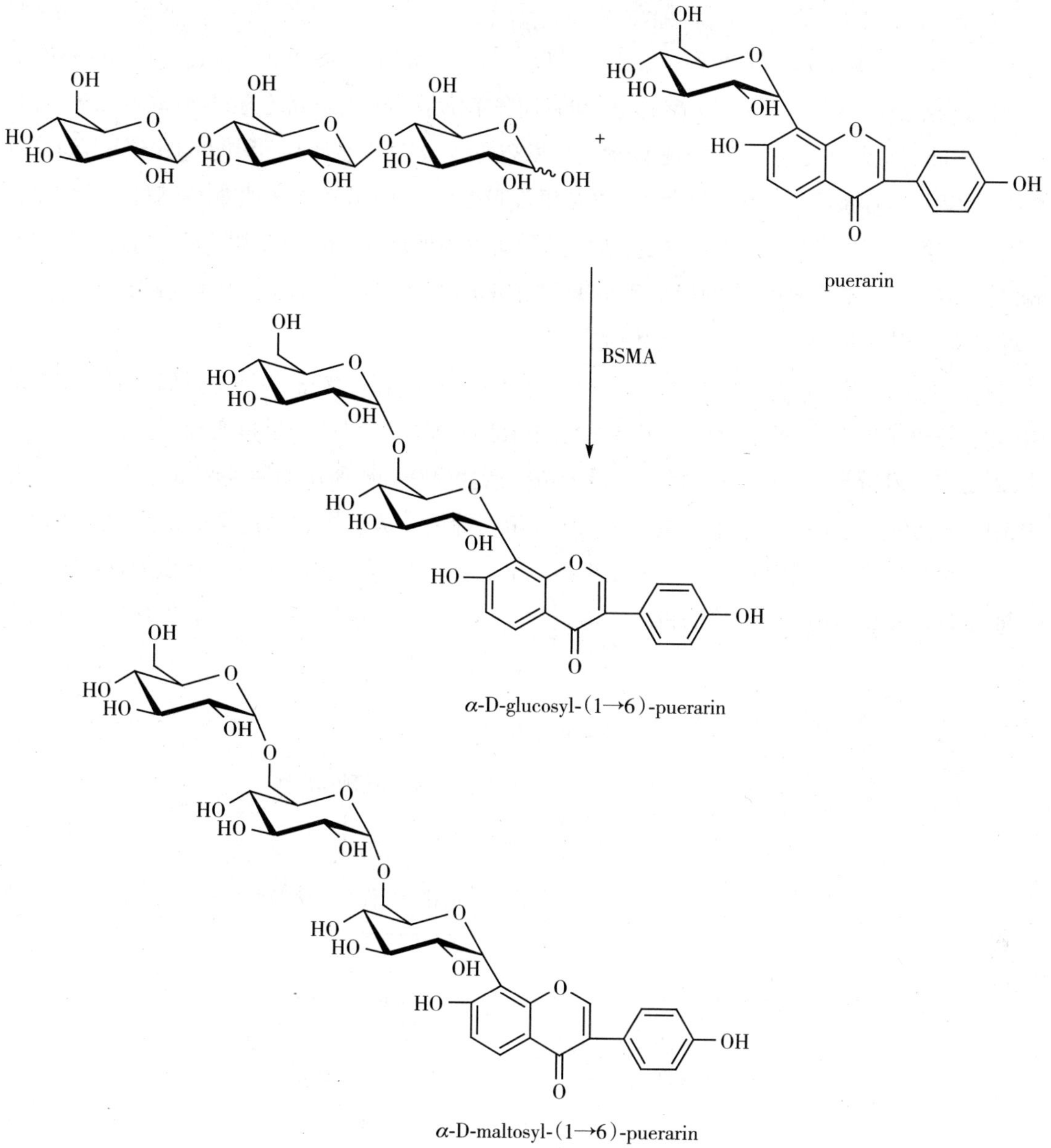

puerarin

α-D-glucosyl-$(1{\rightarrow}6)$-puerarin

α-D-maltosyl-$(1{\rightarrow}6)$-puerarin

● 图 3-13 葛根素的微生物转化

究基础后移植过来的,往往是有个好的苗头化合物大家便纷纷一涌而上,将许多人力、物力集中在某个热点的跟踪研究上,不利于该领域的发展,也难以发展成为具有我国专利的创新药物。

2. 加强活性成分筛选模型的研究 当前,一些研究者只是单纯进行化学研究,满足于发现一些新化合物以发表文章,对活性研究不够重视。尤其是许多有效成分溶解度差,它们在中药汤剂中为粗提成分,容易溶解并被体内吸收,而在药理模型中较难测试,难以反映其真实活性;此外,一些中药成分的临床疗效,如抗胃肠道感染的小檗碱(berberine)与广谱抗菌药穿心莲内酯等都不能在常规的抗菌模型中反映,是代谢产物有效还是其他原因不得而知。

3. 除利用生物筛选发现的新活性化合物开发新药外,在已知的中草药有效成分基础上进行结构修饰,优化结构或制成前药(prodrug)以提高溶解性能与生物利用度应是创制新药进入国际医药市场的捷径。

4. 创新药物的开发是一个高技术、高风险、高回报、知识密集型的系统工程,涉及化学、药理、制剂、临床药学、毒理学等多学科领域,研发过程需要多学科相互配合,联合攻关。我国现有的研发项目,多不是以一个有机的研究整体进行的,许多单位是以委托研究的方式,分成若干部分,分别委托不同的研究单位完成。学科之间缺乏信息沟通,导致某些涉及多学科的问题无法得到有效解决。如用于心脑血管的药物,药代动力学结果表明在心、脑中无分布,对此如果不与药效学研究密切合作,就拿不出合理的分析结果;另外如药代动力学研究常忽视对药物靶器官的药物分布检测;对水溶性低或不溶于水、生物利用度很低的口服药物也不进行深入研究和寻找解决方法等,这些对中药新药的综合评价均造成较大影响。

5. 确保供试材料具有活性是能够追踪到活性化合物的前提。在活性追踪分离之前一定要采用体内、体外多种方法、多个指标对实验材料进行活性测试,其目的一是再次确证实验材料的活性,确定有无进行下一步研究的价值;二是为选择活性追踪分离所用的活性测试方法提供依据。图 3-14 所示的流程是美国癌症研究中心(NCI)用于筛选确认植物或动物粗提物抗肿瘤活性的改进方案,通过该方案确认的实验材料至少有以下三个优点:①不至于丢失活性低或含量少的化合物;②增加了分离出新化合物的机会;③有可能分离到具有不同作用机制或新的作用机制的化合物。

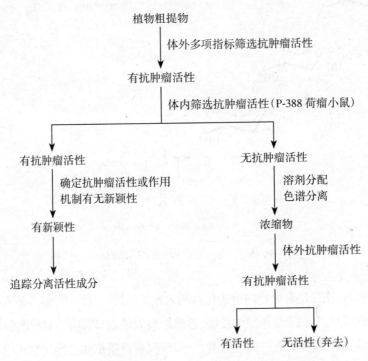

● 图 3-14 NCI 用于筛选确认植物或动物粗提物抗肿瘤活性方案

由于植物原材料中所含的化学成分及活性成分与产地、采收季节、气候、品种及放置时间等有关,为了保证所用实验材料质量的稳定性,在正式开始活性追踪分离之前,最好要一次采集或购买到所需实验材料,并经简易的方法再次确认活性并一次提取完毕,将提取物置于冰箱中保存。

第三节 中药有效部位的研究与开发

有效部位是指从中药中提取的一类或几类化学成分的混合体,其可测定物质的含量达到总提取物的 50% 以上,且这一类或几类已知化学成分要被认为是有效成分。根据《药品注册管理办法》(局令第 28 号),有效部位属于中药、天然药物新药五类。"有效性"是有效部位的基本特征。有效部位新药,由于既能体现中药多成分、多靶点、多途径发挥药效的特点,又能使药物有效成分更加富集,药理作用和临床疗效增强,已经成为天然药物研发的重要方向之一。

一、中药有效部位新药研究开发的基本原则

有效部位应在中医药理论指导下,运用天然药物化学的方法技术,结合中药功效和适宜的现代药效学方法筛选确定。其研发的基本原则包括:①在功效方面与原药材相比应具有明显的优势;②活性成分组成相对明确,通常是一类化学成分组合物,如总多糖、总黄酮、总皂苷、总生物碱等;③制备工艺应符合生产实际需要,且生产成本与所获得的有效部位及其疗效应相适宜;④复方有效部位应进行组方配伍研究,并在混合有效部位组方中能够建立不同有效部位的质量控制方法。

二、中药有效部位新药研究开发的优势

1. 符合中医药传统理论   中药有效部位虽然经过了现代方法精制,但中药的性味归经及功效没有太大改变,多组分、多靶点、多途径的作用模式没有改变,其配伍仍然符合君臣佐使的配伍理论,其应用也是由中医药传统理论指导,仍然可对"证"治疗。

2. 有利于物质基础、作用机制和质量控制的研究   有效部位提取物中的药效物质的含量之和占总成分的 50% 以上,化学成分类型也基本清楚。在此基础上进行药效物质的作用机制研究相对中药及其复方更容易些。有效部位有效成分含量较高,杂质含量较少,质量标准对有效物质控制的针对性较强。

3. 疗效更优、毒副作用更低   有效部位经过"去粗取精,去伪存真"的过程,去除了中药及其复方中的无效甚至有害成分,使其疗效更为突出,毒副作用更低。

三、基于中药有效部位新药开发需要注意的问题

1. 有效部位的确认   有效部位的确认是有效部位新药研究开发的根基和轴心,整个新药研究工作都要立足于有效部位的确认并围绕其展开。有效部位的确认正确与否,关乎其后一系列研究是否有意义,关乎有效部位新药开发的成败。但是,当前在有效部位的确认方面仍有一些问题需要注意。例如:①中医药理论的指导不够,使筛选出来的有效部位有可能不能反映原有中药的

功效。在通过科学量化指标筛选有效部位的同时要兼顾中医药理论多靶点、弱活性协同作用的整体性和特殊性。②有效部位筛选研究不能忽视非有效部位成分(辅助成分)的协同作用,如果一味地进行精制,而忽视了辅助成分对有效成分的吸收促进作用,会导致开发的新药疗效不高。在以中药材原有用途为起点,提取精制有效部位时,需在有效部位的筛选中进行比较药理学实验,将各部位与药材的总提取物在药效方面进行对比研究,同时需将其与已有国家标准的同类药品进行比较,这样才能真正筛选出活性较高的有效部位,才能开发出高效的有效部位新药。

2. 有效部位的制备　有效部位的分离、纯化方法是其制备的关键环节,在有效部位筛选试验基础上,结合有效部位的物理化学性质,选择适宜的分离方法富集所确认的有效部位,使其纯度符合规定要求。常用的方法有酸碱溶剂法、溶剂分配法、分馏法、膜分离法、结晶法、色谱分离法等。其中,大孔吸附树脂因选择性好、吸附容量大、解吸容易、再生处理方便、可反复使用、机械强度高和流体阻力小等特点,而在有效部位的纯化中应用较为广泛。但是,当前在有效部位的制备方面仍存在一些问题,如工艺路线优选的评价指标过于单一,新技术应用的产业化适宜性研究不够等。

3. 有效部位的质量研究　目前有效部位新药质量研究项目包括性状、鉴别、检查和含量测定等几个方面。这些检测项目在有效部位新药的安全性和有效性方面起到了一定的保证作用,但由于检测手段和方法的有限性,并不能很好地控制有效部位新药的质量。另外,有效部位含量测定方法学专属性不强,未控制有效部位的主要成分组成等问题也应注意。

【实例 3-9】 血塞通

2005 年血塞通软胶囊获国家食品药品监督管理局批准上市,注射用血塞通(冻干)于 2011 年进入越南医保目录,成为国内首个在国外注册并进入当地医保目录的中药注射剂,2017 年获准在非洲坦桑尼亚上市。血塞通是昆药集团研制开发出的一种治疗心血管疾病的天然药物,其活

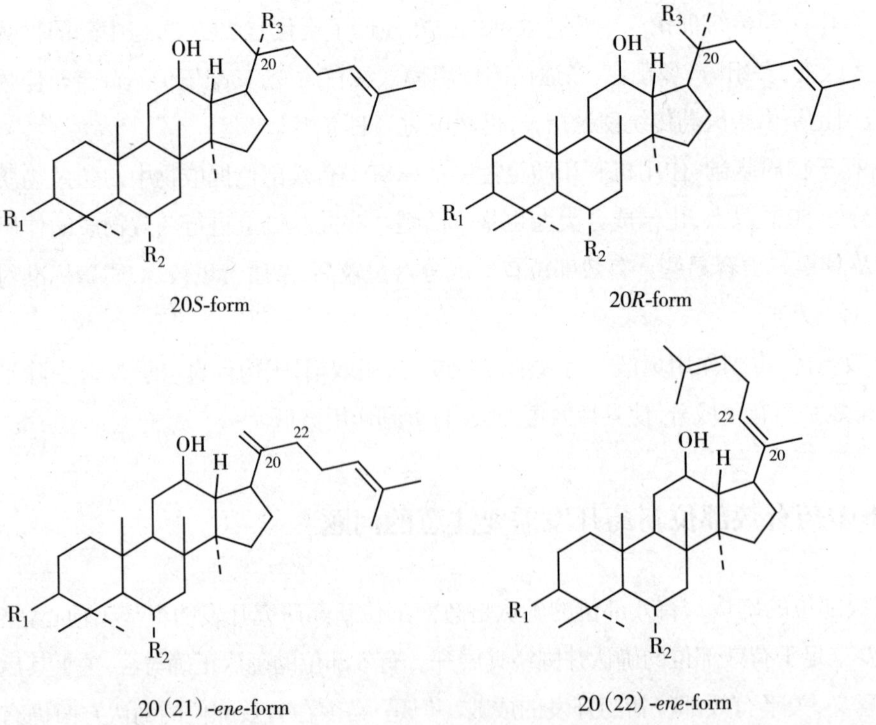

20S-form

20R-form

20(21)-ene-form

20(22)-ene-form

● 图 3-15　三七中主要皂苷类成分的结构分类

性成分为从五加科人参属植物三七 *Panax notoginseng* 中提取的有效部位——三七总皂苷(*Panax notoginseng saponins*,PNS)精制而成。血塞通具有增加冠脉血流量、扩张血管、降低动脉血压、降低心肌耗氧量、抑制血小板凝集及降低血黏度等作用,临床上广泛用于治疗缺血性脑血管病、脑梗死、冠心病、高黏滞血症、心肌梗死及视网膜中央静脉阻塞等心脑血管疾病。血塞通的有效成分非单体,而是三七的有效部位——三七总皂苷。三七总皂苷(PNS)中主要包括三七皂苷(notoginsenoside)、人参皂苷(ginsenoside)和其他类型皂苷。三七中皂苷种类很多,但其母核结构基本上都是达玛烷型四环三萜(图 3-15)。

【实例 3-10】 银杏叶片

银杏叶片是利用现代制药工艺从植物银杏 *Ginkgo biloba* 的叶中提取有效部位研制而成的具有活血化瘀通络功效的中成药制剂。其提取的有效部位主要为黄酮醇苷类和萜内酯类,通过抑制血小板聚集、清除自由基、降低全血黏度、增加缺血组织对氧气和葡萄糖的供应量等药理作用而改善脑部和周边血液循环,用于瘀血阻络所致的胸痹心痛、中风、半身不遂、舌强语謇;冠心病稳定型心绞痛、脑梗死。目前从银杏叶中分离和已证实的化学成分有黄酮类、萜烯类、酚类、生物碱类、有机酸类、固醇类、单糖类、多糖类、氨基酸类以及微量元素等。其中被确证的发挥独特药理活性的有效成分主要包括黄酮醇苷类化合物和萜内酯类化合物,它们是制定银杏叶片质量标准的重要依据,如德国率先提出了银杏叶制剂含量的质量标准:黄酮醇糖苷(flavonol glycoside)≥24%,萜内酯(terpene lactone)≥6% 和白果酸(ginkgolic acid)<0.000 5%,现该标准已成为世界许多国家进出口银杏叶制剂的检验标准(图 3-16、图 3-17)。

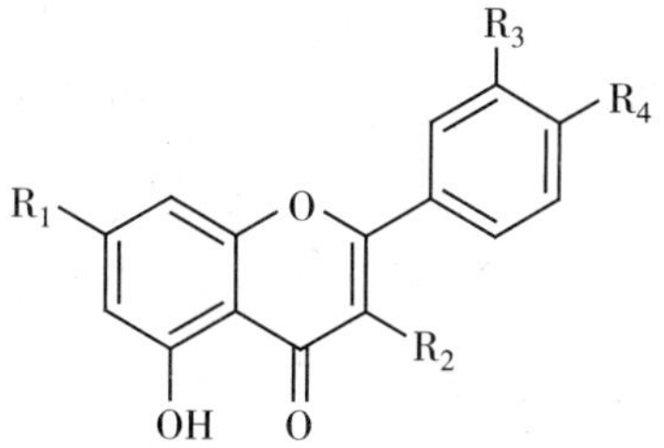

	R_1	R_2	R_3	R_4
quercetin-3-*O*-β-D-glucoside(13)	OH	Oglc	OH	OH
kaempferol-3-*O*-β-D-glucoside(14)	OH	Oglc	H	OH
quercetin-3-*O*-α-L-rhamnoside(15)	OH	Rha	OH	OH
kaempferol-3-*O*-α-L-rhamnoside(16)	OH	Rha	H	OH
kaempferol-7-*O*-β-D-glucoside(17)	Oglc	OH	H	OH
isorhamnetin-3-*O*-β-D-glucoside(18)	OH	Oglc	OMe	OH
rutin(19)	OH	Rutinose	OH	OH
kaempferol-3-*O*-β-D-rutinoside(20)	OH	Rutinose	H	OH
isorhamnetin-3-*O*-β-D-rutinoside(21)	OH	Rutinose	OMe	OH
quercetin-3-*O*-β-D-glucosyl(1-2)-α-L-rhamnoside(22)	OH	Rha(2-1)-glc	OH	OH
kaempferol-3-*O*-β-D-glucosyl(1-2)-α-L-rhamnoside(23)	OH	Rha(2-1)-glc	H	OH
isorhamnetin-3-*O*-β-D-glucosyl(1-2)-α-L-rhamnoside(24)	OH	Rha(2-1)-glc	OMe	OH

● 图 3-16　银杏叶中黄酮醇苷类成分

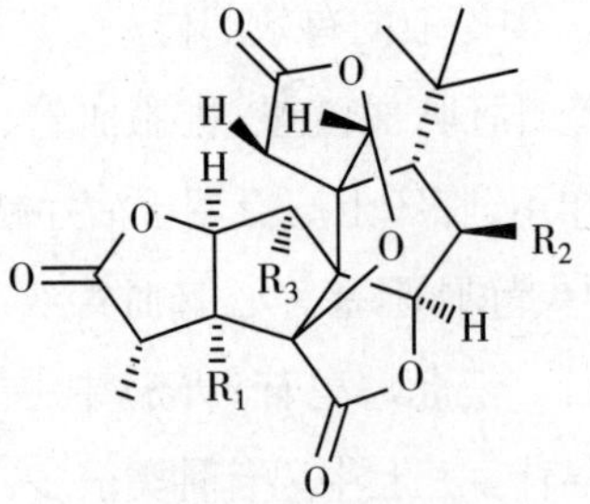

	R₁	R₂	R₃
ginkgolide A	OH	H	H
ginkgolide B	OH	H	OH
ginkgolide C	OH	OH	OH
ginkgolide J	H	OH	H

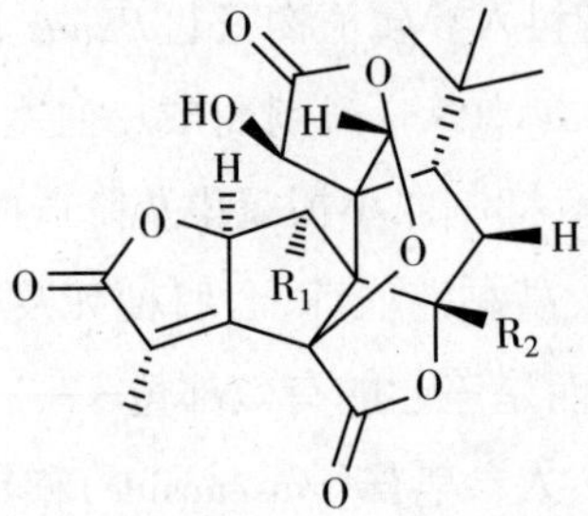

	R₁	R₂
ginkgolide K	OH	H
ginkgolide L	H	H
ginkgolide N	OH	OH

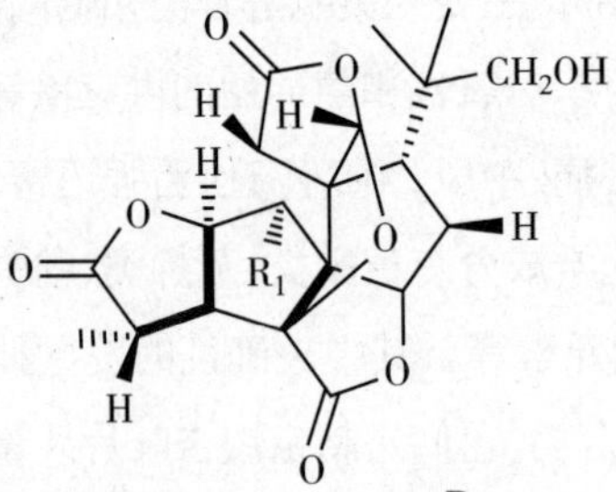

	R₁
ginkgolide Q	OH
ginkgolide P	H

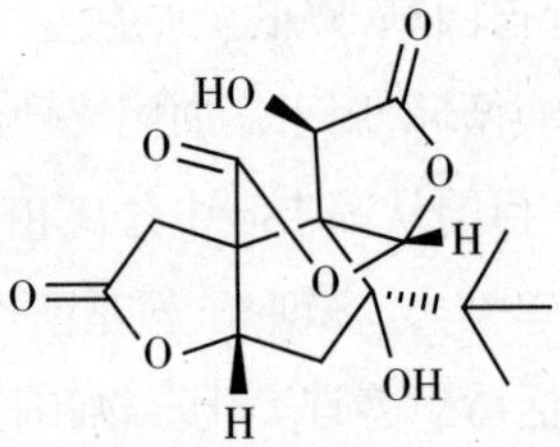

bilobalide

● 图 3-17　银杏叶中萜内酯类成分

【实例 3-11】　北豆根片

北豆根片系防己科植物蝙蝠葛 *Menispermum dauricum* 的干燥根茎提取的总生物碱,具有清热解毒、止咳祛痰的功效,临床用于咽喉肿痛、扁桃体炎及慢性支气管炎。北豆根含生物碱、多糖、醌类、强心苷类、内酯、皂苷、鞣质、蛋白质等多种化学成分,其中生物碱类成分是北豆根的主要化学和生物活性成分。北豆根总生物碱的含量约为 1.7%~2.5%,分为双苄基异喹啉生物碱、氯化生物碱和其他生物碱。目前已经分离得到蝙蝠葛碱(dauricine,1)、蝙蝠葛苏林碱(daurisoline,2)、蝙蝠葛诺林碱(daurinoline,3)、蝙蝠葛新诺林碱(dauricinoline,4)等,其中《中国药典》2020 年版以蝙蝠葛碱为含量指标,控制北豆根及其制剂的质量(图 3-18)。

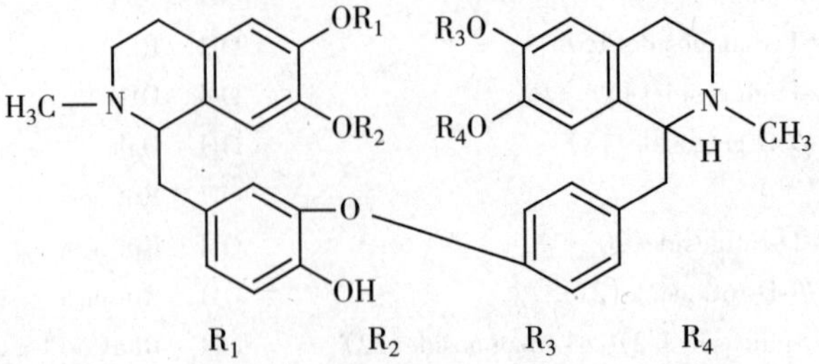

	R₁	R₂	R₃	R₄
1	CH₃	CH₃	CH₃	CH₃
2	CH₃	H	CH₃	CH₃
3	CH₃	CH₃	H	CH₃
4	H	CH₃	CH₃	CH₃

● 图 3-18　北豆根中主要生物碱类化合物

第四节　中药复方的研究与开发

中药复方新药的药学研究工作,简单地说,就是将临床使用有效的中医处方,研究制作成适合临床用药需要的、安全有效的制剂,并能满足服用、携带、生产、运输、贮藏方便的要求。中药在几千年临床实践中大都以复方的形式入药,其为人类的生存与健康作出了巨大的贡献,很多复方至今仍在临床广泛使用。长期以来,复方的研究与开发大多沿用化学药的研究思路,采用化学成分分离和活性成分筛选相结合的方法,进行大量的单一成分的分离与活性测试。这种典型的化学药研发思路,抛离了传统中医理论,割裂了中药众多成分之间的联系,体现不出复方的整体特征,难以真正阐释复方的科学内涵并弱化了其本身的价值。中药复方,并不是简单的各味药成分的简单叠加,从化学成分上看,可能存在同一中药共存成分之间和异种中药成分之间的复合作用。如麻黄汤中含麻黄、桂枝、杏仁、甘草,现已知麻黄碱为麻黄平喘的主要有效成分,桂皮醛为桂枝挥发油中镇痛、解热的有效成分,苦杏仁苷为杏仁镇咳的有效成分,甘草中所含的甘草酸具有解毒作用。这些有效成分发挥复合及协同作用,与麻黄汤治疗头颈强痛、恶寒、发热、咳嗽等症是相符的。

近年来,复方的研究与开发受到越来越多的重视。例如,2007 年 2 月,美国食品药品管理局(FDA)新发布了一项与中医药密切相关的指导性文件草案——《补充和替代医学产品及 FDA 管理指南》草案。该草案承认了中医药是有完整理论和实践体系的"整体医学体系",其发布为中医药产品进入美国市场提供了更多可能性和可操作性。

一、中药复方研究开发的基本原则

近年来,随着相关学科和技术的不断发展,复方物质基础研究取得了较大进展,新思路和新方法不断涌现。在进行复方物质基础的研究过程中,逐步形成了一些共识,包括:

(1) 复方是一个天然组合化学库,这种"天然组合化学库"所含的化学成分是多类型的,包括生物大分子、小分子及无机元素,是一个多样化的库。

(2) 复方发挥药效的直接物质应该在体内,其药效物质基础应在体内研究。

(3) 复方中的成分会在肠道菌群或体内酶等生物内环境的作用下发生代谢,可能会使无活性的物质转变为有活性的药理成分,同时使有毒的物质无毒化;复方有效成分可能使机体应激发生内源性生理活性物质的改变,甚至产生新的生理活性物质;复方进入人体后,起效的是复方中所含成分的原型,或代谢产物,或内源性生理活性物质。

(4) 吸收入血的成分或代谢产物并不等于复方的药效物质基础,吸收入血的成分或代谢产物不仅包括药效成分,也包括无效成分和毒性物质。

(5) 各效应成分之间存在拮抗或协同的相互作用。

(6) 需要考虑复方药效物质基础与人体病理状态的连结与互动关系。

(7) 需要确定有效成分的体内过程,研究复方有效成分的吸收、分布、代谢等的动力学效应及其影响因素,揭示各成分之间的相互影响。

(8) 任何一种研究复方物质基础的方法最终都必须接受药效验证以确证该方法筛选的复方物质基础的正确性。

(9) 在进行复方药效评价时,应考虑复方所对应的中医病证,采用与临床疾病密切相关的动物模型和相同的给药途径。

(10) 动物作用模型评价的方法除了动物的外在表现(毛色、体重、精神状态等)和现代西医学的诊断指标外,还需要利用代谢组学等系统生物学方法对复方的整体药效进行表征。

二、中药复方研究开发的优势

中药复方起源很早,可以追溯到原始社会,有数千年的悠久历史。从最早药学专著《神农本草经》,张仲景所著的《伤寒论》《金匮要略》,东晋葛洪的《肘后备急方》,唐代孙思邈的《千金备急方》《千金翼方》到明代的伟大医药学家李时珍《本草纲目》等,说明中医药是我国人民在长期的生活实践与医疗实践中不断进行积累总结的结果,已有丰富的临床使用经验。中医临床用药最大的特点就是中药复方配伍,其优势在于"整体调整人体病理状态"从而达到"阴阳平衡,阴平阳秘"的状态,这是与现代化学药物研究开发的最大差别。

三、基于中药复方新药开发需要注意的问题

目前我国中药复方难以被国际社会接受主要存在两个方面的原因,即物质基础不明和作用机制不清,因此复方新药开发需重视物质基础与作用机制研究。

复方物质基础的研究还处于不断探索的阶段,在这个过程中需要注意如下几点:①复方药效物质的辨识和筛选技术不能脱离中医药理论,要与中医药整体观及多成分、多靶点整体作用特点吻合;②不要将药效物质基础的研究陷入机械还原论的思路中,复方是以调整人体整体的病理状态为学术特点的,"调整"一定是双方的,要把"药物"与病理状态的"机体—证"联系起来进行药效物质基础的研究,离开机体的药效物质基础的研究,只是药物化学成分的研究;③在目前中医证候无法复制的前提下,研究复方药效物质基础大都是在实验室里进行的,即大都是在动物身上进行的,缺乏临床上的研究,只能称为复方的动物实验药效,不能概称为复方药效;④要注意炮制、煎熬等过程对复方成分的影响,以及这些过程中多种成分间的相互作用;⑤有些有效成分可能是间接途径发挥作用,在脱离机体整体后单独成分可能不能表现出应有的作用;⑥有些成分的作用可能是我们目前尚未认识的,对这些成分,在研究中可能被忽视;⑦注意复方物质基础成分之间的组成结构比特征,加强量效关系的研究;⑧要重视复方有效成分在体内的动态变化过程(吸收、分布、代谢等);⑨注意复方的二次开发,如开发新的适应证,或对原处方进一步优化,调整处方比例或通过增减药味形成新的处方结构,或去繁留精,开发药效与原方基本一致的组分中药(有效成分配伍、有效部位配伍);⑩在阐明复方物质基础与配伍规律的基础上,要注意将基础研究成果及时转化,指导复方新药的创制,为新药开发提供思路和技术上的参考,同时,推进中医临床给药方案的规范化及科学化。

复方成分多而杂,进行作用机制研究困难重重。复方所作用的疾病,尤其是复杂疾病,在其病

理过程中是受多因素影响,发生多组织器官变化的。"冰冻三尺,非一日之寒",在这些病变过程中,必然涉及机体相关信号网络系统与多重靶点的变化。复方作用的基础是多种有效成分合理、有机的组合,其模式是多途径作用于机体内与疾病相关的多靶点,发挥对机体的整体调节作用。复方作用机制实际上是两个复杂系统的相互作用,即药物有效成分组成的复杂物质体系和病理条件下药物作用靶点组成的复杂生物体系。正是由于这两个复杂体系的相互作用才达到了药物治疗疾病的目的。

在进行复方作用机制研究时有以下几个问题需要注意:①既要基于系统生物学和生物信息学等技术手段整体表征复方的作用特点,也要深入到基因、蛋白和小分子代谢物的分子水平上阐释复方的作用机制。②复方中的多成分是根据疾病治疗的需要形成的能够互相配合、发挥整体作用的有机组合体,不能忽视那些没有直接治疗作用的成分,它们可能对有效成分有协同作用,或者能提高有效成分的治疗效果,其作用的规律和特点还有待深入研究。③与复方药物作用相关的靶点不是孤立的,而是多种靶点在分子水平变化的综合效果。也就是说,在对于发挥主导作用的靶点进行重点调节外,对于辅助性的靶点也应该进行适当调节,复方是通过对相关靶点的综合作用发挥疗效的。④多成分不一定是多靶点,多成分也可能作用于单一靶点,从而使对某一靶点的作用增强;单成分也不一定是单靶点,一个天然产物的作用靶点可能是多样的。⑤疾病缘于机体整体功能的失衡,复方作用在于调整失衡状态恢复到平衡状态,所以要注意到复方作为小分子探针库在疾病发生相关生物分子发现中的作用。⑥既要重视基础研究,也要重视应用研究,应及时将作用机制的基础研究成果进行转化,为复发的开发提供思路,指导新药研发。

此外,作为复方新药开发的另一个重要环节,质量控制也是不容忽视的一个方面。目前质量控制存在的主要问题:①质量标准相关的基础研究较为薄弱。复方中起作用的成分很可能不是某一确定的化学成分;此外,由于药材的化学成分比较复杂,有效成分等基础研究难度较大,进展缓慢。②中药复方质量标准中所选择的指标性成分与复方有效性和安全性的关联度不强,而复方质量的研究又主要按照化学药的模式进行,受基础研究薄弱、对照品提取分离难度较大等因素影响,部分中药复方质量标准中所选择的检测指标不能完全体现复方的治疗作用。③中药复方质量分析方法比较局限,主要参照有关中药指纹图谱进行研究,中药指纹图谱虽然可以在一定程度上反映药材内在质量的均一性、稳定性、差异性以及个体间群体的相似性,国外也普遍认为可用指纹图谱来评价中药材的质量,但指纹图谱在评价药材质量好坏时体现出药材本身化学成分不清,化学成分与其药理作用的相关性不明确等缺憾,因此中药指纹图谱只能作为过渡性的质量控制方法。

四、中药复方研发案例

【实例 3-12】 速效救心丸

速效救心丸是国家级中成药制剂专家章臣桂教授于 1982 年发明成功的中国第一项纯中药滴丸制剂产品,并以高效、速效、剂量小和服用方便等优点被公认为治疗冠心病、心绞痛的首选药,列为首批全国中医院必备的急救药,为国家级机密产品,并由此开创了滴丸这一中药创新剂型规模化、产业化的新篇章。速效救心丸是由川芎和冰片等制成,可行气活血、祛瘀止痛、增加冠脉血流量、缓解心绞痛,用于气滞血瘀型冠心病。现代药理研究证实,速效救心丸中川芎能减少血管阻力、减轻心脏负担、直接扩张冠状动脉、增加冠脉血流量、改善微循环、改善急性心肌缺血缺氧;冰片的主要成分是右旋龙脑(d-borneol),有开窍醒神、止痛的作用,口服有利于其他药物的吸收,提高其生物利用度。

1. 速效救心丸的主要化学成分　速效救心丸中主要成分为川芎和冰片,冰片主要成分为右旋龙脑,川芎的化学成分主要含有苯酞类、酚酸类、生物碱、萜烯类以及其他成分。

(1) 苯酞类:苯酞类化合物是川芎中主要活性成分,具有特征的苯酞母核结构,常用作质量控制的特征性成分。其主要包括两类:第一类为苯酞类单体化合物,通常为油状物,少数为结晶状;第二类为苯酞类二聚体化合物,通常为结晶形。包括有藁本内酯(ligustilide)(顺式、反式)、洋川芎内酯(senkyunolide)(A,B,C,D,E,F,G,H,I,J,K,L,M,N,O,P,Q,R,S)、丁基苯酞类化合物、羟基苯酞类化合物、蛇床内酯(cnidilide)、新蛇床内酯(neocindilide)等。

(2) 酚酸类:有机酸及酯类化合物是川芎中另一类主要特征性成分,到目前为止已经从川芎中分离得到 18 种有机酚酸类化合物。酚酸类主要以阿魏酸(ferulic acid)、阿魏酸松柏酯(coniferyl ferulate)为主,还有咖啡酸(caffeic acid)、大黄酸(rhein)、原儿茶酸(protocatechuate)、绿原酸(chlorogenic acid)、芥子酸(sinapic acid)、没食子酸(gallic acid)、香草酸(vanillic acid)、棕榈酸(palmitic acid)等。

(3) 生物碱:川芎中的生物碱含量较少,主要有川芎嗪(ligustrazine)、川芎哚(perlolyrine)、三甲胺(trimethylamine)、胆碱(choline)、腺苷(adenosine)、尿嘧啶(uracil)、腺嘌呤(adenine)等。其中,川芎嗪曾经一直被认为是川芎中的主要活性成分,含量不超过 0.000 1%,虽然其具备与川芎相同的药理活性,但是其在川芎中的含量一直存在争议,故而不适合作为评价川芎药材和其制剂质量的质控成分。

(4) 萜烯类:萜烯类成分主要存在于川芎的叶片中,在川芎叶精油中发现了多种烯萜类成分,如品烯、环己烯、柠檬烯等。

2. 速效救心丸的作用机制

(1) 抗动脉粥样硬化作用:速效救心丸可能通过抑制 SDF-1/CXCR4 轴功能,可以改善高脂饲料引起的大鼠主动脉形态学病理改变,减缓动脉内膜、中膜的增生,抑制胶原纤维增生,从而降低胶原纤维在血管壁中的比例,进一步起到延缓大鼠管壁增厚、管腔狭窄及动脉硬化的作用。

(2) 扩张动脉作用:速效救心丸对去甲肾上腺素(norepinephrine)、乙酰胆碱(acetylcholine)、5-羟色胺(serotonin)、组胺(histamine)、氯化钾(potassium chloride)诱发动脉条收缩均有明显的拮抗作用,可以阻止肌条细胞膜上的电压依赖 Ca^{2+} 通道开放,从而调节血管条的松弛度。

(3) 干预心绞痛的心肌保护作用:对于稳定型心绞痛患者,速效救心丸可以改善其心脏支架植入后冠脉血流灌注所造成的损伤,并且可降低该类型患者经皮冠脉介入术(PCI)围手术期血液心肌酶水平,降低围手术期心肌梗死的发生率。研究表明,速效救心丸治疗不稳定型心绞痛与硝酸甘油相比无显著差异,有明显的抗心肌缺血作用,并且能降低基质金属蛋白 MMP-9 和 C 反应蛋白(CRP)水平,还具有稳定斑块的作用。

3. 速效救心丸的质量控制　根据 2020 年版《中国药典》,本品每丸含川芎以阿魏酸计,不得少于 15.0μg。每丸含冰片以龙脑计,应为 2.9~4.4mg。

4. 速效救心丸的临床应用　速效救心丸临床多用于改善冠心病患者心肌缺血缺氧所引起的

心绞痛等症状,使用广泛,且疗效显著,无明显不良反应。

【实例3-13】 养心氏片

养心氏片由黄芪、灵芝、党参、丹参、葛根、地黄、当归、淫羊藿、延胡索(炙)、山楂、甘草(炙)、黄连、人参13味中药组成,其中人参、黄芪、丹参三味药为君药,具有扶正固本、益气养血、温肾阳、通血脉、调整心脏及整个机体气血的功能。目前,养心氏片临床上用于气虚血瘀型冠心病心绞痛、心肌梗死、心力衰竭及合并高脂血症、高血糖等。

1. 养心氏片的化学成分　采用UHPLC-Q-TOF/MS技术对养心氏片中多种化学成分进行了快速分离鉴别与结构解析。通过建立养心氏片化学成分数据库,根据UHPLC-Q-TOF/MS所采集离子的精确质荷比,计算机自动匹配数据库中化合物离子,对养心氏片中化学成分进行了快速鉴别。Q-TOF/MS能够实现对特定离子的二级质谱分析,通过对特定化合物二级碎片离子的分析比对,可实现对相关同分异构体化合物的进一步区分鉴别。采用UHPLC-Q-TOF/MS方法对养心氏片中的化学成分进行了快速分离分析与鉴别,共鉴定出养心氏片中179个化学成分,包括27个皂苷类成分(人参皂苷Rc)(ginsenoside Rc),43个酚酸类成分[咖啡酸、苹果酸(malic acid)],48个黄酮类成分(三色堇黄酮苷)(pansy flavonoid),28个萜类成分(熊果酸)(ursolic acid),20个生物碱[黄芪碱B(xanthine B)、去氢南天竹啡碱(dehydronanteine)],7个氨基酸[苏氨酸(threonine)、缬氨酸(proline)],4个丹参醌酮类成分[新隐丹参酮(new cryptotanshinone)、异丹参酮(isotanshinone)],2个强心苷[洋地黄毒苷元(digoxin)、地黄紫罗兰苷A(rehmannia violet A)]。化学成分的归属结果表明:皂苷类成分主要来自人参和黄芪;生物碱类主要来自延胡索;萜类和氨基酸主要来源于灵芝;丹参醌酮类主要来自丹参;强心苷类主要来源于地黄;黄酮类成分在淫羊藿与葛根中含量最高。

采用UHPLC-Q-TOF/MS分析方法对养心氏片的血浆药物化学成分进行分析,在给药后血浆中共得到78个成分,包括73个原型成分和5个代谢物。同时对各化学成分进行了药材归属,人参、黄芪和丹参中化学成分为养心氏片入血的主要化学成分,皂苷、黄酮类成分主要来自于人参和黄芪,丹参醌酮、丹酚酸类成分主要来源于丹参,这三味药材对心血管疾病的治疗作用也从另一方面验证了实验的可靠性。

2. 养心氏片的作用机制

(1) 改善心脏功能:现代药理研究表明,养心氏片中的丹参和黄芪具有强心作用,使心肌携氧能力增加,对多种心肌缺血有明显保护作用;可增强心功能,能够提高心排血量和冠脉血流量,提高左心室射血分数,显著改善慢性心力衰竭症状;能够改善心肌耗氧量,提高氧利用率。而人参中所含的人参皂苷、三萜类成分能激活心肌细胞,激活超氧化物歧化酶(SOD)活性,消除心肌代谢的氧离子自由基,营养心肌细胞,增加心肌收缩力,延缓心肌衰老。养心氏片能够降低心肌缺血大鼠的心率,明显改善心肌坏死情况,降低心肌耗氧量,改善缺血心肌氧供需失衡的状况,提高缺血心肌细胞的抗氧化能力,保护受损心肌细胞,降低心肌受损程度,减少心肌梗死面积。

(2) 对血液流变学的影响:在动脉内膜病变的基础上,血流缓慢停滞或流向改变,血液凝固性增高,是心肌缺血性心脏病的病因之一。实验表明养心氏片既有红细胞解聚作用,又能改善红细胞柔顺性。

(3) 预防或延缓动脉粥样硬化形成或发展:①降低血液中甘油三酯(TG)和胆固醇(TC);②降低血液内皮素(ET)水平及提高一氧化氮(NO)水平;③抑制血小板聚集;④抑制动脉炎症,阻止动脉粥样硬化进展。

3. 养心氏片的质量控制　2015年版《中国药典》仅对黄芪甲苷(astragaloside Ⅳ)作出了含量要求"本品每片含黄芪以黄芪甲苷计，〔规格(1)、(3)〕不得少于50μg，〔规格(2)〕不得少于100μg"，而未覆盖其余药材中存在的成分。

4. 养心氏片的临床应用　目前，养心氏片临床上用于气虚血瘀型冠心病心绞痛、心肌梗死、心力衰竭及合并高脂血症、高血糖等。

养心氏片可以有效改善冠心病稳定型心绞痛患者的心脏、肾脏和肝脏功能，并能提高治疗的总有效率。在应用单硝酸异山梨酯的基础上，加用养心氏片治疗冠心病心绞痛较单独应用硝酸酯类药物的疗效更好，且能减少硝酸酯类药物的口服剂量，从而减轻长期服用硝酸酯类药物引起的耐药性。养心氏片对于控制持续性心房颤动、降低心室率的疗效与胺碘酮(amiodarone)相当。相比于单纯的常规西医治疗，在常规西医治疗的基础上，加用养心氏片可以显著改善舒张性心力衰竭患者的临床症状，延长6分钟步行距离，提高近期治疗有效率，在常规治疗基础上加用养心氏片可以明显改善扩张性心脏病(DCM)患者的疗效及预后。养心氏片可有效改善高血压和冠心病患者的心功能，有效降低血压，明显改善临床症状，能有效缓解心脑疾病的死亡率。此外，养心氏片对糖尿病患者脂质紊乱、神经末梢病变及肾病均有疗效，对降低糖尿病肾病患者尿中白蛋白含量及保护肾功能作用较单一药物明显，特别在糖尿病肾病Ⅲ至Ⅳ期作用比较显著。

03章同步练习

（沈阳药科大学　宋少江）

参考文献

［1］NEWMAN D J, CRAGG G M. Natural Products As Sources of New Drugs from 1981 to 2014. J Nat Prod, 2016, 79(3):629-661.

［2］张中朋，汪建芬. 我国中药贸易现状及思考. 中国现代中药, 2017, 19(2):278-282.

［3］OBACH R S, BAXTER J G, LISTON TE, et al. The prediction of human pharmacokinetic parameters from preclinical and in vitro metabolism data. J Pharmacol Exp Ther, 1997, 283(1):46-58.

［4］郭宗儒. 天然产物的结构改造. 药学学报, 2012, 47(2):144-157.

［5］郭颖，郭宗儒. 个性化操作:天然产物的结构改造. 中国新药杂志, 2014, 23(7):753-758, 780.

［6］阎家麒，戴洪明. 埃博霉素新药研发与技术创新初探. 中国新药杂志, 2012, 21(19):2241-2249.

［7］杨晓春，吴镭. 天然药物化学研究在我国新药创制中的作用. 中国新药杂志, 2000, 9(6):361-363.

［8］邵璟，狄留庆，刘产明. 中药有效部位新药研发中关键问题分析. 中国新药杂志, 2010, 19(2):98-101.

［9］黄显章,赵清超,袁林.中药有效部位(群)研究在中药及复方研究中的优势与展望.江苏中医药,2010,42(5):1-3.

［10］张晓东,张磊,潘国凤.中药有效部位新药研发中有效部位筛选存在问题浅析.中药药理与临床,2007,23(4):58-59.

［11］姜勇,李军,屠鹏飞.再议新形势下中药创新药物的发现与研发思路.世界科学技术-中医药现代化,2017,19(6):892-899.

［12］何元凯.血塞通片的质量标准研究.时珍国医国药,2003,14(6):338-339.

［13］王捷,龙禹,汪小祝,等.银杏叶药理作用、临床应用及制剂研究综述.中外医疗,2011,30(5):116-117,119.

［14］王安平,郝彧,张师愚.北豆根研究进展.辽宁中医药大学学报,2012,14(2):194-196.

［15］潘家祜.基于网络药理学的药物研发新模式.中国新药与临床杂志,2009,28(10):721-726.

［16］杜武勋,朱明丹,肖学风,等.复方中药药效物质基础研究及其今后应该注意的问题.时珍国医国药,2013,24(3):692-694.

［17］陈卫平,赵树仪,祝君梅,等.速效救心丸的药理作用.中成药,1994,16(1):31-33.

［18］杜冠华,王月华,张冉,等.多成分多靶点是对中药作用机制的表面认识.世界科学技术-中医药现代化,2009,11(4):480-484.

［19］WANG E,BUSSOM S,CHEN J G,et al. Interaction of a traditional Chinese Medicine(PHY906)and CPT-11 on the inflammatory process in the tumor microenvironment . BMC Med Genomics,2011(4):38-51.

［20］高越.基于组学和网络药理学的养心氏片抗心衰作用机理研究.上海:第二军医大学,2016.

第四章　糖和苷类

第一节　概述

一、糖的定义、分布及生物活性

糖类（saccharide）是多羟基醛或多羟基酮及其衍生物、聚合物的总称。糖类多数具有 $C_x(H_2O)_y$ 的通式，亦称碳水化合物（carbohydrate），如葡萄糖为 $C_6(H_2O)_6$。

所有生物均含有糖或其衍生物。糖类普遍存在于植物、动物和微生物体内，是植物中含量最丰富的成分，常常占植物干重的 80%~90%。糖类是重要的一次代谢产物，是植物光合作用的初生产物，也是绝大多数中药化学成分生物合成的初始原料。

糖类化合物不仅是动、植物的营养物质和骨架成分，还具有独特的生物活性。糖类是一些中药的有效成分，尤其是具有补益、强壮作用的中药，如人参、灵芝、黄芪、牛膝、枸杞子中含有的糖类物质是它们的有效成分之一。

二、苷的定义、分布及生物活性

苷类（glycosides）亦称苷或配糖体，是由糖或糖的衍生物（如氨基酸、糖醛酸等）与另一非糖物质（称为苷元 aglycone 或配基 genin）通过糖的半缩醛或半缩酮羟基与苷元脱水缩合形成的一类化合物。苷元与糖、糖与糖之间的化学键称为苷键，具有糖和苷键是苷的共性。由糖与糖（糖的衍生物）形成的化合物虽然不称为苷，但糖与糖（糖的衍生物）形成的化学键亦称为苷键。

苷类化合物广泛存在于自然界，尤其在高等植物中分布最多。几乎所有的天然产物，如黄酮、蒽醌、苯丙素、萜类、生物碱等均可与糖（糖的衍生物）形成苷。由于苷元的结构类型不同，各种苷在植物中的分布情况亦不尽相同。如黄酮苷在近 200 个科的植物中都有分布，强心苷主要分布于夹竹桃科、玄参科等十几个科的植物中。苷类成分可存在于植物的各个部位，如中药人参的根、茎、叶、花、种子中均含有三萜皂苷。但不同的成分在不同的植物中又有相对的分布重点，如黄花夹竹桃中的强心苷在种子中含量最高，而三七中的三七皂苷在根和根茎中含量最高。对于很多中药而言，根和根茎是苷类化合物分布的主要部位。

苷类化合物是很多中药的有效成分，具有广泛的生物活性。如毛花苷 C（lanatoside C）具有强心作用;番泻苷A(sennoside A)具有泻下作用;三七皂苷是三七活血化瘀的活性成分;三萜皂苷具有抗炎、抗肿瘤、抗菌、抗病毒、降血压、降低胆固醇等多种生物活性。

第二节　糖和苷的结构与分类

一、糖的结构与分类

（一）单糖的立体化学

单糖结构式的表示方法有3种,即Fischer投影式、Haworth式和优势构象式。多数单糖以链状和环状结构两种形式存在,如葡萄糖在水溶液中主要以半缩醛的环状结构存在,Fischer投影式无法表示单糖在溶液中的真实存在形式,因此引入Haworth式。Fischer投影式右侧的基团在Haworth式中写在环的面下,左侧的基团写在面上。

糖在水溶液中主要以环状半缩醛(半缩酮)的形式存在。由于五元、六元环的张力最小,所以天然单糖多以五元或六元氧环形式存在。五元氧环的糖称为呋喃型糖(furanose),六元氧环的糖称为吡喃型糖(pyranose)。

以D-葡萄糖为例,说明单糖的开链结构、环状结构、Fischer投影式和Haworth式之间的转换关系。即将Fischer式的成环碳原子上的基团旋转120°,然后将此投影式向右倾倒90°就得到相应的Haworth式。

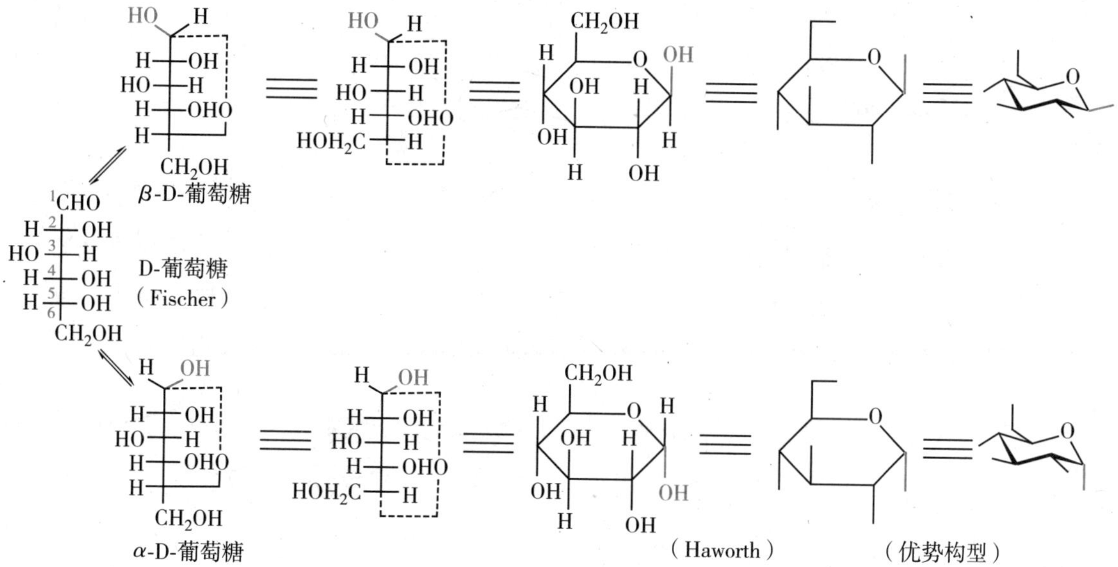

单糖的绝对构型习惯上以D、L表示,由Fischer投影式中距离羰基最远的手性碳上的羟基决定,在右侧的称为D型糖(该手性碳为R构型),在左侧的称为L型糖(该手性碳为S构型)。在Haworth式中五碳吡喃糖C_4位羟基在面下的为D型,在面上的则为L型。对于甲基五碳吡喃糖、六碳吡喃醛糖和五碳呋喃糖,根据C_5-R(甲基五碳吡喃糖、六碳吡喃醛糖)或C_4-R(五碳呋喃糖)的取向来判断。由于成环碳原子上的取代基发生了旋转,故C_5-R或C_4-R的取向与D、L的关系刚好

与五碳吡喃糖相反,即当 C_5-R 或 C_4-R 在面下时为 L 型糖,在面上时则为 D 型糖。

单糖由开链式转化为环状结构时形成了一个新的手性碳原子,该碳原子称为端基碳 (anomeric carbon),端基碳上的羟基为半缩醛(半缩酮)羟基,形成的一对异构体称为端基差向异构体,有 α、β 两种构型。在 Fischer 投影式中,如果成环碳原子上的取代基未发生旋转,新形成的羟基与距离羰基最远的手性碳上的羟基在同侧者的为 α 构型,异侧的为 β 构型。在 Haworth 式中,对于五碳吡喃糖,其端基碳上的羟基与 C_4 羟基在环同侧的为 α 构型,异侧的为 β 构型。对于甲基五碳吡喃糖、六碳吡喃醛糖和五碳呋喃糖,用 C_5-R(甲基五碳吡喃糖、六碳吡喃醛糖)或 C_4-R(五碳呋喃糖)来判断,由于该碳原子上的取代基发生了旋转,故其 α、β 的关系刚好与五碳吡喃糖相反,即 C_5-R 或 C_4-R 与端基碳上的羟基在环同侧为 β 构型,异侧为 α 构型。

实际上,α、β 表示糖端基碳的相对构型(即苷键构型),β-D 和 α-L 型糖的端基碳的绝对构型均为 R,α-D 和 β-L 型糖的端基碳的绝对构型均为 S。

单糖结构式的另一种表示方法为优势构象式,这种表示方法更接近糖的真实存在形式。根据环的无张力学说,呋喃糖的五元氧环基本为一平面,如信封式。吡喃糖的六元氧环的优势构象式为椅式,可以表示为 C1 式和 1C 式。这里的 C 表示椅式(chair form),以 C_2、C_3、C_5 和 O 原子构成一个平面,当 C_4 在面上、C_1 在面下时,称为 $^4C_1$ 式,简称为 C1 式或 N 式(normal form);当 C_4 在面下、C_1 在面上时,称为 $^1C_4$ 式,简称为 1C 式或 A 式(alternative form)。需要注意的是,虽然 C1 式或 1C 式可以在纸面上作 180° 旋转,但氧原子的位置不能随意改变,其糖上碳原子的编号必须按顺时针方向编号,否则糖的绝对构型将会发生改变。在常见的吡喃型单糖中,绝大多数的优势构象是 C1 式,只有 L-鼠李糖等少数糖的优势构象是 1C 式。

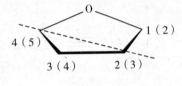 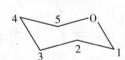 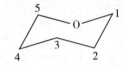

（ ）为酮糖的编号　　　　　$^4C_1$ 式,简称 C1 式或 N 式　　　　$^1C_4$ 式,简称 1C 式或 A 式

椅式优势构象式的具体写法:① C1 式中位于 C_2、C_4 面上和 C_1、C_3、C_5 面下的基团在竖键上,1C 式中位于 C_1、C_3、C_5 面上和 C_2、C_4 面下的基团在竖键上;②横键与环上的相隔的键平行,如 C_2 上的横键与 C_1、O 和 C_3、C_4 之间的化学键平行;③横键、竖键在环的面上、面下交替排列。

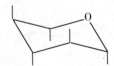 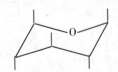 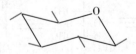 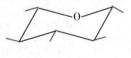

（二）糖的分类

糖类根据能否水解和水解后生成单糖的数目分为单糖(monosaccharide)、低聚糖(oligosaccharide)和多糖(polysaccharide)。单糖是多羟基醛或多羟基酮类化合物,是不能再水解的最简单的糖,也是组成糖类及其衍生物的基本单元,如葡萄糖、甘露糖、木糖等。低聚糖亦称寡糖,是由 2~9 个单糖通过苷键连接而成的糖,如蔗糖、槐糖、水苏糖等。多聚糖亦称多糖,是由 10 个以上的单糖通过苷键连接而成的糖,如纤维素、淀粉、甲壳素等。

1. 单糖类　目前,已发现的天然单糖超过 200 种,从三碳糖到八碳糖都有,其中以五碳糖、六碳糖最多,而单糖的衍生物以糖醇和糖醛酸最为常见。

中药中常见的单糖及其衍生物有以下类型:

（1）五碳醛糖:

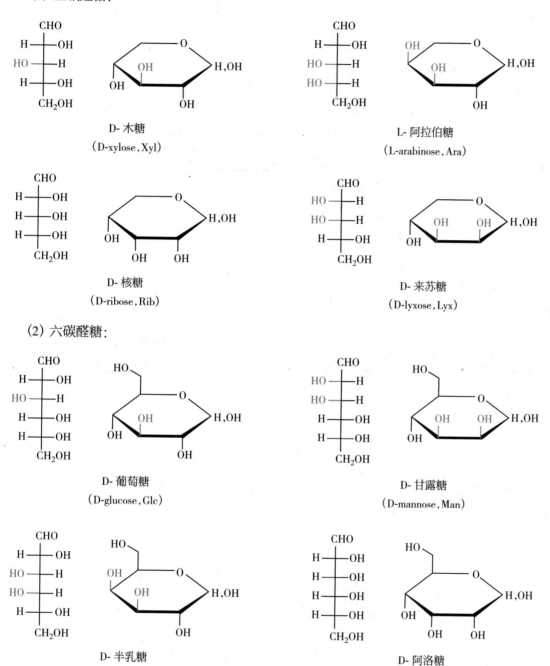

D- 木糖
（D-xylose, Xyl）

L- 阿拉伯糖
（L-arabinose, Ara）

D- 核糖
（D-ribose, Rib）

D- 来苏糖
（D-lyxose, Lyx）

（2）六碳醛糖:

D- 葡萄糖
（D-glucose, Glc）

D- 甘露糖
（D-mannose, Man）

D- 半乳糖
（D-galactose, Gal）

D- 阿洛糖
（D-allose, All）

（3）甲基五碳醛糖:

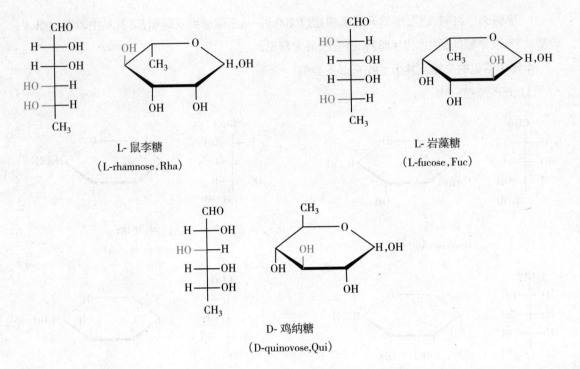

L- 鼠李糖
（L-rhamnose，Rha）

L- 岩藻糖
（L-fucose，Fuc）

D- 鸡纳糖
（D-quinovose，Qui）

(4) 六碳酮糖：

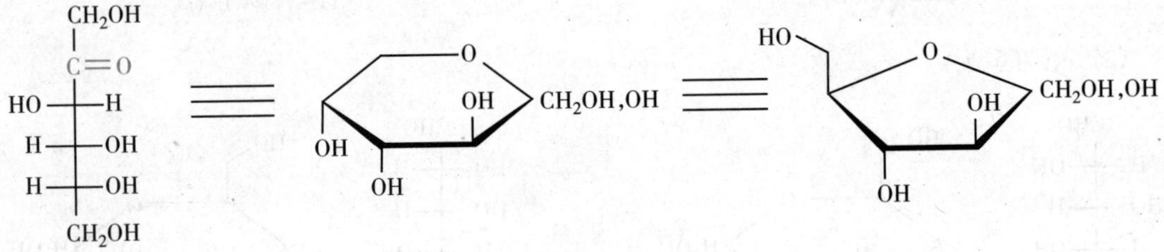

D- 果糖
（D-fructose，Fru）

(5) 糖醛酸：单糖中的伯羟基被氧化成羧基的化合物称为糖醛酸（uronic acid）。常见的糖醛酸有葡糖醛酸、半乳糖醛酸等。

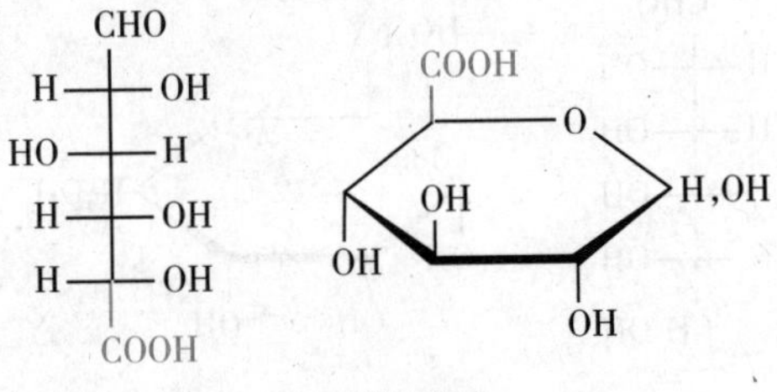

D- 葡糖醛酸
（D-glucuronic acid）

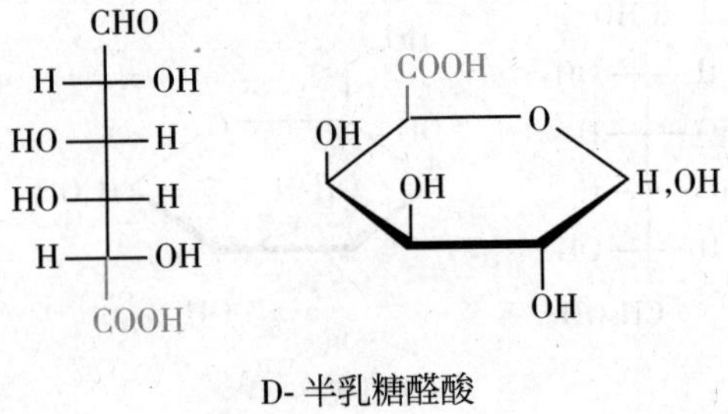

D- 半乳糖醛酸
（D-galactocuronic acid）

(6) 糖醇：单糖中的羰基被还原成羟基后得到的多元醇称为糖醇。糖醇是自然界中分布很广的一类成分，有的糖醇有甜味。

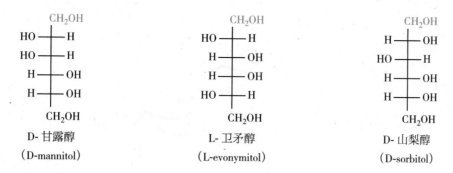

D- 甘露醇
(D-mannitol)

L- 卫矛醇
(L-evonymitol)

D- 山梨醇
(D-sorbitol)

（7）去氧糖：单糖分子中的一个或两个羟基被氢原子取代的糖称为去氧糖（deoxysugar）。去氧糖主要存在于强心苷、C_{21} 甾类化合物中,常见的有 6- 去氧糖、2,6- 二去氧糖、2,6- 二去氧糖甲醚等。

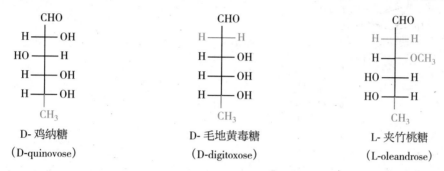

D- 鸡纳糖
(D-quinovose)

D- 毛地黄毒糖
(D-digitoxose)

L- 夹竹桃糖
(L-oleandrose)

此外,自然界中还存在一些特殊的单糖及其衍生物。如 D- 金缕梅糖属于支碳链糖、2- 氨基 -2-去氧 -D- 半乳糖是一种氨基糖、环己六醇属于环醇等。

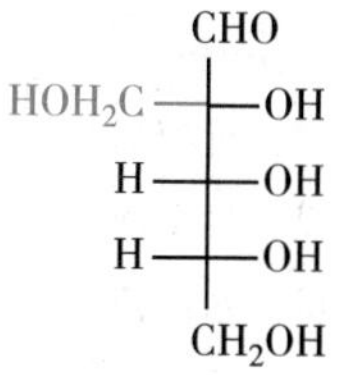

D- 金缕梅糖
(D-hamamelose)

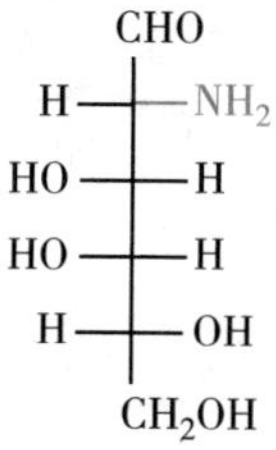

2- 氨基 -2- 去氧 -D- 半乳糖
(D-galactosamine)

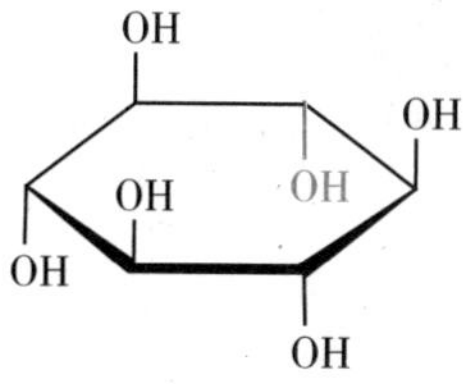

环己六醇
(inositol)

2. 低聚糖类　低聚糖根据其所含单糖的数目分为二糖、三糖、四糖等。常见的二糖有槐糖（sophorose）、芸香糖（rutinose）、蔗糖（sucrose）、海藻糖（trehalose）等。植物中的三糖大多是在蔗糖的基础上再连接一个糖形成的,如棉子糖（raffinose）。四糖、五糖又是在三糖基础上的延长,如水苏糖（stachyose）、毛蕊糖（verbascose）等。

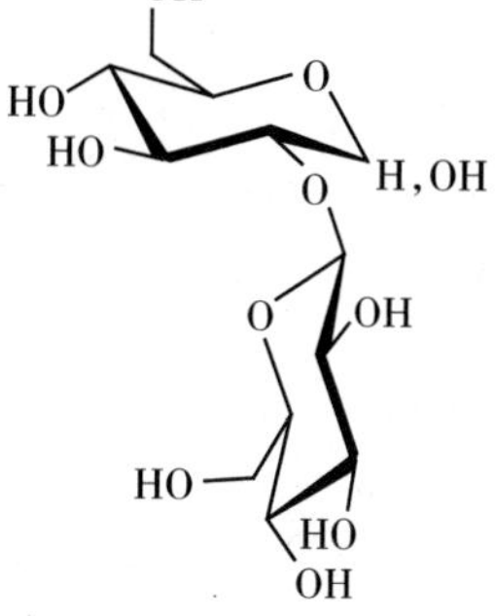

槐糖

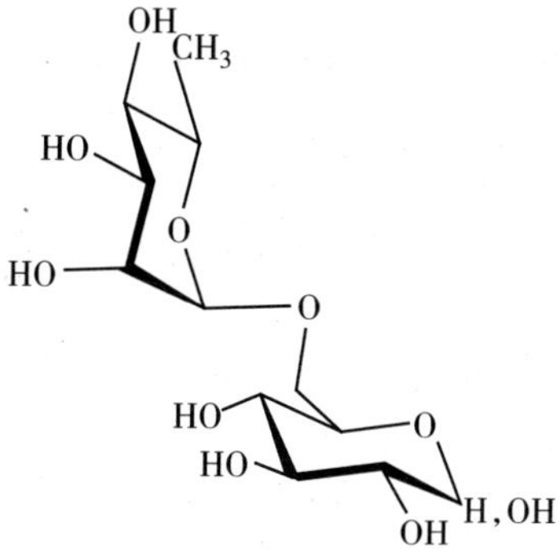

芸香糖

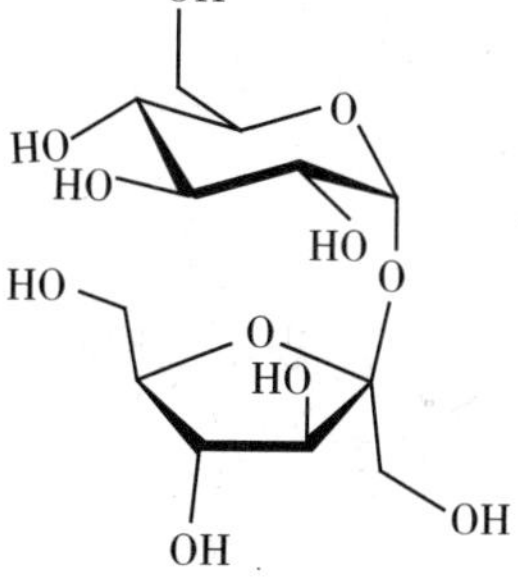

蔗糖

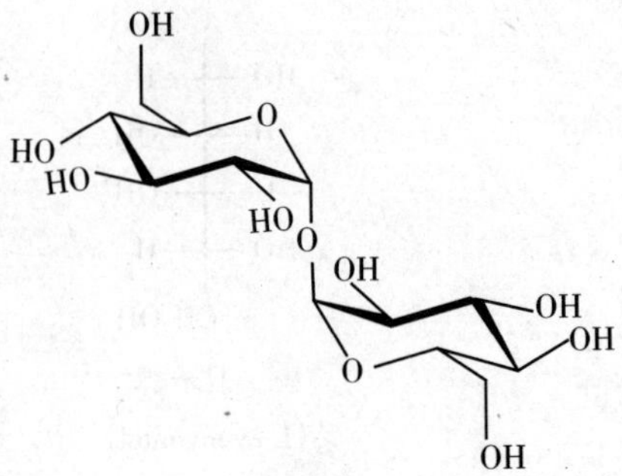

海藻糖

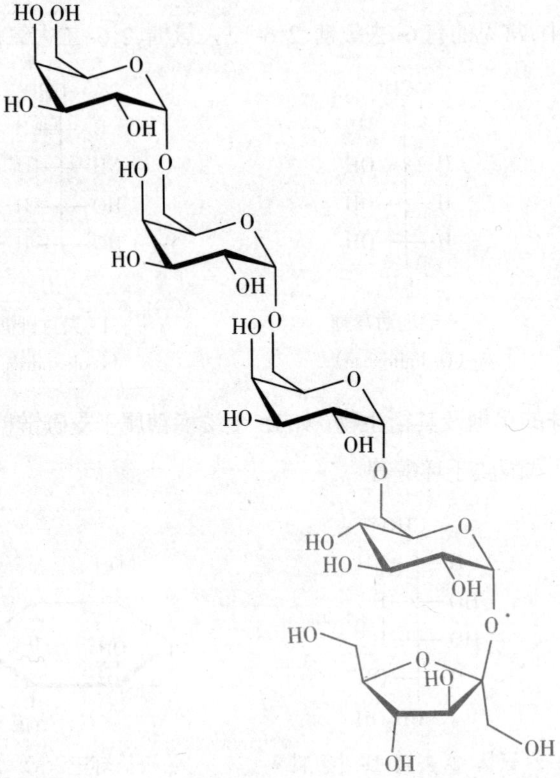

双糖：蔗糖
三糖：棉子糖
四糖：水苏糖
五糖：毛蕊糖

　　根据低聚糖是否含有游离的醛基(酮基)，可将其分为还原糖和非还原糖。具有游离醛基(酮基)的糖称为还原糖，如槐糖、芸香糖等。如果低聚糖中所含单糖都以半缩醛(酮)羟基通过脱水缩合而成，已没有还原性，称为非还原糖，如蔗糖、海藻糖等。

　　为了简明地表示低聚糖的结构，常以单糖的缩写符号表示低聚糖的组成。如下面的四糖结构可表示为：

$$\beta\text{-D-gal}p\text{-}(1\rightarrow4)\text{-}\beta\text{-D-glc}p\text{-}(1\rightarrow4)\text{-D-glc}p$$

$$\overset{\widehat{6}}{\underset{2}{\uparrow}}$$

$$\beta\text{-D-fru}f$$

　　其中"p"表示吡喃型，"f"表示呋喃型，数字表示糖与糖之间的连接位点。

3. 多聚糖类 多糖的分子量较大,所含单糖有时超过一百个,甚至高达数千个,已不具有一般单糖的性质,如一般无甜味、无还原性等。根据多糖在生物体内的功能可将其分为两类,一类为动、植物的支持组织,系水不溶性多糖,分子一般呈直链型,如甲壳类动物中的甲壳素、植物中的纤维素等;另一类为动、植物体内贮藏的营养物质,其可溶于热水形成胶体溶液,分子多呈支链型,如淀粉、肝糖原等。根据单糖的组成可将多糖分为均多糖(homopolysaccharide)和杂多糖(heterosaccharide)。由同一种单糖组成的多糖称为均多糖,如葡聚糖(glucan)、果聚糖(fructan)等。由两种以上的单糖组成的多糖称为杂多糖,如葡萄甘露聚糖(glucomannan)、半乳甘露聚糖(galactomannan)等。

(1) 植物多糖

1) 淀粉(starch):淀粉是葡萄糖的高聚物,广泛存在于植物中,尤其在根、根茎、种子和果实中含量较高。淀粉由直链的糖淀粉(amylose)和支链的胶淀粉(amylopectin)组成。糖淀粉是 $\alpha(1{\rightarrow}4)$ 连接的 D-吡喃葡聚糖,聚合度一般为300~500,可溶于热水。胶淀粉中也是 $\alpha(1{\rightarrow}4)$ 连接的葡聚糖,但有 $\alpha(1{\rightarrow}6)$ 连接的支链,聚合度为 3 000 左右,不溶于冷水,在热水中呈黏胶状。淀粉分子呈螺旋状结构,由于碘分子或离子可以进入螺旋通道,形成有色包结物,故淀粉遇碘显色。呈现的颜色与聚合度有关,糖淀粉遇碘呈蓝色,胶淀粉遇碘呈紫红色。

2) 纤维素(cellulose):纤维素是一类聚合度为 3 000~5 000、$\beta(1{\rightarrow}4)$ 连接的 D-葡聚糖,分子呈直链状,不易被稀酸或碱水解,是植物细胞壁的主要成分。人类及食肉动物不能消化利用纤维素,因为其体内水解 β-苷键的酶很少。但一些微生物、蛇类和反刍动物则可消化利用纤维素。

3) 半纤维素(hemicellulose):半纤维素是一类不溶于水但能被稀碱溶解的酸性多糖,与纤维素、木质素共同组成细胞壁,是植物的支持组织。半纤维素中糖的支链上常常连有糖醛酸,故为酸性多糖。

4) 树胶(gum):树胶是植物受伤或被毒菌侵袭后的分泌物,干后呈半透明的块状。如中药没药含有 64% 的树胶,是由 D-半乳糖、L-阿拉伯糖和 4-甲基-D-葡糖醛酸组成的酸性杂多糖。

5) 黏液质(mucilage)和黏胶质(pectic substance):黏液质是植物种子、果实、根、茎和海藻中含有的一类黏多糖,在植物中的主要作用是保持水分。黏胶质可溶于热水,冷却后呈胶冻状。黏液质和黏胶质都属于杂多糖。

(2) 动物多糖

1) 糖原(glycogen):糖原的结构与胶淀粉类似,只是与胶淀粉相比,聚合度更大,分支程度更高,故遇碘呈红褐色。糖原主要存在于肌肉和肝脏中,其主要作用是为动物、细菌和真菌贮存养料。

2）肝素（heparin）：天然肝素是一种高度硫酸酯化的右旋多糖，属于含氮的氨基多糖。主要组分是氨基葡萄糖和葡糖醛酸，还含有硫酸酯结构。肝素具有很强的抗凝血作用，其钠盐主要用于预防和治疗血栓。

3）甲壳素（chitin）：甲壳素是组成甲壳类昆虫外壳的多糖，结构和稳定性与纤维素类似，由 N-乙酰基葡萄糖胺通过 1→4 位连接而成，不溶于水，对稀酸和碱稳定，经酶解后生成不同聚合度的低聚糖，在医药、农药、食品领域有广泛应用。

4）硫酸软骨素（chondroitin sulfate）：硫酸软骨素是来源于动物的一种酸性黏多糖，是动物组织的基础物质。有 A、B、C、D、E 等多种，其中 A 由(1→3)-β-D- 葡糖醛酸与(1→4)-4- 硫酸酯基乙酰 -β-D- 半乳糖胺相间连接而成，是软骨的主要成分。硫酸软骨素具有降低血脂、改善动脉粥样硬化、抗凝和抗血栓形成等作用。

5）透明质酸（hyaluronic acid）：透明质酸是一种酸性黏多糖，以 D- 葡糖醛酸和 N- 乙酰氨基 -D-葡萄糖组成的二糖单位为重复单元连接而成。透明质酸广泛存在于眼球玻璃体、关节液、皮肤等组织中，主要功能是润滑、撞击缓冲以及阻止入侵的微生物及毒性物质扩散。另外，透明质酸作为天然的保湿因子，可用于化妆品领域。

（3）菌类多糖：菌类多糖多以(1→3)-β-D- 葡萄糖为主，少数含有 1→4、1→6 连接的葡萄糖。菌类多糖包括灵芝多糖、茯苓多糖、薄树芝多糖等，具有抗肿瘤、免疫调节、抗骨质疏松等多种生物活性。

二、苷的结构与分类

（一）苷的结构

大多数苷类化合物是由糖的半缩醛或半缩酮羟基与苷元上的羟基脱水缩合而成，所以苷类化合物多具有缩醛结构。苷元与糖之间的化学键称为苷键，苷元上与糖连接的原子称为苷键原子，亦称苷原子。苷键原子通常是氧原子、氮原子、硫原子、碳原子。

单糖成环后形成 α、β 两种端基差向异构体，因此形成的苷键构型也有两种，即 α- 构型和 β- 构型，糖与苷元形成的苷亦分为 α- 苷和 β- 苷。在自然界中，D- 型糖形成的苷多为 β- 苷，L- 型糖形成的苷多为 α- 苷。

（二）苷的分类

苷的分类方法较多，根据苷中含有单糖的个数，可将苷分为单糖苷、双糖苷、三糖苷等。根据糖与苷元连接位点的数目，可将苷分为单糖链苷、双糖链苷等。根据苷在生物体内的存在状态，可将苷分为原生苷和次生苷。根据苷元化学结构的类型，可将苷分为香豆素苷、蒽醌苷、黄酮苷、三萜苷等。还可根据苷的生物活性或某些特殊性质，将苷分为强心苷、皂苷等。

目前，最常见的苷的分类方法是根据苷键原子不同，将苷分为氧苷、氮苷、硫苷和碳苷。

1. 氧苷　通过苷元上的氧原子和糖相连形成的苷称为氧苷。氧苷是最常见、数量最多的苷类。根据形成苷键的苷元羟基类型不同，又可将氧苷分为醇苷、酚苷、酯苷、氰苷和吲哚苷等，其中以醇苷和酚苷最常见。

(1) 醇苷：通过苷元的醇羟基与糖（糖的衍生物）的半缩醛（半缩酮）羟基脱水缩合而成的苷称为醇苷。具有强壮作用的红景天苷（rhodioloside），具有杀虫、抗菌活性的毛茛苷（ranunculin），具有泻下、利胆作用的京尼平苷（geniposide）等均属于醇苷。

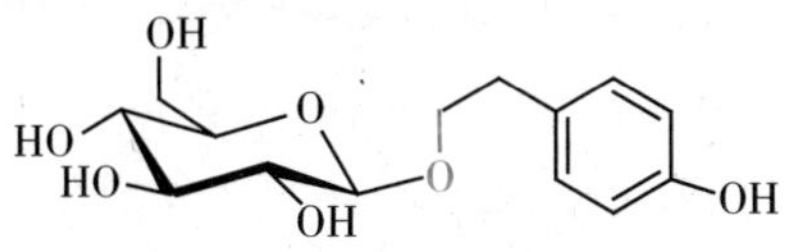

红景天苷 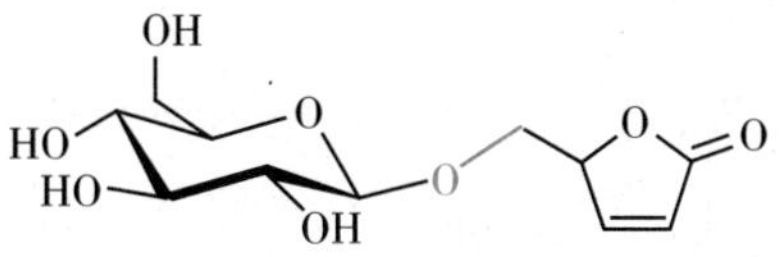　　　　毛茛苷 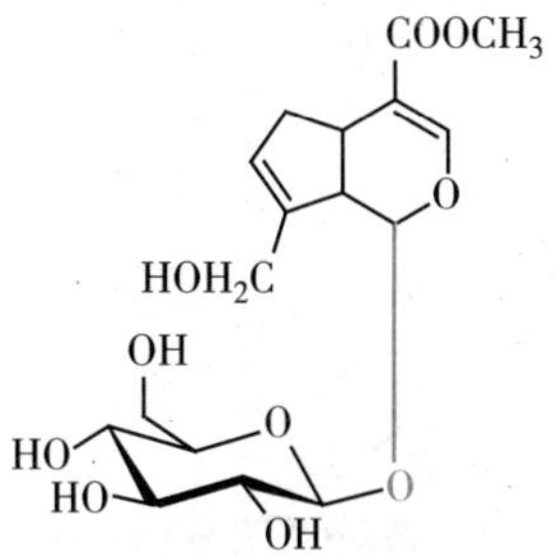　　　　京尼平苷

(2) 酚苷：通过苷元的酚羟基与糖（糖的衍生物）的半缩醛（半缩酮）羟基脱水缩合而成的苷称为酚苷。香豆素苷、蒽醌苷、黄酮苷、苯酚苷等多属于此类，如具有镇静作用的天麻苷（gastrodin），具有软化血管活性的芦丁（rutin）等均属于酚苷。

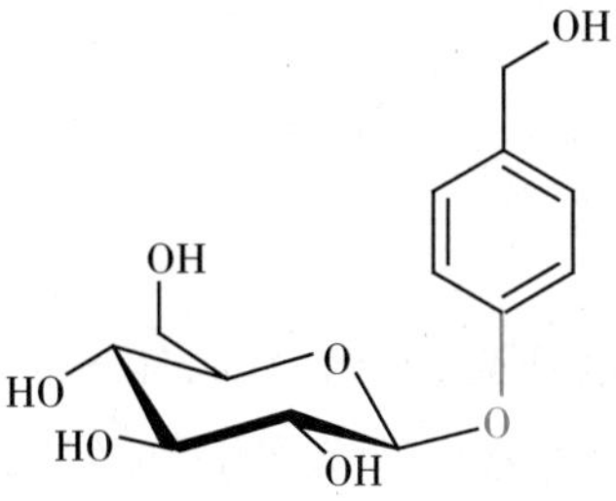

天麻苷 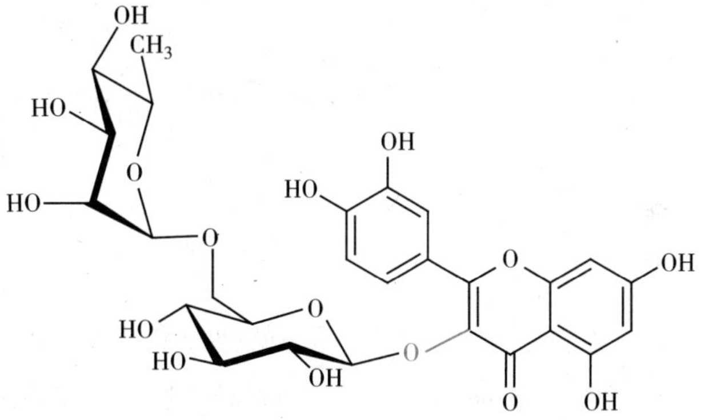　　　　　　芦丁

(3) 氰苷：α-羟腈与糖（糖的衍生物）的半缩醛（半缩酮）羟基脱水缩合而成的苷称为氰苷。已发现的氰苷有50余种，它们多数易溶于水，不易结晶，易水解，尤其在酸或酶的催化下更易水解。生成的α-羟腈苷元不稳定，很快分解生成醛（酮）和氢氰酸；少量的氢氰酸对呼吸中枢产生抑制而发挥止咳作用，而大剂量氢氰酸则会引起人和动物中毒，严重者甚至导致死亡。苦杏仁苷（amygdalin）和野樱苷（prunasin）都属于氰苷。

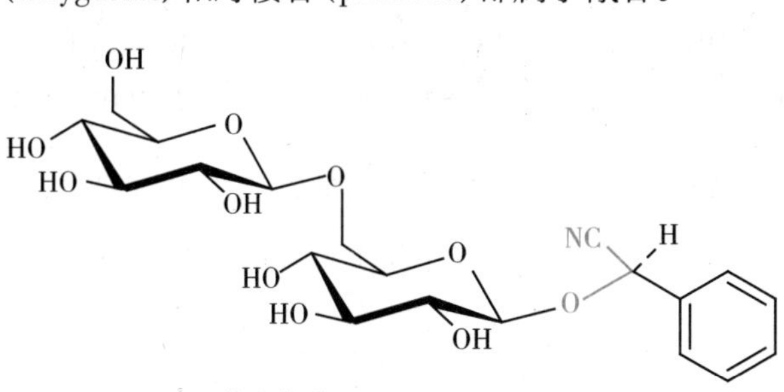

苦杏仁苷 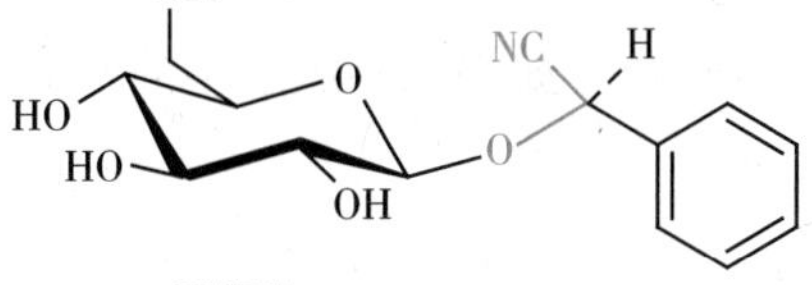　　　　　　　　野樱苷

(4) 酯苷:通过苷元的羧基与糖(糖的衍生物)的半缩醛(半缩酮)羟基脱水缩合而成的苷称为酯苷(酰苷)。酯苷既有缩醛的性质又有酯的性质,易被酸、碱水解,在三萜皂苷中较为多见。山慈菇苷A(tuliposide A)和瓜子金皂苷丁均属于这类化合物。

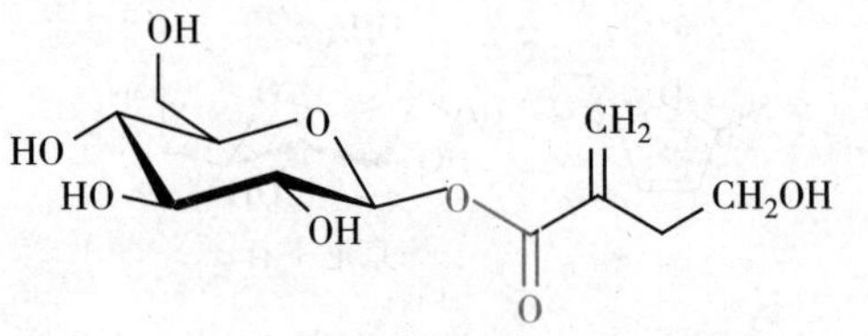

山慈菇苷A 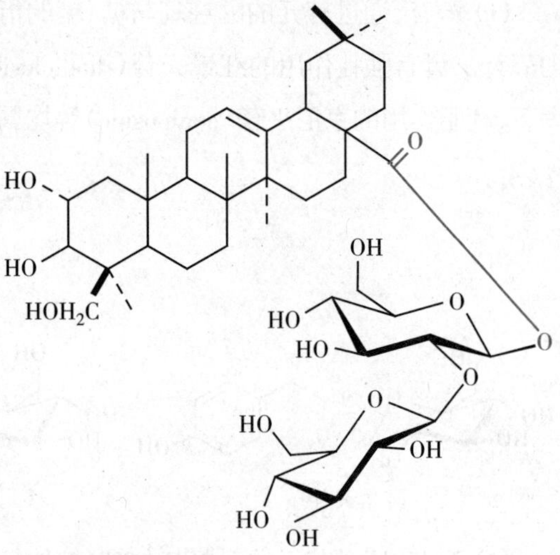   瓜子金皂苷丁

(5) 吲哚苷:吲哚苷很少见,靛青苷(indican)属于吲哚苷。

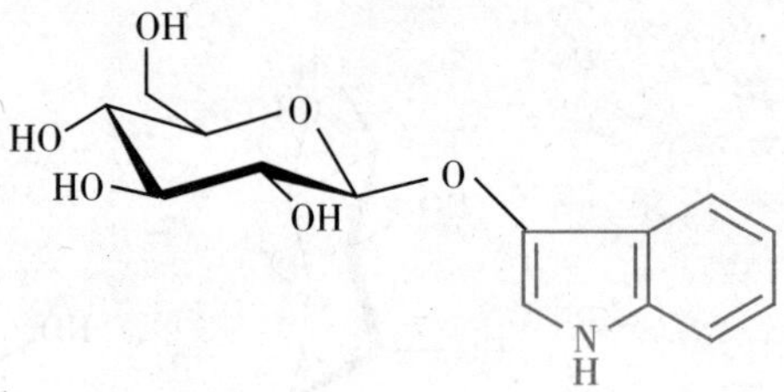

靛青苷

2. 氮苷　通过苷元的胺基与糖(糖的衍生物)的半缩醛(半缩酮)羟基脱水缩合形成的苷称为氮苷。腺苷(adenosine)、鸟苷(guanosine)、胞苷(cytidine)、尿苷(uridine)等氮苷是核酸的重要组成部分,中药巴豆中的巴豆苷(crotonoside)也属于氮苷。

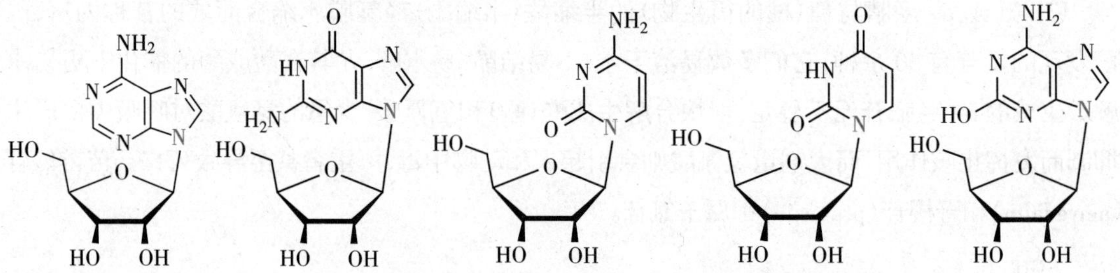

腺苷　　　　鸟苷　　　　胞苷　　　　尿苷　　　　巴豆苷

3. 硫苷　通过苷元的巯基与糖(糖的衍生物)的半缩醛(半缩酮)羟基脱水缩合而成的苷称为硫苷。如中药莱菔子中的萝卜苷(glucoraphenin),黑芥子中的黑芥子苷(sinigrin)等均属于硫苷。

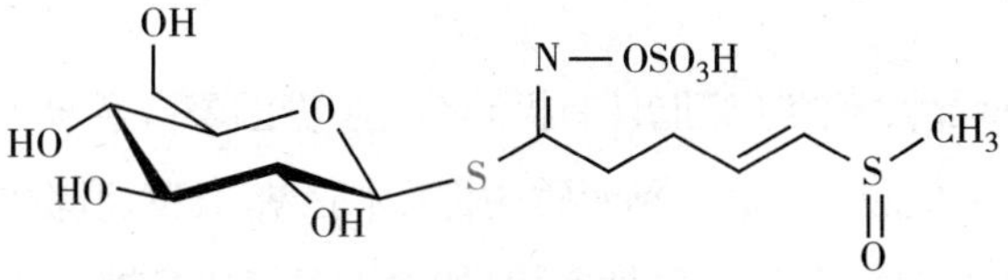

萝卜苷 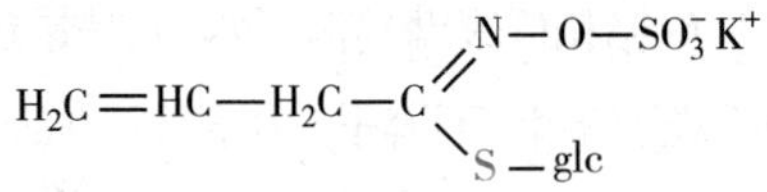　　　　　　　　　　　　　　黑芥子苷

4. 碳苷　通过苷元碳上的氢与糖(糖的衍生物)的半缩醛(半缩酮)羟基脱水缩合而成的苷称为碳苷,碳苷中糖的端基碳与苷元的碳原子直接相连。碳苷在各类溶剂中的溶解度均较小,且难于水解。形成碳苷的苷元常为间苯二酚或间苯三酚类化合物,由于—OH 对邻、对位的供电作用,使邻、对位电子云密度增高,易形成碳苷。碳苷的苷元主要有黄酮、蒽醌及酚酸类,尤以黄酮形成的碳苷最多。在黄酮碳苷中糖一般连在 A 环,且仅限于 C-6 或 C-8 位。如牡荆素(vitexin)、异牡荆素(isovitexin)、芒果苷(mangiferin)、异芒果苷(isomangiferin)等均属于碳苷。

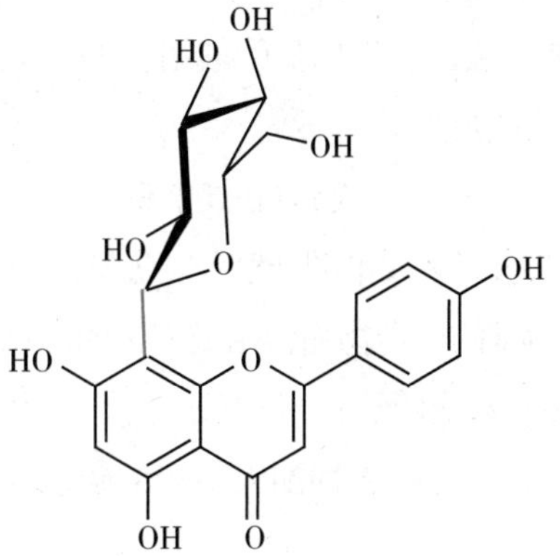

牡荆素

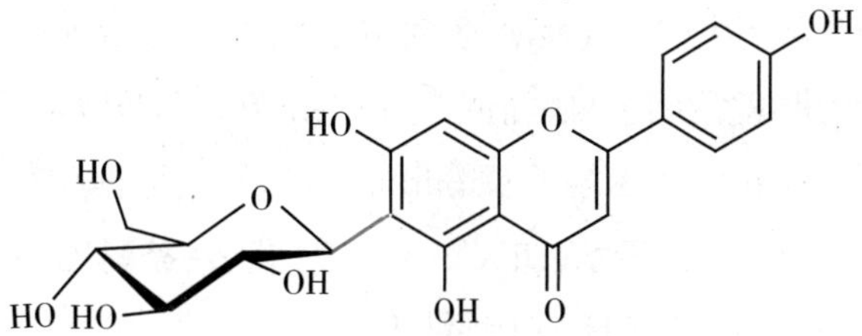

异牡荆素

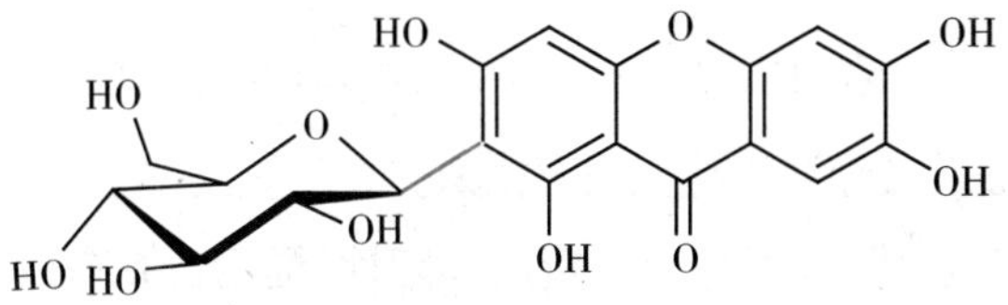

芒果苷

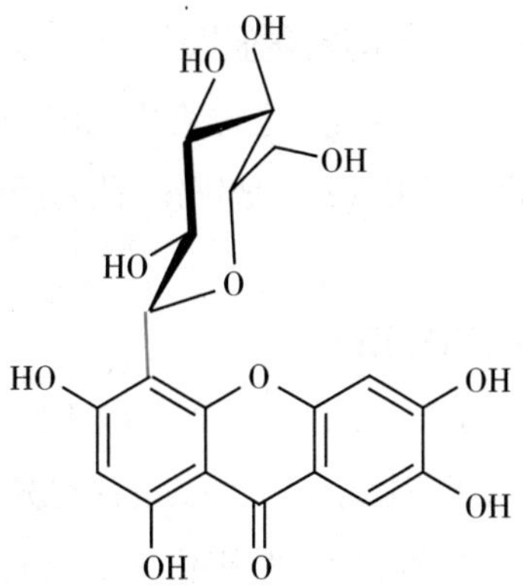

异芒果苷

第三节　糖和苷的理化性质

一、糖的理化性质

(一) 性状

单糖和小分子量的低聚糖一般为无色结晶,有甜味。多糖常为白色无定型粉末,没有甜味。

（二）溶解性

单糖和低聚糖易溶于水,尤其是热水,可溶于稀醇,不溶于亲脂性有机溶剂。多糖因聚合度增加,一般难溶于水,不溶于有机溶剂,少数可溶于热水形成胶体溶液。黏液质、树胶、木聚糖、菊糖、肝糖原等可溶于热水而不溶于乙醇。酸性多糖、半纤维素可溶于稀碱,碱性多糖(如含有氨基的多糖)可溶于稀酸,而纤维素在各种溶剂中均不溶。糖的水溶液在浓缩时不易析出结晶,一般得到黏稠的糖浆。

（三）旋光性

糖具有旋光性,天然单糖多为右旋。因多数单糖水溶液是开链式和环状结构共存的平衡体系,故单糖在水溶液中有变旋现象。

（四）糖的化学性质

糖分子中通常有羰基、醇羟基、邻二醇等官能团,能发生氧化、醚化、酯化及硼酸络合等反应,这些性质在有机化学中已有详细论述,下面只介绍糖类检识常用的反应。

1. 糠醛形成反应　单糖在浓酸(4~10mol/L)作用下,脱去3分子水,生成具有呋喃环结构的糠醛及其衍生物。低聚糖、多糖和苷类化合物在浓酸的作用下首先水解生成单糖,然后再脱水形成相应的糠醛衍生物。糠醛衍生物可以和芳胺、酚类以及具有活性次甲基的化合物缩合生成有色的产物。

Molisch 反应属于糠醛形成反应,常用于糖和苷的检识,试剂为浓硫酸和 α- 萘酚。首先取少量待测样品溶于水,加入 2~3 滴 5% 的 α- 萘酚乙醇溶液,摇匀,沿试管壁慢慢加入 1ml 浓硫酸,两液面间形成紫色环为阳性结果。

2. 费林反应　还原糖中的醛(酮)基可以被费林试剂氧化成羧基,同时费林试剂中的 Cu^{2+} 被还原成砖红色的氧化亚铜 Cu_2O,此为费林反应(Fehling's reaction)。

3. 托伦反应　还原糖中的醛(酮)基可以被托伦试剂氧化成羧基,同时托伦试剂中的 Ag^+ 被还原成金属银 Ag,生成银镜,此为托伦反应(Tollen's reaction)或银镜反应。

（五）糖的检识

糖的理化检识主要利用糖的显色及沉淀反应。色谱检识可分为纸色谱和薄层色谱。若样品为纯品,可直接检识。中药样品可先用水提取,提取液经初步纯化后再检识。

1. 理化检识　常用化学反应进行糖的检识,若样品的 Molisch 反应呈阳性,提示含有糖或苷类成分。费林反应或托伦反应呈阳性,说明存在还原糖。在样品水溶液中加入费林试剂至不再产生沉淀,过滤,滤液再进行 Molisch 反应,若呈阳性,说明可能存在非还原性糖或苷。

2. 色谱检识

(1) 纸色谱:糖的亲水性较强,一般固定相为水,展开剂选用水饱和的有机溶剂,如正丁醇 - 醋酸 - 水(4∶1∶5,BAW,上层)或水饱和苯酚等。

(2) 薄层色谱:可选用纤维素或硅胶薄层色谱。纤维素薄层色谱原理与纸色谱相同,条件相似,但所需时间更短。硅胶薄层色谱常用含水溶剂系统为展开剂,如正丁醇 - 醋酸 - 水(4∶1∶5,上层)、三氯甲烷 - 甲醇 - 水(65∶35∶10,下层)等。反相硅胶薄层色谱常用不同比例的甲醇 - 水、三氯甲烷 - 甲醇 - 水等为展开剂。

糖的显色反应原理主要是利用糖的还原性或形成糠醛衍生物后引起的显色反应。常用的试剂有苯胺 - 邻苯二甲酸、三苯四氮盐(TTC 试剂)等。这些试剂对不同的糖显不同的颜色,因此,有些显色剂不仅可以确定糖的存在,还有助于确定单糖种类。

有些显色剂中含有硫酸,只能用于薄层色谱,不能用于纸色谱,如茴香醛 - 硫酸、α- 萘酚和浓硫酸,喷后一般要在 105℃加热数分钟才显现清晰斑点,以羧甲基纤维素钠为黏合剂的硅胶板,在使用含硫酸的显色剂时应注意加热的温度与时间,以免薄层板发黑,影响对斑点的观察。

二、苷的理化性质

几乎所有的中药化学成分,如黄酮、蒽醌、香豆素、萜类、生物碱等均可与糖(糖的衍生物)形成苷,因此苷的结构多样,性质千变万化。

(一) 性状

苷类化合物为固体,其中含糖基较少的苷可能形成结晶,含糖基多的苷为无定型粉末,常具有吸湿性。苷类是否有颜色取决于苷元部分共轭体系的大小和助色团的有无,多数黄酮苷、蒽醌苷有颜色。苷类一般无味,但也有很苦(三萜皂苷)或很甜的苷(甜菊苷)。有些苷类对黏膜具有刺激作用,如皂苷、强心苷等。

(二) 溶解性

苷类的溶解性与苷元和糖的结构均有关系。通常苷元为亲脂性,而糖是亲水性物质,所以苷中苷元所占比例越大,苷的亲脂性越强,在亲脂性有机溶剂中溶解度越大;而糖所占比例越大,苷的亲水性越强,在水中溶解度越大。

中药所含的苷类一般属于极性较大的物质,在甲醇、乙醇、含水正丁醇等极性大的有机溶剂中有较大溶解度,一般能溶于热水。但一些大分子苷元(如固醇等)形成的单糖苷、去氧糖苷等表现为亲脂性。用不同极性的溶剂顺次提取中药时,除了石油醚等非极性部位外,在中等极性、大极性的部位中都可能存在苷类,但主要分布于大极性部位。

碳苷的溶解度较为特殊,在水中和其他溶剂中的溶解度一般都较小。

(三) 旋光性

苷类具有旋光性,多数呈左旋。苷类旋光度的大小与苷元和糖的结构,以及苷元与糖、糖与糖之间的连接方式均有关系。苷类水解后生成的糖为右旋,因而水解后的混合物呈右旋。

(四) 苷键的裂解

苷键的裂解是研究多糖和苷类结构的重要方法,通过苷键的裂解有助于了解苷元的结构、糖的种类和比例,确定苷元与糖、糖与糖的连接方式,苷键的构型等。苷键裂解按所用的催化剂可分为酸催化水解、碱催化水解、乙酰解、酶解、过碘酸裂解等。

1. 酸催化水解　苷键为缩醛(酮)结构,对酸不稳定,易被酸催化水解生成苷元和糖。反应一般在水或稀醇中进行,常用的酸有稀盐酸、稀硫酸、甲酸、醋酸等。反应机制是苷键原子先被质子化,然后苷键断裂生成苷元和糖的正离子中间体,该中间体再与水结合生成糖,并释放催化剂氢离子。下面以葡萄糖氧苷为例,说明反应历程:

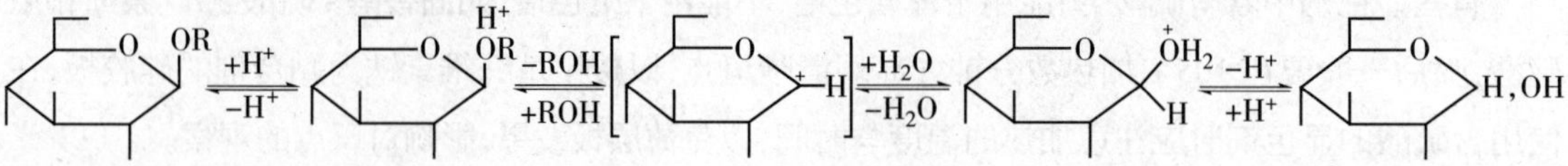

从上述反应机制可以看出,凡是有利于苷键原子质子化和中间体形成的一切因素均有利于苷键的水解。通常苷水解的难易有以下规律:

(1) 按苷原子不同,酸水解由难到易的顺序为:C- 苷 >S- 苷 >O- 苷 >N- 苷。碳原子上无共用电子对,最难质子化,所以碳苷最难酸水解;N 原子碱性最强,最易质子化,水解速度最快。值得注意的是,如果氮原子处于酰胺或嘧啶环上时,由于受到 p-π 共轭和吸电诱导效应的影响,氮原子上电子云密度降低,难于质子化,进而导致这类氮苷很难酸水解。

(2) 呋喃糖苷较吡喃糖苷容易水解。由于五元呋喃环是平面结构,各取代基处于重叠位置,比较拥挤,张力较大,酸水解时形成的中间体使拥挤状态得到改善,环的张力减小,所以呋喃糖苷水解较吡喃糖苷快。此外,酮糖多数为呋喃糖,而且端基上又增加了一个—CH₂OH 大基团,增加了呋喃环的拥挤状况,故酮糖较醛糖容易水解。

(3) 吡喃糖苷中 C_5 上的取代基会对质子进攻苷键造成一定的空间位阻,故取代基越大越难水解。酸水解由难到易的顺序为:糖醛酸苷 > 七碳糖苷 > 六碳糖苷 > 甲基五碳糖苷 > 五碳糖苷。

(4) 酚苷及烯醇苷比醇苷易于水解。因为酚苷及烯醇苷的芳环或双键对苷键原子的正电荷具有一定的分散作用,有利于苷键原子质子化。

(5) 氨基糖苷比羟基糖苷难水解,而羟基糖苷又比去氧糖苷难水解。这是由于氨基和羟基均可与苷键原子争夺质子,当 C_2 上的取代基被质子化后使端基碳原子的电子云密度降低,不利于苷键原子质子化。故酸水解由难到易的顺序为:2- 氨基糖苷 >2- 羟基糖苷 >6- 去氧糖苷 >2- 去氧糖苷 >2,6- 二去氧糖苷。

(6) 当苷元为小基团时,由于横键上的原子易于质子化,故横键的苷键比竖键易水解。当苷元为大基团时,其空间因素占主导地位,苷元的脱去有利于中间体的稳定,故竖键的苷键比横键易水解。

2. 碱催化水解　一般的苷键为缩醛结构,对碱稳定,故苷不易被碱催化水解。由于酚苷中的芳环具有一定的吸电作用,使糖端基氢的酸性增强,有利于 OH⁻ 的进攻;从插烯规律来看与羰基共轭的烯醇具有酯的性质,故酯苷、酚苷、与羰基共轭的烯醇苷可被碱水解。如 4- 羟基香豆素苷、水杨苷 [D(-)-salicin] 可被碱水解。

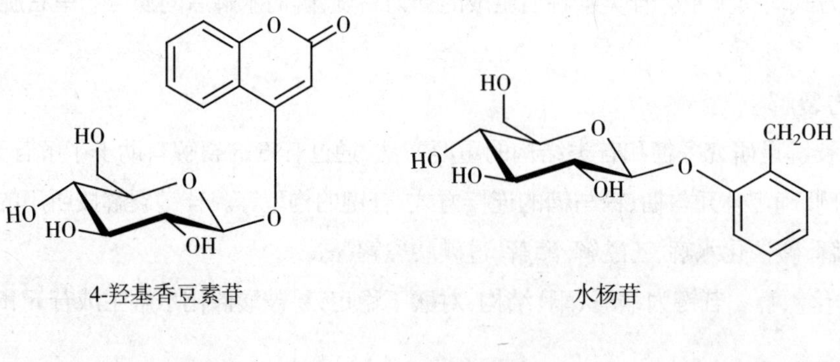

4-羟基香豆素苷　　　　　　　水杨苷

苷键 β 位的吸电基团能使苷元 α- 位氢活化,有利于 OH^- 的进攻,故苷键的 β 位有吸电基团取代的苷(如蜀黍苷 dhurrin)在碱液中可与苷键发生消除反应而开裂苷键,此反应称为 β- 消除反应。

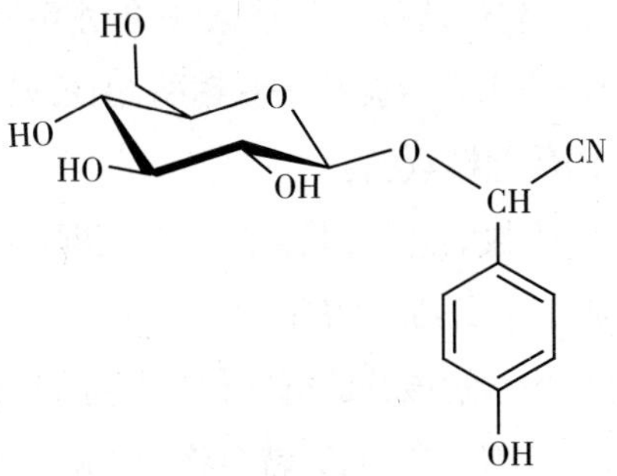

蜀黍苷

3. 乙酰解反应　在多糖、苷的结构研究中,为了确定糖与糖之间的连接位点,常用乙酰解开裂一部分苷键,保留一部分苷键,然后用薄层或气相色谱鉴定水解产物中得到的乙酰化糖,进而推测糖的连接方式。乙酰解所用试剂是醋酐和酸,常用的酸有 H_2SO_4、$HClO_4$、CF_3COOH 和 $ZnCl_2$、BF_3 等。反应机制与酸催化水解相似,只是进攻的基团是 CH_3CO^+,而不是质子。

当苷键邻位羟基可乙酰化或苷键邻位有环氧基时,由于诱导效应使乙酰解反应变慢。从 β- 苷键葡萄糖双糖的乙酰解难易程度可以看,乙酰解由难到易的顺序为:$(1\rightarrow2)>(1\rightarrow3)>(1\rightarrow4)\gg(1\rightarrow6)$。乙酰解反应的优点有反应条件温和,操作简便,所得产物为单糖、低聚糖及苷元的酰化物,增加了反应产物的脂溶性,有利于进一步精制和鉴定等。但需要特别注意的是,乙酰解反应易使糖的端基发生异构化。

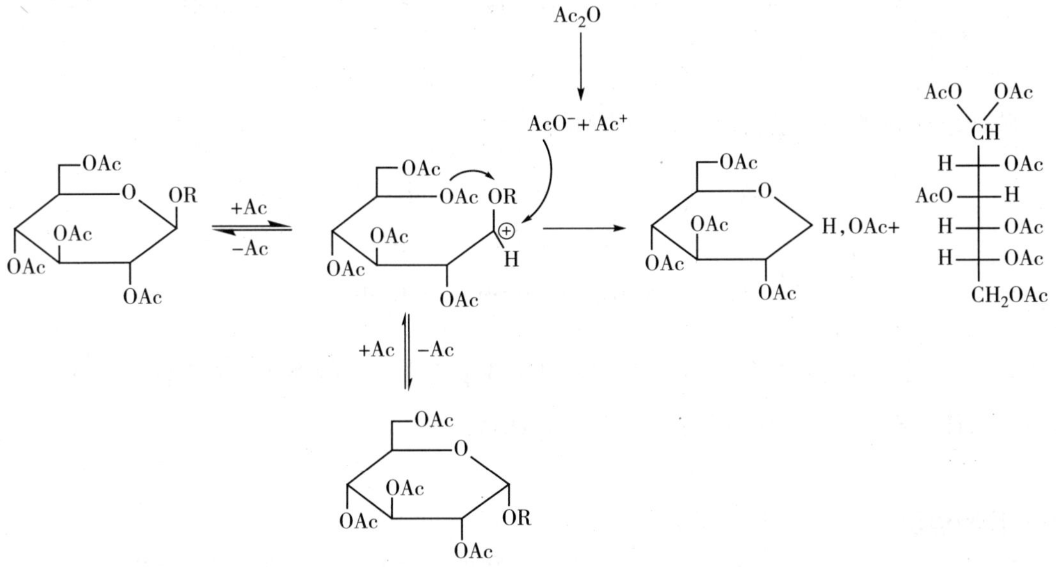

4. 酶催化水解　苷类化合物可以被酶催化水解。酶水解的特点是:反应条件温和,专属性高;根据所用酶的特点可确定苷键构型、糖的种类;根据获得的次级苷、低聚糖可推测苷元与糖、糖与糖的连接方式;能够获得原苷元。

常用于苷键水解的酶有转化糖酶(invertase)、麦芽糖酶(maltase)、杏仁苷酶(emulsin)、纤维素酶(cellulase)等。酶具有高度专属性，α-苷酶只能水解 α-苷键，β-苷酶只能水解 β-苷键，例如转化糖酶只水解 β-果糖苷键，对蔗糖、棉子糖、水苏糖等也只能水解掉 1 分子果糖；麦芽糖酶只水解 α-D-葡萄糖苷键；纤维素酶只水解 β-D-葡萄糖苷键；杏仁苷酶只水解 β-六碳醛糖苷键；蜗牛酶只水解 β-苷键等。少数酶的专属性、立体选择性非常强，只能水解特定化合物的特定糖，例如存在于毒毛旋花子中的 β-D-葡萄糖苷酶和毒毛旋花子双糖酶，前者只能水解毒毛花苷 K 中的末端葡萄糖，后者则只能水解该苷末端的葡萄糖双糖。

由于酶的分离纯化很困难，除少数酶外，要获得适于特定糖的特定酶非常困难，目前市售的酶大多为混合酶，如粗陈皮苷酶、淀粉酶、纤维素酶等。

需要特别强调的是，植物中苷和水解该苷的酶往往是共存的，只是它们分布在不同位置，酶无法发挥作用。但当植物细胞被破坏，酶与苷相遇，就会将苷水解。因此，在中药的采收、加工、贮存和提取过程中，必须注意酶的影响，根据不同需要，控制酶的活性。此外，pH 是影响酶解反应的重要因素，如芥子苷酶水解芥子苷时，产物随 pH 不同而改变。

5. 过碘酸裂解反应　过碘酸裂解法亦称 Smith 降解法，特点是反应条件温和，易得到原苷元，特别适合苷元不稳定的苷和碳苷的裂解。但对于苷元上有邻二醇羟基或易被氧化的基团的苷则不能应用，因为过碘酸在氧化糖的同时也会将它们氧化。通过过碘酸裂解反应的产物可以推测糖的种类以及糖与糖的连接方式。

过碘酸裂解法所用的试剂是 $NaIO_4$ 和 $NaBH_4$，首先将样品溶于水或稀醇中，加入 $NaIO_4$，在室温下将糖氧化开裂成二醛和甲酸。然后 $NaBH_4$ 将醛还原成伯醇，这种醇具有缩醛结构，在弱酸性条件下就可水解。最后调节 pH 为 2，室温放置即可水解生成苷元、多元醇和羟基乙醛。

碳苷经 Smith 降解可获得连有 1 个醛基的苷元。

用 $FeCl_3$ 氧化法裂解碳苷时，获得的糖不是原苷中的糖，而是糖的 C_1—C_2 键开裂的产物。如葡萄糖碳苷用 $FeCl_3$ 氧化法开裂，得到的糖是阿拉伯糖。

（五）苷的检识

苷类的共性在于都含有糖和苷键。苷类在水解生成游离糖后，可发生与糖相同的显色反应和沉淀反应。苷元部分则可根据不同结构、不同性质选择相应的显色反应和沉淀反应，详见后续章节。

1. 理化检识　苷的理化检识要注意排除游离糖的干扰。如果中药样品较纯，可直接进行检识；如果是中药样品可用热水或醇提取制备供试液，经纯化处理后，再进行苷的检识。

（1）Molisch 反应：若样品的 Molisch 反应呈阳性，提示含有糖或苷，需进一步确认是否存在苷类。如果样品是用乙醇或甲醇提取的，其中可能含有还原性单糖或寡糖，可以先将醇提液进行费林反应，若生成砖红色沉淀，证明存在还原性糖，继续加费林试剂至不再产生沉淀，将反应液过滤，滤液再进行 Molisch 反应，若仍呈阳性，则证明可能存在非还原性糖或苷类。如果样品是水提液，可能含有单糖、低聚糖、多糖及苷，需要用正丁醇萃取。一般正丁醇萃取液不含各种糖类，将萃取液浓缩后再进行 Molisch 反应，仍显阳性表明含有苷类。

碳苷、糖醛酸与 Molisch 试剂反应常呈阴性。

（2）费林反应和托伦反应：样品醇提液与费林试剂（或托伦试剂）反应呈阳性，说明存在单糖，可继续加入费林试剂至不再产生沉淀为止，过滤，将滤液酸水解，水解液中和后再进行费林反应，若仍为阳性，提示存在苷类；若样品醇提液与费林试剂反应呈阴性，可以直接将样品酸水解，中和后进行费林反应，若为阳性，说明存在苷类成分。

（3）水解反应：苷水解后产生糖和苷元，其中糖溶于水，而苷元多为亲脂性成分，在水中易析出，所以，将样品酸水解，反应液冷却，若出现混浊，提示可能存在苷类成分。低聚糖、多糖水解后生成的单糖是水溶性的，不会有沉淀出现。

2. 色谱检识　苷类的色谱检识包括纸色谱和薄层色谱，薄层色谱常用的吸附剂是硅胶、反相硅胶和纤维素。

（1）纸色谱：一般以水饱和的有机溶剂为展开剂，如正丁醇 - 醋酸 - 水（4：1：5，上层）、正丁醇 - 乙醇 - 水（4：2：1）或水饱和的苯酚等。

（2）薄层色谱：苷类化合物一般极性较大，硅胶薄层常用含水溶剂系统为展开剂，如正丁醇 - 醋酸 - 水（4：1：5，上层）、三氯甲烷 - 甲醇 - 水（65：35：10，下层）等。对极性较小的苷类，也常用三氯甲烷 - 甲醇、丙酮 - 甲醇等溶剂系统为展开剂。反相硅胶薄层色谱常用不同比例的甲醇 - 水、乙腈 - 甲醇 - 水为展开剂。纤维素薄层色谱原理与纸色谱相同，条件相似，所需时间更短。

（3）显色剂：苷中糖部分所用显色剂与糖相似，如苯胺 - 邻苯二甲酸、间苯二酚 - 盐酸、蒽酮试剂等，针对苷元部分的显色剂详见后续章节。

第四节　糖和苷的提取分离与结构鉴定

一、糖的提取分离

（一）糖的提取

单糖、低聚糖易溶于水，难溶于低极性的有机溶剂。从中药中提取单糖、低聚糖通常采用水或稀醇提取。

多糖一般难溶于冷水或溶于热水成胶体溶液。提取多糖通常采用的溶剂是水、0.1~1mol/L NaOH（或 KOH）、1%HAc 或苯酚等。通常先用甲醇、乙醇或乙醚脱脂，然后用热水提取 2~3 次，每次 4~6 小时，最后再用 0.5mol/L NaOH 水溶液提取 2 次，将多糖分为水溶和碱溶两部分。提取液经浓缩后以甲醇、乙醇或丙酮等沉淀，所得粗多糖经反复溶解与醇沉。从不同中药中提取多糖，选用何种溶剂需根据具体情况而定,可先以小量样品摸索,观察提取率。

采用醇沉或其他溶剂沉淀所获得的粗多糖常混有大量蛋白质。脱蛋白可选择使蛋白沉淀而多糖不沉淀的酚、三氯甲烷、鞣质等试剂来处理,但用酸性试剂时间宜短,温度宜低,以免多糖降解。常用的脱蛋白方法有Sevage法、酶解法、三氟三氯乙烷法、三氯醋酸法等。某些多糖因含有酸、碱性基团,易与蛋白质相互作用(不是糖蛋白),较难除去。

(二) 糖的分离

很多中药中的多糖含量高且具有生物活性,此处主要探讨多糖的分离方法。

1. 季铵盐沉淀法　季铵盐及其氢氧化物是一类乳化剂,可与酸性多糖形成不溶性沉淀,常用于酸性多糖的分离。通常季铵盐及其氢氧化物并不与中性多糖产生沉淀,但当溶液的pH增高或加入硼砂缓冲液使糖的酸度增高时,也会与中性多糖形成沉淀。控制季铵盐的浓度能分离各种不同的酸性多糖。

2. 分级沉淀法　根据多糖在不同浓度的醇或丙酮中具有不同溶解度的性质,由少到多依次加入甲醇、乙醇或丙酮,收集不同浓度下析出的沉淀,经反复溶解与沉淀,直到测得的物理常数恒定(如比旋光度测定或电泳检查)。此法适于分离溶解度相差较大的多糖。为保护多糖的结构,分离常在pH为7的条件下进行,但酸性多糖在此条件下—COOH是以—COO$^-$离子形式存在的,需要在pH2~4下进行分离,此时为防止苷键水解,操作要迅速。

3. 离子交换色谱　糖类在纸色谱上有很好的分离效果,据此将纤维素改性,使离子交换和纤维素色谱结合起来制成一系列离子交换纤维素,用于多糖的分离。常用的阳离子交换纤维素有CM-cellulose、P-cellulose、SE-cellulose、SM-cellulose;阴离子交换纤维素有DEAE-cellulose、ECTEOLA-cellulose、PAB-cellulose和TEAC-cellulose等。其中阳离子交换纤维素适用于分离酸性、中性多糖和黏多糖。交换剂对多糖的吸附能力与多糖的结构有关,通常多糖分子中酸性基团增加则吸附力增大;对于线状分子,分子量大的比分子量小的易吸附;直链的较分支的易吸附。在pH为6时,酸性多糖可吸附于交换剂上,中性多糖则不能被吸附。若用硼砂将交换剂预处理,则中性多糖也可以被吸附。分离酸性多糖所用的洗脱剂通常是pH相同、离子强度不同的缓冲液,分离中性多糖的洗脱剂多是不同浓度的硼砂溶液。

4. 纤维素柱色谱　利用纤维素柱色谱对多糖进行分离,兼具吸附色谱和分配色谱的性质,洗脱剂是水和不同浓度的乙醇,出柱顺序通常是水溶性大的先出柱,水溶性小的后出柱,刚好与分级沉淀法相反。

5. 凝胶柱色谱　凝胶柱色谱可将多糖按分子大小和形状不同分离开,常用的有葡聚糖凝胶(Sephadex G)、琼脂糖凝胶(Sepharose Bio-Gel A)、聚丙烯酰胺凝胶(Bio-Gel P)等,常用的洗脱剂是各种浓度的盐溶液及缓冲液,离子强度不低于0.02mol/L。出柱顺序是大分子先出柱,小分子后出柱。分离时,通常先用孔隙小的凝胶如Sephadex G-25、G-50脱去多糖中的无机盐及小分子化合物,然后再用孔隙大的凝胶如Sephadex G-200等进行多糖分离。凝胶柱色谱不适于分离黏多糖。

6. 制备型区域电泳　多糖在电场作用下的迁移速率与分子大小、形状及所带电荷有关,故可用电泳法分离多糖。电泳常用的载体是玻璃粉。用水将玻璃粉拌成胶状,装柱,用电泳缓冲液(如pH为9.3的0.05mol/L硼砂水溶液)平衡3天,将多糖加入柱上端,接通电源,上端为正极(多糖向负极迁移),下端为负极,其单位厘米的电压为 1.2~2V,电流为 30~35mA,电泳时间为 5~12 小时。电泳完毕后将玻璃粉载体推出柱外,分割后分别洗脱、检测。此法分离效果良好,但只适于实验室小规模使用,且电泳柱中必须有冷却夹层。

二、苷的提取分离

(一) 苷的提取

中药中苷的存在状态和性质不同。首先要明确提取目的,再选择相应的提取方法。苷类化合物随着分子中糖基的增多极性增大,极性低的苷元(如萜醇、固醇)的单糖苷往往溶于低极性的有机溶剂,随着糖基数目的增多,亲水性相应增加。

苷类化合物常用甲醇、乙醇或沸水作为提取溶剂,回收溶剂后依次用极性逐渐增大的有机溶剂进行萃取。石油醚萃取物往往是极性小的化合物,三氯甲烷、乙醚萃取物为苷元,乙酸乙酯萃取物中可获得单糖苷,正丁醇萃取物中可获得低聚糖苷。由于植物体内的苷和相应的水解酶共存,为了获得原生苷,须采用适当的方法杀酶或抑制酶的活性。如采集新鲜材料,迅速加热干燥、冷冻保存;用沸水或醇提取;先用碳酸钙拌和后再用沸水提取等。若想获得次生苷或苷元,则可以利用水解酶。

(二) 苷的分离

苷的极性较大,且基本是非晶形物质,分离较困难,提取后一般先初步分离除去大量杂质,再用色谱法进一步分离。

初步分离苷类成分常用大孔树脂。将粗提物溶于水,吸附于大孔树脂柱上,先用水洗除去无机盐、糖、肽等水溶性成分,再逐步增加醇浓度以洗出苷类。

色谱分离苷类成分常用的填料有正、反相硅胶,葡聚糖凝胶等。有些苷类也用活性炭、纤维素、聚酰胺、离子交换树脂等色谱填料来分离。

三、糖和苷的结构鉴定

多糖是生物大分子,具有多级结构,多糖的生物活性不仅与其分子量、溶解度、黏度及糖链的一级结构有关,与其二、三级结构也密切相关。由于单糖比氨基酸种类多,连接位点多,且还有端基碳的构型等问题,故聚糖的糖链比蛋白质要复杂得多,如 3 个相同的氨基酸只能形成一种三肽,而 3 个糖能形成 176 个异构体,因此具有侧链的多糖在结构测定方面比蛋白质要复杂得多。

糖和苷的共性是糖链。苷的结构研究中,糖链的测定占主要地位,苷元的种类多、结构各异,苷元的结构研究会在后续章节中逐一介绍。故本节重点介绍糖链结构的鉴定方法,包括单糖种类、糖基的数目、单糖绝对构型、糖的连接位置和顺序、苷键的构型等。

(一) 纯度验证

多糖是高分子化合物,其纯度不能用小分子化合物的标准判断,即使是一种多糖纯品,其微观也并不均一。通常所说的多糖纯品实质上是一定分子量范围的均一组分,它的纯度只代表相似链长的平均分布,用均一性表示。目前多糖纯度常用的测定方法有:超离心法、高压电泳法、凝胶柱色谱法、旋光测定法等。通常确定一种多糖的均一性,至少要用两种以上的方法。

(二) 单糖种类的鉴定

可将低聚糖、多糖或苷的苷键全部水解,以单糖标准品作对照,利用 TLC、PC、GC 和 HPLC 等方法对水解液中单糖的种类进行鉴定。还可根据 ^{13}C-NMR 谱中不同糖的碳信号确定糖的种类。表 4-1 列举了常见单糖及其甲苷的 ^{13}C-NMR 化学位移。

表 4-1 常见单糖及其甲苷的碳谱数据 (δ)

化合物	C_1	C_2	C_3	C_4	C_5	C_6	OCH$_3$
methyl-α-D-glucopyranoside	100.0	72.2	74.1	70.6	72.5	61.6	55.9
methyl-β-D-glucopyranoside	104.0	74.1	76.8	70.6	76.8	61.8	58.1
methyl-α-D-galatopyranoside	100.1	69.2	70.5	70.2	71.6	62.2	56.0
methyl-β-D-galatopyranoside	104.5	71.7	73.8	69.7	76.0	62.0	58.1
methyl-α-D-mannopyranoside	101.9	71.2	71.8	68.0	73.7	62.1	55.9
methyl-β-D-mannopyranoside	101.1	71.4	74.0	67.9	77.4	62.2	58.2
methyl-α-L-rhamnoside	102.6	72.7	72.1	73.8	69.5	18.6	
methyl-β-L-rhamnoside	102.6	72.1	75.3	73.7	73.4	18.5	
methyl-α-D-arabinopyranoside	105.1	71.8	73.4	69.4	67.3		58.1
methyl-β-D-arabinopyranoside	101.0	69.4	69.9	70.0	63.8		56.3
methyl-α-D-arabinofuranoside*	109.2	81.8	77.5	84.9	62.4		
methyl-β-D-arabinofuranoside*	103.1	77.4	75.7	82.9	62.4		
methyl-α-D-xylopyranoside	100.6	72.3	74.3	70.4	62.0		56.0
methyl-β-D-xylopyranoside	105.1	74.0	76.9	70.4	66.3		58.3
α-D-fructopyranose	65.9	99.1	70.9	71.3	70.0	61.9	
β-D-fructopyranose	64.7	99.1	68.4	70.5	70.0	64.1	
α-D-fructofuranose	63.8	105.5	82.9	77.0	82.2	61.9	
β-D-fructofuranose	63.6	102.6	76.4	75.4	81.6	63.2	
α-D-ribopyranose	94.3	70.8	71.1	68.1	63.8		
β-D-ribopyranose	94.7	71.8	69.7	68.2	63.8		
α-D-ribofuranose	97.1	71.7	70.8	83.8	62.1		
β-D-ribofuranose	101.7	76.0	71.2	83.3	63.3		
α-D-talpyranose	96.1	72.2	66.6	71.1	72.6	63.0	
β-D-talpyranose	95.6	73.0	69.6	70.1	77.7	62.7	
α-D-altrpyranose	95.3	71.9	71.8	66.8	72.8	62.1	
β-D-altrpyranose	93.3	72.3	72.1	65.8	75.6	63.1	

注:*D$_2$O 中测定。

(三)分子量测定及糖基数目的确定

可通过质谱法确定苷和苷元的分子量,计算其差值,获得糖的总分子量,进而计算糖的数目。根据 ^{1}H-NMR 谱中端基质子信号(一般位于 δ 4.3~5.9)的数量确定糖的数目,但酮糖没有端基质子信号,要根据其他信息加以判断。根据 ^{13}C-NMR 谱中端基碳信号(一般位于 δ 90~112)的数目,并结合糖基碳数目总和(总碳数 - 苷元碳数),推算出糖的数目。

基质辅助激光解吸电离飞行时间质谱(MALDI-TOF-MS)可用于多糖等高分子化合物的分子量测定。多糖虽然已经提纯,实际上仍为混合物,分子量只是一种统计平均值。沉降法、光散射法、黏度法、渗透压法、超滤法、超离心法等物理方法也适用于多糖分子量的测定。根据测定的分子量和单糖组成进一步确定多糖的一级结构重复单元中糖基数目。

(四)单糖绝对构型的测定

单糖的绝对构型习惯上以 D、L 表示,由 Fischer 投影式中距离羰基最远的手性碳上的羟基决定,在右侧的为 D 型糖,在左侧的为 L 型糖。在 Haworth 式中的确定方法详见本章第二节"单糖的立体化学"部分。在确定糖和苷的化学结构时,要确定单糖的绝对构型。确定单糖绝对构型的方法有 GC 法、HPLC 法、手性柱色谱法、手性检测法、旋光比较法等。

(五)糖连接位置的确定

糖连接位置的测定可采用甲基化法,然后水解苷键,利用 GC 对水解产物进行定性、定量分析,获知单糖的种类、甲基化位置及各单糖的比例。具有游离羟基的位置即是糖的连接位点。

简单的低聚糖及其苷可通过 NMR 确定糖的连接位点。糖与苷元成苷后,苷元的 α-C、β-C 和糖的端基碳的化学位移值均发生了改变,这种改变称为苷化位移(glycosidation shift,GS)。苷化位移值与苷元的结构有关,与糖的种类关系不大。苷化位移在推测糖与苷元、糖与糖的连接位点方面具有重要的作用。糖与糖通过苷键相连虽然并不称为苷,但在研究其连接位点时,苷化位移仍然适用。糖与醇成苷后,苷与苷元相比 α-C 化学位移增大(向低场位移 5~10 个化学位移单位),β-C 化学位移减小(向高场位移约 2~5 个化学位移单位);苷与该糖的甲苷相比,端基碳化学位移减小(向高场位移 1~7 个化学位移单位)。酯苷和酚苷的苷化位移比较特殊,其 α-C 通常向高场位移。在被苷化的糖中,通常 α-C 的位移较大,β-C 稍有影响,对其他碳则影响不大。

在 HMBC 谱中找到糖中与苷键相连的 C 上的 H 和苷元 α-C 之间的相关峰,以及与苷键相连的糖上的 C 和苷元中 α-C 上的 H 之间的相关峰,以此确定糖与苷元、糖与糖的连接位点。

(六)糖连接顺序的确定

早期解决糖链连接顺序的方法主要是部分水解法,即稀酸水解、甲醇解、碱水解等,将糖链水解成较小的片段,然后根据水解所得的低聚糖推断整个糖链的结构(包括糖的连接位点、连接顺序、苷键构型等)。

质谱是研究低聚糖及苷中糖连接顺序的有力工具,在明确单糖组成后,可根据质谱裂解规律和该化合物的裂解碎片推测糖链的连接顺序。值得注意的是,此时低聚糖及苷中的糖不能是同一类糖（如六碳醛糖、五碳醛糖、甲基五碳糖等）。否则因所丢失的质量相等，无法推断糖的连接顺序。

测定糖连接顺序最常用的方法是 NMR 法，利用苷化位移、HMBC 谱确定糖的连接顺序。在运用 NMR 确定糖链结构时，往往是各种化学手段、谱学信息的优势互补、相互印证、综合分析才能得出正确、全面的结论，其中糖中各个碳、氢信号的正确归属尤为重要。

（七）苷键构型的确定

苷键构型的确定方法有核磁共振法、酶解法、红外法、分子旋光差法（Klyne 法）等。

利用 NMR 图谱确定苷键构型是目前常用的方法。在 ^{1}H-NMR 谱中，当相邻的两个质子均为竖键时，其两面角为 180°，偶合常数为 6~8Hz；当一个为竖键、一个为横键时，其两面角为 60°，偶合常数为 2~4Hz。

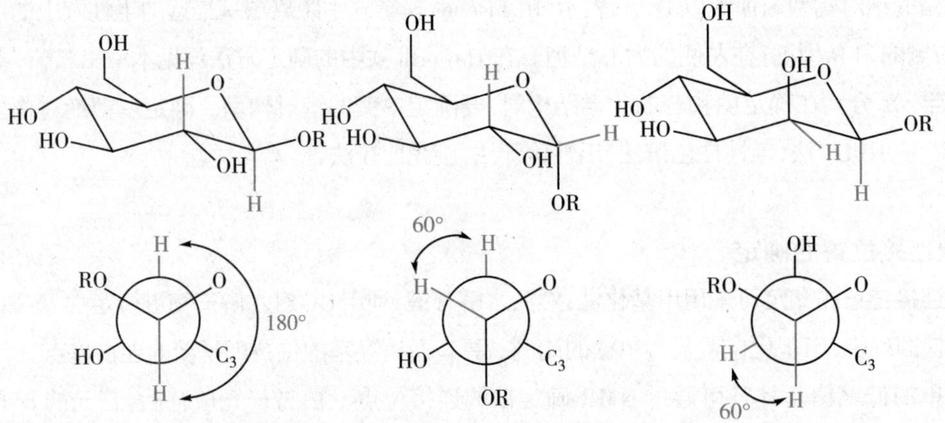

对于 H-2 为竖键的糖，根据偶合常数 J 值可以确定苷键的构型。优势构象为 C1 式，且 2-OH 在环的面下（Haworth 式）的吡喃糖，当苷键为 β-D 或 α-L 型时，其端基质子为竖键，偶合常数为 6~8Hz；当苷键为 α-D 或 β-L 型时，其端基质子为横键，偶合常数为 2~4Hz。对于优势构象为 1C 式，且 2-OH 在环的面上（Haworth 式）的吡喃型糖，当苷键为 α-D 或 β-L 型时，其端基质子为竖键，偶合常数为 6~8Hz；当苷键为 β-D 或 α-L 型时，其端基质子为横键，偶合常数为 2~4Hz。由于甘露糖、鼠李糖、来苏糖的优势构象式中 H-2 在横键上，故无法用上述方法确定它们的苷键构型。对于呋喃型糖，无论其端基质子和 H-2 处于反式还是顺式，其偶合常数变化均不大（都在 0~5Hz），故无法用端基质子的偶合常数来判断它们的苷键构型。对于同一种糖，我们无法根据 NMR 数据推断它的优势构象式是 C1 式还是 1C 式，故无法判断糖的绝对构型。但可以根据端基氢的偶合常数来推断它们的苷键构型（即 α 或 β）。如对于葡萄糖来讲，无论是 D 型还是 L 型，只要其端基氢的偶合常数是 6~8Hz，就一定是 β 苷键。

糖与苷元连接后，在 ^{13}C-NMR 谱中端基碳的化学位移变化明显，而其他碳的化学位移变化不大。在某些苷中，其 α 和 β 构型的端基碳的化学位移差别较大，可据此判断苷键的构型。

第五节 糖和苷的研究实例

一、多糖的研究实例

【实例 4-1】 怀牛膝多糖 ABPB-3 的结构研究

牛膝 Achyranthis Bidentatae Radix 是苋科牛膝属植物牛膝的干燥根。始载于《神农本草经》，被列为上品。2020 年版《中国药典》收录该药。牛膝具有逐瘀通经、补肝肾、强筋骨、利尿通淋、引血下行之功效。临床用于治疗经闭、痛经、腰膝酸痛、筋骨无力、头痛眩晕等症。牛膝中主要含有甾酮、皂苷、糖类、生物碱及香豆素等成分，其中牛膝多糖可显著上调成骨相关基因的表达，促进成骨细胞增殖、分化、矿化，提高模型大鼠骨密度、骨量，进而发挥抗骨质疏松作用。取牛膝药材，经过水提碱提、醇沉、脱蛋白、透析、柱色谱等步骤从中分离得到一多糖 ABPB-3（提取工艺如图 4-1 所示）。经高效凝胶渗透色谱和比旋光度法验证其纯度，表明 ABPB-3 为均一多糖。经高效凝胶渗透色谱法测定其分子量为 7.7×10^4 Da。现以牛膝多糖 ABPB-3 的结构研究为例，说明各方法在多糖结构研究中的综合应用。

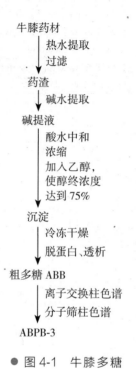

● 图 4-1 牛膝多糖 ABPB-3 制备流程图

ABPB-3 经完全酸水解 -PMP 柱前衍生化 -HPLC 分析，与混合单糖标准品的衍生物对照可知，ABPB-3 含有 4 种单糖，分别为鼠李糖、半乳糖、阿拉伯糖和半乳糖醛酸。

将甲基化后的 ABPB-3 进行红外光谱分析，图谱中 ABPB-3 在 3 600~3 200cm^{-1} 区间的羟基峰消失，而在 2 930cm^{-1} 处甲基峰增强，表明 ABPB-3 甲基化完全，可以进行下一步分析。

ABPB-3 经过甲基化、酸水解、NaBH$_4$ 还原、乙酰化处理，获得各单糖的衍生物进行 GC-MS 分析。这些衍生物受到电子轰击时分子裂解有一定的规律，即带有甲氧基的碳原子容易与相邻碳原子间发生开裂形成正离子，如 1,5- 二乙酰基 -2,3,4,6- 四 -O- 甲基半乳糖醇的主要离子碎片裂解机制如图 4-2 所示。经过 GC-MS 分析可知 ABPB-3 中含有 9 种糖残基，分别命名为糖残基 A~K。据此推测出 ABPB-3 的单糖组成及其比例、各单糖的绝对构型和糖与糖的连接位点（详见表 4-2）。

表 4-2 ABPB-3 衍生化物的质谱分析

PMAA	连接方式	摩尔比	主要碎片 / (*m/z*)
1,5-di-*O*-acetyl-2,3,4-tri-*O*-methyl-6-deoxy-L-mannitol	L-Rha*p*-(1→ A	1.0	59,71,89,101,113,117,131,161,175
1,2,4,5-tetra-*O*-acetyl-3-*O*-methyl-6-deoxy-L-mannitol	→2,4)-L-Rha*p*-(1→ B	4.8	59,71,87,101,117,129,143,129,189,203
1,4,5-tri-*O*-acetyl-2,3-di-*O*-methyl-L-arabitol	→5)-L-Ara*f*-(1→ D	12.2	58,71,87,101,117,129,161,189

PMAA	连接方式	摩尔比	主要碎片 / (m/z)
1,2,3,4,5-penta-O-acetyl-L-arabitol	→2,3,5)-L-Araf-(1→ E	2.5	73,85,99,103,115,127,145, 157,175,187,201,217,290
1,4-di-O-acetyl-2,3,5-tri-O-methyl-L-arabitol	L-Araf-(1→ F	12.1	59,71,87,101,117,129,145, 161,205
1,3,5-tri-O-acetyl-2,4,6-tri-O-methyl-D-galactitol	→3)-D-Galp-(1→ G	2.0	71,87,101,117,129,143,161, 173,203,233
1,5-di-O-acetyl-2,3,4,6-tetra-O-methyl-D-galactitol	D-Galp-(1→ I	2.0	59,71,87,101,117,129,145, 161,173,205
1,4,5-tri-O-acetyl-2,3,6-tri-O-methyl-D-galactitol	→4)-D-Galp-(1→* J	9.8	71,87,99,113,117,131,142, 173,203,233
1,3,4,5,6-penta-O-acetyl-2-O-methyl-D-galactitol	→3,4,6)-D-Galp-(1→ K	2.1	58,87,97,117,139,157,171, 187,231,259,289,305

注:* 可能由→4)GalpA(1→衍化而来。

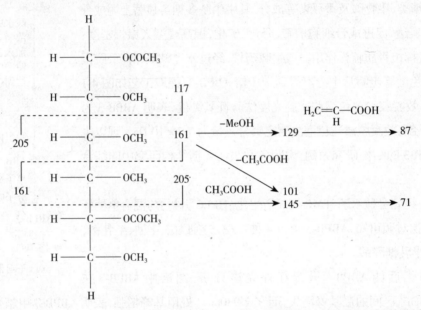

● 图 4-2　1,5- 二乙酰基 -2,3,4,6- 四 -O- 甲基半乳糖醇的主要离子碎片裂解机制

ABPB-3 的 ¹H 谱、¹³C 谱、HSQC 谱及 HMBC 谱如图 4-3 至图 4-6 所示。结合 NMR 数据和 GC-MS 结果对 ABPB-3 进行碳氢信号归属,如表 4-3 所示。将上述结果与 ¹H-NMR、¹³C-NMR、¹H-¹H COSY 结合确定还原前→4)-D-Galp-(1→片段为糖醛酸,同时确定各苷键构型。进一步利用 HMBC、HSQC 谱确定糖与糖之间的连接顺序。呋喃型糖残基端基碳的化学位移在 δ 105~110,由于 α 型呋喃阿拉伯糖的端基碳具有高化学位移的特征,故将 δ 106~107 的信号归属为 α 构型呋喃阿拉伯糖的端基碳信号。ABPB-3 的氢谱中,δ 5.10 在端基氢区域中信号最强,结合 GC-MS 中单糖比例的信息,将其归属为→5)-α-L-Araf-(1→的端基氢信号。由 HSQC 谱可知相关峰 δ 5.10/107.4 为→5)-α-L-Araf-(1→的端基信号。由 HMBC 谱可知 δ 5.10(H-1)与 δ 84.1(C-2)、δ 76.5(C-3)和 δ 66.5(C-5)相关,δ 3.89(H-5)与 δ 82.2(C-4)和 δ 76.5(C-3)相关,以此类推将→5)-α-L-Araf-(1→中其他碳、氢进行信号归属。同理,HSQC 谱中的端基信号 δ 4.65/104.4、δ 4.50/103.1、δ 4.48/101.6、δ 5.20/106.9、δ 5.13/107.3、δ 5.26/106.4、δ 5.45/108.3、δ 5.38/108.0 分别归属为 α-L-Rhap-(1→、→2,4)-α-L-Rhap-(1→、→4)-α-D-GalpA-(1→、→2,3,5)-α-L-Araf-(1→、α-L-Araf-(1→、→3)-β-D-Galp-(1→、→3,4,6)-β-D-Galp-(1→、β-D-Galp-(1→。

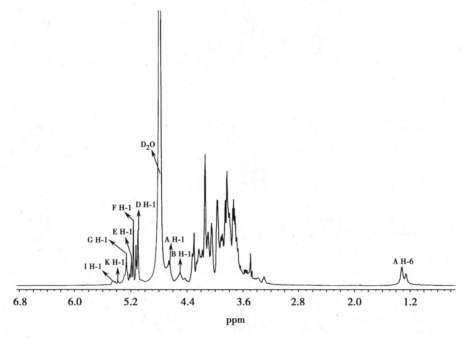

● 图 4-3　ABPB-3 的氢谱（500MHz）

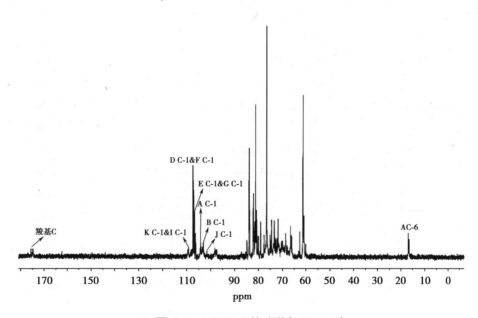

● 图 4-4　ABPB-3 的碳谱（125MHz）

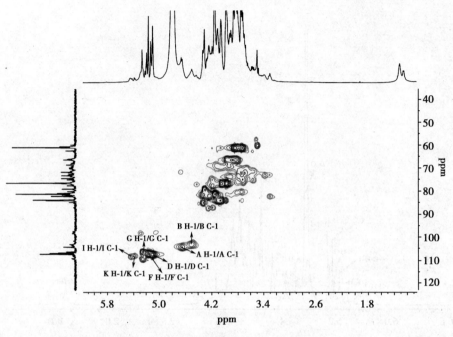

● 图 4-5　ABPB-3 的 HSQC 谱

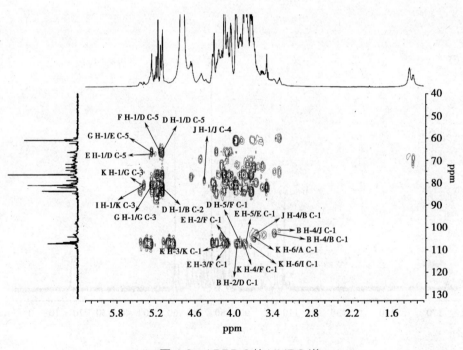

● 图 4-6　ABPB-3 的 HMBC 谱

表 4-3　ABPB-3 中各个糖残基的 C、H 信号归属

糖残基	化学位移（δ_H、δ_C）					
	H-1	H-2	H-3	H-4	H-5	H-6
	C-1	C-2	C-3	H-4	C-5	C-6
α-L-Rhap-(1→	4.65	4.18	3.92	3.79	3.88	1.26
A	104.4	77.7	69.0	73.4	71.7	16.6
→2,4)-α-L-Rhap-(1→	4.50	3.97	4.05	3.30	4.11	1.32
B	103.1	81.0	69.4	76.7	68.6	16.8
→5)-α-L-Araf-(1→	5.10	4.06	3.97	4.23	3.89	
D	107.4	84.1	76.5	82.2	66.5	
→2,3,5)-α-L-Araf-(1→	5.20	4.06	4.11	3.73	3.82	
E	106.9	84.1	81.1	84.1[a]	66.4	
α-L-Araf-(1→	5.13	4.04[a]	4.04	4.07	3.84	
F	107.3	84.1[a]	76.6	83.7	61.1	
→3)-β-D-Galp-(1→	5.26	4.04	4.14	3.69[a]	3.79	3.73
G	106.4	76.5	81.3	71.6	73.3	61.2
β-D-Galp-(1→	5.38	3.30	3.56	3.79	4.06	3.88
I	108.0	72.9[a]	75.1	73.2	76.7[a]	69.0
→4)-α-D-GalpA-(1→	4.48[a]	4.11	4.04	3.73	3.72	
J	101.6[a]	68.6	69.5	80.3	74.9	174.8
→3,4,6)-β-D-Galp-(1→	5.45	3.69	4.18	3.85	3.79	3.75
K	108.3	72.3	81.2	76.5	73.3	71.6

注:[a] 与其他信号有重叠。

通过 HMBC 谱对各个糖残基的连接位点和连接顺序进行进一步分析。相关峰 δ 5.10/81.0（D H-1/B C-2）表明 residue D 的 O-1 与 residue B 的 C-2 相连。同理,相关峰 δ 3.73/103.1（J H-4/B C-1）、δ 3.30/101.6（B H-4/J C-1）、δ 3.97/107.4（B H-2/D C-1）、δ 5.20/66.5（E H-1/D C-5）、δ 5.26/66.4（G H-1/E C-5）、δ 4.06/107.3（E H-2/F C-1）、δ 4.11/107.3（E H-3/F C-1）、δ 5.45/81.3（K H-1/G C-3）、δ 3.85/107.3（K H-4/F C-1）、δ 3.75/108.0（K H-6/I C-1）、δ 3.75/104.4（K H-6/A C-1）、δ 5.38/81.2（I H-1/K C-3）和 δ 3.89/107.3（D H-5/F C-1）分别表明 residue J 的 O-4 与 residue B 的 C-1 相连,residue B 的 O-4 与 residue J 的 C-1 相连,residue B 的 O-2 与 residue D 的 C-1 相连,residue E 的 O-1 与 residue D 的 C-5 相连,residue G 的 O-1 与 residue E 的 C-5 相连,residue E 的 O-2 与 residue F 的 C-1 相连,residue E 的 O-3 与 residue F 的 C-1 相连,residue K 的 O-1 与 residue G 的 C-3 相连,residue K 的 O-4 与 residue F 的 C-1 相连,residue K 的 O-6 与 residue I 的 C-1 相连,residue K 的 O-6 与 residue A 的 C-1 相连,residue I 的 O-1 与 residue K 的 C-3 相连,residue D 的 O-5 与 residue F 的 C-1 相连。而 δ 4.48/80.3（J H-1/J C-4）则表明 residue J 的 O-1 与 residue J 的 C-4 相连,说明 ABPB-3 中存在重复的 residue J 单元。同理,相关峰 δ 5.10 /66.5（D H-1/D C-5）、δ 3.82/106.9（E H-5/E C-1）、 δ 5.26/81.3（G H-1/G C-3）、δ 4.18/108.3（K H-3/K C-1）和 δ 3.30/103.1（B H-4/B C-1）表明 ABPB-3 中含有重复的 residue D、residue E、residue G、residue K 和 residue B 单元。

综合分析 ABPB-3 的单糖组成、GC-MS 和 NMR 结果，可知 ABPB-3 为一酸性杂多糖，结构中含有→2,4）-α-L-Rhap-（1→（B）、→5）-α-L-Araf-（1→（D）、→2,3,5）-α-L-Araf-（1→（E）、→3）-β-D-Galp-（1→（G）、→4）-α-D-GalpA-（1→（J）、和→3,4,6）-β-D-Galp-（1→（K），末端糖基为 α-L-Rhap（A）、α-L-Araf（F）和 β-D-Galp（I），推出 ABPB-3 是一种具有多分支、结构复杂的杂多糖，其结构如下所示。

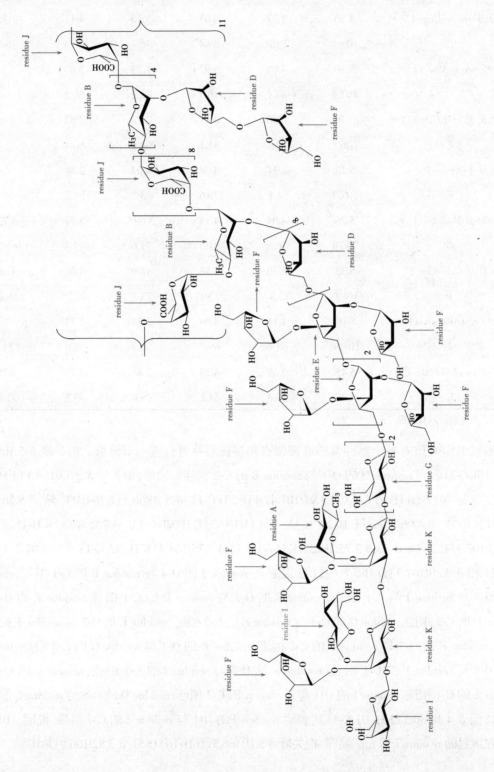

二、苷的研究实例

【实例 4-2】 berchemioside A 的结构研究

从鼠李科勾儿茶属植物 *Berchemia berchemiifolis* 未成熟果实的甲醇提取物中分离得到的一个三糖苷 berchemioside A,为黄色无定型粉末(甲醇),HRESI-MS 测得其[M–H]⁻准分子离子峰为 m/z 851.332 5,确定其分子式为 $C_{41}H_{56}O_{19}$($C_{41}H_{55}O_{19}$ 的计算值为 851.333 8)。UV λ_{max}(MeOH)367,347,276nm。ECD λ_{max}(MeOH)271,253,221nm。IR(KBr)ν_{max} 3 680,2 973,2 941,2 864,1 689,1 508,1 054,1 033,1 012cm⁻¹。利用 ¹H-NMR、¹³C-NMR、¹H-¹H COSY、HSQC、HMBC、ROESY 和 ECD 光谱,并与文献数据进行对比,确定 berchemioside A 的苷元结构。

berchemioside A 中糖基的种类通过酸水解后与标准单糖进行 TLC 对比确定。取 0.5mg 该化合物,加入 1mol/L 盐酸 1ml 在 80℃水解 2 小时,水解产物经乙酸乙酯萃取,取水层,浓缩后与标准的 D- 葡萄糖(R_f 0.65)和 L- 鼠李糖(R_f 0.90)共 TLC 进行分析,展开剂为正丁醇 - 丙酮 - 吡啶 - 水(2∶2∶1∶1),显色剂为茴香醛。berchemioside A 中 3 个糖端基碳的绝对构型通过酸水解 - 衍生化后与标准单糖进行 HPLC 对比确定。取上述水解产物经乙酸乙酯萃取后的水层进行衍生化:水溶性部分溶于含有 0.5mg L- 半光氨酸甲酯盐酸盐的 0.1ml 吡啶中,60℃反应 1 小时,向反应液中加入 0.1ml 的 o-tolylisothiocyanate,继续在 60℃反应 1 小时。挥干溶剂,产物进行 HPLC 分析,D- 葡萄糖、L- 葡萄糖和 L- 鼠李糖标准单糖进行相同的衍生化反应并进行 HPLC 分析。TLC 和 HPLC 结果表明 berchemioside A 水解产物中有 D- 葡萄糖和 L- 鼠李糖,且比例为 2∶1。

结合二维 NMR,berchemioside A 中 3 个糖基的氢、碳信号归属如下:糖基Ⅰ δ_H 4.85(1H,d,J=7.6Hz),3.24(1H,m),3.28(1H,m),3.09(1H,m),3.51(1H,m),3.86(1H,m),3.48(1H,m);δ_C 100.7,73.5,76.8,70.4,76.2,67.2。糖基Ⅱ δ_H 4.60(1H,br s),3.87(1H,m),3.58(1H,dd,J=9.3,3.2Hz),3.41(1H,m),3.54(1H,m),1.14(1H,d,J=6.2Hz);δ_C 101.2,69.7,81.2,71.3,68.4,18.3。糖基Ⅲ δ_H 4.42(1H,d,J=7.8Hz),3.09(1H,m),3.20(1H,m),3.14(1H,m),3.14(1H,m),3.62(1H,m),3.47(1H,m);δ_C 105.0,74.4,76.5,70.1,77.1,61.2。根据糖基Ⅱ δ 18.3 碳信号和单糖组成分析结果,推测糖基Ⅱ为 L- 鼠李糖。berchemioside A 的具体氢谱、碳谱数据及归属如表 4-4 所示。在 HMBC 谱中 δ 4.85 氢信号与 δ 157.3 碳信号相关(见图 4-7),说明糖基Ⅰ与苷元 C-19 相连;δ 4.60 氢信号与 δ 67.2 碳信号相关,说明糖基Ⅱ与糖基Ⅰ的 C-6 相连;δ 4.42 氢信号与 δ 81.2 碳信号相关,说明糖基Ⅲ与糖基Ⅱ的 C-3 相连。氢谱中糖基Ⅰ的端基信号 δ 4.85(1H,d,J=7.6Hz)表明糖基Ⅰ为 β 苷键;糖基Ⅲ的端基信号 δ 4.42(1H,d,J=7.8Hz)表明糖基Ⅲ为 β 苷键。将糖基Ⅱ碳谱数据与 L- 鼠李糖甲苷碳谱数据进行对比,δ 68.4 信号表明糖基Ⅱ为 α-L 构型。

结合上述结果推测糖基Ⅰ和Ⅲ为 β-D- 葡萄糖,Ⅱ为 α-L- 鼠李糖。综上所述,berchemioside A 的化学结构确定为(2R)-acetoxy-15-(4-O-β-D-glucopyranosyl-(1→3)-α-L-rhamnopyranosyl-(1→6)-β-D-glucopyranosylphenyl)-pentadeca-6E,8E,10Z,12Z,14E-pentaenoic acid。图 4-7 为 berchemioside A 的结构及 3 个糖基的主要 HMBC 相关图。

表 4-4　berchemioside A 的 ^{1}H-NMR（850MHz）、^{13}C-NMR（212.5MHz）数据及归属（in DMSO-d_6）

位置	δ_H（J in Hz）	δ_C	位置	δ_H（J in Hz）	δ_C
1		171.8	Glc1		
2	4.78, dd (8.1, 4.5)	72.6	1	4.85, d (7.6)	100.7
3	1.76, m	30.6	2	3.24, m	73.5
	1.73, m		3	3.28, m	76.8
4	1.46, m	25.0	4	3.09, m	70.4
5	2.13, m	32.2	5	3.51, m	76.2
6	5.75, dt (14.7, 7.2)	135.2	6	3.86, m	67.2
7	6.14, dd (14.7, 9.0)	131.6		3.48, m	
8	6.26, dd (16.5, 9.0)	133.6	Rha		
9	6.28, dd (16.5, 7.9)	131.7	1	4.60, br s	101.2
10	6.35, dd (9.0, 7.9)	133.4	2	3.87, m	69.7
11	6.45, dd (9.0, 9.0)	133.9	3	3.58, dd (9.3, 3.2)	81.2
12	6.35, dd (9.0, 9.0)	133.4	4	3.41, m	71.3
13	6.45, dd (9.4, 9.0)	133.9	5	3.54, m	68.4
14	6.87, dd (15.5, 9.4)	128.2	6	1.14, d (6.2)	18.3
15	6.58, d (15.5)	132.3	Glc2		
16		131.5	1	4.42, d (7.8)	105.0
17	7.42, d (8.6)	127.9	2	3.09, m	74.4
18	6.97, d (8.6)	116.9	3	3.20, m	76.5
19		157.3	4	3.14, m	70.1
20	6.97, d (8.6)	116.9	5	3.14, m	77.1
21	7.42, d (8.6)	127.9	6	3.62, m	61.2
—OAc		170.5		3.47, m	
	2.06, s	21.0			

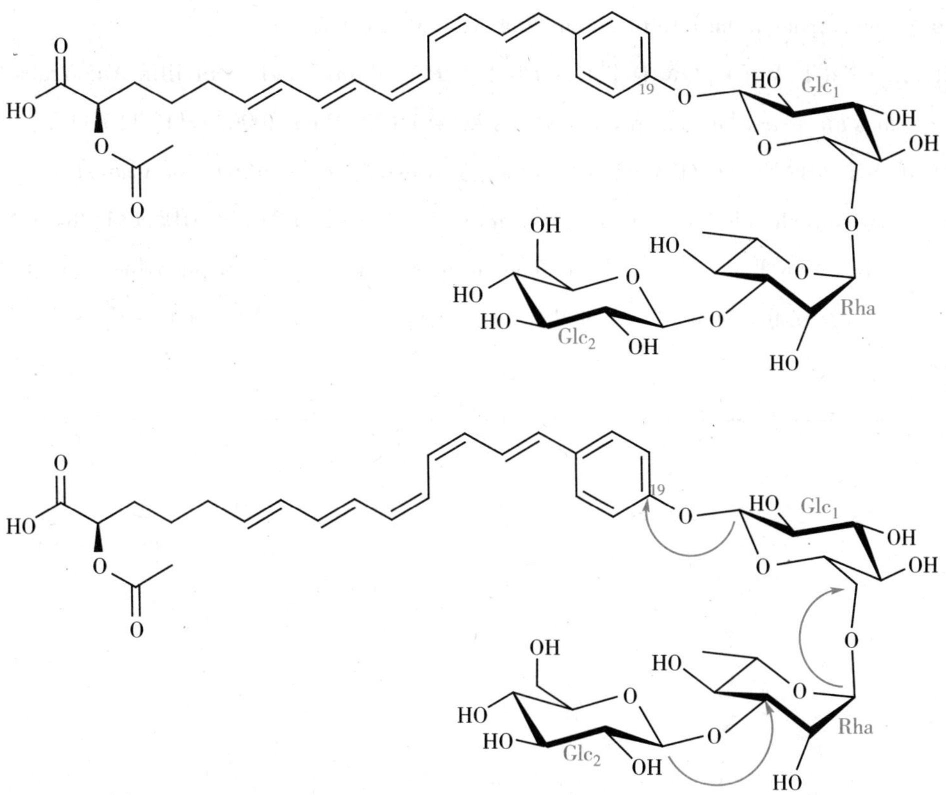

图 4-7　berchemioside A 的结构及 3 个糖基的主要 HMBC 相关图

04 章同步练习

（广东药科大学　严春艳）

参考文献

［1］裴月湖,华会明,李占林,等.核磁共振法在苷键构型确定中的应用.药学学报,2011,46(2):127-131.

［2］WANG C,HUA D,YAN C. Structural characterization and antioxidant activities of a novel fructan from *Achyranthes bidentata* Blume,a famous medicinal plant in China. Ind Crop Prod,2015,70:427-434.

［3］GLASSGEN W E,HOFMANN R,EMMERLING M,et al. Structure elucidation of saccharides in anthocyanins and flavonols by means of methylation analysis and gas chromatography. J Chromatogr A,1992,598(1):81-87.

［4］HUANG J,OGIHARA Y,ZHANG H,et al. Ardisimamillosides C-F,four new triterpenoid saponins from *Ardisia mamillata*. Chem Pharm Bull(Tokyo),2000,48(10):1413-1417.

［5］LI W,ASADA Y,KOIKE K,et al. Bellisosides A-F,six novel acylated triterpenoid saponins from

Bellis perennis（compositae）. Tetrahedron，2005，61（11）：2921-2929.

［6］REATEGUI R F，WICKLOW D T，GLOER J B. Phaeofurans and Sorbicillin Analogues from a Fungicolous *Phaeoacremonium* species（NRRL 32148）. J Nat Prod，2006，69（1）：113-117.

［7］ZHANG S J，ZHANG Q，ZHANG D W，et al. Anti-osteoporosis activity of a novel *Achyranthes bidentata* polysaccharide via stimulating bone formation. Carbohyd Polym，2018，184：288-298.

［8］KANG K B，PARK E J，KIM J，et al. Berchemiosides A-C，2-acetoxy-*ω*-phenylpentaene fatty acid triglycosides from the unripe fruits of *Berchemia berchemiifolia*. J Nat Prod，2017，80（10）：2778-2786.

第五章　苯丙素类

　　苯丙素类（phenylpropanoid）是指基本母核含有 1 个或几个由苯环与 3 个直链碳相连构成 C_6—C_3 单元的一类天然有机化合物。从化学结构来看，该类成分包括简单苯丙素类、香豆素类（coumarin）及木脂素类（lignan）。简单苯丙素类包括苯丙酸、苯丙烯、苯丙醇、苯丙醛等类，香豆素类是一类具有苯骈 α- 吡喃酮母核的成分，而木脂素类是一类由苯丙素氧化聚合而成的天然化合物，通常为二聚物，少数是三聚物和四聚物。苯丙素类主要分布于常用中药茵陈、金银花、丹参、桂皮、细辛、肉豆蔻等中。香豆素类成分广泛存在于高等植物中，有 100 多科属植物含有此类成分，主要集中分布于伞形科、豆科、芸香科、菊科、木犀科、瑞香科等植物类群。常用中药如前胡、蛇床子、花椒、秦皮、枳实、祖师麻等均富含香豆素类成分。截至目前，共发现有 2 000 多种香豆素及其衍生物。木脂素类成分主要分布于五味子科、伞形科、木兰科、小檗科鬼臼属、藤黄科金丝桃属等植物中。现代药理活性研究表明，香豆素类化合物具有抗病毒、抗肿瘤、抗微生物、抗炎等多方面的生物活性。木脂素类化合物具有抗肿瘤、抗氧化、抗 HIV 病毒、血小板活化因子拮抗、平滑肌解痉、雌激素样等生物活性。

第一节　苯丙素类化合物的结构类型和理化性质

一、苯丙素类化合物的结构类型

（一）简单苯丙素类

　　1. 苯丙烯类（phenylpropene）　苯丙烯类是本类化合物中最简单的化合物，在同一植物中烯丙基苯和丙烯基苯一对异构体往往共存。肉豆蔻 *Myristica fragrans* 挥发油中的肉豆蔻醚（myristicin），丁香挥发油中的丁香酚（eugenol），八角茴香挥发油中的茴香脑（anethole），细辛、菖蒲及石菖蒲挥发油中的 α- 细辛醚（α-asarone），均为苯丙烯类化合物。

| 肉豆蔻醚 | 丁香酚 | 茴香脑 | α-细辛醚 |

2. 苯丙醇类（phenylpropanol） 桂皮中的桂皮醇（cinnamyl alcohol）是本类化合物的典型代表。刺五加中的紫丁香苷（syringin），日本蛇菰 *Balanophora japonica* 中的松柏醇（coniferol）及松柏苷（coniferin）均属于苯丙醇类化合物。

桂皮醇 紫丁香苷

松柏醇　R=H
松柏苷　R=glc

3. 苯丙醛类（phenylpropanal） 苯丙醛类化合物是通过氧化苯丙醇类或还原苯丙酸类而得到的产物。桂皮或桂枝中的有效物质桂皮醛（cinnamic aldehyde）是本类化合物的典型代表。反式对羟基桂皮醛（*trans-p*-hydroxycinnamic aldehyde）及顺式对羟基桂皮醛（*cis-p*-hydroxycinnamic aldehyde）均属于苯丙醛类化合物。

桂皮醛 反式对羟基桂皮醛 顺式对羟基桂皮醛

4. 苯丙酸（phenylpropanoic acid）及其衍生物 苯丙酸类化合物是中药中具有多种生物活性的一类产物。常见的苯丙酸类化合物有桂皮酸（cinnamic acid）、对羟基桂皮酸（*p*-hydroxycinnamic acid）、咖啡酸（caffeic acid）、阿魏酸（ferulic acid）、异阿魏酸（isoferulic acid）等。它们大部分存在于百合科葱属中药鳞茎中，其中咖啡酸、阿魏酸、对羟基桂皮酸等具有抗血小板凝聚活性。

桂皮酸　　　　R₁=R₂=H
对羟基桂皮酸　R₁=H, R₂=OH
咖啡酸　　　　R₁=R₂=OH
阿魏酸　　　　R₁=OH, R₂=OCH₃
异阿魏酸　　　R₁=OCH₃, R₂=OH

绿原酸

茵陈、金银花中的绿原酸（chlorogenic acid）具有抗菌、抗氧化的作用。其结构是咖啡酸与奎宁酸（quinic acid）形成酯，属于苯丙酸类，而非酯苷类成分。粗糠树中的苯丙酸二聚体迷迭香酸（rosmarinic acid）具有止泻作用。丹参 *Salvia miltiorrhiza* 中丹酚酸类（salvianolic acid）化合物是丹参发挥活血化瘀作用的水溶性成分，包括丹参素（danshensu）、丹酚酸 A（salvianolic acid A）、丹酚酸 B（salvianolic acid B）、丹酚酸 C（salvianolic acid C）等，其结构中含有数个苯丙素结构单元。有些苯丙酸类以苷的形式存在于自然界中。如紫萼路边青 *Geum rivale* 中的 6-*O*-β-D- 葡萄糖甲苷（1-*O*-methyl-6-*O*-caffeoyl-β-D-glucopyranoside）。

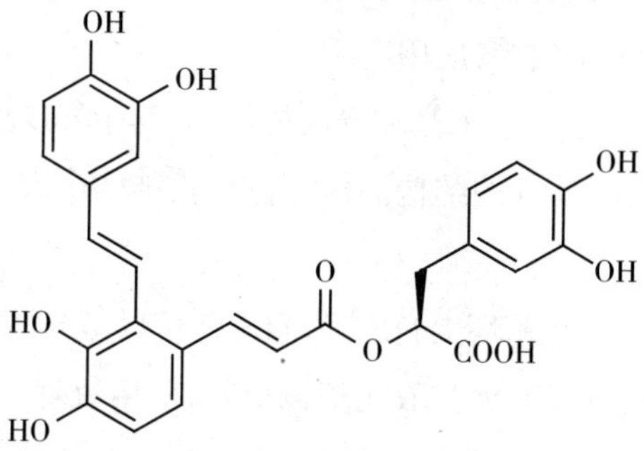

丹酚酸A

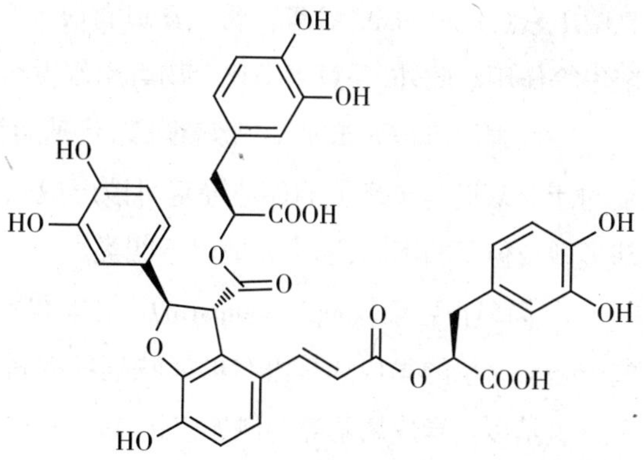

丹酚酸B

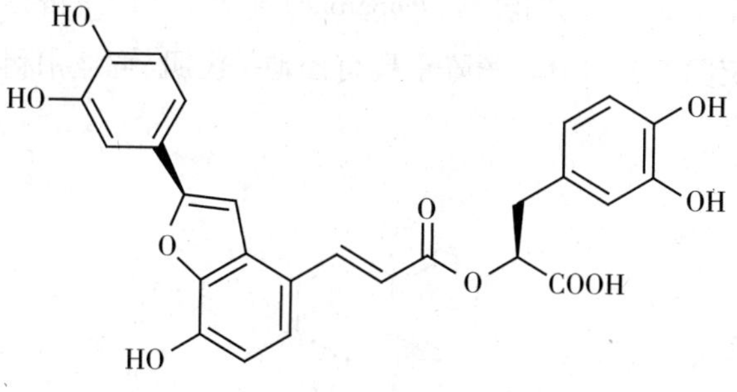

丹酚酸C

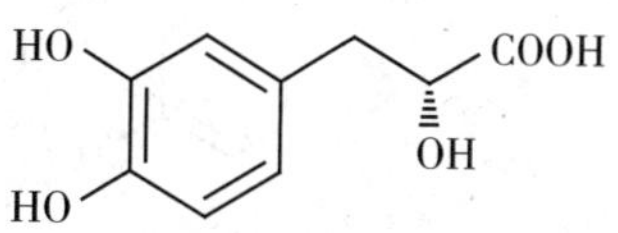

丹参素

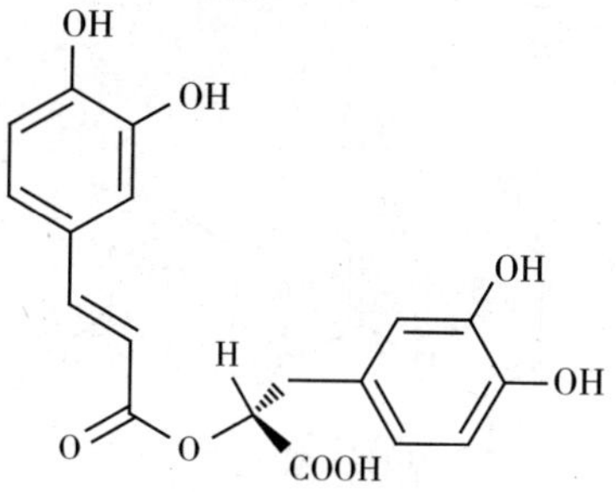

迷迭香酸

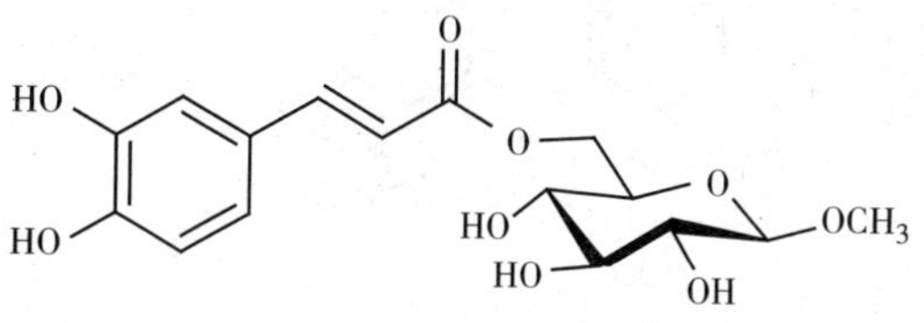

6-*O*-咖啡酰基-1-*O*-*β*-D-葡萄糖甲苷

(二) 香豆素类

香豆素(coumarin)类化合物是邻羟基桂皮酸类通过内酯化形成的具有苯骈 α- 吡喃酮母核的一类成分。目前,已经从自然界中分离得到 1 200 余种。在分离得到的香豆素中,绝大多数在 7位连有含氧官能团。因此,7- 羟基香豆素(伞形花内酯,umbelliferone)被认为是香豆素类化合物的母体。

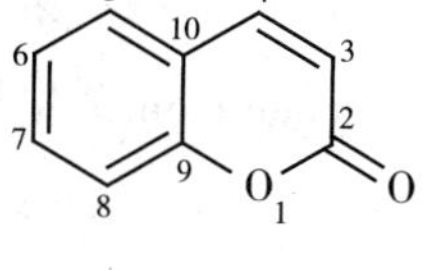

香豆素母核
(苯骈 α -吡喃酮)

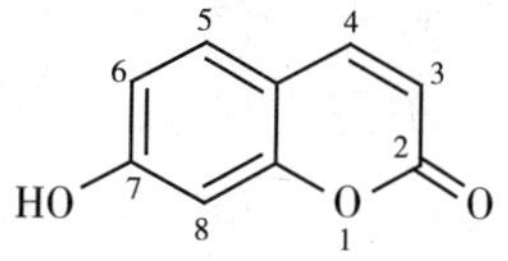

7-羟基香豆素
(伞形花内酯)

香豆素在植物界中广泛分布,特别是在伞形科、芸香科、瑞香科、木犀科、藤黄科、虎耳草科、五加科、菊科、豆科、茄科和兰科等科中存在,少数发现存在于微生物和动物中,如来自假蜜环菌中的亮菌甲素(armillarisin A)等。香豆素具有很多方面的生理活性,如抗菌、抗病毒、抗肿瘤、抗血小板聚集等作用。此外,香豆素类化合物可用作香料、有机荧光染料等,应用广泛。

香豆素的母核为苯骈 α-吡喃酮,取代基通常为羟基、烷氧基、苯基和异戊烯基等,其中异戊烯基的活泼双键与苯环上的邻位羟基可以形成呋喃环或者吡喃环的结构。根据香豆素结构中取代基类型及位置的不同,通常分成以下四类。

1. 简单香豆素(simple coumarin) 简单香豆素是指仅仅在苯环上有取代,且 C-7 位羟基与 C-6 位或者 C-8 位的异戊烯基没有形成呋喃环或者吡喃环的香豆素类。取代基包括羟基、甲氧基、亚甲二氧基以及异戊烯基等。例如白芷 *Angelica dahurica* 中的当归内酯(angelicon)、柚 *Citrus grandis* 皮中的葡萄内酯(aurapten)、苦枥白蜡树 *Fraxinus rhgnchophgtta* 中的秦皮甲素(esculin)和秦皮乙素(又名七叶内酯,esculetin)、茵陈蒿 *Artemisia capillaris* 中的茵陈素(scoparone)等均属于简单香豆素。其中,秦皮甲素和秦皮乙素是治疗痢疾的抗菌有效成分。茵陈素具有松弛平滑肌、解痉和利胆作用。

秦皮甲素 R=glc
秦皮乙素 R=H

茵陈素

当归内酯

葡萄内酯

2. 呋喃香豆素(furanocoumarin) 呋喃香豆素类是指其母核的 C-7 位羟基与 C-6 位或者 C-8 位取代异戊烯基缩合形成呋喃环的一类化合物。成环后由于降解失去异戊烯基上的 3 个碳原子。此类香豆素可以分为由 C-7 位羟基与 C-6 位上的异戊烯基形成的线型(linear)呋喃香豆素,即呋喃环、苯环和 α-吡喃酮环同处于一条直线上;以及 C-7 位羟基与 C-8 位的异戊烯基形成的角型(angular)呋喃香豆素,其呋喃环、苯环和 α-吡喃酮环在一条折线上。

来源于补骨脂 *Psoralea corylifolia* 中的补骨脂素(psoralen)、牛尾独活 *Heracleum hemsleyanum* 中的花椒毒内酯(xanthotoxin)以及佛手柑内酯(bergapten)属于线型呋喃香豆素。其中,补骨脂素又称补骨脂内酯,有特殊的香气,具有光敏作用,临床上用于治疗白斑病。来源于补骨脂中的异补骨脂素(isopsoralen)、白芷中的 6-羟基白芷内酯(6-hydroxy angelicone)、牛尾独活中的异佛手柑内酯(isobergapten)则属于角型呋喃香豆素。紫花前胡 *Peucedanum decursivum* 中的紫花前胡苷(nodakenin)及其苷元(紫花前胡内酯,nodakenetin)、云前胡 *Peucedanum rubricaule* 中的石防风素(deltoin)等均属于二氢线型呋喃香豆素类。存在于重齿毛当归 *Angelica pubescens* 中的二氢欧山芹醇(columianetin)和二氢欧山芹醇当归酸酯(columbianadin,又称哥伦比亚内酯)等属于二氢角型呋喃香豆素。

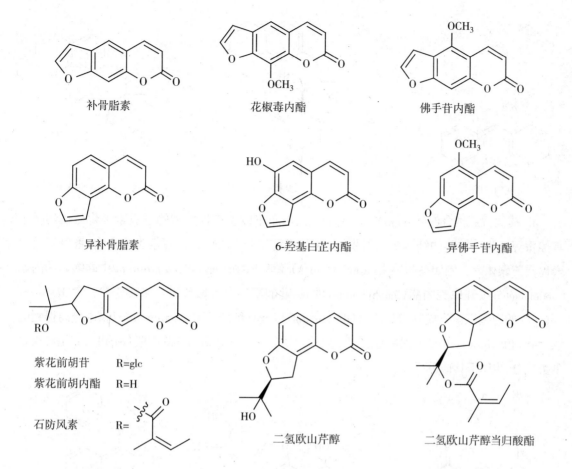

补骨脂素

花椒毒内酯

佛手苷内酯

异补骨脂素

6-羟基白芷内酯

异佛手苷内酯

紫花前胡苷　　R=glc
紫花前胡内酯　R=H
石防风素　　　R=

二氢欧山芹醇

二氢欧山芹醇当归酸酯

3. 吡喃香豆素(pyranocoumarin) 吡喃香豆素类是指其母核的 C-7 位羟基与 C-6 位或者 C-8 位的异戊烯基缩合形成吡喃环的一类化合物。与呋喃香豆素相似,吡喃香豆素也可分成两类。一类是由 C-7 位羟基与 C-6 位异戊烯基缩合形成的线性吡喃香豆素,此时吡喃环、苯环和 α- 吡喃酮环同处一条直线。另一类是由 C-7 位羟基与 C-8 位异戊烯基缩合形成的角型吡喃香豆素,此时吡喃环、苯环和 α- 吡喃酮环处于一条折线。吡喃环若被氢化,则称二氢吡喃香豆素。如美花椒内酯(xanthoxyletin)属于线型吡喃香豆素类,而白花前胡苷(praeroside Ⅱ)和北美芹素(pteryxin)归为角型吡喃香豆素类。

此外,花椒内酯(xanthyletin)属于线性吡喃香豆素,具有显著的细胞毒活性。从阿米芹 Ammi visnaga 中分离得到的沙米丁(samidin)和维斯纳丁(visnadin)等是角型吡喃香豆素,其中维斯纳丁已经用于临床治疗心绞痛。

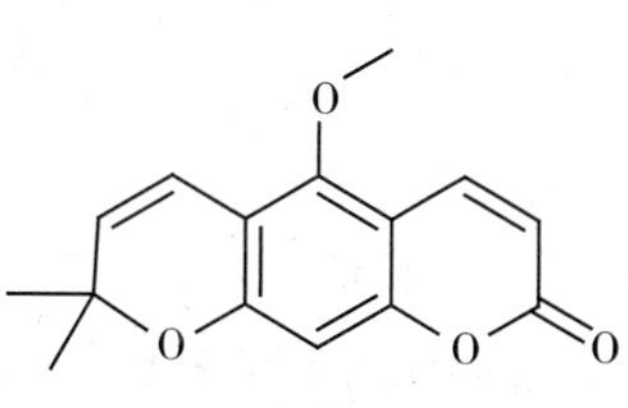

美花椒内酯

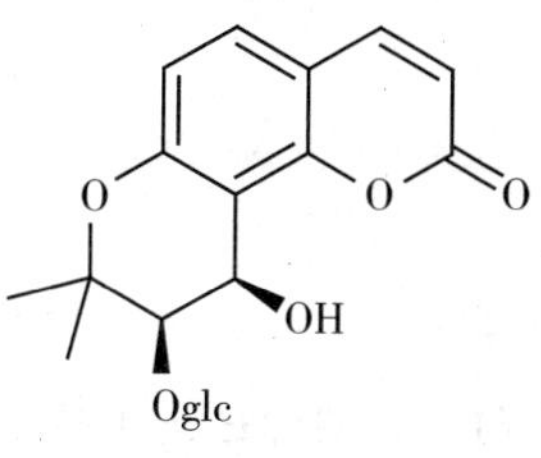

白花前胡苷

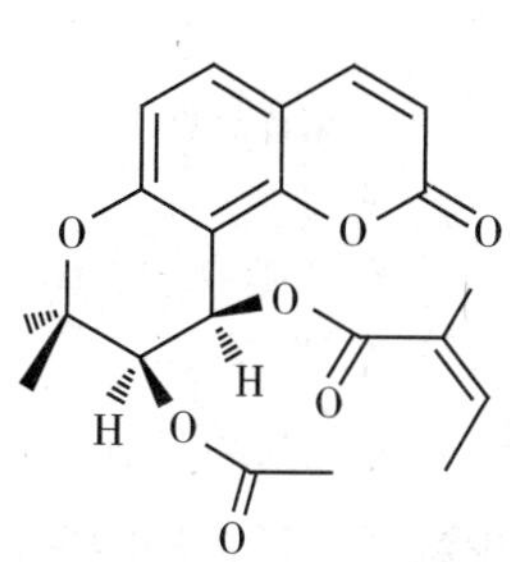

北美芹素

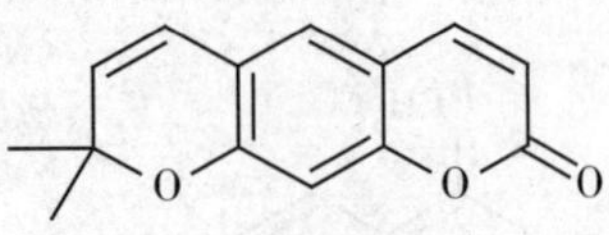

花椒内酯 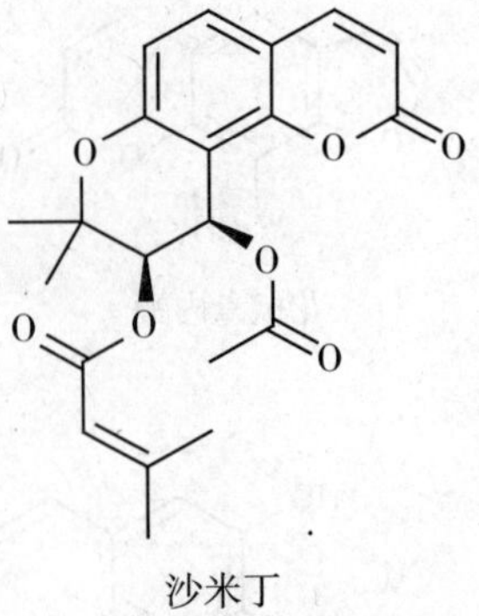　　　　　　　　沙米丁 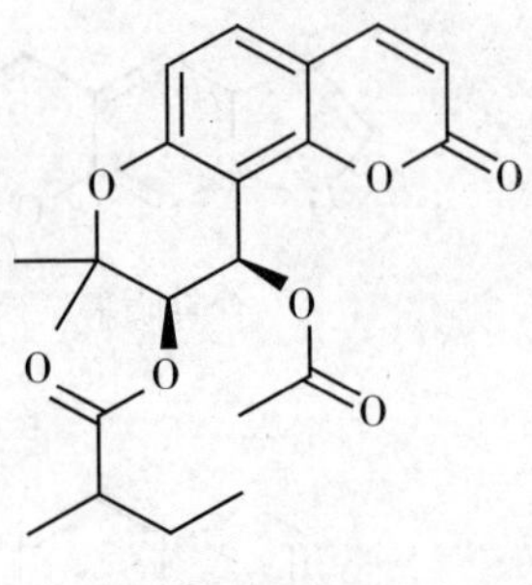　　　　　　　　维斯纳丁

4. **其他香豆素**（other coumarin）　凡是无法归属于以上三种类型的香豆素类化合物都属于其他香豆素类。主要的结构类型是指在 α- 吡喃酮环上有取代的香豆素类化合物，香豆素的二聚体及三聚体等。例如亮菌甲素（armillarisin A）、菊科植物鳢肠 *Eclipta prostrata* 中的蟛蜞菊内酯（wedelolactone）、红厚壳内酯（inophyllolide）的 α- 吡喃酮环上有取代基。来源于紫苜蓿 *Medicago sativa* 中的双香豆素类成分紫苜蓿酚（dicoumarol）以及从续随子 *Euphorbia lathylris* 中分离得到的双七叶内酯（bisaesculetin），则是香豆素二聚体。从茵陈中分离到的茵陈内酯（capillarin）是异香豆素类成分，也属于其他香豆素类。

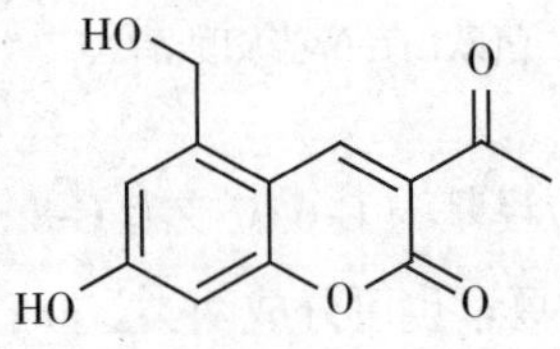

亮菌甲素 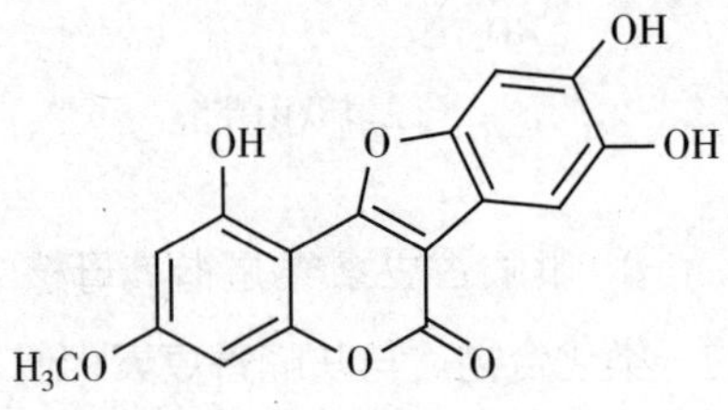　　　　　　　　蟛蜞菊内酯 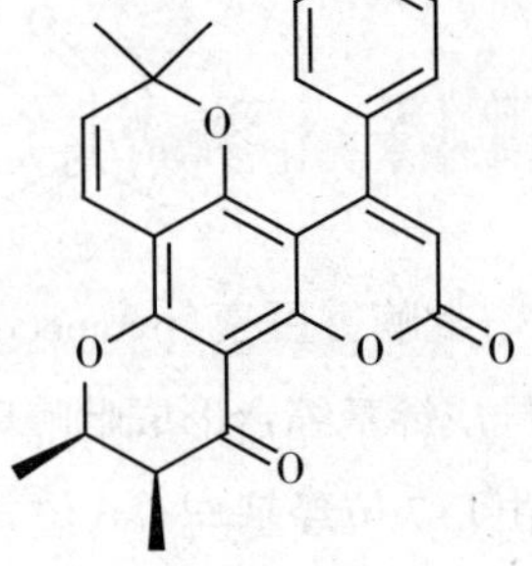　　　　　　　红厚壳内酯

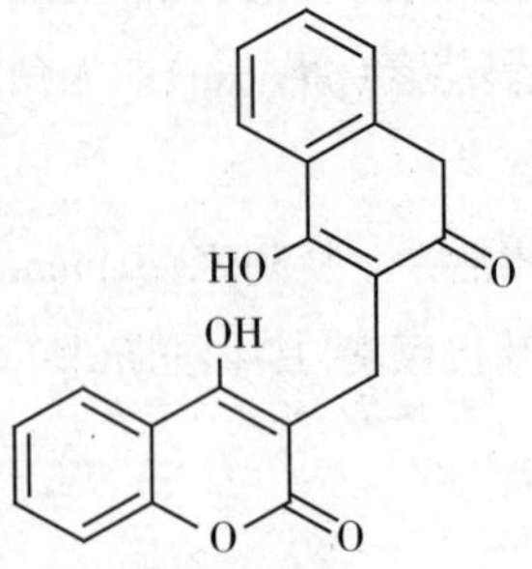

紫苜蓿酚 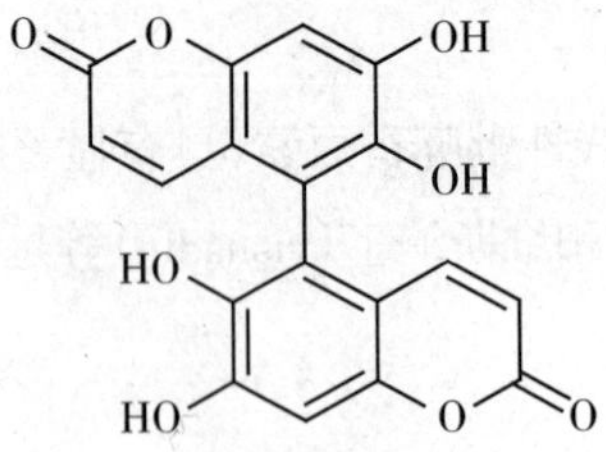　　　　　　　　双七叶内酯 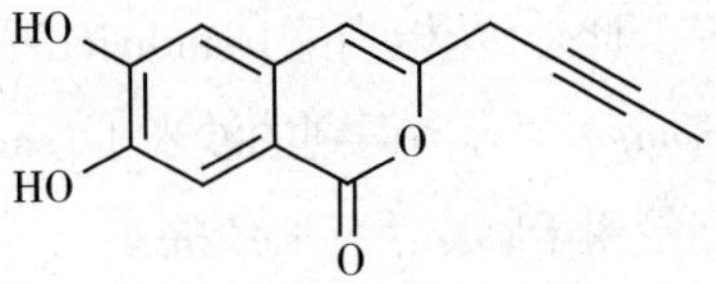　　　　　　　茵陈内酯

（三）木脂素类

木脂素类（lignan）是一类由苯丙素（即 C_6—C_3 单位）聚合而成的天然化合物，通常为二聚物，少数是三聚物和四聚物。由于它较为广泛地存在于植物的木部和树脂中，故称为木脂素类。组成木脂素类的单体主要有五种：①桂皮酸（cinnamic acid）；②桂皮醛（cinnamic aldehyde）；③桂皮醇（cinnamyl alcohol）；④丙烯基酚（propenylphenol）；⑤烯丙基酚（allylphenol）。

木脂素类成分碳架多数是由侧链 β 碳原子 C-8—C-8′ 连接而成的,如果有其他形式的 C—C 连接,但分子中有 C-8—C-8′ 结合,亦称木脂素。两个 C_6—C_3 单位之间不存在 C-8—C-8′ 结合,但存在其他 C—C 连接时,归属为新木脂素类(neolignan)。此外,由于新型的木脂素不断被发现,其他类型可根据 C—C 连接方式及 C_6—C_3 单位数目等差异分为降木脂素(norlignan)、倍半木脂素(sesquineolignan)、杂木脂素(hybrid lignan)等。

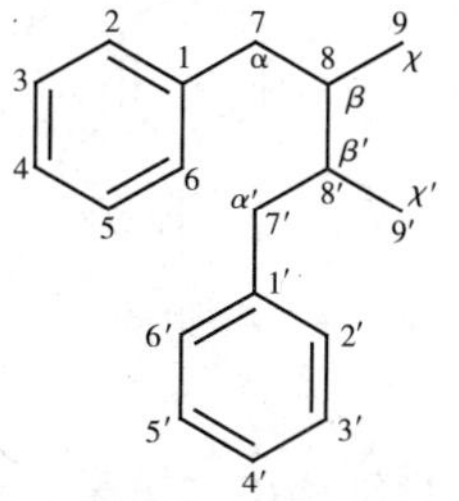

C-8—C-8′ 相连的木脂素结构骨架

木脂素结构类型多样,生物活性广泛,主要有抗肿瘤、抗病毒、保肝、抗氧化、平滑肌解痉、调节中枢系统等作用。其中最引人关注的就是从八角莲 *Dysosma versipellis* 中分离得到的鬼臼毒素(podophyllotoxin),具有明确的抗肿瘤活性,此外其他木脂素类还有抗病毒逆转录酶作用、抗血小板聚集作用、抗真菌以及免疫抑制活性。

1. 木脂素类 该类结构两个桂皮酸或桂皮醇分别通过侧链 β,β' 碳原子(C-8—C-8′)连接而成,是木脂素类化合物中最大的一种结构类型。

(1) 二苄基丁烷类(simple dibenzylbutane lignan):这类木脂素由两分子苯丙素通过 C-8—C-8′连接而成,是其他类型木脂素的生源前体。这类木脂素的两个苯环可以是单取代、二取代或三取代的羟基、甲氧基、亚甲二氧基等。这类木脂素中烃基结构单元大部分以甲基存在,但也有部分结构中的甲基被氧化为羟甲基或双键。

例如,从植物 *Terminalia bellirica* 的果壳中分离到的 termilignan 和从珠子草 *Phyllanthus niruri* 中分离得到的叶下珠脂素(phyllanthin)。灌木 *Larrea divaricata* 叶中的去甲二氢愈创木脂酸(nordihydroguaiaretic acid)已经在临床上用于帕金森综合征的治疗。

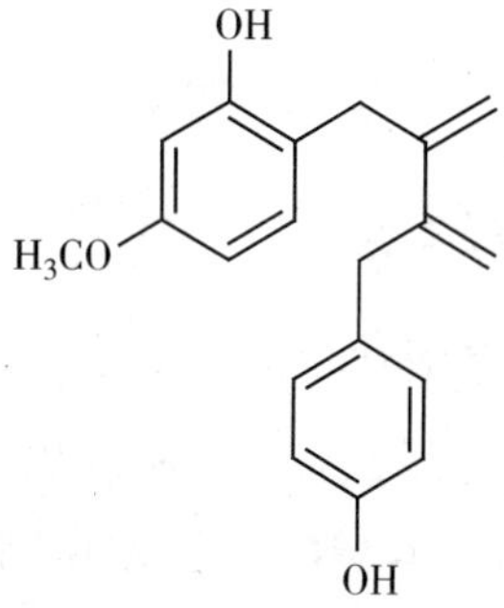

termilignan 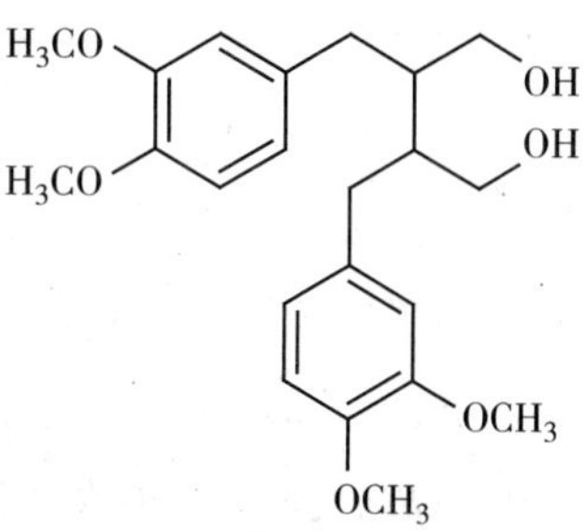　　　　　　　　叶下珠脂素 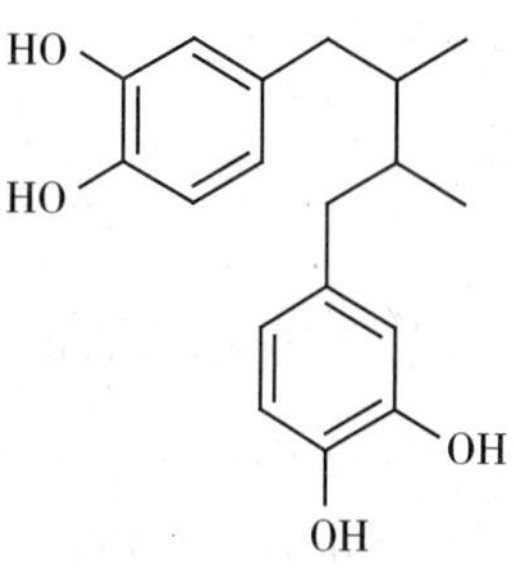　　　　　　　　去甲二氢愈创木脂酸

(2) 二苄基丁内酯类(dibenzylbutyrolactone lignan):该类结构是由四氢呋喃型木脂素中的四氢呋喃环氧化成内酯环结构。在同一植物体内,往往与去氢化合物共存。如从桧柏(*Sabina chinensis*,又称桧树、圆柏和台湾杉)心材中分离得到的(−)- 桧脂素[(−)-savinin]和台湾脂素

(taiwanin A)分别是 7,8- 位双键和 7,8- 位、7′,8′- 位双键的二苄基丁内酯。

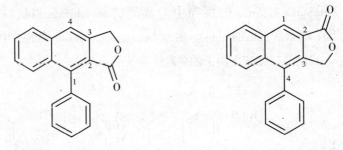

二苄基丁内酯类木脂素结构骨架　　　　　　　（－）-桉脂素　　　　　　　　台湾脂素

（3）芳基萘类(aryltetralin lignan)：该类结构由二苄基丁烷类木脂素环合而来，主要有芳基萘、芳基二氢萘、芳基四氢萘等基本结构骨架。

芳香萘类木脂素结构骨架

与上述两类木脂素情况相似，芳基萘类木脂素的侧链 γ 碳原子被氧化以开链形式存在，也有的缩合为五元内酯环，如 1- 苯代 -2,3- 萘内酯和 4- 苯代 -2,3- 萘内酯等基本骨架。

1-苯代-2,3-萘内酯结构骨架　　　　　　　4-苯代-2,3-萘内酯结构骨架

以鬼臼毒素(podophyllotoxin)为代表的芳基四氢萘内酯类木脂素主要存在于鬼臼属及其近缘植物中。鬼臼毒素最早从盾叶鬼臼 *Podophyllum peltatum* 中分到，也从八角莲 *Dysosma versipellis*、桃儿七 *Sinopodophyllum emodi*、山荷叶 *Diphylleia grayi* 等近缘植物中分到。(–)- 鬼臼毒素 -β-D- 葡萄糖苷来源于桃儿七，α- 盾叶鬼臼脂素（α-peltatin）、β- 盾叶鬼臼脂素（β-peltatin）及其苷来源于盾叶鬼臼。

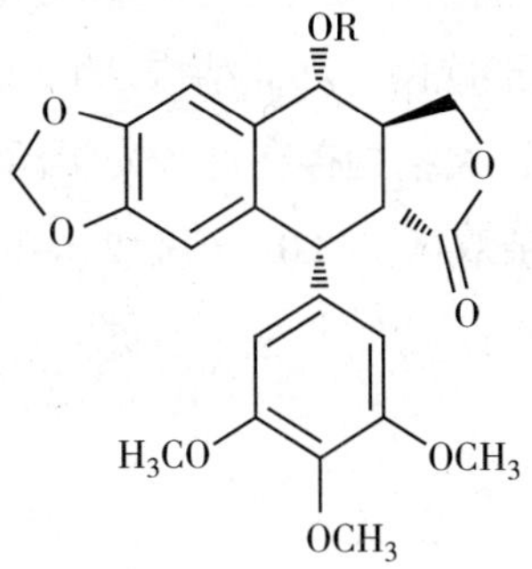

R=H　　　（−）-鬼臼毒素
R=glc　　（−）-鬼臼毒素-β-D葡萄糖苷

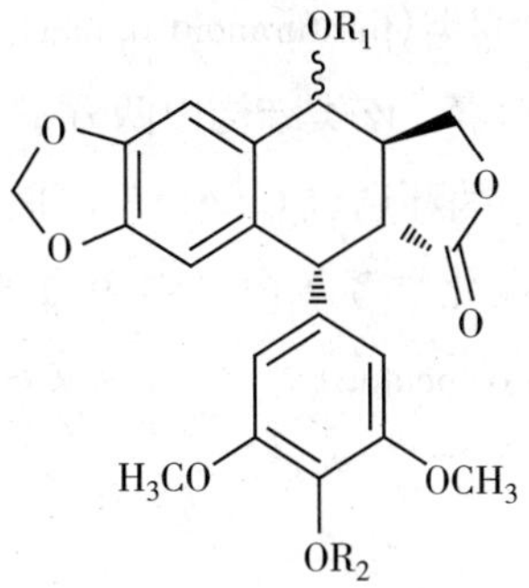

R$_1$=R$_2$=H　　　　　　　α-盾叶鬼臼脂素
R$_1$=glc，R$_2$=H　　　　α-盾叶鬼臼毒素-5-O-β-D-葡萄糖苷
R$_1$=H，R$_2$=CH$_3$　　　β-盾叶鬼臼脂素
R$_1$=glc，R$_2$=CH$_3$　　β-盾叶鬼臼毒素-5-O-β-D-葡萄糖苷

（4）四氢呋喃类（tetrahydrofuranoid lignan）：木脂素烃基上不同位置氧取代基的缩合形成了四氢呋喃型木脂素。根据连氧位置不同，其结构骨架又分为7-O-7′型、7-O-9′型和9-O-9′型。这些结构中苯环上各种连氧取代基种类和位置的变化，脂肪烃链上连氧取代基种类和位置的不同，及其立体构型的差异，构成了一系列数量众多的四氢呋喃型木脂素。从化学结构上看，这类成分常被称为二芳基四氢呋喃衍生物。

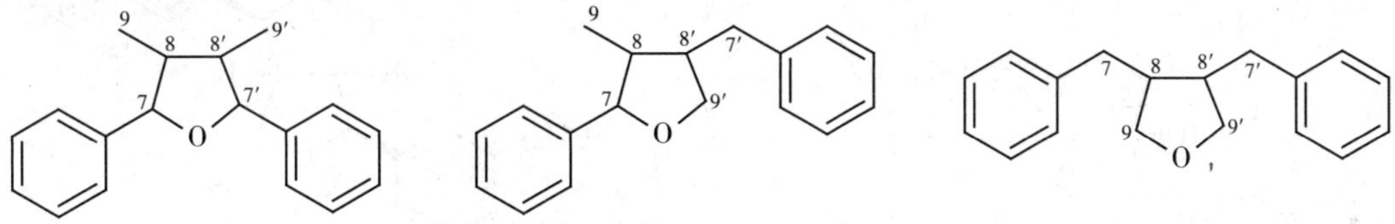

7-O-7′型　　　　　　　　7-O-9′型　　　　　　　　9-O-9′型

四氢呋喃型木脂素结构骨架

源于 *Himantondra baccata* 树皮的（−）-加尔巴星[（−）-galbacin]为7-O-7′型四氢呋喃木脂素。来自 *Olea europaea* 树脂中分离得到的橄榄脂素（olivil）和木兰科植物辛夷的赫耳酮（hernone）为7-O-9′型四氢呋喃木脂素。从荜澄茄 *Piper cubeba* 果实中分离得到的荜澄茄素（cubebin）则为9-O-9′型四氢呋喃脂素。

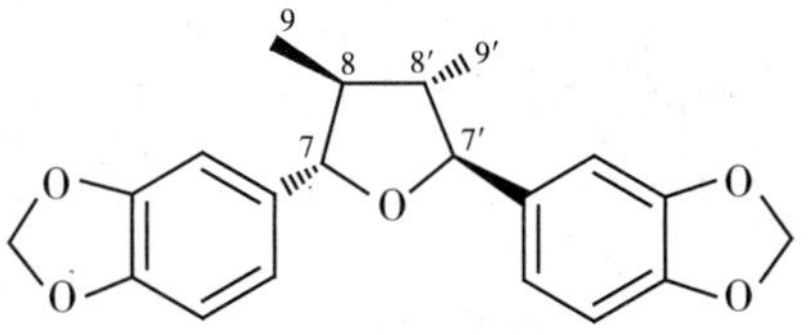

（−）-加尔巴星 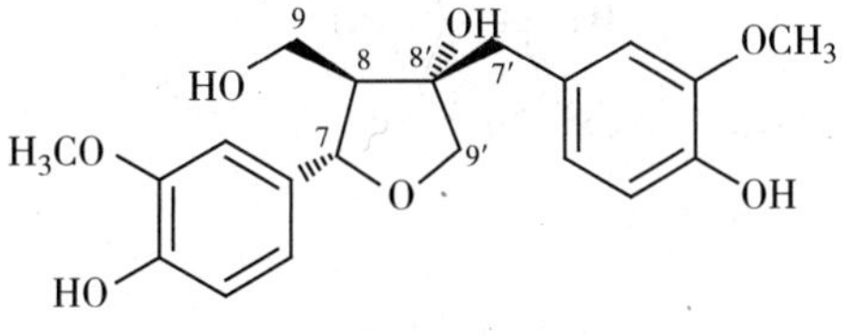　　　　　　　　　　（−）-橄榄脂素

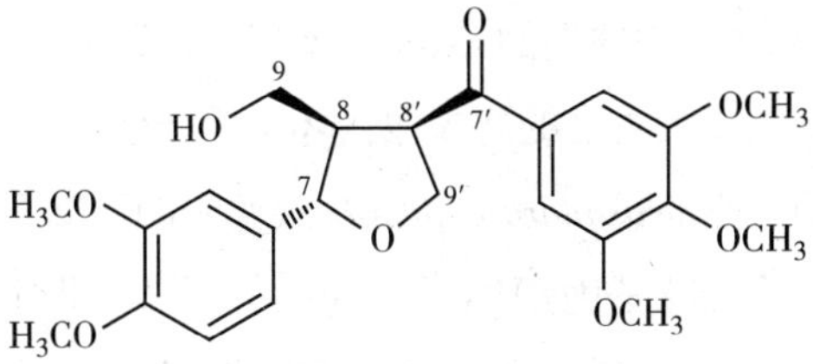

赫耳酮 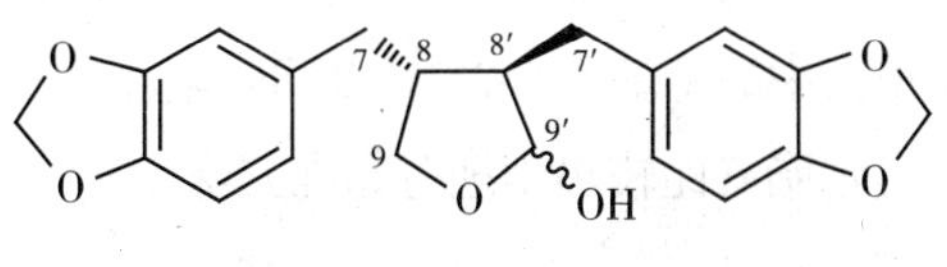　　　　　　　　　　（−）-荜澄茄脂素

（5）双四氢呋喃类（furofuranoid lignan）：四氢呋喃型木脂素中脂肪烃链上羟基的缩合形成了双四氢呋喃类木脂素。该类结构由两分子苯丙素侧链相互连接形成两个环氧结构，即 7-*O*-9′ 型和 7′-*O*-9 型四氢呋喃环通过 C-8/C-8′ 位骈合而成。自然界中的这类结构存在许多光学活性体。这类木脂素骨架在化学系统命名中为：2,6- 二芳基 -3,7- 二氧杂双环［3.3.0］辛烷（2,6-diary-3,7-dioxabicyclo［3.3.0］octane）。

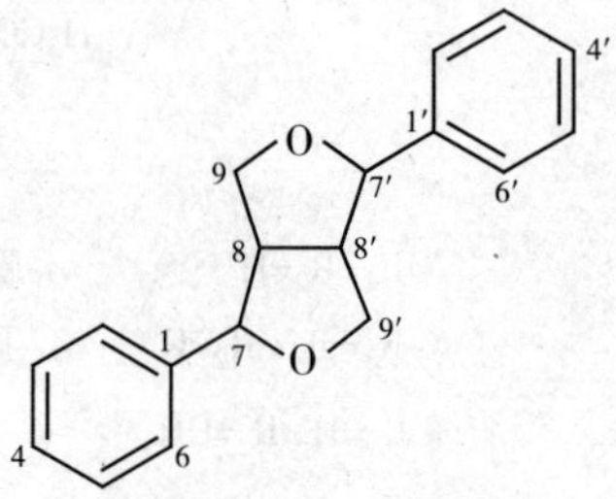

双四氢呋喃类木脂素结构骨架

目前一系列天然双四氢呋喃类木脂素的结构仅仅是它们烃基链和苯环上含氧取代基种类和立体构型不同。这些结构上微小的差别导致同一类型化合物分离和结构鉴定存在一定难度。

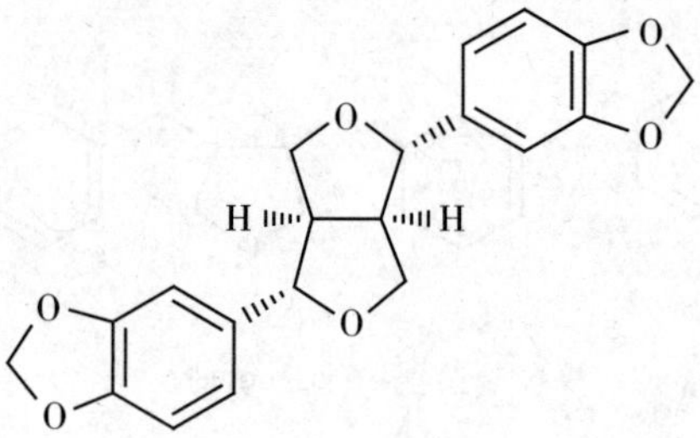

（＋）-芝麻脂素

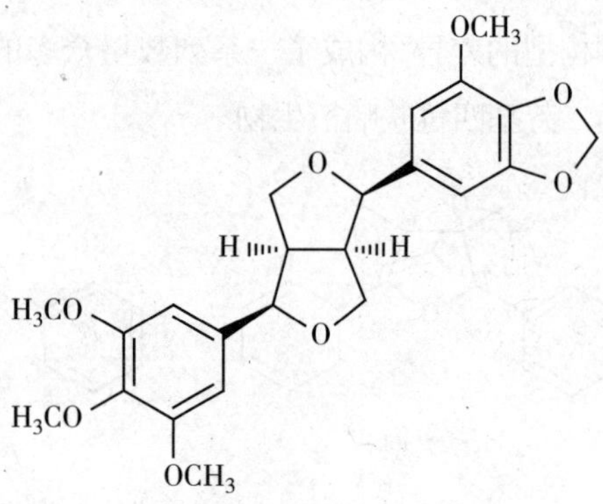

diasesartemin

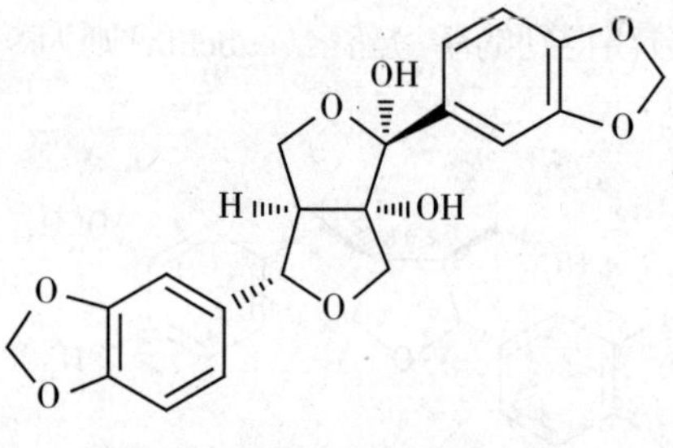

阿波醇

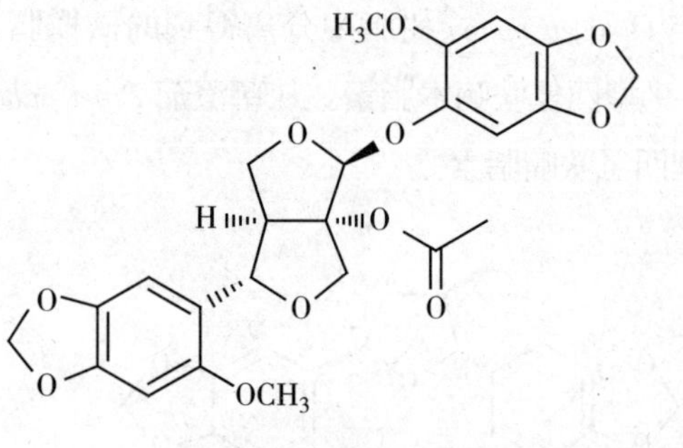

（＋）-菲玛若林甲

（6）联苯环辛烯型木脂素类（dibenzocyclooctadiene lignan）：该类木脂素类结构中既有联苯的结构，又具有联苯与侧链环合而成的八元环状结构。除了木脂素中典型的 C-8—C-8′ 相连，两个苯丙素单元中的苯基的 C-2—C-2′ 同时相连，构成一类与两个苯环相骈合的连氧取代环辛烯结构骨架。这类木脂素比较集中地分布在五味子科植物中，例如五味子 *Schisandra chinensis* 果实中的五味子甲素［（＋）-deoxyschizandrin］、五味子乙素（γ-schizandrin）及五味子丙素（wuweizisu C）。此外，华中五味子 *Schisandra sphenanthera* 果实中的五味子酯（schisantherin）系列木脂素在环辛烷结构中接有酯基,如五味子酯甲和五味子酯乙。

从内南五味子 *Kadsura interior* 藤茎中分到的内南五味子素(interiorin)系列具有螺苯骈呋喃(spirobenzofuranoid)结构,在构成这种亚类型的一系列木脂素中,形成螺环的氧取代位置以及苯环中羰基位置不同,如从黑老虎 *Kadsura coccinea* 中分离得到的南五脂素甲(kadsulignan A)和从长梗南五味子 *Kadsura longipedunculata* 中分离得到的南五脂素丙(kadsulignan C)。

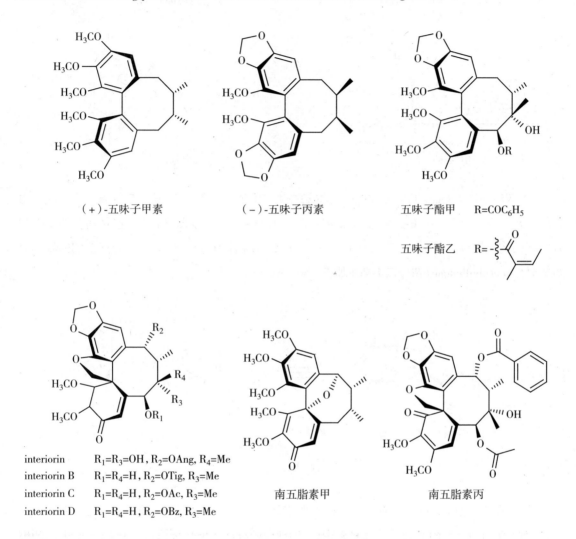

（+）-五味子甲素　　　　　（－）-五味子丙素　　　　　五味子酯甲　　R=COC$_6$H$_5$

五味子酯乙　　R=

interiorin　　　R$_1$=R$_3$=OH, R$_2$=OAng, R$_4$=Me
interiorin B　　R$_1$=R$_4$=H, R$_2$=OTig, R$_3$=Me
interiorin C　　R$_1$=R$_4$=H, R$_2$=OAc, R$_3$=Me　　　　　南五脂素甲　　　　　南五脂素丙
interiorin D　　R$_1$=R$_4$=H, R$_2$=OBz, R$_3$=Me

2. 新木脂素类　在这类木脂素中,通常将一个苯丙素的脂肪烃基碳与另一分子苯环连接,或苯丙素的苯基相连接构成的各种木脂素归类为新木脂素。主要分为以下几种亚型。

(1) 苯骈呋喃类(benzofuran lignan):在这一类型的新木脂素中,一个苯丙素单元的 C-8 与另一苯丙素的 C-3′ 相连,同时 C-7 与 C-4′ 通过氧相连(C-8—C-3′,7-*O*-4′)形成的骨架,称为尤普麦特苯骈呋喃类。一个苯丙素单元的 C-8 与另一苯丙素的 C-1′ 相连,同时 C-7 与 C-2′ 通过氧相连(C-8—C-1′,7-*O*-2′)形成的骨架,称为伯彻林苯骈呋喃类。

来源于植物 *Eupomatia laurina* 树皮中的尤普麦特素(eupomatenoid)以及来源于茄科植物 *Solanum sisymbriifolium* 中的 sisymbrifolin,属于尤普麦特苯骈呋喃型新木脂素。来源于樟科植物 *Aniba burchellii* 中的伯彻林(burchellin)以及来源于巴西植物 *Ocotea catharinensis* 叶中的凯瑟林甲素(catharin A),则属于伯彻林苯骈呋喃型新木脂素。

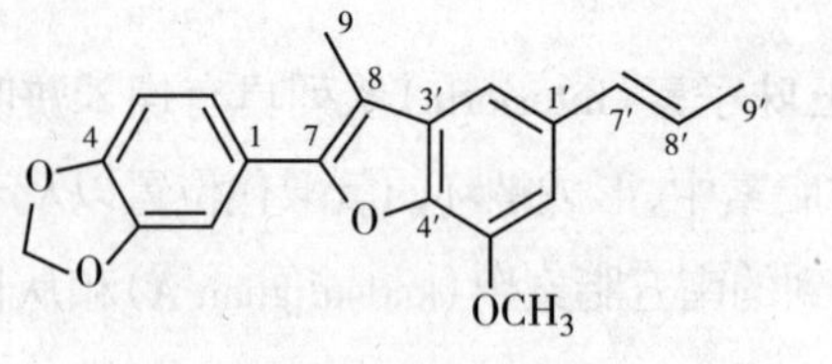

eupomatene

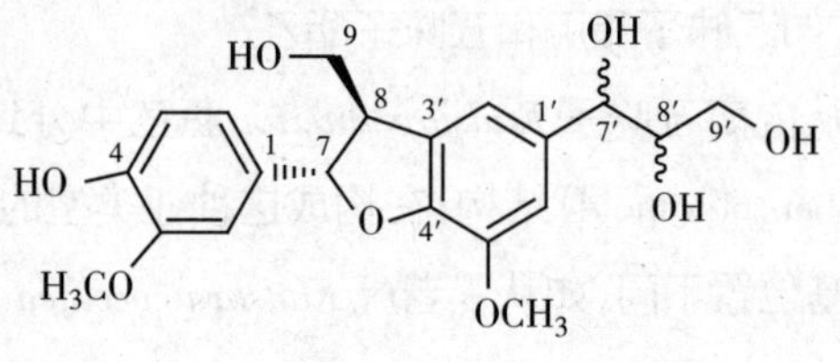

sisymbrifolin

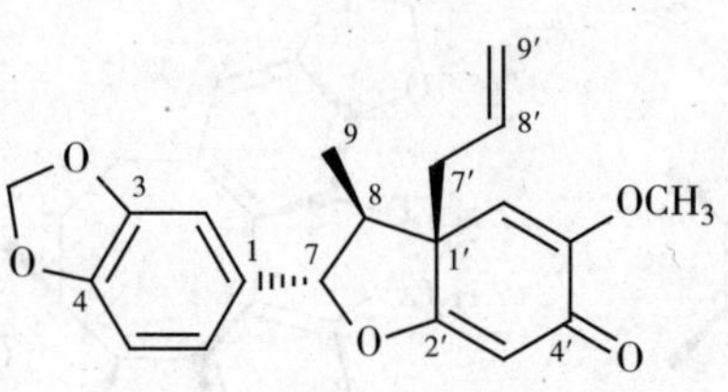

伯彻林

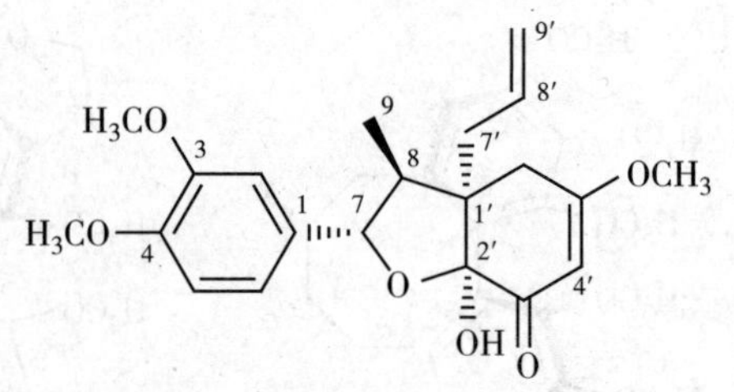

凯瑟林甲素

(2) 双环辛烷类(bicyclooctane lignan):与苯骈呋喃类新木脂素不同,该类成分是一个苯丙素单元的 C-8 与另一苯丙素的 C-3′ 相连,同时 C-7 与 C-1′ 直接相连,形成一个与环己烃骈合的苯取代五元环结构骨架:双环[3.2.1]辛烷(bicycle[3.2.1])。在植物 *Ocotea bullata* 中分离得到的异奥克布烯酮(iso-ocobullenone)属于该类新木脂素。

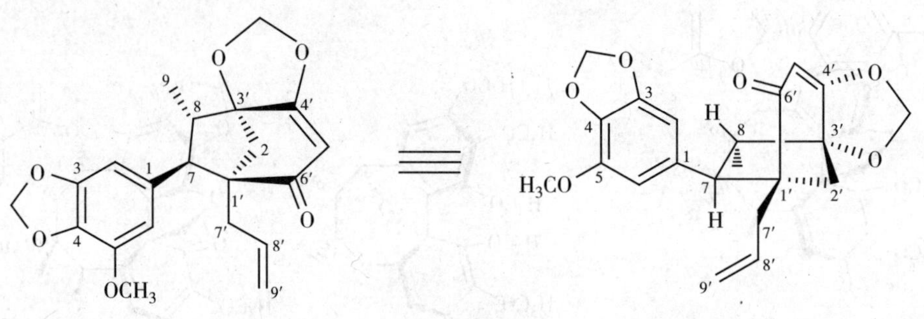

异奥克布烯酮

(3) 风藤酮类(futoenone lignan):该类新木脂素是由一个苯丙素的 C-8 与另一苯丙素的 C-1′ 相连,同时 C-7 与另一苯丙素的烃基碳 C-9′ 相连,形成有螺环的苯取代环己烷的骨架。比如,从胡椒属植物风藤葛 *Piper futokadsura* 的叶和茎中分离得到的风藤酮(futoenone)是这类新木脂素的代表成分。

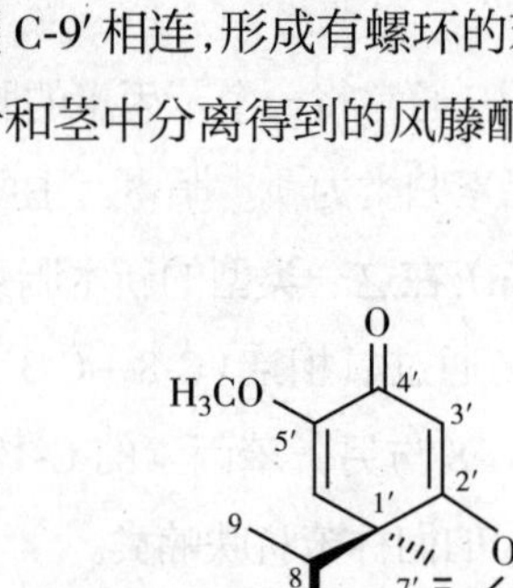

风藤酮

（4）联苯类（biphenyl lignan）：苯丙素的两个苯环通过 3—3′ 直接连接而成的新木脂素，又称为厚朴酚型。在厚朴中分到的厚朴酚（magnolol）及和厚朴酚（honokiol）为该类型的典型代表。厚朴酚在临床上主要作为消除胸腹满闷、镇静中枢神经、运动员肌肉松弛、抗真菌、抗溃疡的药物。和厚朴酚具有明显的中枢神经抑制、抗炎、抑菌、抗病原微生物、抗溃疡、抗氧化、抗肿瘤、降低胆固醇等药理作用，用于治疗急性肠炎、细菌性或阿米巴痢疾、慢性胃炎等。

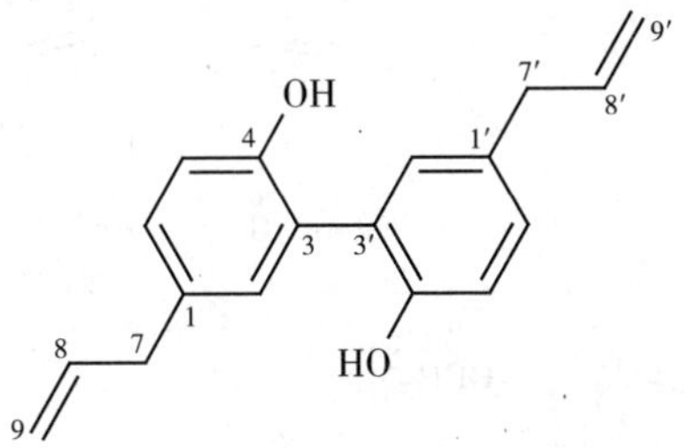

厚朴酚 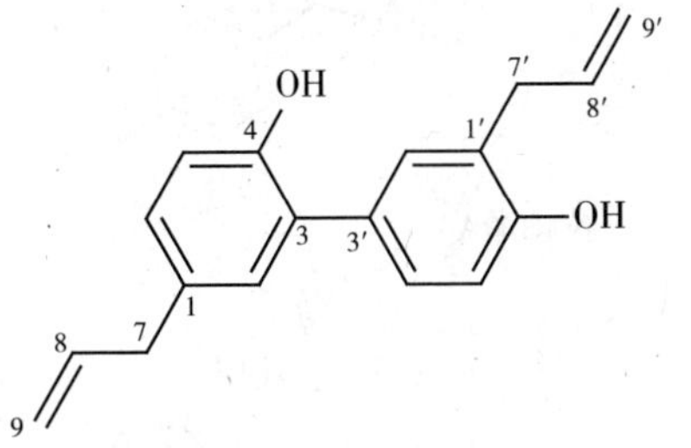　　　　　　　　　　　　　　和厚朴酚

3. 降木脂素类　木脂素或新木脂素中一个苯丙素单元的烃基失去一个或两个烃基碳而形成的一类木脂素，称为降木脂素（norlignan）。来源于胡椒属植物 *Piper decurrens* 的 decurrenal 以及来源于蒙蒿子 *Anaxagorea clavata* 的蒙蒿素属于降木脂素类。

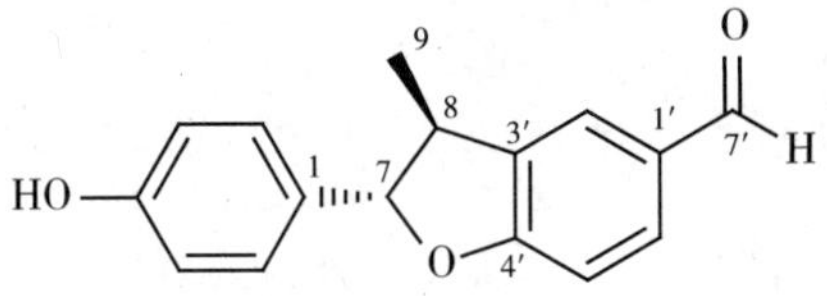

decurrenal 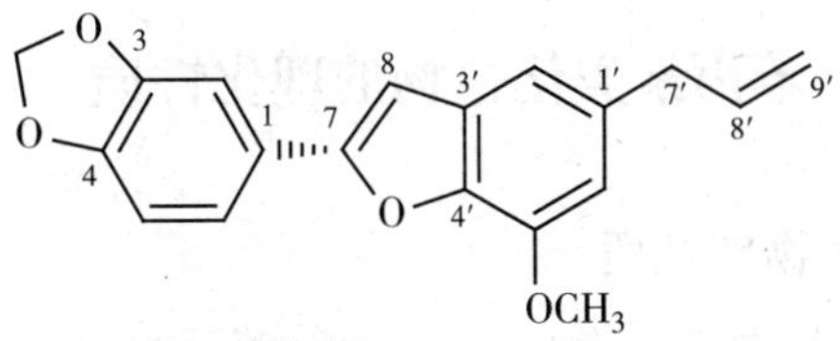　　　　　　　　　　　　蒙蒿素

4. 杂木脂素类　木脂素与萜类、黄酮等其他类型化合物形成的骨架称为杂木脂素类。例如水飞蓟 *Silybum marianum* 中的水飞蓟素（silymarin）既有木脂素结构，又有二氢黄酮醇结构，具有保肝的作用。

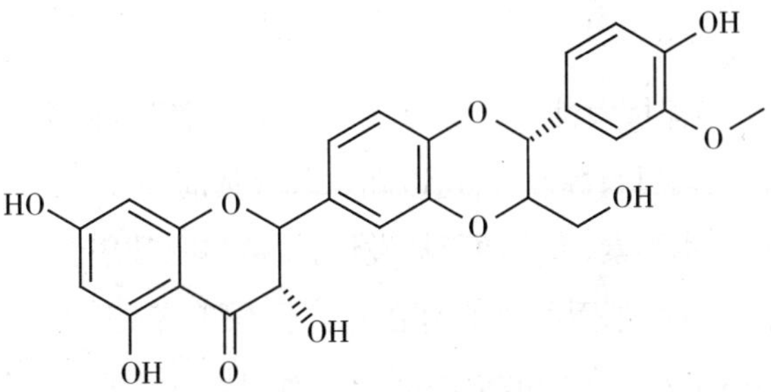

水飞蓟素

多个苯丙素单元通过碳碳键连接可形成多聚木脂素（oligomeric lignan）。牛蒡根中的拉帕酚 A（lappaol A）、拉帕酚 B（lappaol B）都是 3 分子 C_6—C_3 单体缩合而成。牛蒡子酚 F 则是由 4 分子 C_6—C_3 单体缩合而成。

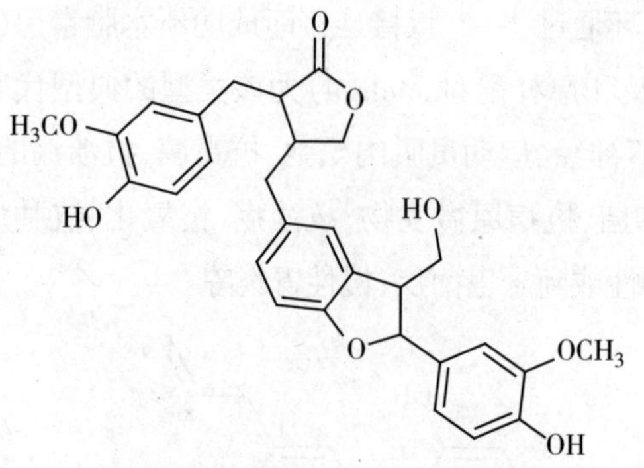

拉帕酚A

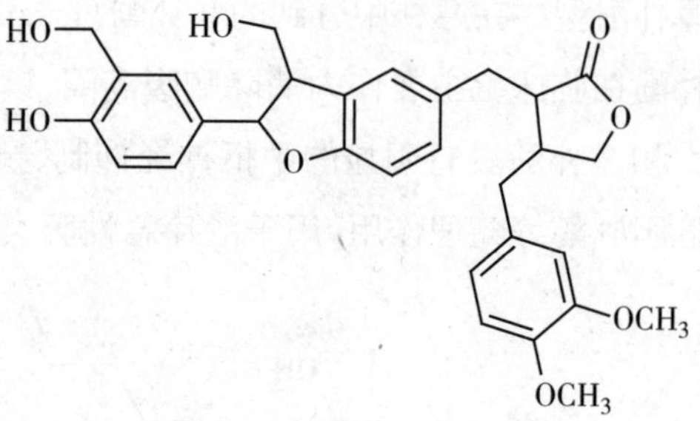

拉帕酚B

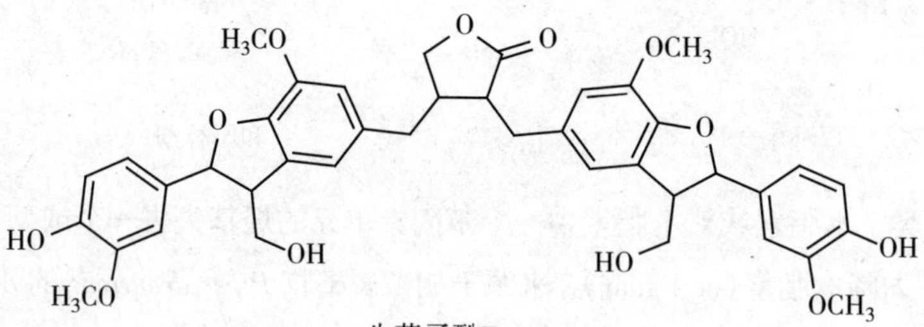

牛蒡子酚F

二、苯丙素类化合物的理化性质

（一）物理性质

1. 性状　游离的苯丙烯、苯丙醇及苯丙醛多数为淡黄色油状物。苯丙酸及其衍生物多数为无色结晶，少数为粉末状。游离香豆素大多为结晶状化合物，也有部分香豆素类成分呈玻璃态或液态，常常为淡黄色或无色，并且具有香气。香豆素苷类一般呈粉末状，多数无香味。香豆素类化合物在紫外光下多呈现蓝色或紫色荧光，在碱性溶液中荧光增强。荧光的强弱和有无，与结构中的取代基种类和位置有关。多数木脂素化合物是无色或白色结晶，少数（如新木脂素类）不易结晶，为无定型粉末。

2. 挥发性　苯丙酸大多无挥发性，而其他简单苯丙素有挥发性，常与其他挥发性成分一同被蒸馏出。小分子的游离香豆素具有挥发性，可以随水蒸气蒸馏，还可升华。而一旦形成苷后，多数无挥发性和升华性。而对于木脂素，大多数无挥发性，少数具有升华性。

3. 溶解性　游离的苯丙烯、苯丙醇及苯丙醛可溶于乙醚、苯、三氯甲烷、乙酸乙酯、甲醇等，难溶于乙醇或含水乙醇，不溶于水。苯丙酸类能溶于三氯甲烷、甲醇、乙醇等溶剂，难溶于水。苯丙素成苷后，水溶性增大，但易被酶或酸水解。游离香豆素类化合物部分溶于热水，一般难溶或不溶于冷水，易溶于苯、乙醚、三氯甲烷、丙酮、甲醇、乙醇等有机溶剂。香豆素成苷后，可溶于水、甲醇和乙醇，难溶于苯、乙醚、三氯甲烷等低极性有机溶剂。游离木脂素亲脂性较强，能溶于三氯甲烷、乙醚、乙酸乙酯、丙酮、甲醇等有机溶剂，难溶于水。木脂素苷类水溶性增大，有一定水溶性。

4. 光学活性　木脂素类化合物结构中大多具有手性碳，或者由于空间位阻造成了取代的苯环不能自由旋转形成阻转光学活性异构体，所以大都具有光学活性。木脂素在提取过程中遇酸或碱容易发生分子结构的立体异构化，从而引起分子光学活性的改变。

例如,(−)- 鬼臼毒素具有苯代四氢萘环和反式内酯环结构,结构中 C-7/C-8 为反式构型,C-7′/C-8′ 为顺式构型,在光学活性上为左旋性[α]$_D$=−133°,具有抗癌活性。如果在碱溶液中,C-7′/C-8′ 很容易变成反式构型,得到(+)- 苦鬼臼毒素,其在光学活性上为右旋性[α]$_D$=+9°,无抗癌活性。

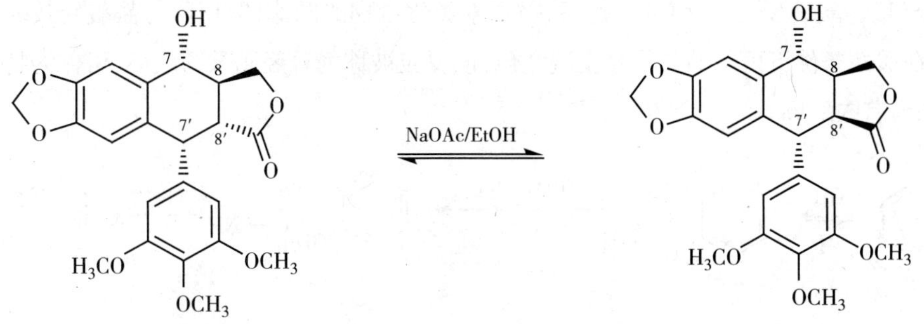

NaOAc/EtOH

(−)-鬼臼毒素   (+)-苦鬼臼毒素

此外,双环氧木脂素类常具有对称结构,在酸作用下,呋喃环的氧原子与苄基碳原子的化学键容易断裂开环,重新闭合后,构型发生变化。例如 d- 芝麻脂素(d-sesamin)为右旋体,在盐酸乙醇溶液中加热,部分转化为 d- 表芝麻脂素(d-episesamin)。l- 表芝麻脂素(l-episesamin)为左旋体,在盐酸乙醇溶液中加热,部分转化为 l- 芝麻脂素(l-sesamin)。

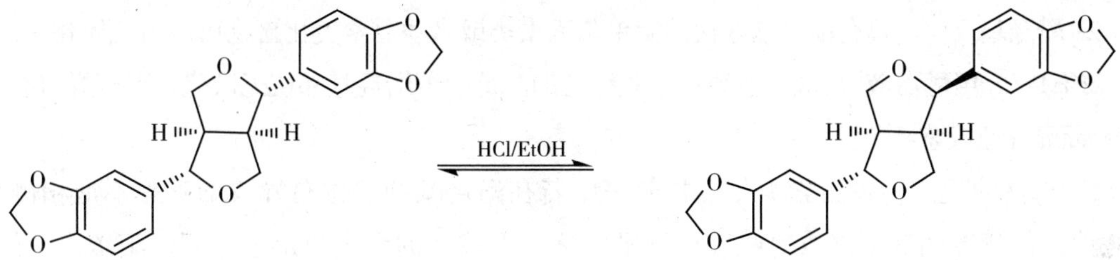

HCl/EtOH

d-芝麻脂素   d-表芝麻脂素

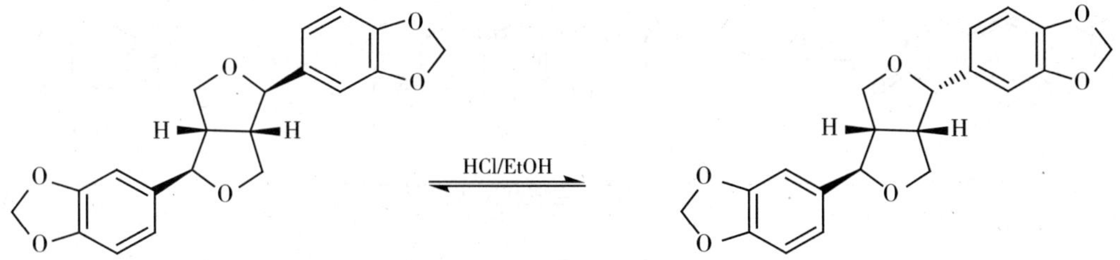

HCl/EtOH

l-表芝麻脂素   l-芝麻脂素

(二) 化学性质

1. 香豆素内酯环的性质

(1) 内酯的碱水解:香豆素类化合物的骨架中具有内酯结构,因此它具有内酯环的性质。遇到稀碱溶液可以开环,形成溶于水的顺式邻羟基桂皮酸盐;酸化后,又立即成酯闭环,形成不溶于水的香豆素类成分。但是,如果长时间把香豆素类化合物放置在碱液中或者紫外光照射,顺式邻羟基桂皮酸盐就会转化成为稳定的反式邻羟基桂皮酸盐,再酸化时就不会环合。

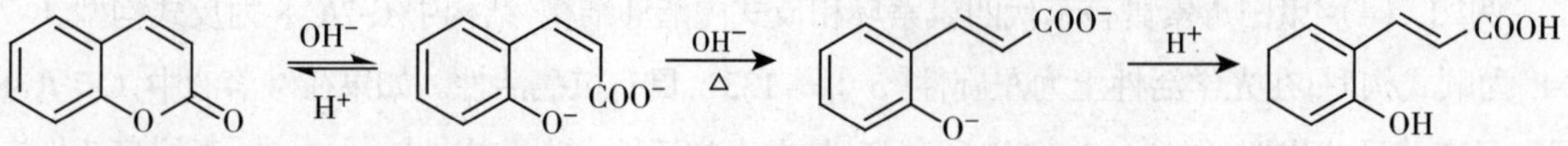

(2) 异羟肟酸铁反应:在碱性条件下,香豆素类化合物的内酯环打开,与盐酸羟胺缩合生成异羟肟酸,在酸性条件下再与 Fe^{3+} 络合呈现红色,该反应被称为异羟肟酸铁反应,可作为特异性显色反应检识含有内酯环类的化合物。

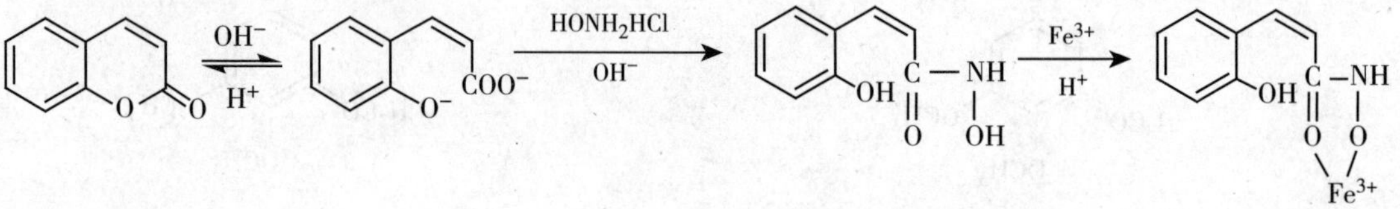

(3) 酚羟基对位活泼氢反应:香豆素中的内酯环会在碱性条件下(pH 9~10)水解成酚羟基,如果酚羟基的对位(或 6 位)无取代,则可以和 Gibb's 试剂(2,6- 二溴苯醌氯亚胺)反应而显蓝色,该反应称 Gibb's 反应;也可与 Emerson 试剂(4- 氨基安替比林和铁氰化钾)反应而呈现红色,该反应称 Emerson 反应。上述两种试剂也可与香豆素及其他化合物的酚羟基对位活泼氢反应,是用来判断酚羟基对位是否被取代的有效手段。

2. 酚羟基反应　具有酚羟基取代的简单苯丙素类或者香豆素类化合物可以与三氯化铁溶液(1%~2% $FeCl_3$ 甲醇溶液)反应产生绿色至墨绿色的沉淀。若酚羟基邻位无取代,可与重氮化试剂反应,而显红色或紫红色。

3. 与酸的反应　香豆素类化合物分子中若在酚羟基的邻位有异戊烯基等不饱和侧链,在酸性条件下能闭环形成含氧呋喃环或吡喃环。形成环的大小决定于中间体阳碳离子的稳定性。

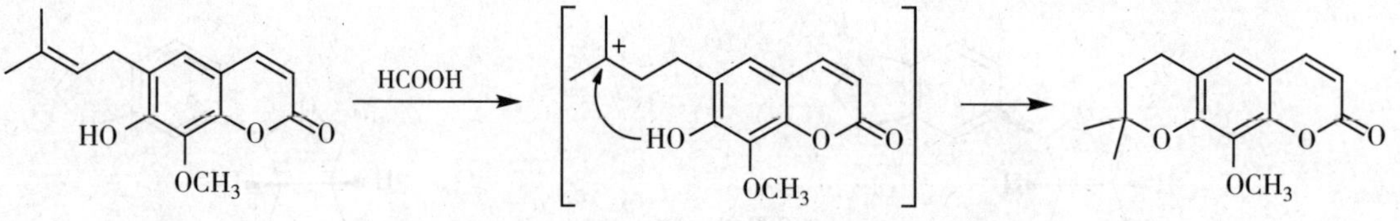

中间体生成叔阳碳离子

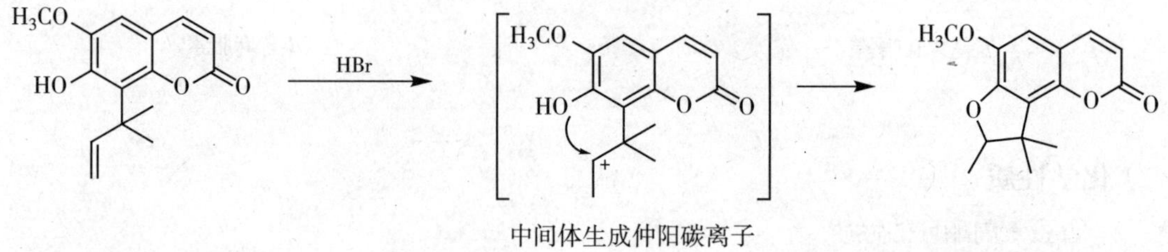

中间体生成仲阳碳离子

第二节　苯丙素类化合物的提取分离和结构鉴定

一、苯丙素类化合物的提取分离

（一）提取方法

根据苯丙素类化合物的溶解性、挥发性和升华性及其所含官能团的性质来设计其提取制备工艺，通常采用水蒸气蒸馏法、溶剂提取法和碱提酸沉法等。

1. 水蒸气蒸馏法　苯丙烯、苯丙醇及苯丙醛等游离的小分子以及小分子的香豆素具有挥发性，可用水蒸气蒸馏法进行提取。但该方法适用面较窄，且样品需长时间受热，对于热不稳定的化合物有可能引起结构变化。

2. 溶剂提取法　游离的苯丙酸类及其衍生物可用甲醇或乙醇进行提取。苯丙素苷也可用甲醇、乙醇或含水乙醇进行提取。香豆素类化合物一般采用甲醇、乙醇或者水作为起步溶剂从植物中加以提取，再用石油醚、乙醚、乙酸乙酯和正丁醇等极性由低到高的有机溶剂依次萃取，或用大孔树脂法将提取物分为极性不同的几个部位。也可采用乙醚等溶剂先提取脂溶性成分，再用甲醇、乙醇或水提取大极性成分。游离木脂素具有较强的亲脂性，易溶于三氯甲烷、乙醚和乙酸乙酯等有机溶剂，在石油醚和苯中溶解度较小。但是低极性有机溶剂难于透入植物细胞，一般先将药材用乙醇、丙酮提取，浓缩成浸膏后再用石油醚、乙醚、乙酸乙酯依次萃取，得到极性不同的成分。木脂素苷极性较大，可按苷类提取方法，如用甲醇或乙醇提取。在植物内，木脂素常与大量树脂状物共存，溶剂处理过程中易树脂化，在提取时需注意。近年来，CO_2 超临界提取技术也逐渐应用于木脂素的提取工艺中。

3. 碱提酸沉法　香豆素具有内酯结构，可被热的稀碱液溶解，加酸酸化后，香豆素又重新内酯化，可在水溶液中析出或用乙醚等有机溶剂萃取得到。然而碱溶酸沉法的条件难以控制，如果条件剧烈，会造成酸化后不能闭环的不可逆现象，要慎重使用。

（二）分离方法

常用于苯丙素的分离方法包括经典柱色谱、制备薄层色谱和高效液相色谱等。苯丙烯、苯丙醇及苯丙醛有挥发性，常与其他挥发油混在一起。因极性较低，多采用正向硅胶柱色谱进行分离纯化，石油醚、环己烷、三氯甲烷、乙酸乙酯等有机溶剂是常用的洗脱剂。苯丙酸及其衍生物、苯丙素苷类大多具有一定的水溶性，常常与酚酸、鞣质、黄酮苷等成分混在一起，分离有一定困难。一般要经大孔树脂、聚酰胺、硅胶、纤维素、葡聚糖凝胶以及反相色谱多次分离才能纯化。

香豆素类化合物一般采用硅胶柱色谱进行分离，常用石油醚 - 乙酸乙酯、石油醚 - 丙酮、三氯甲烷 - 丙酮和三氯甲烷 - 甲醇等为流动相。同时，可以结合葡聚糖凝胶（Sephadex LH-20）柱色谱，用三氯甲烷 - 甲醇或者甲醇 - 水等混合溶剂为洗脱剂对香豆素类化合物进行分离和纯化。对于香豆素苷类成分可以用反相柱色谱（Rp-18，Rp-8）进行分离，常用的洗脱系统为甲醇 - 水等。

吸附色谱是分离木脂素的主要手段，常用吸附分离材料为硅胶，以石油醚-乙酸乙酯、石油醚-

丙酮、三氯甲烷-甲醇等溶剂系统进行洗脱。对于在甲醇中溶解性较好的木脂素成分也可以用葡聚糖凝胶 Sephadex LH-20 进行分离和纯化。对于木脂素类结构相近的类似物,分离困难,反相填料 Rp-18 等可以用于木脂素的分离。目前,一些高分子材料,如 MCI 也应用于木脂素类成分的分离,因 MCI 对叶绿素吸附力极强,常用于分离纯化极性较小,易与叶绿素混杂在一起的木脂素类化合物。此外,某些具有酚羟基或内酯环结构的木脂素可用碱液溶解,再酸化使其沉淀析出,但使用酸碱法易使木脂素发生异构化而失去活性,在实际工业生产及实验室制备分离中应注意。

近年来,利用高效液相色谱来分离香豆素类化合物已经非常普遍。小极性香豆素类的分离一般用正相高效液相色谱,固定相是硅胶,流动相用石油醚-乙酸乙酯、石油醚-丙酮、三氯甲烷-丙酮和三氯甲烷-甲醇等有机溶剂;而对于极性较大的香豆素苷类的分离纯化,则用反相高效液相色谱,固定相是 Rp-18 或者 Rp-8,流动相选择用甲醇-水、乙腈-水等。

此外,香豆素类成分在薄层色谱上很容易以荧光定位斑点,因此制备薄层色谱也常用于香豆素类成分的分离。

二、苯丙素类化合物的结构鉴定

(一) 紫外光谱(UV)

苯丙酸类化合物中的取代苯环具有强的紫外吸收。在中性溶液中,它的紫外光谱(UV)与其酯或苷相似,醋酸钠可使波长发生蓝移,乙醇钠可使谱带发生红移。香豆素类化合物的紫外光谱是由苯环、α-吡喃酮和含氧取代基等官能团的吸收所产生。未取代的香豆素在 274nm(logε 4.03)和 311nm(logε 3.72)处出现两个分别代表苯环和 α-吡喃酮的吸收峰。如果香豆素母核中有烷基取代,其最大吸收值变化不大。如果母核中有含氧取代基,则会使最大吸收波长红移。例如,在母核 7 位上引入含氧取代基(7-羟基、7-甲氧基、7-O-β-D-葡萄糖基)时,在 217nm 和 315~330nm 有强吸收峰(约 logε 4),而在 240nm 和 255nm 处出现较弱的吸收峰。另外,在碱性溶液中,含有羟基的香豆素其紫外光谱将发生显著的红移。木脂素类化合物的紫外吸收光谱比较典型,最典型的吸收峰有 3 个:210nm、230nm 和 280nm。紫外光谱可用于区别芳基四氢萘、芳基二氢萘、芳基萘型木脂素,还可以确定芳基二氢萘 B 环上的双键位置。具有游离酚羟基和酚羟基完全醚化的木脂素的紫外吸收没有明显区别,可在测量该类样品时加入少量氢氧化钠溶液,根据紫外光谱的变化加以区别。多数木脂素的两个取代芳环是两个孤立的发色团,两者紫外吸收峰位置相近,吸收强度是两者之和,立体构型对紫外光谱没有影响。

(二) 红外光谱(IR)

简单苯丙素类在红外光谱(IR)1 650~1 440cm^{-1} 位置具有芳核的特征吸收峰,酚羟基在 3 500~3 300cm^{-1} 位置具有较强吸收。香豆素类化合物的红外光谱是由内酯环和芳环结构所引起。IR 光谱中应有 α-吡喃酮 1 750~1 700cm^{-1} 的一个强吸收峰以及苯环 1 660~1 600cm^{-1} 区域 3 个较强的吸收峰。如果内酯环羰基附近有羟基等基团与其形成分子内氢键时,内酯环羰基的吸收带移到 1 680~1 660cm^{-1}。此外,内酯环在 1 270~1 220cm^{-1}、1 100~1 000cm^{-1} 也产生强的吸收峰。呋喃香豆素除了苯环 1 600cm^{-1} 和 1 500cm^{-1} 两处峰以外,另在 1 639~1 613cm^{-1} 有一处强而尖的吸收峰,这是由于呋喃环中的双键引起的。木脂素的结构中常有羟基、甲氧基、亚甲二氧基、芳香环、内酯环等,这些基团呈现的 IR 吸收峰可作为推测结构中是否存在这些基团的依据。另外,红外光谱可以确定木脂素中内酯环的存在及类型,饱和的 γ- 内酯羰基在 $1\,770\mathrm{cm}^{-1}$ 左右有一强吸收峰。当化合物的羰基与一双键共轭时,羰基吸收峰则移至 $1\,750\mathrm{cm}^{-1}$ 的位置。

(三) 核磁共振氢谱(^{1}H-NMR)

对于氢谱而言,典型的苯丙素类化合物具有两组信号峰,分别来源于苯环和侧链,简单的苯丙素类化合物通过测定其 ^{1}H-NMR 谱并配合质谱即可确定结构。苯环上的氢信号通常出现在 δ 6.0~7.5,常常以 ABX 偶合系统形式出现,表现为一组 d 峰(J=8.0Hz)、dd 峰(J=8.0, 2.0Hz)和 d 峰(J=2.0Hz);与苯环相连的反式烯键受苯环去屏蔽影响,信号在较低场出现,常为 δ 6.2~7.8 左右,J=16.0Hz 左右;顺式 J=10.0Hz 左右。该双键在某些情况下会被还原成烃基(δ 2.0~4.0)或氧化为氧取代的烃基。另外,复杂脂肪链在结构上的关联还可以通过 ^{1}H-^{1}H COSY 二维核磁技术判断。

在氢谱中,简单香豆素、呋喃香豆素和吡喃香豆素的 H-3 和 H-4 分别出现在 δ 6.10~6.50 和 δ 7.50~8.20 区域,且两者相互偶合形成一组 d 峰,偶合常数大约为 9.5Hz。这是该类化合物在氢谱中的标志性信号。苯环上的氢信号与普通芳核上的氢信号特点类似,化学位移出现在 δ 6.0~8.0 范围。由于受到内酯上羰基的影响,H-6 和 H-8 与 H-3 的信号出现在高场;H-5 和 H-7 与 H-4 的信号出现在低场。若是 C-7 位取代的香豆素,H-5 为 d 峰(J=8.0Hz),H-6 形成 dd 峰(J=8.0, 2.0Hz),H-8 为 d 峰(J=2.0Hz)。苯环上的其他取代情况依此类推。

不同类型木脂素的核磁共振氢谱有其一定的信号特征。对于简单木脂素来说,通过烃基质子化学位移及偶合常数的分析,可确定烃基质子的位置,当简单木脂素的 7,8 位、8,9 位、8,8′ 位、8′,9′ 位或 7′,8′ 位中部分位置为烯键时,氢谱中出现烯烃质子信号。苯环的氧取代位置可通过芳香质子的化学位移值和偶合常数进行初步推断。单环氧木脂素中与氧直接相连的碳上的质子会向低场移动,化学位移 δ 4.6 左右,其他质子信号与简单木脂素类似。木脂内酯类化合物的氢谱比简单木脂素少了 δ 0.8 左右的两个甲基质子的信号,取而代之的是 δ 4.0 左右的两个质子信号的 dd 峰,它们属于五元环内酯中的连氧烷基质子。此外,这些类型的化合物 C-7 位和 C-7′ 常被羟基、甲氧基或羰基取代。

对于环状结构的四氢萘结构,可通过质子间偶合常数,并结合二维氢谱(NOSEY 或 ROSEY)等技术判断质子空间位置关系来确定化合物的立体化学构型。而对于双环氧木脂素来说,四氢呋嘧双环的立体结构的确定往往是解析这类化合物结构的重点和难点,可利用 COSY 及 NOESY 技术来确定化合物的立体构型。

(四) 核磁共振碳谱（^{13}C-NMR）

简单苯丙素的核磁共振碳谱往往比较明晰,对于一些复杂的苯丙素及苯丙素苷类结构骨架的确定,^{13}C-NMR 谱十分必要。若结构中的烃基取代较多,那么烃基之间的连接,与苯环的连接,或者多个苯丙素分子通过酯键或醚键连接,可以用二维核磁共振的氢 - 碳远程偶合技术（HMBC）推断。

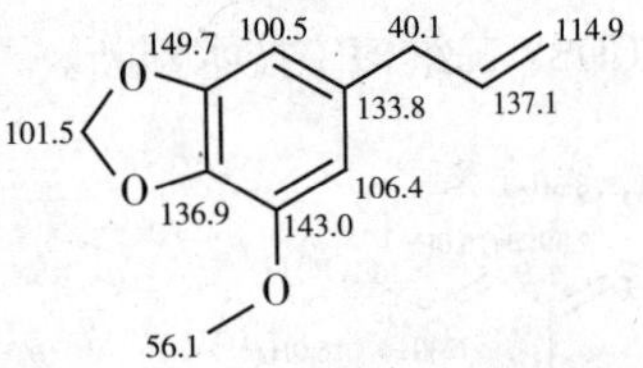

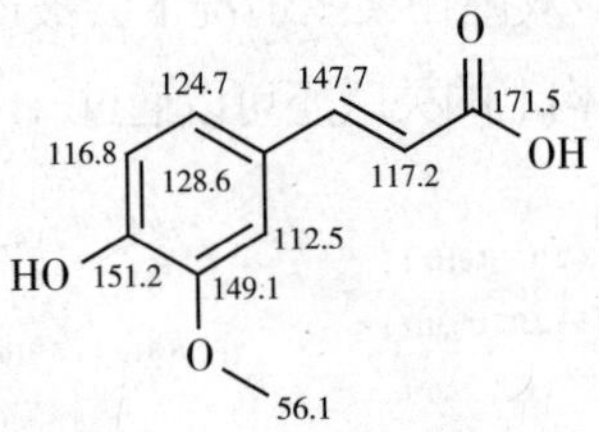

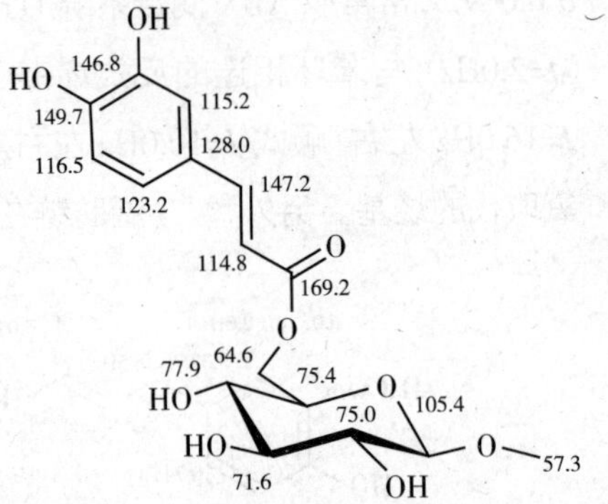

香豆素母核中碳的化学位移受取代基的影响较大,可以通过碳谱特征确定取代基的位置及可能的类型。此外,通过碳谱数据可以确定香豆素苷中糖的种类、连接位置和苷键的构型等。

香豆素母核中有 9 个碳原子,化学位移出现在 δ 100~160。其中 C-2 是羰基碳,受环上取代基影响较小,常在 δ 160 左右;C-3 和 C-4 多数没有取代,其化学位移值也较为固定,C-3 出现在 δ 110~115,而 C-4 则在 δ 140~145 范围;C-7 位上常有含氧官能团的取代,再加上羰基共轭的影响,信号向低场移动,为 δ 160 左右;C-8 受两侧邻位含氧官能团供电子的影响,信号向高场移动,约 δ 103;C-9 信号常出现在 δ 150~155 区间,而 C-10 在 δ 110~115 范围产生信号。

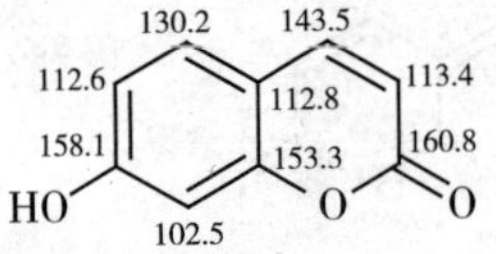

木脂素的碳谱可以用于确定其碳骨架及平面结构,对于构型及构象的阐明也很有帮助。在联苯环辛烯类木脂素中,芳香质子邻位的甲氧基比其他甲氧基向高场位移 5 个化学位移单位,3-OCH$_3$ 和 12-OCH$_3$ 在 δ 55.0,其余—OCH$_3$ 在 δ 60.5 左右。二维相关谱 HSQC 有利于确认烃基碳,^{1}H-^{13}C 远程相关谱 HMBC 对于苯丙素单元的连接方式及一些区别不明显的芳香碳的准确归属有重要作用。此外,碳谱对于构型及构象的阐明也有一定的帮助。

(五) 质谱（MS）

简单苯丙素类大多具有较强的分子离子峰,在 EI-MS 中常为基峰。若结构中的侧链不与苯环共轭,则易于失去,最易失去的为母核上的甲氧基,例如肉豆蔻醚,分子离子峰 [M]$^+$ 192,为基峰,裂解碎片主要有 m/z 177 [M−CH$_3$]$^+$、161 [M−OCH$_3$]$^+$、119 [M−OCH$_3$−CH$_2$CH−CH$_2$−H]$^+$ 及 77 [C$_6$H$_5$]$^+$。

然而还有一些化合物虽然分子离子峰较强,但不是基峰,例如桂皮醇分子离子峰[M]$^+$134,裂解碎片为 m/z 103[M-CH$_2$OH]$^+$,侧链裂解、重排,产生甲苯,为基峰,然后再失去甲基,出现 m/z 77[C$_6$H$_5$]$^+$。一些苯丙酸衍生物或二聚体的分子离子峰较弱,例如绿原酸,为咖啡酸与奎宁酸结合形成的酯,出现较弱的分子离子峰([M]$^+$354),失去奎宁酸基而得亚稳离子 m/z 180,连续失水得基峰 m/z 163。

香豆素类衍生物一般具有较强的分子离子峰,在质谱中最常出现的是失去一系列 CO 的碎片离子峰。

香豆素母核具有很强的分子离子峰,基峰是失去 CO 的苯骈呋喃离子,之后还可再失去一分子 CO 形成[M-2CO]$^+$峰,然后失去氢而形成 m/z 89 的峰。

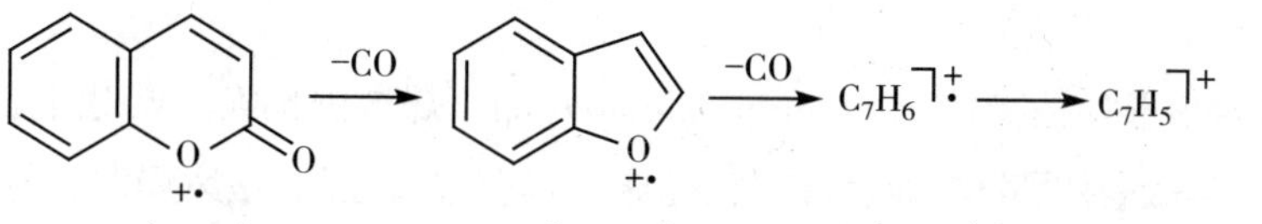

146（76%）　118（100%）　90（43%）　89（35%）

取代香豆素类化合物的质谱一般会出现一系列失去 CO 的峰。

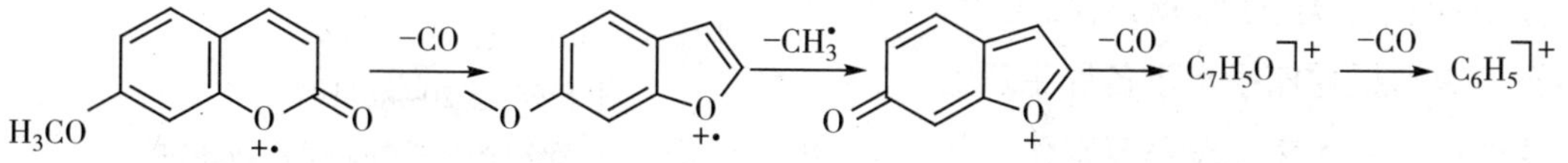

176（100%）　148（82%）　133（83%）　105（12%）　77（27%）

呋喃香豆素类先失去 CO,形成苯骈呋喃离子,之后再进一步失去 CO。

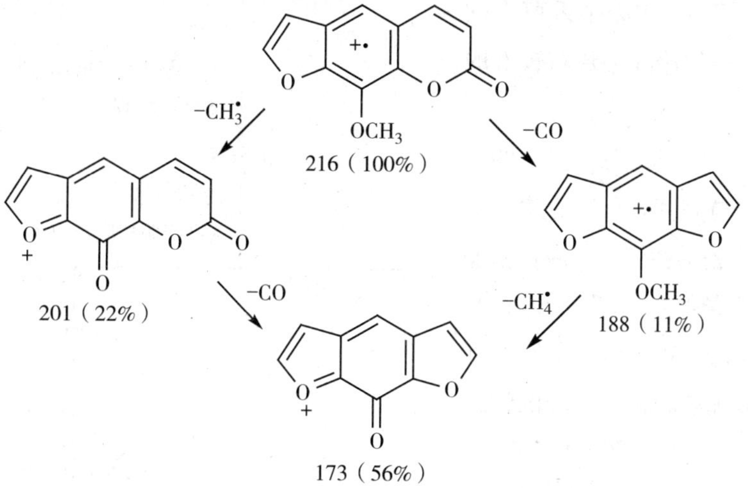

216（100%）

201（22%）

188（11%）

173（56%）

绝大多数吡喃香豆素含有偕二甲基结构,可先失去甲基,再失去 CO。

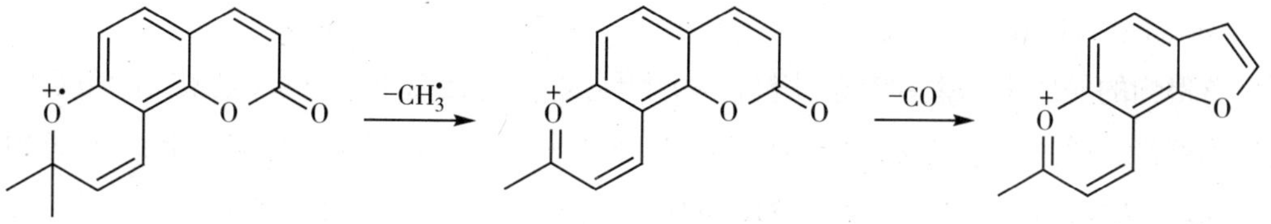

228（15%）　　　213（100%）　　　185（19%）

木脂素类物质大多具有环状结构,因此质谱通常能给出丰度较高的分子离子峰,可以得到化合物的分子量。分子量已经通过质谱确定的木脂素单体成分,用高分辨质谱(HRMS)技术可以得到化合物的分子式。木脂素分子中的苯环和环烃结构则有利于在质谱中得到一系列分子碎片峰信息。特别是环木脂内酯型木脂素,其具有四环系统,分子离子峰丰度比较高,一般为基峰,而其他离子较弱。

第三节　含苯丙素类成分的中药研究实例

一、蛇床子总香豆素的制备研究

中药蛇床子为伞形科植物蛇床 *Cnidium monnieri* 的干燥成熟果实。始载于《神农本草经》,被列为上品。2020年版《中国药典》收录该药。蛇床子具有温肾壮阳、祛风燥湿、杀虫止痒的功效。在临床上,外用治疗各种皮肤病及滴虫阴道炎,手、足癣感染等疾病。现代药理研究表明蛇床子还具有平喘、防治骨质疏松、性激素样等作用。蛇床子含有的主要化学成分为香豆素和挥发油,此外还含有糖苷类、色原酮类、萜类等,其中香豆素类是蛇床子显示各种生理活性的主要成分。蛇床子总香豆素作为蛇床子的有效部位具有抗炎、抗真菌、抗过敏、抗心律失常、免疫调节以及抗肿瘤等作用。在临床应用中,蛇床子香豆素软膏及贴剂在银屑病的治疗中具有较好的疗效。

从中药蛇床子中提取总香豆素的方法被不断地开发与完善。从工业生产的角度来说,一种完备的生产工艺应具备操作简单高效、操作条件温和、分离步骤少、所得产品纯度高、无有机溶剂残留、对环境和人员安全等优点。较为合理的蛇床子总香豆素的制备工艺如图 5-1 所示,该方法操作简单,易于连续操作,分离过程中没有使用毒性有机溶剂,对环境和人员安全,仅一次使用分离柱,收率高。

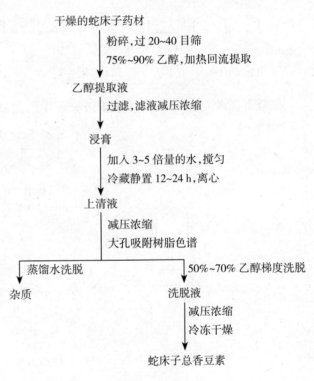

● 图 5-1　蛇床子总香豆素制备工艺流程图

分离得到的蛇床子总香豆素总共包含 40 多种成分,包括简单香豆素、线型呋喃香豆素、角型呋喃香豆素 3 类。主要的成分为蛇床子素、欧前胡素、佛手柑内酯、异欧前胡素、花椒毒酚、哥伦比亚内酯、花椒毒素等化合物(图 5-2)。其中蛇床子素是最重要的活性成分,具有广谱的药理活性。

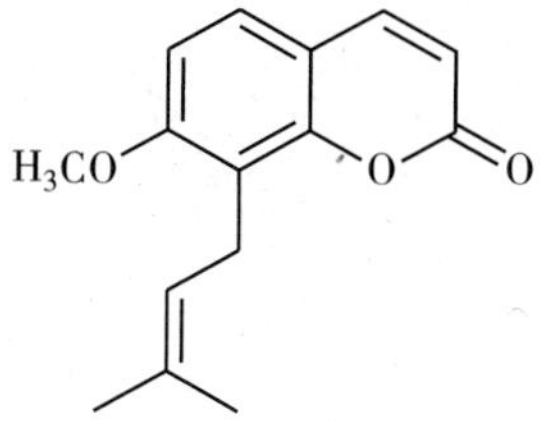

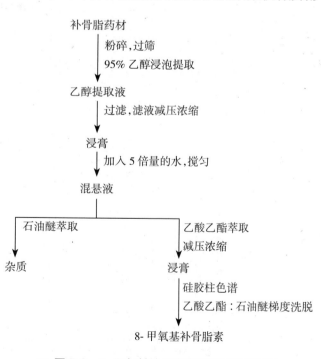

蛇床子素 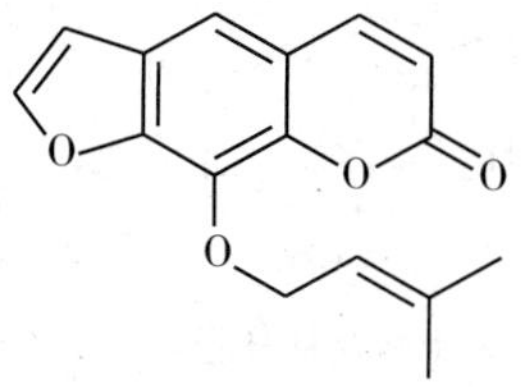　　　　　　　欧前胡素 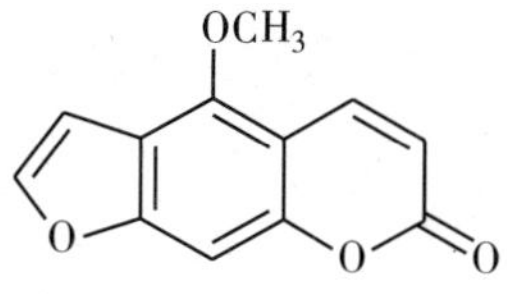　　　　　　　佛手苷内酯

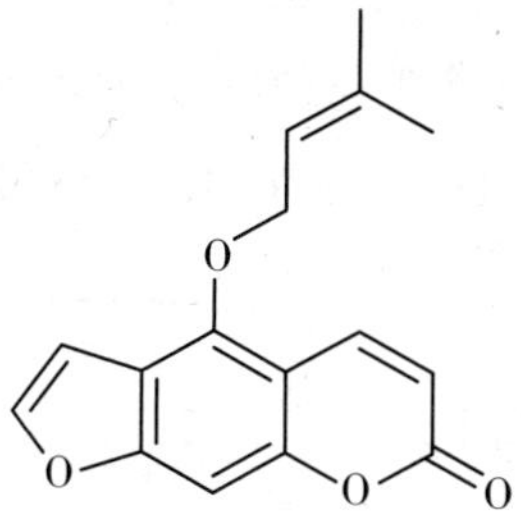

异欧前胡素 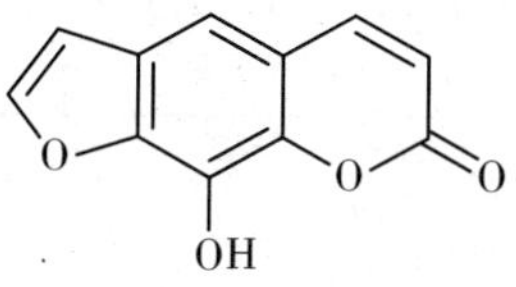　　　　　　花椒毒酚 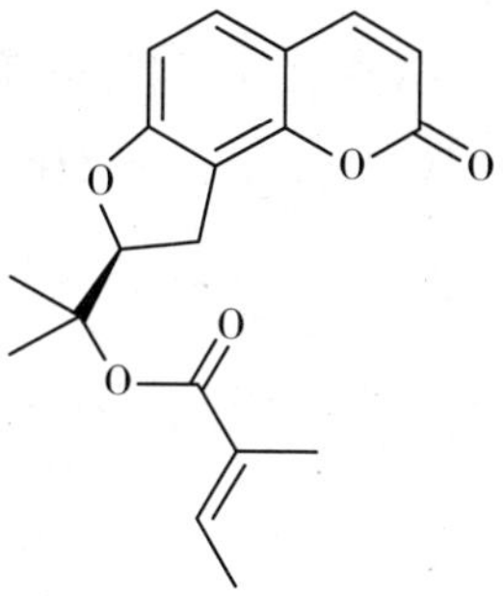　　　　　　　哥伦比亚内酯

● 图 5-2　蛇床子总香豆素中主要成分化学结构

二、临床药物 8- 甲氧基补骨脂素的分离制备与结构鉴定研究

中药补骨脂,又名破故纸,是豆科草本植物补骨脂 *Psoralea corylifolia* 的干燥成熟果实,具有补肾助阳、固精缩尿、温脾止泻、纳气平喘之功效。临床上有广泛应用,内服主治肾虚冷泻、阳痿遗精、遗尿尿频、腰膝冷痛等,外用主治皮肤病、白癜风等。此外,补骨脂还具有抗菌、抗肿瘤、抗骨质疏松等作用。补骨脂主要含有香豆素类、黄酮类、单萜酚类、挥发油、豆固醇、脂肪油等成分。其中呋喃香豆素类为主要成分。在香豆素类成分中,8- 甲氧基补骨脂素是主要的呋喃香豆素类成分,该成分是一个具有强光敏性的化合物。在临床应用中,8- 甲氧基补骨脂素,又名甲氧沙林,是治疗银屑病、白癜风的有效药物。主要临床应用剂型有片剂、胶囊剂、搽剂等,例如甲氧沙林片、甲氧沙林搽剂、甲氧沙林溶液等。

8- 甲氧基补骨脂素的主要制备工艺如图5-3所示,该提取方法较复杂,目前已有人工全合成的方法来生产制备该化合物。

补骨脂药材

↓ 粉碎,过筛
↓ 95% 乙醇浸泡提取

乙醇提取液

↓ 过滤,滤液减压浓缩

浸膏

↓ 加入 5 倍量的水,搅匀

混悬液

石油醚萃取 ┤　├ 乙酸乙酯萃取
　　　　　　　　↓ 减压浓缩

杂质　　　　　　　浸膏

　　　　　　　　　↓ 硅胶柱色谱
　　　　　　　　　↓ 乙酸乙酯:石油醚梯度洗脱

　　　　　　　8- 甲氧基补骨脂素

● 图 5-3　8- 甲氧基补骨脂素制备工艺流程图

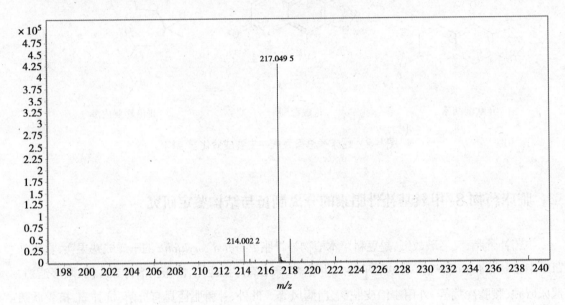

8-甲氧基补骨脂素

8- 甲氧基补骨脂素为白色固体,熔点为 147~148 ℃,分子式 $C_{12}H_8O_4$,HRESI-MS 给出分子量为 217.049 5 [M+H]$^+$(图 5-4)。UV (MeOH) λ_{max} 245,290,320nm。IR (KBr) ν_{max} 3 025,1 700cm^{-1}。在 ^{1}H-NMR (500MHz,CDCl$_3$,图 5-5 和图 5-6)中,在高场 δ 4.31(3H,s)存在 1 个伯氢信号,为 C-8 相连的甲基氢信号;δ (ppm) 6.38(1H,d,J=9.6Hz),6.83(1H,d,J=2.2Hz),7.36(1H,s),7.70(H,d,J=2.2Hz),

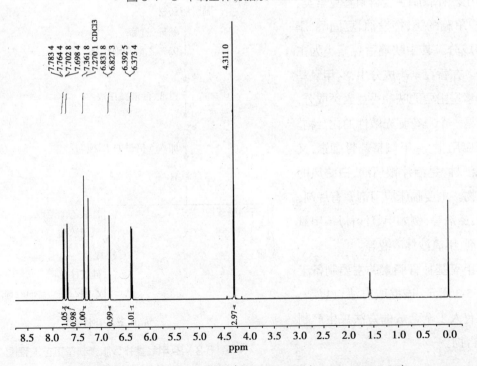

● 图 5-4　8- 甲氧基补骨脂素 HRESI-MS 图谱

● 图 5-5　8- 甲氧基补骨脂素 ^{1}H-NMR 图谱(500MHz,CDCl$_3$)

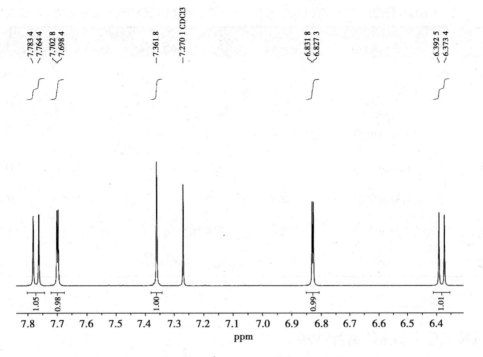

● 图 5-6　8- 甲氧基补骨脂素 ^{1}H-NMR 局部放大图谱(500MHz,CDCl$_3$)

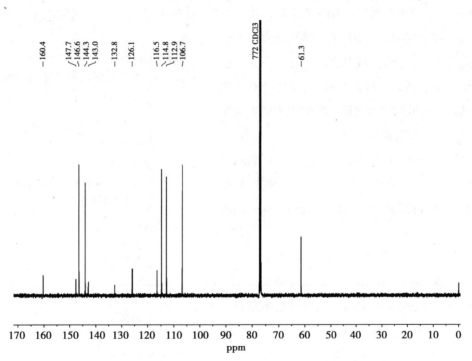

● 图 5-7　8- 甲氧基补骨脂素 ^{13}C-NMR 图谱(125MHz,CDCl$_3$)

7.77(1H,d,J=9.5Hz)为苯环或者双键上的氢原子。在 ^{13}C-NMR(125MHz,CDCl$_3$,图 5-7)中,高场中 δ(ppm)61.3(C-12)为与氧原子相连的 8 位甲基碳原子信号;δ(ppm)106.7(C-3′),112.9(C-5),114.8(C-3),116.5(C-10),126.1(C-6),132.8(C-4)为苯环或者双键不与氧原子直接相连的碳原子;δ(ppm)143.0(C-8),144.3(C-9),146.6(C-2′),147.7(C-7)为苯环或者双键上与氧原子直接相连碳原子,δ(ppm)160.4(C-2)为羰基碳原子。8- 甲氧基补骨脂素的质谱、氢谱以及碳谱如图所示,归属如表 5-1 所示。

表 5-1　8-甲氧基补骨脂素 ^{1}H-NMR（500MHz）与 ^{13}C-NMR（125MHz）数据归属（in CDCl$_3$）

位置	δ_H（J in Hz）	δ_C	位置	δ_H（J in Hz）	δ_C
1			6		126.1
2		160.4	7		147.7
2′	7.70, d (2.2)	146.6	8		143.0
3	6.38, d (9.5)	114.8	9		144.3
3′	6.83, d (2.2)	106.7	10		116.5
4	7.77, d (9.5)	132.8	8-OCH$_3$	4.31	61.3
5	7.36	112.9			

三、五味子总木脂素的制备研究

中药五味子是木兰科植物五味子 *Schisandra chinensis* 的干燥成熟果实。《神农本草经》记载五味子具有收敛固涩、益气生津、补肾宁心之功效，并将其列为上品，为药食两用植物。五味子主要由木脂素和挥发油两大类成分组成，同时还含有多糖类、氨基酸类、有机酸类等物质。其中以木脂素为主要有效成分，而木脂素多为联苯环辛烯类木脂素。现代药理研究表明五味子木脂素具有抗肝细胞损伤、促进肝蛋白质和糖原合成、抗氧化、抗肿瘤、舒张血管、保护中枢神经系统、诱导细胞色素 P450 酶等活性。

木脂素的制备工艺如图 5-8 所示，利用渗漉法提取药材，然后经过氧化铝柱纯化，即可得到总木脂素，该方法简单高效，绿色环保。五味子总木脂素含有 40 余种化合物，所含木脂素的类型有联苯环辛烯型类、芳基四氢萘类、二苄基丁烷类、四氢呋喃类等。其中以联苯环辛烯型类为主，主要含有五味子甲素、五味子乙素、五味子丙素、五味子酯甲、五味子酯乙、五味子醇甲、五味子醇乙等化合物（图 5-9）。其中五味子甲素为主要产物。

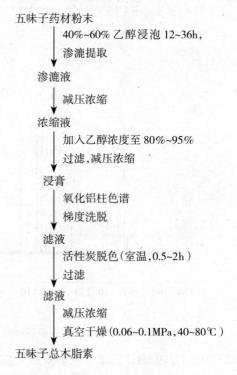

五味子药材粉末
↓ 40%~60% 乙醇浸泡 12~36h，
　渗漉提取
渗漉液
↓ 减压浓缩
浓缩液
↓ 加入乙醇浓度至 80%~95%
　过滤、减压浓缩
浸膏
↓ 氧化铝柱色谱
　梯度洗脱
滤液
↓ 活性炭脱色（室温，0.5~2h）
　过滤
滤液
↓ 减压浓缩
　真空干燥（0.06~0.1MPa，40~80℃）
五味子总木脂素

● 图 5-8　五味子总木脂素制备工艺流程图

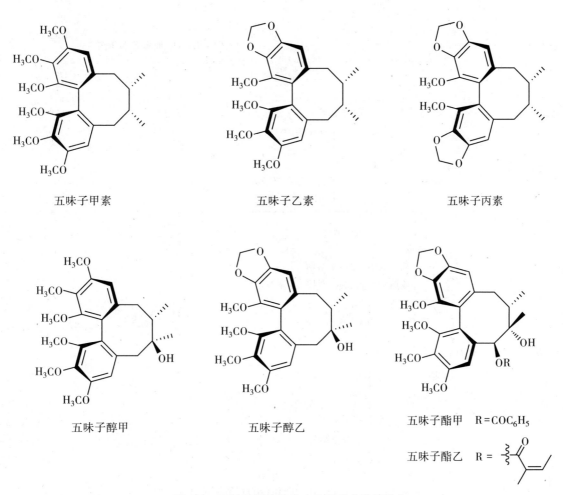

五味子甲素   五味子乙素   五味子丙素

五味子醇甲   五味子醇乙   五味子酯甲 R＝COC₆H₅

五味子酯乙 R＝

● 图5-9 五味子总木脂素中主要成分化学结构

四、连翘苷的分离制备与结构鉴定研究

连翘 *Forsythia suspensa* 为木犀科连翘属植物,其干燥果实为常用中药,始载于《神农本草经》,现收载于《中国药典》2020年版一部。具有清热解毒、消肿散结、疏散风热之功效,主治温热、丹毒、斑疹、痈疡肿毒、瘰疬、小便淋闭等。连翘中主要含有木脂素类、萜类、黄酮类、苯乙醇苷类等成分。其中木脂素类是连翘中主要活性成分,多分布于茎叶中。木脂素中的连翘苷(phillyrin)为双四氢呋喃类木脂素,具有抗菌、抗病毒、改善认知、抗氧化及血管舒张等多种药理活性。以其为有效成分的双黄连口服液、胶囊剂、注射液在临床中使用非常广泛。

连翘苷常常作为控制连翘药材及相关中成药质量的指标性成分,其提取工艺、含量测定方法也逐渐被国内外学者研究并优化。在提取分离方法中首先加入 $CaCO_3$,其目的是防止连翘苷被酶解,而在分离过程中加入 MgO 的目的是吸附除去一部分杂质。该方法绿色环保、高效,适合工业化生产。由连翘叶制备连翘苷的工艺如图5-10所示,按此工艺,连翘苷的收率可达到原料的0.14%。

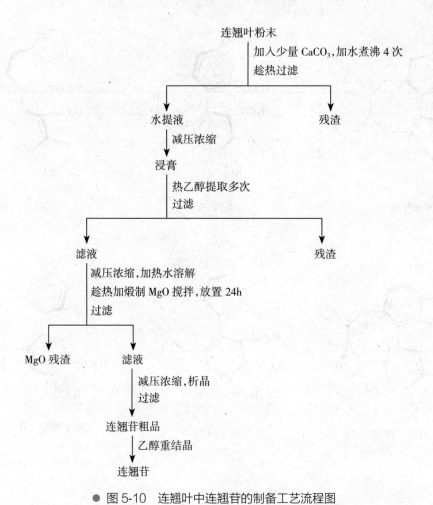

连翘叶粉末

加入少量 CaCO₃,加水煮沸 4 次
趁热过滤

水提液　　　　　　　　残渣

减压浓缩

浸膏

热乙醇提取多次
过滤

滤液　　　　　　　　残渣

减压浓缩,加热水溶解
趁热加煅制 MgO 搅拌,放置 24h
过滤

MgO 残渣　　　滤液

减压浓缩,析晶
过滤

连翘苷粗品

乙醇重结晶

连翘苷

● 图 5-10　连翘叶中连翘苷的制备工艺流程图

连翘苷

连翘苷,结晶性粉末,熔点 184~185℃。分子式 $C_{27}H_{34}O_{11}$,高分辨 ESI-MS 检测其分子量为 534.210 1[M]⁺。UV λ_{max}(MeOH)207,230,278nm。IR(KBr)ν_{max} 3 451,1 660cm⁻¹。¹H-NMR(500MHz, DMSO-d_6)以及 ¹³C-NMR(125MHz,DMSO-d_6)数据表明,该化合物具有 12 个芳香碳原子,由氢谱数据可得,H-2(1H,d,J=8.4Hz)、H-5(1H,d,J=2.0Hz)和 H-6(1H,dd,J=8.3,2.0Hz),以及 H-2′(1H,d,J=8.3Hz)、H-5′(1H,d,J=8.3Hz)和 H-6′(1H,dd,J=8.3,2.0Hz)6 个芳氢质子分别组成两套苯环 ABX 系统。氢谱中 δ 3.77(1H,s)、δ 3.76(1H,s)和 δ 3.75(1H,s)是 3 个甲氧基特征信号,δ 4.88(1H,d, J=7.4Hz)是糖的端基氢信号。连翘苷具体氢谱碳谱数据及归属如表 5-2 所示。

表 5-2　连翘苷 ^{1}H-NMR（500MHz）与 ^{13}C-NMR（125MHz）数据归属（in DMSO-d_6）

位置	δ_H（J in Hz）	δ_C	位置	δ_H（J in Hz）	δ_C
1		131.2	1′		135.3
2	7.04, d(8.4)	109.4	2′	6.92, d(8.3)	110.4
3		148.4	3′		148.9
4		147.6	4′		145.9
5	6.96, d(2.0)	111.5	5′	6.93, d(1.7)	115.2
6	6.88, dd(8.3, 2.0)	117.5	6′	6.86, dd(8.3, 2.0)	118.1
7	4.38, d(6.8)	86.6	7′	4.80, d(5.9)	81.2
8	3.08, t	49.3	8′	3.66, m	54.0
9a	4.51, t	68.9	9′a	5.19, d(5.0)	70.3
9b	4.10, d(9.0)		9′b	5.05, d(4.5)	
3-OCH$_3$	3.74, s	55.7	3′-OCH$_3$	3.75, s	55.4
1″	4.88, d(7.4)	100.1	4′-OCH$_3$	3.77, s	55.4
2″-6″	4.35-4.08, m	60.7-77.0			

05章同步练习

（中国药科大学　孔令义）

参考文献

［1］冯宝民,裴月湖. 柚皮中的香豆素类化学成分的研究. 沈阳药科大学学报,2000,17(4):253-255.

［2］姚念环,孔令义. 紫花前胡化学成分的研究. 药学学报,2001,36(5):351-355.

［3］WHITING D A. Natural phenolic compounds 1900-2000:A bird's eye view of a century's chemistry. Nat Prod Rep,2001,18(6):583-606.

［4］HARAGUCHI M,MOTIDOME M,YOSHIDA M,et al. Neolignans from *Ocotea catharinensis*. Phytochemistry,1983,22(2):561-563.

［5］PUENTES D E,DIAZ A M. Neolignans from *Anaxagorea clavata*. Phytochemistry,1997,44(2):345-346.

［6］SLANINA J,TABORSKA E,LOJKOVA L. Lignans in the seeds and fruits of *Schisandra chinensis* cultured in Europe. Planta Med,1997,63(3):277-280.

［7］张进,高石曼,贾晓光,等. 内南五味子化学成分和药理活性的研究进展. 中国现代中药,2017,19(7):1045-1050.

［8］马迎,韩桂秋,刘志坚.海风藤中新木脂素类PAF拮抗活性成分的研究.药学学报,1993,28 (3):207-211.

［9］LIU J S,LI L,YU H G. Kadsulignan A and B,two novel lignans from Kadsura coccinea. Can J Chem, 1989,67(4):682-684.

［10］LIU J S,HUANG M F,ZHOU H X.Kadsulignan C and D,two novel lignans from *Kadsura longipedunculata*. Can J Chem,1991,69(9):1403-1407.

第六章　醌类

　　醌类化合物是中药中一类具有两个双键的六元环状二酮结构的化学成分,当其分子中连有—OH、—OCH₃等助色团时,多显示黄、红、紫等颜色,此类成分母核的结构类型主要有苯醌、萘醌、菲醌和蒽醌四种类型。在中药中以蒽醌及其衍生物尤为重要。

　　醌类化合物在自然界分布广泛,主要存在于高等植物中的蓼科、茜草科、百合科、豆科、紫草科等,一些低等植物,如地衣类和菌类的代谢产物中也有存在。它是许多药用植物的有效成分,如蓼科的掌叶大黄 *Rheum palmatum*、何首乌 *Polygonum multiflorum*、虎杖 *Polygonum cuspidatum*,茜草科的茜草 *Rubia cordifolia*,豆科的钝叶决明 *Cassia obtusifolia*、狭叶番泻 *Cassia angustifolia*,鼠李科的鼠李 *Rhamnus davurica*,百合科的库拉索芦荟 *Aloe barbadensis*,唇形科的丹参 *Salvia miltiorrhiza* 等。

　　醌类化合物的生物活性是多方面的。如番泻叶中的番泻苷类化合物具有较强的致泻作用;大黄中游离的羟基蒽醌类化合物具有抗菌作用,尤其是对金黄色葡萄球菌具有较强的抑制作用;茜草中的茜草素类成分具有止血作用;紫草中的一些萘醌类色素具有抗菌、抗病毒及止血作用;丹参中的丹参醌类化合物具有扩张冠状动脉的作用,用于治疗冠心病、心肌梗死等;还有一些醌类化合物具有驱绦虫、解痉、利尿、利胆、镇咳、平喘等作用。

第一节　醌类化合物的结构类型和理化性质

一、醌类化合物的结构类型

(一) 苯醌类化合物

　　苯醌类(benzoquinone)化合物分为邻苯醌和对苯醌两大类。邻苯醌结构不稳定,故天然存在的苯醌化合物多数为对苯醌的衍生物。

对苯醌　　　　　　邻苯醌

紫金牛科是富含苯醌类的类群,紫金牛科紫金牛属 *Ardisia*、酸藤子属 *Embelia*、密花树属 *Rapanea* 植物中都含有驱虫成分信筒子醌(embellin)等。苦木科臭椿 *Ailanthus altissima* 果实中含有的 2,6- 二甲氧基苯醌(2,6-dimethoxybenzoquinone)是最常见、分布最广泛并具有抗菌活性的化合物。

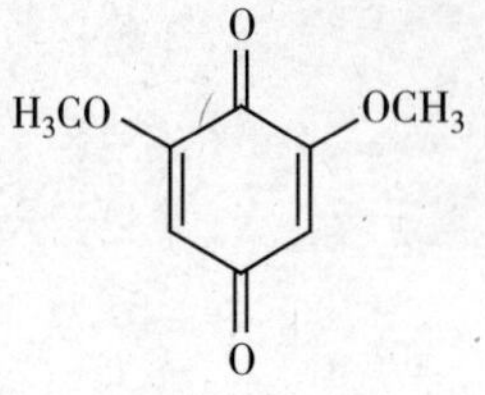

2,6-二甲氧基苯醌 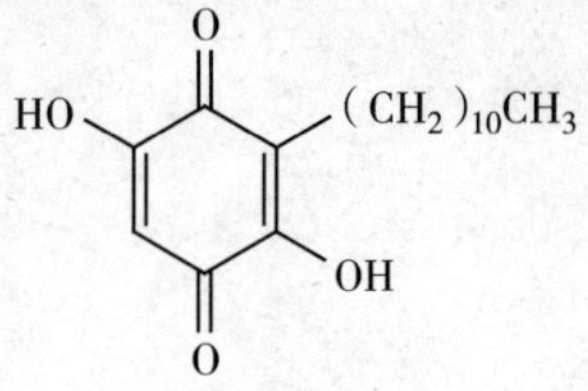　　　　　信筒子醌

紫草科的软紫草 *Arnebia euchroma* 根中含有的化合物 arnebifuranone 和 arnebinone 均有抑制前列腺素生物合成的活性。

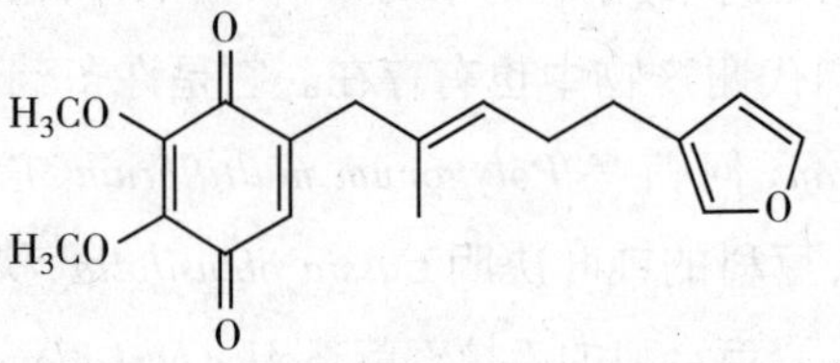

arnebifuranone 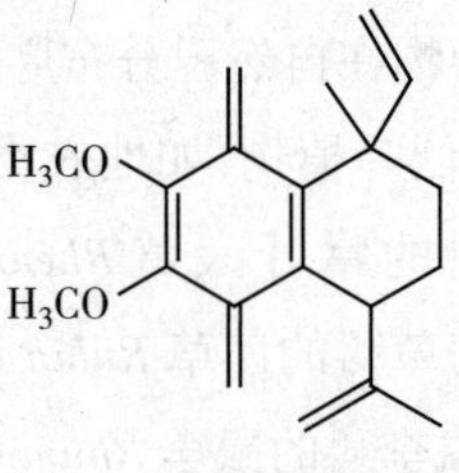　　　　　arnebinone

(二) 萘醌类化合物

萘醌类(naphthoquinone)化合物分为 α-(1,4)、β-(1,2) 及 amphi-(2,6) 三种类型。但天然存在的大多为 α- 萘醌类衍生物,它们多为橙色或橙红色结晶,少数呈紫色。

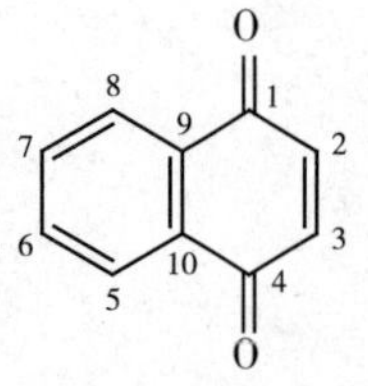

α-(1,4) 萘醌　　　　β-(1,2) 萘醌 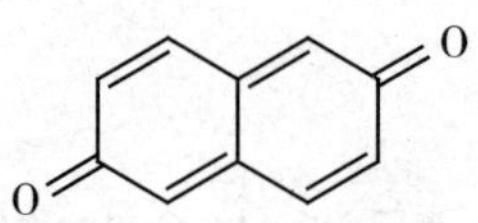　　　　amphi-(2,6) 萘醌

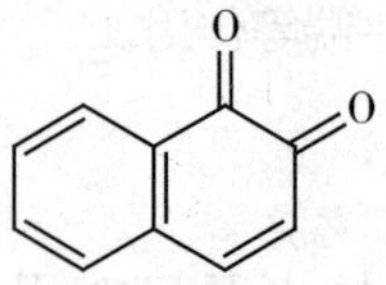

自然界的萘醌常与鞣质伴生。有 1,2- 萘醌与 1,4- 萘醌两类,1,2- 萘醌化合物主要分布在紫葳科的风铃木属 *Tabebuia*,卫矛科的南蛇藤属 *Celastrus*、扁蒴藤属 *Pristimera*、雷公藤属 *Tripterygium*,柿树科的柿属 *Diospyros* 等。1,4- 萘醌化合物在植物中分布较广,在紫草科、柿树科和蓝雪科中尤为突出。代表化合物有具有抗菌、抗癌及中枢神经镇静作用的胡桃醌(juglone),具有抗菌、止咳及祛痰作用的蓝雪醌(plumbagin)和紫草素(shikonin)等。

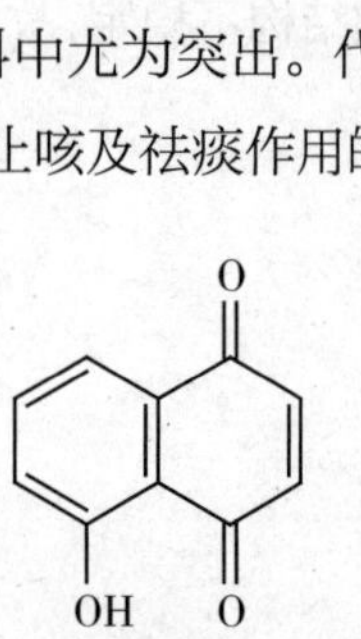

胡桃醌 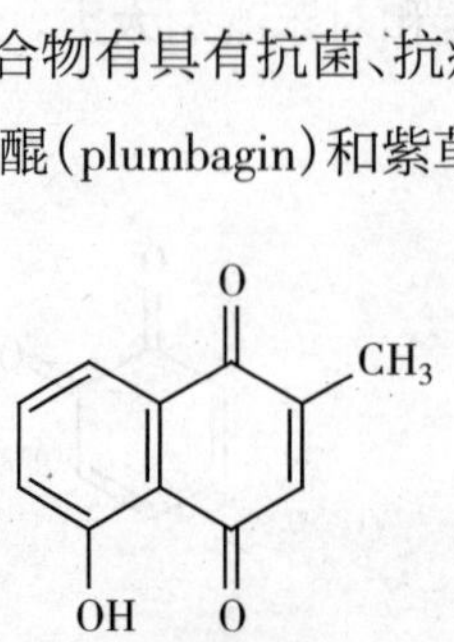　　　　　蓝雪醌 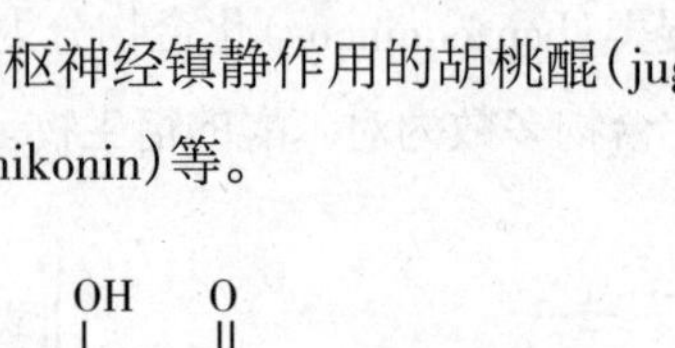　　　　　紫草素

（三）蒽醌类化合物

蒽醌类(anthraquinone)成分按母核的结构分为单蒽核及双蒽核两大类。近些年来的研究表明，蒽醌类化合物大约分布在 30 多个科的高等植物中。含量较丰富的科为蓼科、鼠李科、茜草科、豆科、百合科、玄参科、紫葳科、马鞭草科等。茜草科和豆科植物是天然蒽醌的重要来源，其中又属决明属 Cassia 的含量较丰富。同时在地衣类和真菌中也发现了蒽醌类衍生物。

1. 单蒽核类

（1）蒽醌及其苷类：天然蒽醌以 9,10- 蒽醌最为常见，由于整个分子形成共轭体系，C_9、C_{10} 又处于最高氧化水平，比较稳定。

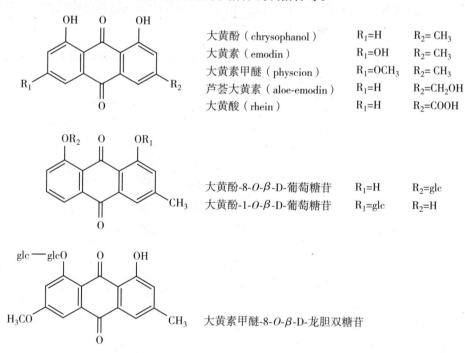

1,4,5,8位为 α 位
2,3,6,7位为 β 位
9,10位为meso位，又叫中位

根据羟基在蒽醌母核上的分布情况，可将羟基蒽醌衍生物分为两种类型。

1）大黄素型：羟基分布在两侧的苯环上，多数化合物呈黄色。例如大黄中的主要蒽醌成分多属于这一类型，且常与葡萄糖、鼠李糖结合成单糖苷或双糖苷等。

大黄酚（chrysophanol）	R_1=H	R_2= CH_3
大黄素（emodin）	R_1=OH	R_2= CH_3
大黄素甲醚（physcion）	R_1=OCH_3	R_2= CH_3
芦荟大黄素（aloe-emodin）	R_1=H	R_2=CH_2OH
大黄酸（rhein）	R_1=H	R_2=COOH

| 大黄酚-8-O-β-D-葡萄糖苷 | R_1=H | R_2=glc |
| 大黄酚-1-O-β-D-葡萄糖苷 | R_1=glc | R_2=H |

大黄素甲醚-8-O-β-D-龙胆双糖苷

2）茜草素型：羟基分布在一侧的苯环上，此类化合物颜色较深，多为橙黄色至橙红色。例如茜草中的茜草素（alizarin）等化合物属于此类型。

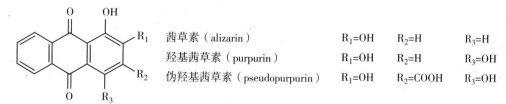

茜草素（alizarin）	R_1=OH	R_2=H	R_3=H
羟基茜草素（purpurin）	R_1=OH	R_2=H	R_3=OH
伪羟基茜草素（pseudopurpurin）	R_1=OH	R_2=COOH	R_3=OH

茜草中除含有游离蒽醌外,还含有木糖和葡萄糖的蒽醌苷类化合物,已分离得到的有单糖苷和双糖苷。

(2) 蒽酚或蒽酮衍生物:蒽醌在酸性环境中被还原,可生成蒽酚及其互变异构体蒽酮。

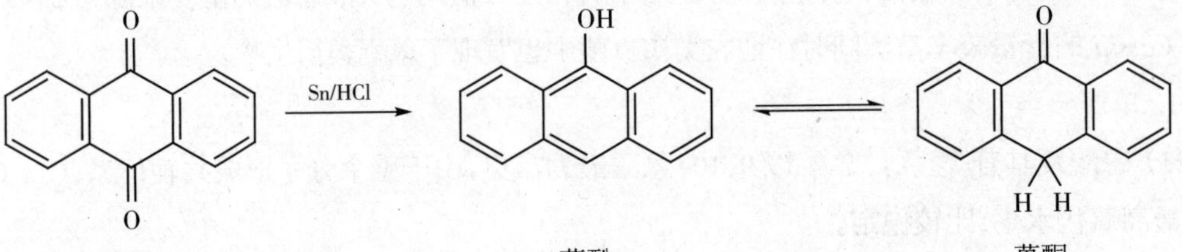

蒽醌　　　　　　　　　蒽酚　　　　　　　　　蒽酮

上述氧化还原过程也可能在生物体内发生,已发现一些新鲜的植物药中同时含有羟基蒽醌衍生物和蒽酮或蒽酚的羟基衍生物。如中药大黄中各种蒽醌类成分随生长阶段及季节变化而相互转变。夏天多以蒽醌类(氧化型)形式存在,冬季多以蒽酮类(还原型)形式存在,且新鲜大黄经两年以上贮存则检识不到蒽酚。

2. 双蒽核类

(1) 二蒽酮类:二蒽酮类成分可以看成是 2 分子蒽酮脱去 1 分子氢,通过 C—C 键结合而成的化合物。其结合方式多为 C_{10}—$C_{10'}$,也有其他位置连结。例如大黄及番泻叶中致泻的主要有效成分番泻苷 A、B、C、D 等皆为二蒽酮衍生物。

番泻苷 A(sennoside A)是黄色片状结晶,酸水解后生成 2 分子葡萄糖和 1 分子番泻苷元 A(sennidin A)。番泻苷元 A 是 2 分子的大黄酸蒽酮通过 C_{10}—$C_{10'}$ 相互结合而成的二蒽酮类衍生物,其 C_{10}—$C_{10'}$ 为反式连接。

番泻苷 B(sennoside B)是番泻苷 A 的异构体,水解后生成 2 分子葡萄糖和番泻苷元 B(sennidin B),其 C_{10}—$C_{10'}$ 为顺式连接。

番泻苷 C(sennoside C)是 1 分子大黄酸蒽酮与 1 分子芦荟大黄素蒽酮通过 C_{10}—$C_{10'}$ 反式连接而形成的二蒽酮二葡萄糖苷。

番泻苷 D(sennoside D)为番泻苷 C 的异构体,其 C_{10}—$C_{10'}$ 为顺式连接。

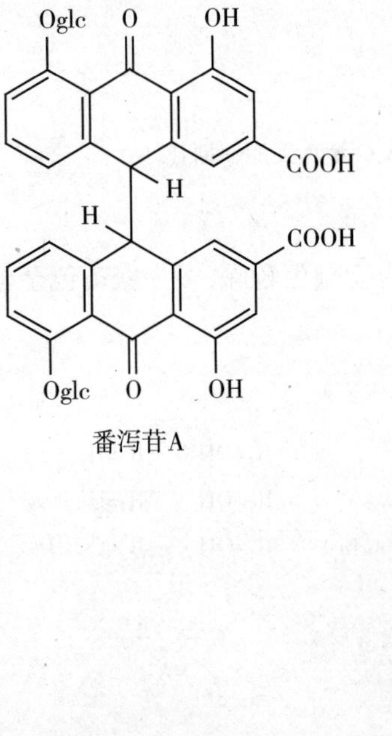

番泻苷A 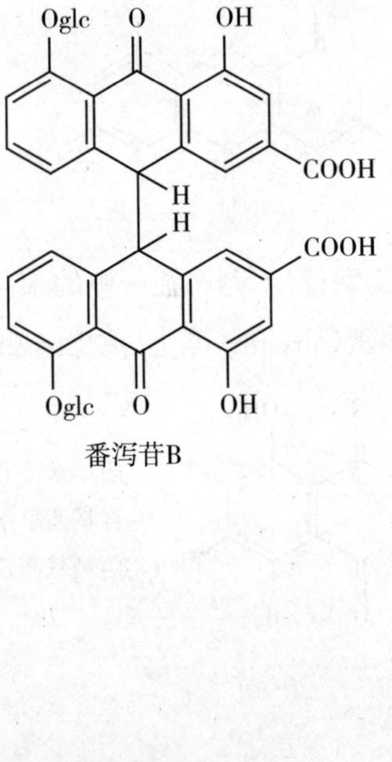　　　　　　　　　　　　　番泻苷B

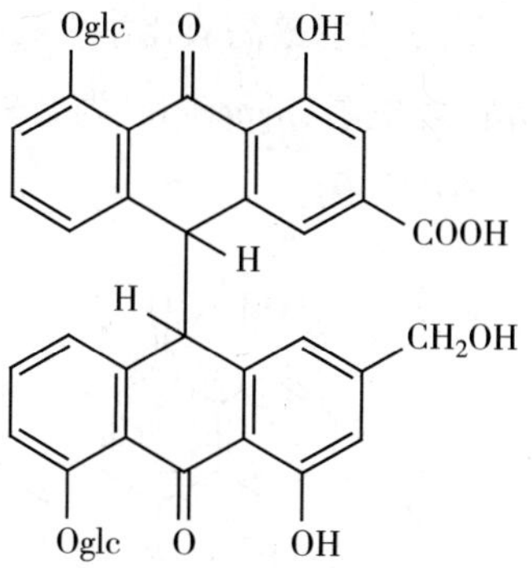

番泻苷C

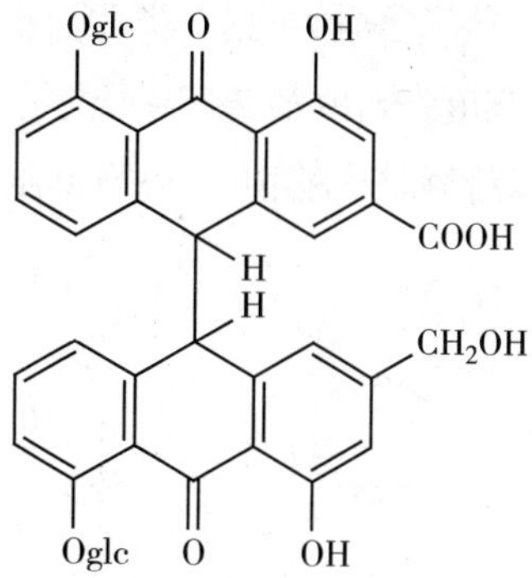

番泻苷D

二蒽酮类化合物的 C_{10}—$C_{10'}$ 键与通常 C—C 键不同,易于断裂,生成相应的蒽酮类化合物。如大黄及番泻叶中含有的番泻苷 A 的致泻作用是因其在肠内变为大黄酸蒽酮所致。

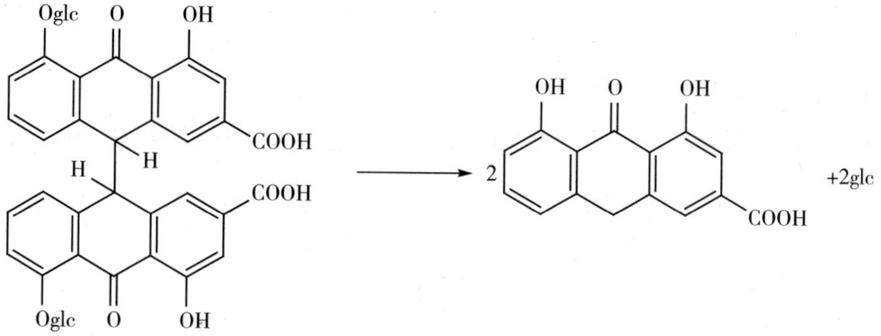

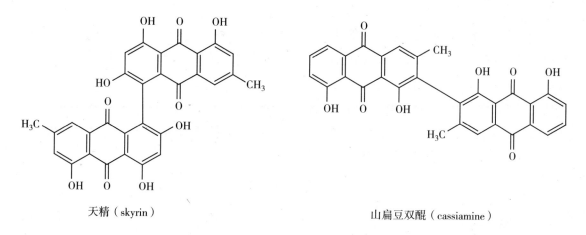

番泻苷A   大黄酸蒽酮

(2) 二蒽醌类:蒽醌类脱氢缩合或二蒽酮类氧化均可形成二蒽醌类。天然二蒽醌类化合物中的两个蒽醌环都是相同而对称的,由于空间位阻的相互排斥,故两个蒽环呈反向排列,如:

天精(skyrin)   山扁豆双醌(cassiamine)

(3) 去氢二蒽酮类:中位二蒽酮再脱去 1 分子氢即进一步氧化,两环之间以双键相连的称为去氢二蒽酮。此类化合物颜色多呈暗紫红色,其羟基衍生物存在于自然界中,如金丝桃属 Hypericum 植物。

(4) 日照蒽酮类:去氢二蒽酮进一步氧化,α 与 α' 位相连组成一新六元环,其多羟基衍生物也存在于金丝桃属植物中。

(5) 中位萘骈二蒽酮类:这一类化合物是天然蒽醌衍生物中具有最高氧化水平的结构形式,也是天然产物中高度稠合的多元环系统之一(含 8 个环)。如金丝桃素(hypericin)为萘骈二蒽酮衍生物,存在于金丝桃属某些植物中,具有抑制中枢神经及抗病毒的作用。

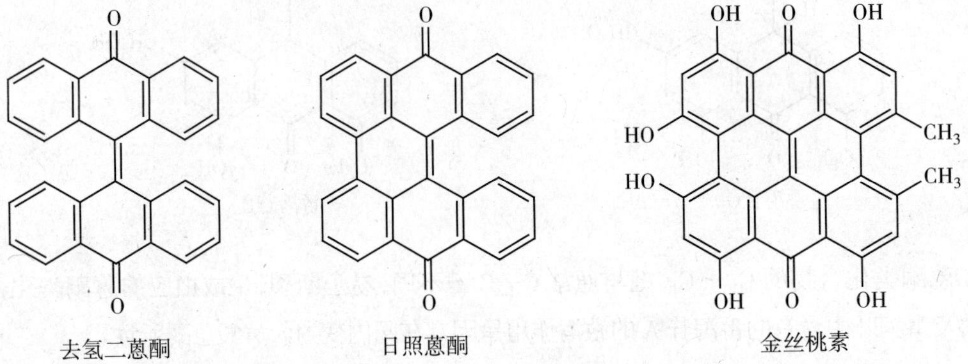

去氢二蒽酮　　　　　　　　日照蒽酮　　　　　　　　金丝桃素

(四) 菲醌类化合物

从菲醌类基本结构母核考虑,可以分为对菲醌和邻菲醌两种类型,其中邻菲醌又分为(Ⅰ、Ⅱ)两种。

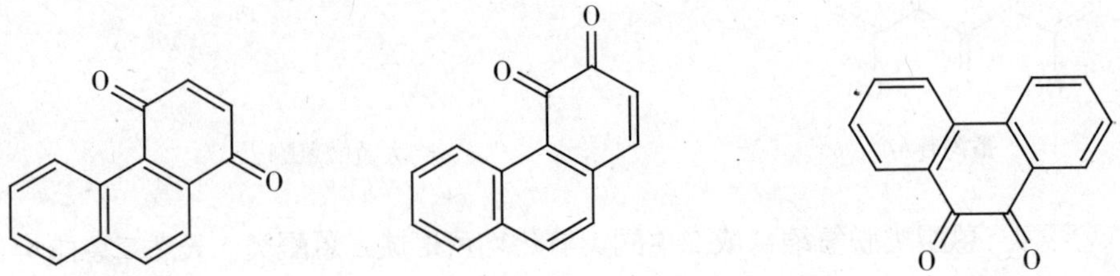

对菲醌　　　　　　　　邻菲醌 Ⅰ　　　　　　　　邻菲醌 Ⅱ

含菲醌类的植物分布在高等植物的几个科,如唇形科、兰科、豆科、番荔枝科、使君子科、蓼科、杉科,尤其在唇形科鼠尾草属 *Salvia* 的植物中,菲醌类化合物比较多,1983 年首次从地衣中分离到菲醌类化合物。不同科属植物中的菲醌类总的来看对菲醌衍生物比较多,但唇形科鼠尾草属的各种植物中邻菲醌衍生物比对菲醌多。后者在丹参 *Salvia miltiorrhiza* 中体现得尤为明显,其根药用,可用于心脏疾病、血液病、肝炎、水肿等,富含多种醌类成分,异丹参醌ⅡB 对腺苷二磷酸(ADP)及胶原诱导的血小板聚集有显著抑制作用。

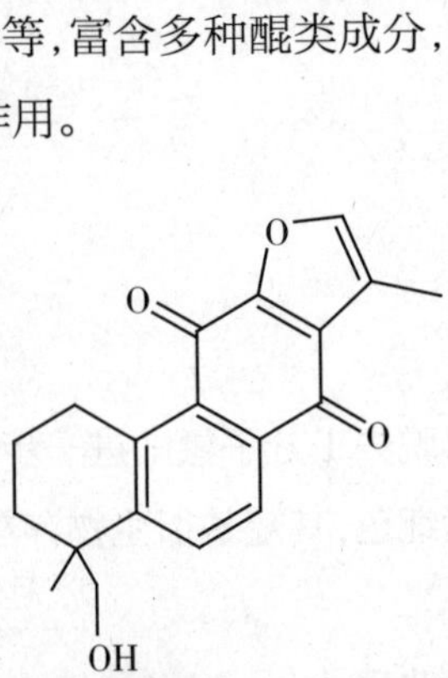

异丹参醌 ⅡB

二、醌类化合物的理化性质

（一）物理性质

1. **性状** 醌类化合物如果母核上没有酚羟基取代，基本上无色。但随着酚羟基等助色团引入则表现有一定的颜色。取代的助色团越多，颜色也就越深，有黄、橙、棕、红色以至紫红色等。例如，天然的苯醌类化合物多为黄色或橙色结晶体；萘醌多为橙色或橙红色结晶，少数呈紫色。由此，一些以醌类化合物为主要成分的中药常显现出不同的颜色，这也作为药材鉴别的主要特征之一，如中药紫草中主要含有萘醌而呈紫红褐色，大黄中主要含有蒽醌类成分而表皮和断面呈黄棕色，而丹参因其含有萘醌类成分，故表面为红棕色或暗红棕色。

2. **升华性及挥发性** 游离的醌类化合物一般具有升华性。小分子的苯醌类及萘醌类还具有挥发性，能随水蒸气蒸馏，利用此性质可对其进行提取分离、精制纯化及鉴别检识。例如，取大黄粉末少量，置微量升华器金属圈中，上面覆盖一载玻片，缓缓加热，载玻片上可见黄色针状结晶，高温则得羽毛状结晶，加碱液，结晶溶解并显红色。该法就是利用所含蒽醌成分的升华性快速进行大黄粉末鉴别的常用方法。

3. **溶解度** 游离醌类苷元极性较小，一般溶于甲醇、乙醇、丙酮、乙酸乙酯、三氯甲烷、乙醚、苯等有机溶剂，几乎不溶于水。成苷后极性显著增大，易溶于甲醇、乙醇中，在热水中也可溶解，但在冷水中溶解度大大降低，几乎不溶于苯、乙醚、三氯甲烷等极性较小的有机溶剂。蒽醌的碳苷在水中的溶解度都很小，亦难溶于有机溶剂，但易溶于吡啶中。依据醌类不同存在类型，选择合适的溶剂作为提取溶剂、上柱分离时的洗脱剂及色谱检识时的展开剂。

4. **荧光** 醌类及其苷在可见光下多显黄色，紫外光下则显黄棕、红、橙色等荧光，若用氨熏或以 10% 氢氧化钾甲醇溶液、3% NaOH 或 Na_2CO_3 溶液喷之，颜色加深或变色。亦可用 0.5% 醋酸镁甲醇溶液，喷后 90℃加温 5 分钟，再观察颜色。综上荧光特征，有些药材在紫外灯下会显示出不同颜色的荧光，常用作药材真伪鉴别。如大黄的同属植物藏边大黄 *Rheum australe* 等，在民间称"山大黄"或"土大黄"，也含有蒽醌衍生物成分，但不含有双蒽酮苷、番泻苷类，故泻下作用差。该种药材一般含土大黄苷（rhaponticin，为二苯乙烯苷类物质），在紫外灯下显蓝紫色荧光而不是黄棕色荧光，均非正品。

（二）化学性质

1. **酸性** 醌类化合物多具有酚羟基，故具有一定的酸性。在碱性水溶液中成盐溶解，加酸酸化后被游离又可重新沉淀析出。醌类化合物因分子中酚羟基的数目及位置不同，酸性强弱表现出显著差异。

（1）带有羧基的醌类化合物酸性强于不带羧基者，一般蒽醌核上羧基的酸性与芳香酸相同，能溶于 $NaHCO_3$ 溶液。

（2）具有 β- 位羟基的蒽醌化合物酸性强于 α- 位羟基蒽醌化合物。例如 2- 羟基苯醌在萘醌的醌核上有羟基时，实际上为插烯酸的结构，故表现出与羧基相似的酸性，可溶于 $NaHCO_3$ 溶液中。萘醌及蒽醌苯环上的 β- 位羟基的酸性则次之，可溶于碱性稍强的 Na_2CO_3 溶液中，而 α- 位上的羟基因与 C=O 基形成氢键缔合，表现出更弱的酸性，只能用 NaOH 溶液才能溶解。

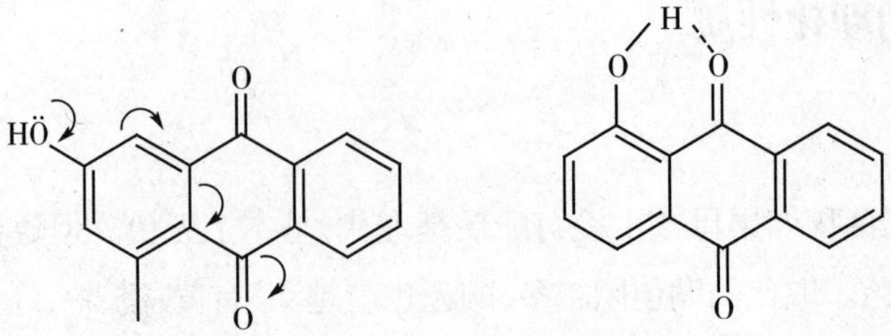

（3）羟基数目增多时，酸性也增加。根据醌类酸性强弱的差别，可用碱梯度萃取法进行这类化合物的分离工作。以游离蒽醌类衍生物为例，酸性强弱按以下顺序排列：含—COOH> 含 2 个以上 β-OH> 含一个 β-OH> 含 2 个以上 α-OH> 含一个 α-OH。故可从有机溶剂中依次用 5% NaHCO$_3$、5% Na$_2$CO$_3$、1% NaOH 及 5% NaOH 溶液进行梯度萃取，达到分离的目的。

2. 显色反应 醌类的显色反应主要取决于其氧化还原性质以及分子中的酚羟基性质。

（1）Feigl 反应：醌类衍生物在碱性条件下经加热能迅速与醛类及邻二硝基苯反应，生成紫色化合物。其反应机制如下：

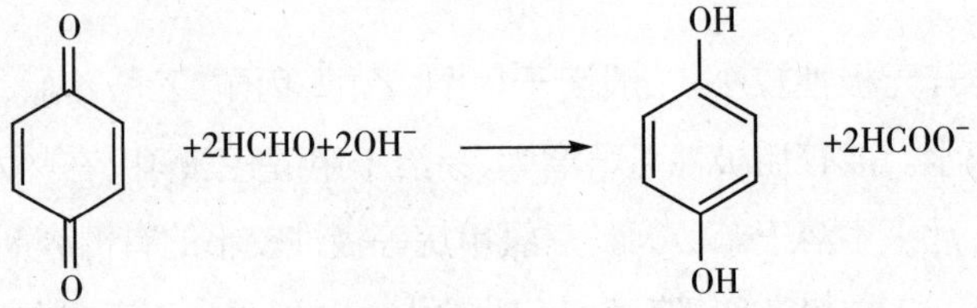

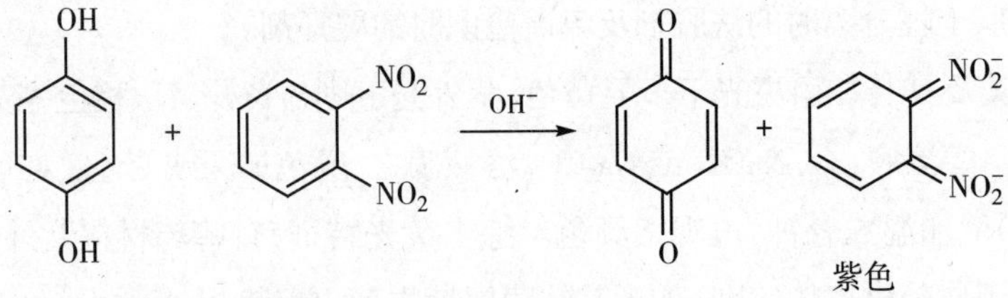

实际上，醌类在反应前后无变化，只是起到传递电子的媒介作用，醌类成分含量越高，反应速度也就越快。试验时可取醌类化合物的水或苯溶液 1 滴，加入 25% Na$_2$CO$_3$ 溶液、4% HCHO 及 5% 邻二硝基苯的苯溶液各 1 滴，混合后水浴加热，在 1~4 分钟内产生显著的紫色。

（2）无色亚甲蓝显色试验：无色亚甲蓝溶液（leucomethylene blue）在 PC 和 TLC 实验中，用作喷雾剂，且是检出苯醌类及萘醌类的专用显色剂。试样在白色背景上作为蓝色斑点出现，可借此与蒽醌类化合物相区别。

无色亚甲蓝溶液可按下法配制：取 100g 亚甲蓝溶于 100ml 乙醇中。加入 1ml 冰醋酸及 1g 锌粉，缓缓振摇直至蓝色消失，即可备用。

（3）碱性条件下的显色反应：羟基醌类在碱性溶液中发生颜色改变，会使颜色加深。多呈橙、红、紫红色及蓝色。如在鉴定中药紫草时，取少量粉末，加 NaOH 溶液后显蓝色。羟基蒽醌类化合物遇碱显红 ~ 紫红色的反应称为 Bornträger 反应，其机制如下：

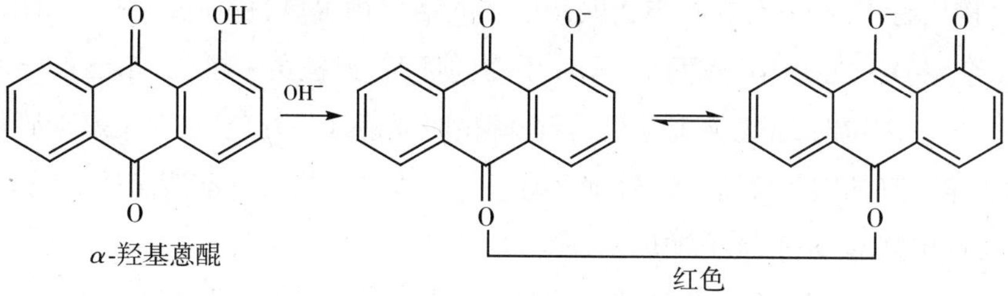

α-羟基蒽醌   红色

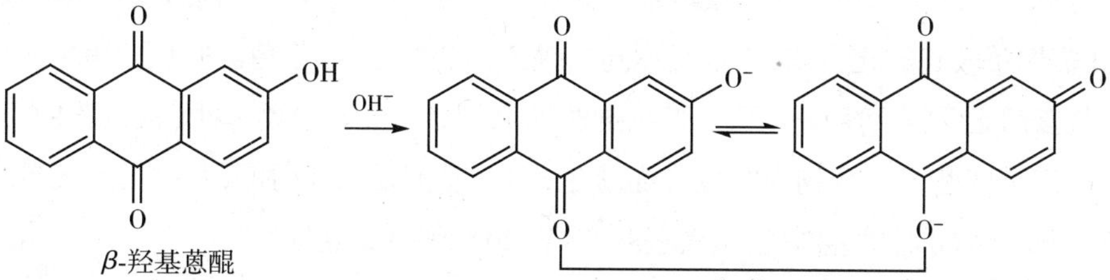

β-羟基蒽醌   红色

显然该显色反应与形成共轭体系的酚羟基和羰基有关。因此羟基蒽醌以及具有游离酚羟基的蒽醌苷均可呈色,但蒽酚、蒽酮、二蒽酮类化合物则需氧化形成羟基蒽醌类化合物后才能呈色。

用本反应检查天然药物中是否含有蒽醌类成分时,可取中草药粉末约 0.1g 加 10% H_2SO_4 溶液 5ml,置水浴上加热 2~10 分钟,冷却后加 2ml 乙醚振摇,静置后分取乙醚层溶液,加入 1ml 5% NaOH 溶液,振摇。如有羟基蒽醌存在,乙醚层则由黄色褪为无色,而水层显红色。

(4) 与活性次甲基试剂的反应(Kesting-Craven 法):苯醌及萘醌类化合物当其醌环上有未被取代的位置时,可在氨碱性条件下与一些含有活性次甲基试剂(如乙酰醋酸酯、丙二酸酯、丙二腈等)的醇溶液反应,生成蓝绿色或蓝紫色。以萘醌与丙二酸酯的反应为例,反应时先生成产物①,再进一步变为②而显色。

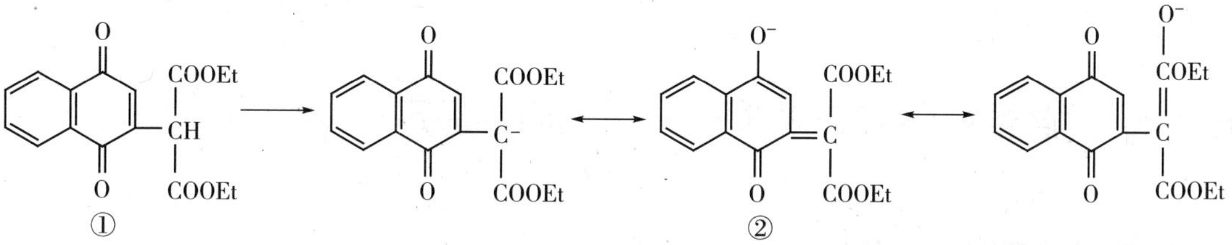

(5) 与金属离子的反应:在蒽醌类化合物中,如果有 α-酚羟基或邻位二酚羟基结构时,则可与 Pb^{2+}、Mg^{2+} 等金属离子形成络合物。以醋酸镁为例,生成产物可能具有下列结构。与 Pb^{2+} 形成的络合物在一定 pH 下还能沉淀析出,故可借此精制该类化合物。

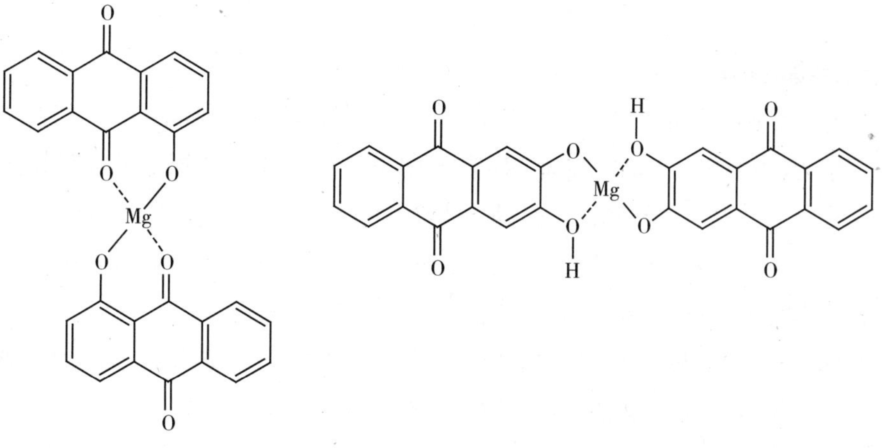

当蒽醌化合物具有不同的结构时,与醋酸镁形成的络合物也具有不同的颜色,可用于鉴别。如果母核上有 1 个 α-OH 或 β-OH,或两个—OH 不在同环时,显橙黄 ~ 橙色;如已有一个 α-OH,并另外有一个—OH 在邻位时,显蓝 ~ 蓝紫色,若在间位时显橙红 ~ 红色,在对位是则显紫红 ~ 紫色,据此可帮助决定羟基的取代位置。试验时可将羟基蒽醌衍生物的醇溶液滴在滤纸上,干燥后喷以 0.5% 的醋酸镁甲醇溶液,于 90℃加热 5 分钟即可显色。

(6) 对亚硝基二甲苯胺反应:因蒽酮 C_{10} 位的两个氢为活泼氢,可与对亚硝基二甲苯胺试剂缩合而形成共轭体系较长的化合物,故呈现不同的颜色,如紫、蓝、绿等色。此反应可用于鉴定蒽酮类化合物,蒽醌无此反应,可用于区别。此试剂对糖类、蒽醌类、黄酮类、香豆素类等中草药成分不产生颜色,对于某些酚类化合物虽能反应而显色,但一般需要很长时间,有的甚至需要加热才显色,如间苯二酚加热 60 分钟显绿色,没食子酸加热 120 分钟显棕色。

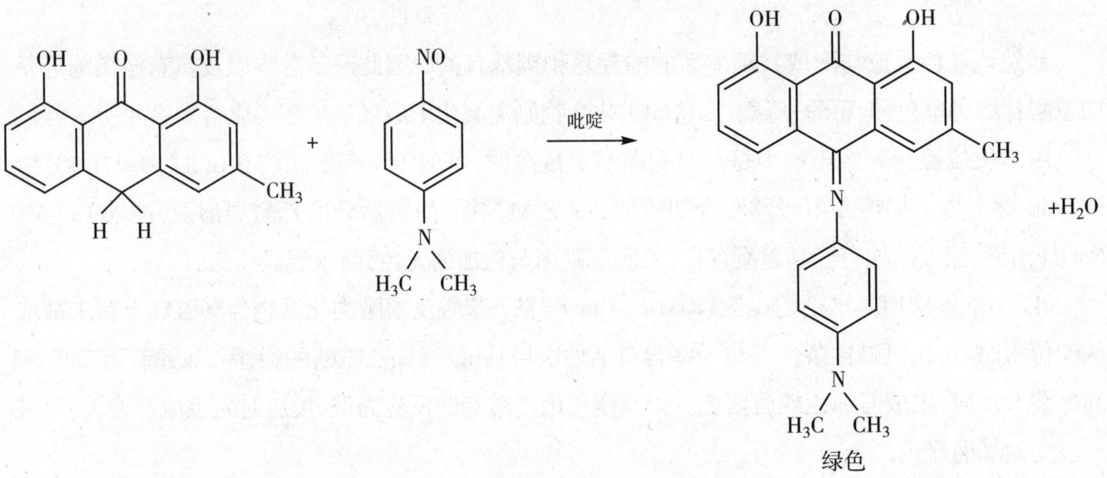

第二节 醌类化合物的提取分离和结构鉴定

一、醌类化合物的提取分离

中草药中经常同时含有苷元和苷两种形式的醌类化合物,按上述两种不同存在形式,以下介绍多种提取分离方法,注意各方法之间也可以灵活组合应用。

(一)醌类化合物的提取方法

1. 有机溶剂提取法 游离醌类的极性较小,可用极性较小的有机溶剂提取。苷类极性较苷元大,故可用甲醇、乙醇和水提取。实际工作中,一般常选甲醇或乙醇作为提取溶剂,可以把不同类型、不同存在状态、性质各异的醌类成分都提取出来,所得的总醌类提取物可进一步纯化与分离。另外,有机溶剂提取法一般采用常温或加热两种方式,在实际应用中苯醌、萘醌等小分子成分稳定性差,容易挥发,故选择常温提取较多;而蒽醌多用加热方式提高效率。

2. 碱提酸沉法 带有羧基或者游离酚羟基的醌类化合物,可与碱成盐而溶于水溶液中,酸化后酚羟基被游离而沉淀析出。如常用氨水或 0.1%~0.5% NaOH 溶液室温提取。

3. 水蒸气蒸馏法　有些相对分子质量较小的化合物具有挥发性,能随水蒸气蒸馏。如果此类化合物除了具有挥发性外,还具有水不溶性,则可利用水蒸气蒸馏法进行提取分离。部分苯醌和萘醌类化合物的提取分离就利用了水蒸气蒸馏法。

4. 物理场强化提取　在传统的溶剂提取中加入某种物理场,例如超声波可提高提取效果、缩短提取时间、降低活性物质的降解。超声处理是一种物理场强化提取技术,这种技术利用超声空化的作用,使物质内部微气核在超声场中震动、生长和破裂,此外超声波的机械效应和热效应也能加速有效成分的扩散释放,并充分与溶剂混合,利于提取,因此,应用超声处理能显著强化和改善中草药中醌类成分的提取过程,提高其溶出速率,与常规的热水浸提法和乙醇浸提法相比,具有提取时间短、浸出率高等优点。由于整个过程控制在较低温度下进行,故能有效地避免热敏性醌类成分的分解。如不同产地大黄的有效成分提取利用了此法。

5. 铅盐法　在已经除去游离蒽醌的总蒽醌类化合物的水溶液中,加入醋酸铅溶液可使蒽醌苷沉淀析出。该沉淀经过过滤,水洗,悬浮于水中,通入 H_2S 气体脱铅,过滤,含蒽醌苷的滤液调至中性,蒸干,即可得到总蒽醌苷。总蒽醌苷可通过硅胶柱色谱法或在适宜溶剂中重结晶,进一步精制、纯化。

6. 超临界流体萃取法　超临界流体萃取法相对于传统的水蒸气蒸馏或有机溶剂提取法,具有分离效果好、提取率高、产物中无残留有机溶剂、有利于热敏性物质和易氧化物质的萃取等优点。例如,采用 SFE-CO_2 萃取技术从新疆软紫草中提取分离得到了萘醌色素,全过程仅 2 小时,提取效率高,且无残留溶剂。又如,从丹参中分离得到了丹参酮,与传统的索氏提取法和乙醇浸提法比较,该法得到的萃取物纯度提高约 4.5 倍,且萃取时间大大缩短。由于 SFE 技术在中草药醌类成分提取的研究在我国起步较晚,夹带剂的使用还缺乏足够的理论研究,主要靠实验摸索,可预测性差;在工业生产过程中存在设备一次性投资较大、工业化复杂和醌类化合物结构复杂、极性较强的问题。在不同程度上影响了超临界流体萃取技术在醌类化合物提取分离方面的大规模应用。

7. 其他方法　近年来,加压液体萃取法和固相萃取法在醌类成分的提取中也有应用,这些方法既提高了提取收得率,也避免了醌类成分的分解。如采用加压液体萃取法提取了贯叶金丝桃 *Hypericum perforatum* 中的金丝桃素;采用固相萃取法提取了绿花椰菜中的维生素 K_1(phylloquinone)成分。

(二) 醌类化合物的分离方法

1. 游离蒽醌的分离方法

(1) pH 梯度萃取法:pH 梯度萃取法是分离游离蒽醌的常用方法,利用羟基蒽醌中酚羟基位置和数目的不同,对分子的酸性强弱影响不同而进行分离。

(2) 吸附柱色谱法:色谱方法是系统分离羟基蒽醌类化合物的最有效手段,当药材中含有一系列结构相近的蒽醌衍生物时,必须经过色谱方法才能得到彻底分离。而且也不可能通过一次色谱分离就完全成功,往往需要反复多次色谱才能得到较好效果。

1) 硅胶色谱法:色谱方法是分离羟基蒽醌类化合物的有效方法,多选用吸附柱色谱分离法。常用的吸附剂主要是硅胶,常用苯、三氯甲烷、苯 - 乙酸乙酯(4∶1)或苯 - 甲醇(9∶1)作洗脱剂。一般不用氧化铝,尤其不用碱性氧化铝,以避免氧化铝与酸性的蒽醌发生化学反应产生永久性吸附,给洗脱带来困难,也影响混合物的分离。组成复杂的混合物的分离一般不可能通过一次色谱分离就成功,往往需要配合多次色谱分离才能收到较好的效果。

例如,利用硅胶色谱法从决明 *Cassia tora* 中分离得到 8 种游离羟基蒽醌类成分及类似物。首先装好硅胶柱,备用,将 5kg 粉碎的种子用 70% 甲醇提取两次,滤过后,滤液减压浓缩至糖浆状。然后用苯进行提取,苯提取液减压浓缩,获得总提取物。将总提取物在硅胶柱色谱上分离,用苯 - 乙酸乙酯(19:1)洗脱,分离得到大黄酚(chrysophanol)、大黄素甲醚(physcion、inoloralacione、rubrofusarin)、钝叶素(obtusifolin)、钝叶决明素(obtusin)。最后改用苯 - 乙酸乙酯(4:1)洗脱,分离得到甲基钝叶决明素(chryso-obtusin)及橙钝叶决明素(aurantio-obtusin)。

2)聚酰胺色谱法:游离羟基蒽醌衍生物含有酚羟基,故聚酰胺有时也作为色谱吸附剂使用。聚酰胺可与带有酚羟基或羧基的成分发生氢键吸附,由于氢键吸附能力的强弱与酚羟基的数目、取代位置、双键有关,因此对不同的成分产生不同的吸附,从而达到分离的目的,如日本决明子中的成分Ⅰ和Ⅱ的分离。决明子提取物经硅胶柱色谱分离获得Ⅰ和Ⅱ的混合物,再采用聚酰胺柱色谱分离:先用 80% 甲醇洗脱,后改用 70% 甲醇洗脱,在 80% 甲醇洗脱液中得到化合物Ⅰ,在 70% 甲醇洗脱液中得到化合物Ⅱ。

2. 蒽醌苷的分离方法　在中药或植物药中,蒽醌类成分一般以苷元与糖结合成苷的形式共同存在,由于分子中含有糖,故极性较大,水溶性较强,分离和纯化都比较困难,与游离蒽醌一样,常用色谱法进行分离。但在色谱法分离前,往往采用溶剂法或铅盐法处理粗提物,除去大部分杂质,得到较纯的总苷后,再进行色谱分离。

(1) 溶剂法:在用溶剂法纯化总蒽醌苷提取物时,一般常用乙酸乙酯、正丁醇等极性较大的有机溶剂,将蒽醌苷类从水溶液中提取出来,使其与水溶性杂质相互分离,再用色谱法作进一步分离。

(2) 铅盐法:常用的铅盐为中性醋酸铅和碱式醋酸铅,通常是在除去游离蒽醌的水溶液中加入醋酸铅溶液,使之与蒽醌苷类结合生成沉淀;过滤,水洗沉淀后,在将沉淀悬浮于水中;然后通入硫化氢气体分解沉淀,释放出蒽醌苷溶于水中;过滤,除去硫化铅沉淀。必要时浓缩水溶液,再进行色谱分离。

二、醌类化合物的结构鉴定

(一)醌类化合物的紫外光谱特征

1. 苯醌和萘醌类母核的紫外光谱特征　苯醌类的主要吸收峰有 3 个:①~240nm,强峰;②~285nm,中强峰;③~400nm,弱峰。萘醌主要有 4 个吸收峰,其峰位与结构的关系大致如下所示:

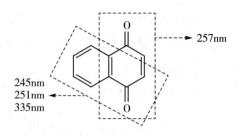

2. 蒽醌类成分的紫外光谱特征

（1）蒽醌母核有 4 个吸收峰，分别由苯样结构（a）及醌样结构（b）引起，如下所示：

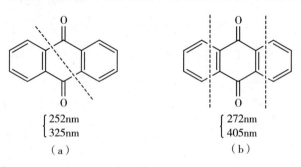

（2）羟基蒽醌衍生物：羟基蒽醌衍生物的紫外光谱与蒽醌母核相似，此外，多数在 230nm 附近还有一强的吸收峰，故羟基蒽醌成分产生以下 5 个主要峰。

第 Ⅰ 峰：230nm 左右

第 Ⅱ 峰：240~260nm（由苯样结构引起）

第 Ⅲ 峰：262~295nm（由醌样结构引起）

第 Ⅳ 峰：305~389nm（由苯样结构引起）

第 Ⅴ 峰：>400nm（由醌样结构中的 C=O 引起）

以上各吸收带的具体峰位与吸收强度与蒽醌母核上取代基的性质、数目及取代位置有关。

（3）羟基的取代位置和数目对紫外光谱的影响

第 Ⅰ 峰：如在 λ=230nm 附近有吸收，推断结构中有—OH 基取代。第 Ⅰ 峰的最大吸收波长与羟基数目、取代位置有关，酚羟基数目越多，吸收峰的波长越长。峰带 Ⅰ 的具体位置与分子中的酚羟基数目之间的关系如表 6-1 所示。

表 6-1 羟基蒽醌类紫外吸收光谱（第 Ⅰ 峰）

—OH 数	—OH 位置	λ_{max}/nm
1	1-；2-	222.5
2	1,2-；1,4-；1,5-	225
3	1,2,8-；1,4,8- 1,2,6-；1,2,7-	230±2.5
4	1,4,5,8-；1,2,5,8-	236

第 Ⅱ 峰：有羟基取代，但影响不大。

第 Ⅲ 峰（262~295nm）：主要受 β-OH 基的影响较大，故一般红移，吸收强度增加。当 lg$K$>4.1

时,示有—OH 取代;lg$K$<4.1 时,则无 β-OH 取代。

第Ⅳ峰(305~389nm):受供电基影响,一般规律是 α 位有—CH$_3$、—OH、—OCH$_3$ 时,峰位红移,强度降低,而当取代基处于 β 位时,吸收峰强度增大。

第Ⅴ峰:主要受 α-羟基的影响,α-羟基数目越多,峰带Ⅴ红移值也越大,如表6-2所示。

表6-2 羟基蒽醌类峰带Ⅴ的紫外吸收

α-OH 数		λ_{max} (logε, nm)
无		356~362.5 (3.30~3.88)
1		400~420
2	1,5-二羟基	418~440 (2 个峰)
	1,8-二羟基	430~450
	1,4-二羟基	470~500 (靠 500nm 处有一肩峰)
3		485~530 (2 至多个吸收)
4		540~560 (多个重峰)

(二) 羟基蒽醌类化合物的红外光谱特征

醌类化合物红外光谱的主要特征是羰基吸收峰以及双键和苯环的吸收峰。羟基蒽醌类化合物在红外区域有 $\nu_{C=O}$(1 675~1 653cm^{-1})、ν_{OH}(3 600~3 130cm^{-1})及 $\nu_{芳环}$(1 600~1 480cm^{-1})的吸收。其中 $\nu_{C=O}$ 吸收峰位与分子中 α-酚羟基的数目及位置有较强的相关性,对推测结构中 α-酚羟基的取代情况有重要的参考价值。

当蒽醌母核上无取代基时,因两个 C=O 的化学环境相同,只出现一个 C=O 吸收峰,在石蜡糊中测定的峰位为 1 675cm^{-1}。当芳环引入一个 α-羟基时,因与一个 C=O 缔合,使其吸收显著降低,另一个游离 C=O 的吸收则变化较小。当芳环引入的 α-羟基数目增多及位置不同时,两个C=O 的缔合情况发生变化,其吸收峰位也会随之改变。α-羟基的数目及位置对 $\nu_{C=O}$ 吸收的影响如表6-3 所示。

表6-3 α-羟基的数目及位置对 $\nu_{C=O}$ 吸收的影响

α-羟基数	蒽醌类型	游离 C=O 频率 / cm^{-1}	缔合 C=O 频率 / cm^{-1}	C=O 频率差 $\Delta\nu_{C=O}$
0	无 α-OH	1 678~1 653	—	—
1	1-OH	1 675~1 647	1 637~1 621	24~38
2	1,4- 或 1,5-二 OH	—	1 645~1 608	—
2	1,8-二 OH	1 678~1 661	1 626~1 616	40~57
3	1,4,5-三 OH		1 616~1 592	—
4	1,4,5,8-四 OH	—	1 592~1 572	—

羟基蒽醌的羟基伸缩振动的谱带随取代位置的不同而有很大变化。α-羟基因与相邻的羰基缔合,其吸收频率均移至 3 150cm^{-1} 以下,多与不饱和 C—H 伸缩振动频率相重叠。β-羟基振动频

率较 α- 羟基高得多,在 3 600~3 150cm^{-1} 区间,若只有一个 β- 羟基(包括一个—CH$_2$OH)则大多数在 3 390~3 300cm^{-1} 有一个吸收峰;若在 3 600~3 150cm^{-1} 有几个峰,表明蒽醌母核上可能有两个或多个 β- 羟基。

(三)醌类化合物的 ^{1}H-NMR 谱特征

1. 醌环上的质子　在醌类化合物中,只有苯醌及萘醌在醌环有质子,在无取代时化学位移分别为 δ 6.72(s)(p- 苯醌)及 δ 6.95(s)(1,4- 萘醌)。醌环质子因取代基而引起的位移基本与顺式乙烯中的情况相似。无论 p- 苯醌或 1,4- 萘醌,当醌环上有供电取代基时,将使醌环上其他质子移向高场。

2. 芳环上的质子　在醌类化合物中,具有芳氢的只有萘醌(最多 4 个)及蒽醌(最多 8 个),可分为 α-H 及 β-H 两类。其中 α-H 因处于羰基的负屏蔽区,受影响较大,芳氢信号出现在低场,化学位移值较大;β-H 受羰基的影响较小,化学位移值较小。1,4- 萘醌的芳氢信号分别在 δ 8.06 (α-H)及 δ 7.73(β-H),蒽醌的芳氢信号出现 δ 8.07(α-H)及 δ 7.67(β-H)。当有取代基时峰形及峰位都会改变。

3. 常见取代基质子的化学位移

(1) Ar-CH$_3$:一般在 δ 2.1~2.9,α-CH$_3$ 可出现在 δ 2.7~2.8,均呈单峰。若甲基邻位有芳香质子,则因远程偶合而出现宽单峰。

(2) Ar-OCH$_3$:一般在 δ 3.8~4.2,呈现单峰。

(3) Ar-OH:α-OH 与羰基形成氢键,其氢信号出现在最低场,当分子中只有一个 α-OH 时,其化学位移值 δ>12.5。当两个羟基位于同一羰基的 α 位时,分子内氢键减弱,其信号在 δ 11.6~12.1;β-OH 的化学位移值在较高场,邻位无 α-OH 取代时,其信号在 δ 11.1~11.4;邻位有 α-OH 取代时,化学位移值 δ<10.9。

(4) Ar-CH$_2$OH:CH$_2$ 的化学位移值一般在 δ 4.4~4.7,由于与羟基质子偶合,而出现双峰,J<3Hz。

(5) Ar-CH$_2$-OCH$_2$CH$_3$:与芳环相连的 CH$_2$ δ 4.4~5.0(s); 乙基中的 CH$_2$ δ 3.6~3.8(q)、CH$_3$ δ 1.3~1.4(t)。

(四)醌类化合物的 ^{13}C-NMR 谱特征

1. 1,4- 萘醌类化合物的 ^{13}C-NMR 谱　1,4- 萘醌母核的 ^{13}C-NMR 化学位移值(δ)如下所示:

当醌环及苯环上有取代基时,则会发生取代位移。

(1) 醌环上取代基的影响:取代基对醌环碳信号化学位移的影响与简单烯烃的情况相似。例如,3-C 位有—OH 或—OR 基取代时,引起 3-C 向低场位移约 20,并使相邻的 2-C 向高场位移约

30。如果 2-C 位有烃基(R)取代时,可使 2-C 向低场位移约 10,3-C 向高场位移约 8,且 2-C 向低场位移的幅度随烃基 R 的增大而增加,但 3-C 则不受影响。

(2) 苯环上取代基的影响:在 1,4- 萘醌中,当 C_8- 位有—OH、—OCH_3 或—OAc 时,因取代基引起的化学位移变化如表 6-4 所示。但当取代基增多时,对 ^{13}C-NMR 谱信号的归属比较困难,一般须借助 DEPT 技术以及 2D-NMR 技术,特别是 HMBC 谱才能得出可靠结论。

表 6-4　1,4- 萘醌的取代基位移（$\Delta\delta$）

取代基	1-C	2-C	3-C	4-C	5-C	6-C	7-C	8-C	9-C	10-C
δ-OH	+5.4	−0.1	+0.8	−0.7	−7.3	+2.8	−9.4	+35.0	−16.9	−0.2
δ-OMe	−0.6	−2.3	+2.4	+0.4	−7.9	+1.2	−14.3	+33.7	−11.4	+2.7
δ-OAc	−0.6	−1.3	+1.2	−1.1	−1.3	+1.1	−4.0	+23.0	−8.4	+1.7

2. 蒽醌类化合物的 ^{13}C-NMR 谱　蒽醌母核及 α- 位有一个 OH 或 OCH_3 时,其 ^{13}C-NMR 化学位移如下所示:

当蒽醌母核的每一个苯环上只有一个取代基时,母核各碳信号化学位移值呈规律性的位移,如表 6-5 所示。

表 6-5　蒽醌 ^{13}C-NMR 谱的取代基位移值（$\Delta\delta$）

C	C_1-OH	C_2-OH	C_1-OMe	C_2-OMe	C_1-Me	C_2-Me	C_1-OCOMe	C_2-OCOMe
1-C	+34.73	−14.37	+33.15	−17.13	+14.0	−0.1	+23.59	−6.53
2-C	−0.63	+28.76	−16.12	+30.34	+4.1	+10.1	−4.84	+20.55
3-C	+2.53	−12.84	+0.84	−12.94	−1.0	−1.5	+0.26	−6.92
4-C	−7.80	+3.18	−7.44	+2.47	−0.6	−0.1	−1.11	+1.82
5-C	−0.01	−0.07	−0.71	−0.13	+0.5	−0.3	+0.26	+0.46
6-C	+0.46	+0.02	−0.91	−0.59	−0.3	−1.2	+0.68	−0.32
7-C	−0.06	−0.49	+0.10	−1.10	+0.2	−0.3	−0.25	−0.48
8-C	−0.26	−0.07	0.00	−0.13	0.0	−0.1	+0.42	+0.61
9-C	+5.36	+0.00	−0.68	+0.04	+2.0	−0.7	−0.86	−0.77
10-C	−1.04	−1.50	+0.26	−1.30	0.0	−0.3	−0.37	−1.13
10a-C	−0.03	+0.02	−1.07	+0.30	0.0	−0.1	−0.27	−0.25
8a-C	+0.99	+0.16	+2.21	+0.19	0.0	−0.1	+2.03	+0.50
9a-C	−17.09	+2.17	−11.96	+2.14	+2.0	−0.2	−7.89	+5.37
4a-C	−0.33	−7.84	+1.36	−6.24	−2.0	−2.3	+1.63	−1.58

按照表 6-5 取代基位移值进行推算所得的计算值与实验值很接近,误差一般在 0.5 以内。当两个取代基在同环时则产生较大偏差,须在表中位移值的基础上作进一步修正。

当蒽醌母核上仅有一个苯环有取代基,另一苯环无取代基时,无取代基苯环上各碳原子的信号化学位移变化很小,即取代基的跨环影响不大。

(五) 醌类化合物的 MS 谱特征

在所有游离醌类化合物的 MS 中,其共同特征是分子离子峰多为基峰,且可见出现丢失 1~2 分子 CO 的碎片离子峰。苯醌及萘醌易从醌环上脱去 1 个 $CH\equiv CH$ 碎片,如果在醌环上有羟基,则断裂同时将伴随有特征的 H 重排。

1. 对苯醌的 MS　苯醌母核的主要开裂过程如下图所示:

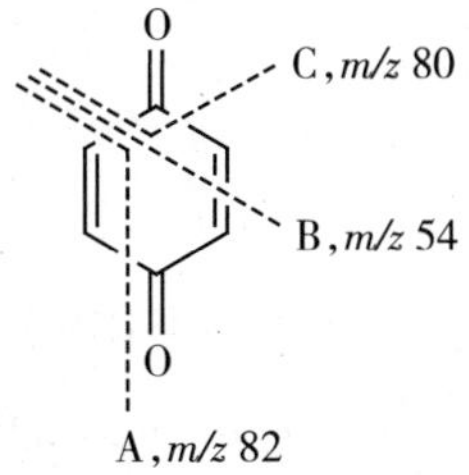

无取代的苯醌通过 A、B、C 三种开裂方式,分别得到 m/z 82、80 及 54 三种碎片离子。无取代的苯醌也能连续脱去 2 分子的 CO 出现重要的 m/z 52 碎片离子(环丁烯离子)。

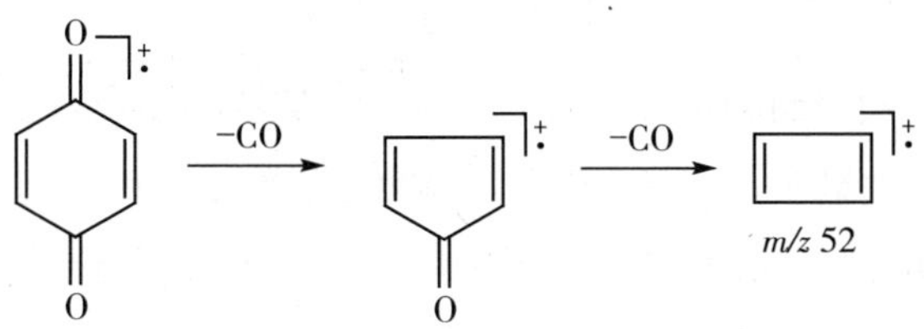

2. 1,4-萘醌类化合物的 MS　苯环上无取代时,将出现 m/z 104 的特征碎片离子及其分解产物 m/z 76 及 m/z 50 的离子。但苯环上有取代时,上述各峰将相应移至较高质荷比处。例如 2,3-二甲基萘醌的开裂方式如下:

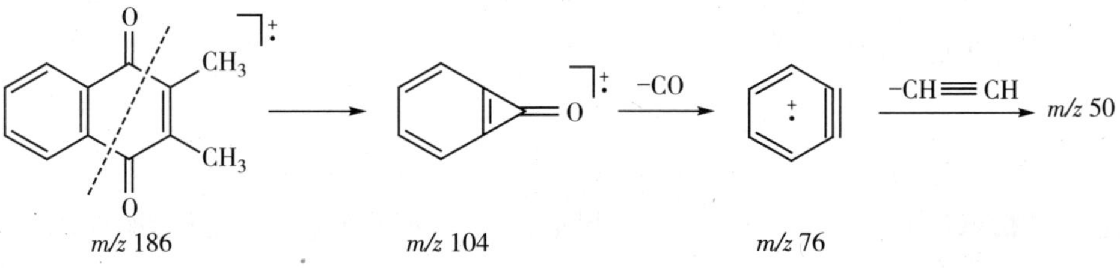

3. 蒽醌类化合物的 MS　游离蒽醌依次脱去 2 分子 CO,在 m/z 180(M–CO)及 152(M–2CO)处得到丰度很高的离子峰并在 m/z 90 及 m/z 76 处出现它们的双电荷离子峰。蒽醌衍生物也会经过同样的开裂方式,得到与之相应的碎片离子峰。

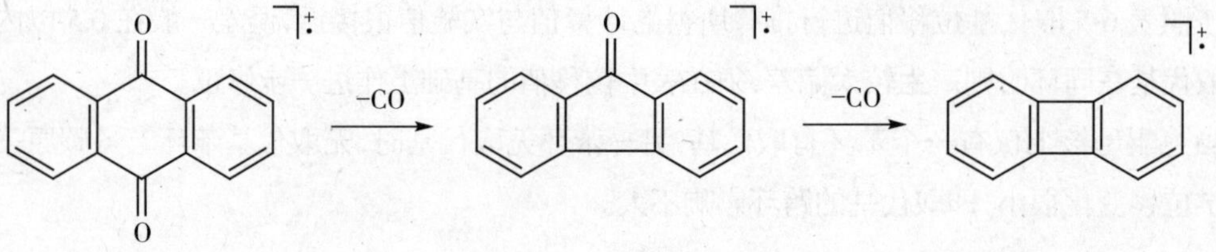

m/z 208 m/z 180 m/z 152

蒽醌苷类化合物用电子轰击质谱不易得到分子离子峰,其基峰常为苷元离子,需用场解吸质谱(FD-MS)或快原子轰击质谱(FAB-MS)才能出现准分子离子峰,以获得分子量的信息。

第三节　含醌类成分的中药研究实例

一、大黄

大黄为含醌类化合物的常用中药之一,系蓼科多年生草本植物掌叶大黄 *Rheum palmatum*、唐古特大黄 *Rheum tanguticum* 或药用大黄 *Rheum officinale* 的干燥根及根茎。掌叶大黄和唐古特大黄药材称北大黄,主产于青海、甘肃等地。药用大黄药材称南大黄,主产于四川。于秋末茎叶枯萎或次春发芽前采挖,此时大黄的次生代谢产物蒽醌类化学物质的转化和积累十分活跃。

(一) 化学成分

大黄的化学成分从 19 世纪初开始研究,化学结构已被阐明的至少已有 136 种以上,但其主要成分为蒽醌类化合物,总含量为 2%~5%,其中游离的羟基蒽醌类化合物仅占 1/10~1/5,主要为大黄酚、大黄素、芦荟大黄素、大黄素甲醚和大黄酸等,这是 5 种较为重要的成分。而大多数羟基蒽醌类化合物是以苷的形式存在,如大黄酚葡萄糖苷、大黄素葡萄糖苷、大黄酸葡萄糖苷、芦荟大黄素葡萄糖苷等。新鲜大黄还含有二蒽酮类番泻苷 A、番泻苷 B 等。

大黄味苦,性寒,具有化积、泻下、泻火凉血、活血化瘀、利胆退黄等功效。现代药理研究证明,大黄具有泻下作用,其有效成分为番泻苷类;游离蒽醌类的泻下作用较弱,具有抗菌作用,其中以芦荟大黄素、大黄素及大黄酸作用较强,它们对多数革兰氏阳性细菌均有抑制作用,此外还具有抗肿瘤、利胆保肝、利尿、止血作用等。

(二) 理化鉴别

1. 取大黄粉末 0.1g,加甲醇 20ml,浸泡 1 小时,滤过,取滤液 5ml,蒸干,残渣加水 10ml 使溶解,再加盐酸 1ml,加热回流 30 分钟,立即冷却,用乙醚分 2 次提取,每次 20ml,合并乙醚液,蒸干,残渣加三氯甲烷 1ml,使溶解,作为供试品溶液。另取大黄对照药材(掌叶大黄、唐古特大黄、药用大黄)0.1g,同法制成对照药材溶液。再取芦荟大黄素、大黄酸、大黄素、大黄素甲醚、大黄酚及它们的混合对照品,加甲醇制成每 1ml 含 1mg 的溶液,作为对照品溶液。吸取上述 10 种溶液各 4μl,分别点于同一以羧甲基纤维素钠为黏合剂的硅胶 H 薄层板上,以石油醚(30~60℃)- 甲酸乙酯 - 甲酸(15∶5∶1)的上层溶液为展开剂,展开,取出,晾干,置于紫外灯(365nm)下检视,供试品色谱中,在与对照药材色谱相应的位置上,显相同的 5 个橙黄色荧光主斑点;在与对照品色谱相应的位置上,显相同的橙黄色光斑点,置氨蒸气中熏后,斑点变为红色。如图 6-1 所示。

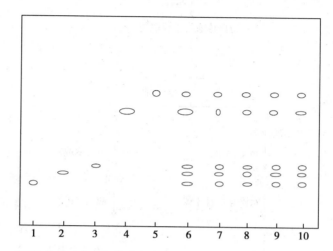

1. 芦荟大黄素;2. 大黄酸;3. 大黄素;4. 大黄素甲醚;5. 大黄酚;
6. 混合对照品;7. 掌叶大黄;8. 唐古特大黄;9. 药用大黄;10. 大黄。

● 图 6-1　大黄薄层色谱

2. 取大黄粉末少量,进行微量升华可见菱状针晶或羽状结晶。

(三) 工业生产

1. 工艺原理　根据大黄中的蒽醌类多以成苷的形式存在,以两相酸水解法水解药材,得到游离蒽醌的总提物,再根据大黄酸和大黄素的酸性不同,以 pH 梯度萃取法进行分离,分别得到大黄酸和大黄素。

2. 操作过程及工艺条件

(1) 水解:将大黄粉用 20% H_2SO_4 和 $CHCl_3$(1∶5)的混合液水浴回流提取,分取三氯甲烷层,回收三氯甲烷,得游离蒽醌的总提取物。

(2) 萃取:将上述总提取物以适量乙醚溶解,滤过,乙醚溶液用 5% $NaHCO_3$ 溶液萃取,分别得碱液层和乙醚层。

(3) 酸沉 - 结晶:在上述碱液中加入盐酸酸化至 pH 2,抽滤得沉淀,水洗至中性,干燥,得到的成分以大黄酸为主,冰醋酸重结晶,可得大黄酸。

(4) 萃取:将(2)所得的乙醚液继续用 5% Na_2CO_3 溶液萃取,分别得到碱液层和乙醚层。

(5) 酸沉:在(4)所得的碱液中加入盐酸酸化至 pH 3,抽滤得沉淀。

(6) 水洗 - 结晶:将沉淀水洗至中性,丙酮重结晶,得到大黄素。

3. 大黄中大黄酸与大黄素提取生产工艺流程,如图 6-2 所示。

4. 工艺注释

(1) 大黄中蒽醌类成分大部分以苷的形式存在,提取分离常用方法是酸水解后有机溶剂提取,但存在时间长、收率不稳定等缺点。改用两相酸水解方法提取,收率明显提高。

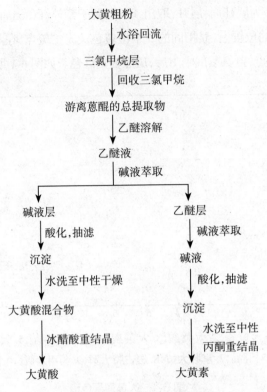

大黄粗粉
↓ 水浴回流
三氯甲烷层
↓ 回收三氯甲烷
游离蒽醌的总提取物
↓ 乙醚溶解
乙醚液
↓ 碱液萃取

碱液层
↓ 酸化,抽滤
沉淀
↓ 水洗至中性干燥
大黄酸混合物
↓ 冰醋酸重结晶
大黄酸

乙醚层
↓ 碱液萃取
碱液
↓ 酸化,抽滤
沉淀
↓ 水洗至中性 丙酮重结晶
大黄素

● 图 6-2 大黄中大黄酸与大黄素提取生产工艺流程

(2) 在酸化过程中,会产生大量 CO_2,应小心防止内容物溢出。

(3) 在此工艺的基础上继续以碱液萃取,可得到芦荟大黄素及大黄酚和大黄素甲醚的混合物,大黄酚和大黄素甲醚需要依靠色谱法进一步分离。

(四) 大黄酚和大黄素的结构解析实例

1. **大黄素** 从中药蓼科大黄属 *Rheum* 掌叶大黄 *Rheum palmatum* 中分离得到的化合物 1,为亮黄色结晶(内酮)。3% 氢氧化钠甲醇溶液显红色,醋酸镁反应呈橙红色,提示可能为蒽醌类化合物;遇三氯化铁 - 铁氰化钾试剂反应显蓝色,提示含有酚羟基。ESI-MS 显示准分子离子峰为 255 [M+H]$^+$(图 6-5),^{1}H-NMR 谱(acetone-d_6,400MHz)中(图 6-3),δ 7.58(1H,s),δ 7.15(1H,s),δ 7.26(1H,d,J=2.4Hz)和 δ 6.68(1H,d,J=2.4Hz)为苯环上两组间位偶合的质子信号,提示蒽醌母核两侧苯环均为间位取代类型;δ 2.48(3H,s)为甲基信号峰,说明与羟基取代的间位母核碳上有一个甲基。^{13}C-NMR 谱(acetone-d_6,150MHz)中,显示 15 个碳信号(图 6-4),低场区 δ 100~200 之间出现 14 个碳信号,包含 δ 191.8 和 δ 182.2 为典型的醌类化合物羰基峰,提示化合物 1 为蒽醌类成分;从两个羰基化学位移可知化合物 1 为 1,8- 二羟基型蒽醌。其中 δ 191.8 为缔和羰基的信号;δ 182.2 为游离羰基的信号;δ 166.3 及 δ 163.3 说明蒽醌母核上有 3 个含氧基团取代;此外在高场区有 1 个甲基信号峰 δ 22.0。综合以上信息确定化合物 1 为 1,3,8- 三羟基 -6- 甲基蒽醌,即大黄素(emodin),NMR 谱数据归属见表 6-6。

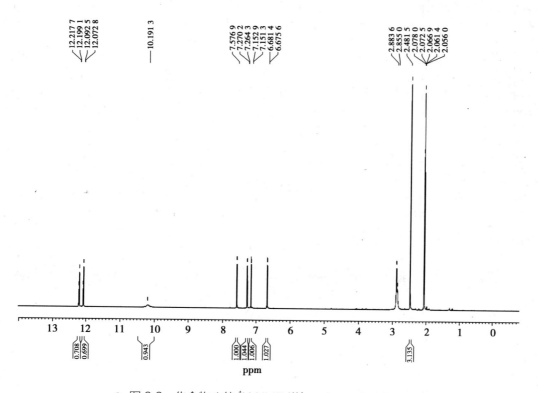

化合物1：大黄素

表6-6　化合物 1 的 NMR 谱数据（acetone-d_6）

位置	δ_H（J, Hz）	δ_C	位置	δ_H（J, Hz）	δ_C
1	—	166.3	9	—	191.8
2	7.15（1H, s）	109.6	10	—	182.2
3	—	163.3	4a	—	134.2
4	7.58（1H, s）	108.9	8a	—	114.5
5	7.26（1H, d, 2.4）	121.5	9a	—	110.5
6	—	149.6	10a	—	136.6
7	6.68（1H, d, 2.4）	125.0	—CH$_3$	2.48（3H, s）	22.0
8	—	166.3			

● 图 6-3　化合物 1 的 ^{1}H-NMR 谱（acetone-d_6, 400MHz）

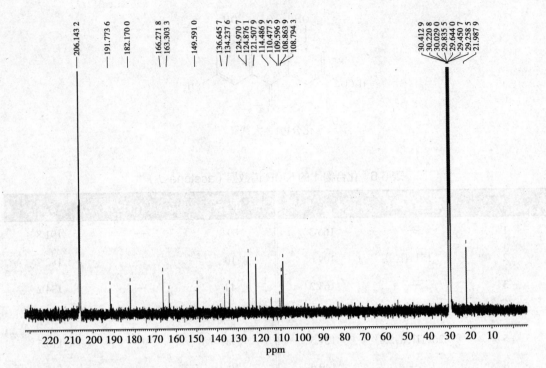

● 图6-4 化合物 1 的 ^{13}C-NMR 谱(acetone-d_6,150MHz)

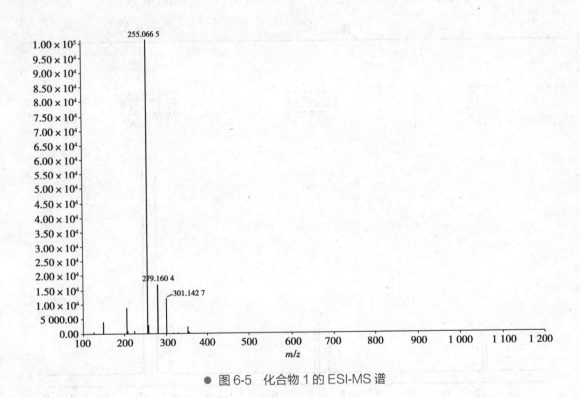

● 图6-5 化合物 1 的 ESI-MS 谱

2. 大黄酚　从中药蓼科大黄属 *Rheum* 掌叶大黄 *Rheum palmatum* 中分离得到的化合物 2,为黄色结晶(丙酮)。3% 氢氧化钠甲醇溶液显红色,醋酸镁反应呈橙红色。提示可能为蒽醌类化合物;遇三氯化铁 - 铁氰化钾试剂反应显蓝色,提示含有酚羟基。

ESI-MS 显示分子离子峰为 271 [M+H]$^+$(图 6-8)。^{1}H-NMR 谱(acetone-d_6,400MHZ)中(图 6-6)芳香区共出现 5 个芳氢质子,δ 7.50(1H,d,J=1.1Hz)和 δ 7.07(1H,d,J=1.1Hz)为两个间位取代的苯环氢质子信号;δ 7.69(1H,d,J=8.1Hz),δ 7.67(1H,dd,J=1.5,7.5Hz)和 7.23(1H,dd,J=1.5,8.1Hz)为苯环上 3 个相邻的氢质子信号;δ 2.37(3H,s)为甲基信号峰,说明与羟基取代的间位母核碳上有一个甲基。

^{13}C-NMR 谱(acetone-d_6,150MHz)中(图 6-7)显示 15 个碳信号,低场区 δ 100~200 出现 14 个碳信号,包含 δ 193.8 和 δ 182.2 为典型的醌类化合物羰基峰,提示化合物 2 为蒽醌类成分;从两个羰基化学位移及 δ 163.5、δ 163.2(两个连氧的芳碳)可知化合物 2 为 1,8- 二羟基型蒽醌,其中 δ 193.8 为缔合羰基的信号,δ 182.2 为游离羰基的信号;此外在高场区有 1 个甲基信号峰 δ 22.1。

综上所述,确定化合物 2 为大黄酚(chrysophanol),其 NMR 谱数据归属见表 6-7。

化合物 2:大黄酚

表 6-7　化合物 2 的 NMR 谱数据(acetone-d_6)

位置	δ_H（J, Hz）	δ_C	位置	δ_H（J, Hz）	δ_C
1	—	163.2	9	—	193.8
2	7.07(1H,d,1.1)	125.1	10	—	182.2
3	—	150.6	4a	—	134.4
4	7.50(1H,d,1.1)	121.6	8a	—	116.8
5	7.69(1H,d,8.1)	120.3	9a	—	114.7
6	7.67(1H,dd,1.5,7.5)	138.2	10a	—	134.7
7	7.23(1H,dd,1.5,8.1)	124.9	—CH$_3$	2.37(3H,s)	22.1
8	—	163.5			

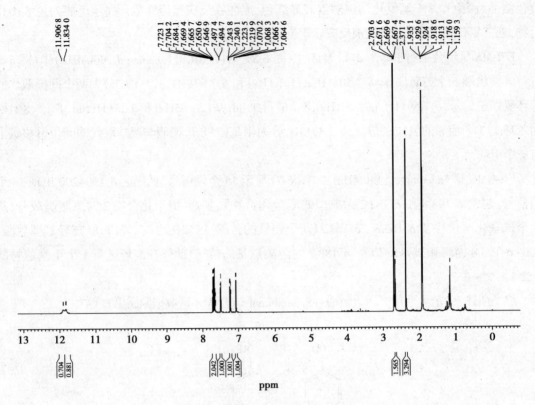

● 图6-6　化合物2的 ¹H-NMR谱（acetone-d_6，400MHz）

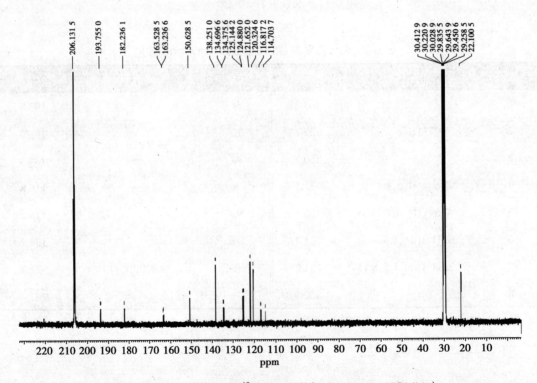

● 图6-7　化合物2的 ¹³C-NMR谱（acetone-d_6，150MHz）

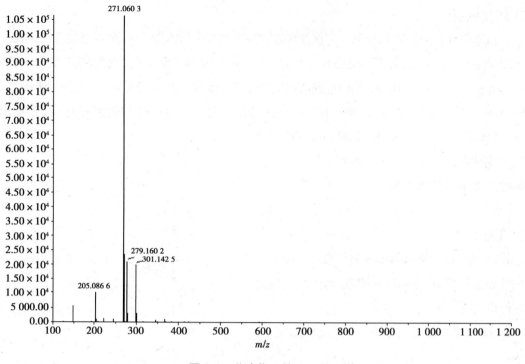

● 图6-8　化合物2的ESI-MS谱

二、紫草

紫草为紫草科植物新疆紫草 *Arnebia euchroma* 或内蒙紫草 *Arnebia guttata* 的干燥根。依次称为"软紫草""内蒙古紫草"。新疆紫草主产于新疆、西藏等地区。内蒙古紫草主产于内蒙古、甘肃。春、秋二季采挖。

(一) 化学成分

紫草中主要含有紫草素、乙酰紫草素等色素成分。紫草素类化合物作为一种天然色素,是重要的天然化妆品原料,食品、饮料的天然无毒添加剂。由软紫草根中曾分离得到紫草素等6种色素。

	R
紫草素	H
乙酰紫草素	$COCH_3$
O-异丁酰紫草素	$COCH(CH_3)_2$
O-β,β-二甲丙烯酰紫草素	$COCH=C(CH_3)_2$
O-β,β,ν-三甲丁烯酰紫草素	$COCH_2—C=C(CH_3)_2$ $\quad\quad\quad\quad\mid$ $\quad\quad\quad\quad CH_3$
O-β-羟基异戊酰基紫草素	$COCH_2—C(CH_3)_2$ $\quad\quad\quad\quad\mid$ $\quad\quad\quad\quad OH$

紫草味甘、咸,性寒,功能清热凉血,活血,解毒透疹。药用其根,能治疗麻疹和外阴部湿疹、阴道炎、子宫颈炎及婴儿皮炎等。

（二）理化鉴别

1. 取紫草粉末 0.5g，置于试管中，将试管底部加热，生成红色气体，并于试管壁凝结红褐色油滴。

2. 取紫草粉末 0.5g，加石油醚（60~90℃）20ml，超声处理 20 分钟，滤过，滤液浓缩至 1ml，作为供试品溶液。另取紫草对照药材 0.5g，同法制成对照药材溶液。吸取上述两种溶液各 4μl，分别点于同一硅胶 G 薄层板上，以环己烷 - 甲苯 - 乙酸乙酯 - 甲酸（5∶5∶0.5∶1）为展开剂，展开，取出，晾干。供试品色谱中，再与对照药材色谱相应的位置上，显示相同的紫红色斑点；再喷以 10% 氢氧化钾甲醇溶液，斑点变为蓝色。

（三）工业生产

1. 工艺原理　利用紫草醌类化合物可溶于乙醇的性质进行提取，再利用其酸性，通过碱溶酸沉法进行精制纯化。

2. 操作过程及工艺条件，工艺流程如图 6-9 所示。

（1）浸渍：将紫草根粗粉碎，用 90% 乙醇浸渍，得乙醇浸出液。

（2）浓缩 - 碱溶：将浸出液减压浓缩，在浓缩液中加 1/3 量的 20% NaOH 溶液，使溶液由紫红色变为蓝色，产生沉淀。

（3）滤过 - 酸沉：将上述溶液滤过后，在滤液中加浓盐酸至不再产生沉淀，滤取沉淀。

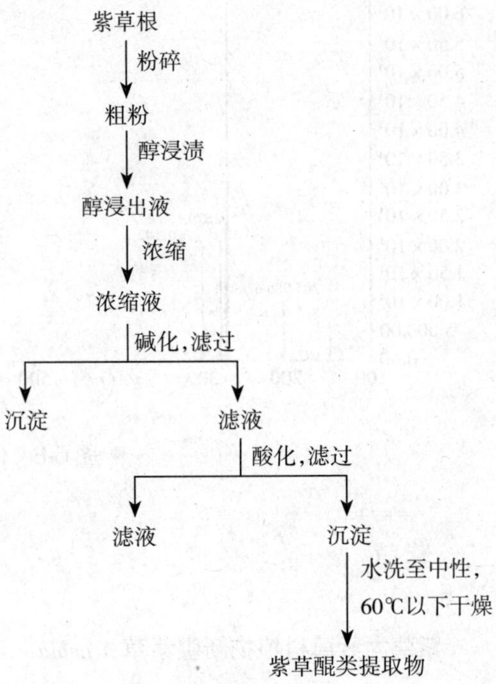

紫草根　→　粉碎　→　粗粉　→　醇浸渍　→　醇浸出液　→　浓缩　→　浓缩液　→　碱化，滤过　→　沉淀／滤液　→　酸化，滤过　→　滤液／沉淀　→　水洗至中性，60℃以下干燥　→　紫草醌类提取物

● 图 6-9　紫草提取物生产工艺流程

（4）水洗 - 干燥：将沉淀水洗至中性，60℃以下干燥，即得到紫草醌类提取物。

3. 工艺注释

（1）紫草中的有效成分主要在紫草根的皮部，皮部呈条形片状，常 10 余层重叠，溶剂不易渗透，所以在提取时先将其粉碎成粗粉。但也不能粉碎过细，否则杂质较多，同时极细粉会对滤过产生影响。

（2）三氯甲烷及乙酸乙酯对紫草素的提取收率较高，但安全性较差，故选择 90% 乙醇作为提取溶剂。

（3）加 1/3 量的 20% NaOH 使溶液由紫红色变为蓝色，加入过量碱尽可能使紫草素类成分溶解完全。

（4）也有报道采用超声法及微波法对紫草素进行提取，这些方法具有提取时间短、成本低、提取产率高等特点，但样品处理量相对较小。

三、丹参

中药丹参为唇形科植物丹参 *Salvia miltiorrhiza* 的干燥根和根茎。多为栽培，全国大部分地区均有,主产于四川、安徽、江苏、河南、山西等地。春、秋二季采挖,采收后尽量缩短丹参与水的接触时间,水会使丹参中的水溶性活性成分和脂溶性活性成分有所损失。

(一) 化学成分

丹参的主要化学成分为脂溶性成分和水溶性成分两大类,脂溶性成分为菲醌衍生物,有丹参醌Ⅰ,丹参醌ⅡA,丹参醌ⅡB,羟基丹参醌,丹参酸甲酯,隐丹参醌,次甲基丹参醌,二氢丹参醌及丹参新醌甲、乙、丙等。水溶性成分主要为丹参素、原儿茶醛和原儿茶酸等。

丹参其味苦,性微寒,具有活血化瘀、养血安神、调经止痛、凉血消痈等功效。现代药理研究也表明丹参具有改善外周循环、提高机体的耐缺氧能力、扩张冠状动脉与外周血管、增加冠脉血流量、改善心肌收缩力等作用,临床上用以治疗冠心病。另外还有抗菌、抗肿瘤、镇静、镇痛和保肝等作用。

(二) 理化鉴别

1. 取丹参粉末 0.2g,加 75% 甲醇 25ml,加热回流 1 小时,滤过,滤液浓缩至 1ml,作为供试品溶液。另取丹参对照药材 1g,同法制成对照药材溶液。再取丹酚酸 B 对照品,加 75% 甲醇制成每 1ml 含 2mg 的丹酚酸 B 溶液,作为对照品溶液。吸取上述三种溶液各 5μl,分别点于同一硅胶 GF$_{254}$ 薄层板上,以甲苯 - 三氯甲烷 - 乙酸乙酯 - 甲醇 - 甲酸(2∶3∶4∶0.5∶2)为展开剂,展开,取出,晾干,置紫外灯(254nm)下检视。供试品色谱中,在与对照品色谱相对应的位置上,显示相同颜色的斑点。

2. 取粉末 1g,加乙醚 5ml,置具塞试管中,振摇,放置 1 小时,滤过,滤液挥干,残渣加乙酸乙酯 1ml 使溶解,作为供试品溶液。另取丹参对照药材 1g,同法制成对照药材溶液。再取丹参酮ⅡA 对照品,加乙酸乙酯制成每 1ml 含 2mg 的溶液。吸取上述三种溶液各 5μl 点于同一硅胶 G 薄层板上。展开剂为石油醚(60~90℃)- 乙酸乙酯(4∶1)。供试品色谱中,在与对照药材及对照品色谱相对应的位置上,显示相同颜色的斑点。

(三) 工业生产

1. 工艺原理　利用丹参醌类化合物可溶于乙醚等有机溶剂的性质进行提取,根据提取物极性不同,采用硅胶柱色谱法以达到分离指标成分丹参醌ⅡA 的目的。

2. 操作过程及工艺条件

(1) 冷浸:将丹参根粗粉碎,用乙醚冷浸。

(2) 碱液萃取:将上述乙醚液用 5% Na$_2$CO$_3$ 溶液萃取,保留乙醚溶液。

(3) 回收溶剂:将所得乙醚溶液回收溶剂,得乙醚提取物。

(4) 柱色谱分离:将乙醚提取物用硅胶柱色谱进行分离,以石油醚 - 苯(1∶1)进行洗脱,TLC 检识,合并相同洗脱部分,即得丹参醌ⅡA。

3. 生产工艺流程,如图 6-10 所示。

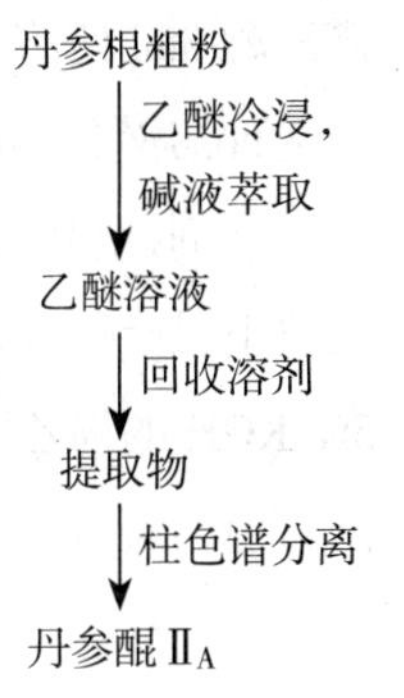

4. 工艺注释

(1) 在上述流程中除可用乙醚冷浸外,还可直接用 95% 乙醇回流提取,然

丹参根粗粉
↓ 乙醚冷浸,
　 碱液萃取
乙醚溶液
↓ 回收溶剂
提取物
↓ 柱色谱分离
丹参醌ⅡA

● 图 6-10　丹参提取物生产工艺流程

后回收乙醇,浓缩物用乙醚或三氯甲烷溶解,再用 Na_2CO_3 溶液萃取纯化,进一步用柱色谱分离。

(2) 为提高丹参醌 II_A 的收率,可采用下列方法:加原料 5 倍量的 95% 乙醇浸泡 1 小时,同时通气强化提取 10 分钟,然后回流 30 分钟,此法既能提高收率又可缩短提取时间。

(3) 可采用超临界萃取技术提取丹参醌 II_A,但还未见其应用于大生产的相关报道。

四、番泻叶

番泻叶为豆科植物狭叶番泻 *Cassia angustifolia* 或尖叶番泻 *Cassia acutifolia* 的干燥小叶。前者主产于印度、埃及和苏丹,后者主产于埃及,我国广东、广西及云南亦有栽培。通常于 9 月采收。

(一) 化学成分

研究表明,番泻叶主要含有蒽醌、多糖、挥发油、黄酮等类化合物,蒽醌类化合物是尖叶番泻叶和狭叶番泻叶主要有效成分。番泻苷作为蒽醌类化合物的一类,是番泻叶泻下作用的主要活性部位,尤其是番泻苷 A、B 的泻下作用强于其他含蒽醌类的泻下作用。

番泻叶味甘、苦,性寒,具有泻热导滞、通便利水之功效,用于治疗热结积滞、便秘腹痛、水肿胀满。近代临床及药理研究表明其具有致泻、抗病毒、抑菌、止血、抗氧化等作用,目前临床上用于治疗消化系统、泌尿系统疾病及外科手术前清洁肠道和手术后肠功能恢复等。2020 年版《中国药典》中未收载有关番泻叶的成方制剂,市售中成药有番泻叶颗粒等,主要用于便秘,也可用于肠道手术、内镜、B 超、腹部 X 线平片检查前的肠道清洁准备。

(二) 理化鉴别

1. 取番泻叶粉末,加 NaOH 溶液呈红色(检查蒽醌衍生物)。

2. 取番泻叶粉末 25mg,加水 50ml 及盐酸 2ml,置水浴中加热 15 分钟,放冷加乙醚 40ml,振摇提取,分取醚层,通过无水 Na_2SO_4 层脱水,滤过,取滤液 5ml,蒸干,放冷,加氨试液 5ml,溶液显黄色或橙色,置水浴中加热 2 分钟后,变为紫红色(检查蒽醌苷类)。

3. 取番泻叶粉末 1g,加稀乙醇 10ml,超声处理 30 分钟,离心,吸取上清液,蒸干,残渣加水 10ml 使溶解,用石油醚(60~90℃)振摇提取 3 次,每次 15ml,弃去石油醚液,取水液蒸干,残渣加稀乙醇 5ml 使溶解,作为供试品溶液。另取番泻叶对照药材 1g,同法制成对照药材溶液。吸取上述两种溶液各 3μl,分别点于同一硅胶 G 薄层板上,使成条状,以乙酸乙酯 - 正丙醇 - 水(4∶1∶3)为展开剂,展开,取出,晾干,置紫外灯(365nm)下检视。供试品色谱中,在与对照药材色谱相应的位置上,显示相同颜色的荧光斑点。喷以 20% HNO_3 溶液,在 120℃加热约 10 分钟,放冷,再喷以 5% KOH 的稀乙醇溶液,在日光下检视。供试品色谱中,在与对照药材色谱相应的位置上,显示相同颜色的斑点。

(三) 工业生产

1. 工艺原理　利用醌类化合物可溶于乙醇等有机溶剂的性质进行提取,根据提取物的溶解性和酸性不同,选用相应的溶剂进行萃取、碱化以达到分离提取物的目的。

2. 操作过程及工艺条件

(1) 浸渍 - 渗漉：将番泻叶粗粉用 50% 乙醇浸渍 12 小时，再用 10 倍量 50% 乙醇渗漉提取，得渗漉液。

(2) 浓缩：将上述渗漉液在 60℃ 以下减压回收部分乙醇，得浓缩液。

(3) 萃取：将浓缩液用乙酸乙酯萃取，弃去乙酸乙酯层，得水层。

(4) 碱沉 - 干燥：在上述水层加入适量的石灰水搅拌，滤过，得沉淀，将沉淀用少量乙醚洗涤，低温干燥，得番泻苷钙盐。

3. 生产工艺流程，如图 6-11 所示。

4. 工艺注释

(1) 从番泻叶中提取番泻总苷亦可采用水煎煮、沸水浸泡、醇回流等方法，但这些方法均存在浸出率低、浸提液体积大、浓缩困难等问题。采用乙醇渗漉提取，番泻苷收率较高。

(2) 在渗漉操作前，先将药材进行浸渍，是为了促进番泻苷类成分的溶出，提高提取效率。

(3) 提取时间对提取物中总番泻苷含量影响最大，且在浓缩时温度不宜过高，因为番泻苷在长时间高温下会逐步分解破坏。

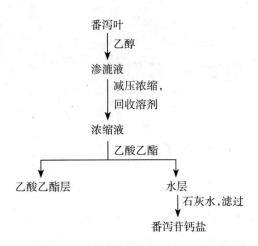

番泻叶
↓ 乙醇
渗漉液
↓ 减压浓缩，回收溶剂
浓缩液
↓ 乙酸乙酯
乙酸乙酯层　　水层
　　　　　　↓ 石灰水，滤过
　　　　　　番泻苷钙盐

● 图 6-11　番泻叶提取物生产工艺流程

06 章同步练习

（黑龙江中医药大学　杨炳友）

参考文献

[1] 魏蕾. 醌类化合物的分布和药理作用. 现代中药研究与实践, 2013, 27 (1): 33-35.

[2] FEIGL F, NETO C C. Spot test for diketones and quinones based on catalytic effect. Anal Chem, 1956, 28 (3): 397-399.

[3] LINN B O, PAGE J R A C, WONG E L, et al. Coenzyme Q. Ⅶ. Isolation and distribution of coenzyme Q_{10} in animal tissues. J Am Chem Soc, 1959, 81 (15): 4007-4010.

[4] JEFFREYS J A D. Michael additions to methoxy-p-benzoquinone. J Chem Soc, 1959 (431): 2153-2157.

[5] KITANAKA S, TAKIDO M. Torosachrysone and physcion gentiobiosides from the seeds of *Cassia torosa*. Chem Pharm Bull, 1984, 32 (9): 3436-3440.

[6] 王升, 李璇, 周良云, 等. 新疆紫草繁育生物学及人工栽培. 中国现代医药, 2011, 13 (11): 18-22, 56.

第七章 黄酮类

黄酮类化合物（flavonoid）为广泛存在于自然界的一大类化合物，由于该类化合物大多呈黄色或淡黄色，且分子中多含有羰基，因此，被称为黄酮。黄酮类化合物的经典概念是指以2-苯基色原酮（2-phenylchromone）为基本母核的一类化合物；现在泛指由两个苯环（A环与B环）通过三个碳原子相互连接成具有C6-C3-C6基本骨架的一系列化合物。其上通常被羟基、甲氧基、异戊烯基等助色团取代。

黄酮类化合物主要存在于高等植物中，不同类型的黄酮类化合物在植物中的分布不同，如黄酮类在菊科、唇形科、玄参科、苦苣苔科等植物中分布较多；黄酮醇类较广泛地分布于双子叶植物，特别是在一些木本植物花和叶中；二氢黄酮类在豆科、芸香科、蔷薇科、姜科、杜鹃花科植物普遍存在；二氢黄酮醇类在豆科植物中有较多的分布；异黄酮类主要存在于豆科蝶形花亚科和鸢尾科植物中；查耳酮类在菊科、豆科、苦苣苔科等植物中分布较多。而双黄酮类大多分布在裸子植物的松柏纲、银杏纲和凤尾纲等的植物中。

第一节 黄酮类化合物的结构类型和理化性质

一、黄酮类化合物的结构类型

黄酮类化合物的母核大多数比较固定，即C6-C3-C6结构，由A、B、C三个环构成。根据黄酮类化合物C环氧化程度及是否成环，B环的连接位置等特点，可将主要的天然黄酮类化合物苷元结构分类，如表7-1所示。

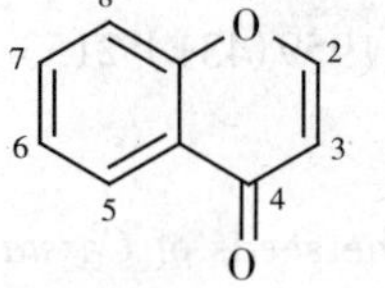

色原酮 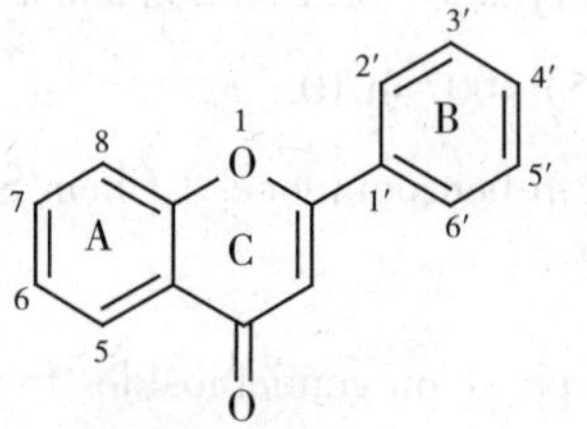   2-苯基色原酮 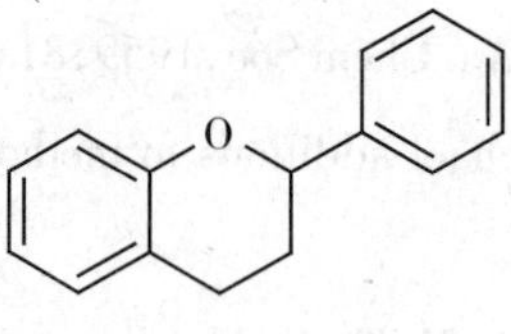   C6-C3-C6 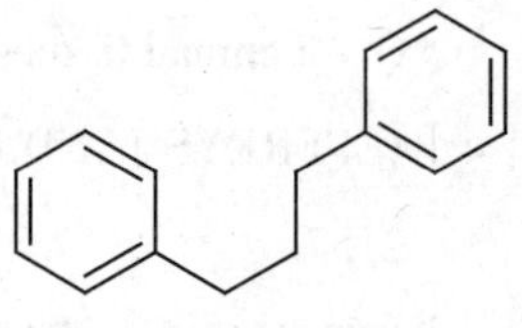   C6-C3-C6

此外，尚有两分子黄酮、两分子二氢黄酮，或一分子黄酮及一分子二氢黄酮按C—C或C—O—C键方式连接而成的双黄酮类化合物（biflavonoid）。

另有少数黄酮类化合物可与苯丙素、香豆素、倍半萜、生物碱等成分形成结构复杂的黄酮复合物。

天然黄酮类化合物多以苷的形式存在,由于苷元不同,以及糖的种类、数量、连接位置和连接方式的不同,形成了数目众多的黄酮苷类化合物。组成黄酮苷的糖类主要有:

单糖类:D-葡萄糖、D-木糖、D-半乳糖、L-鼠李糖、L-阿拉伯糖及 D-葡糖醛酸等。

双糖类:龙胆二糖(β-glc 1 → 6β-glc)、芸香糖(α-rha 1 → 6β-glc)、槐糖(β-glc 1 → 2β-glc)、新橙皮糖(α-rha 1 → 2β-glc)、麦芽糖(α-glc 1 → 4β-glc)等。

三糖:槐三糖(β-glc 1 → 2β-glc 1 → 2β-glc)、龙胆三糖(β-glc 1 → 6β-glc 1 → 2-fru)等。

酰化糖类:咖啡酰基葡萄糖、2-乙酰基葡萄糖等。

黄酮苷类化合物多数为 O-苷,糖的连接位置与苷元的结构类型相关,其中黄酮、异黄酮、二氢黄酮多在 7-OH 形成单糖链苷;黄酮醇和二氢黄酮醇多在 3-、7-、3'-、4'-OH 上形成单糖链苷或在 3,7-、3,4'-、7,4'- 二 OH 上形成双糖链苷;花色素类多形成 3-单糖链苷或 3,5-二葡萄糖苷。

除常见的 O-苷外,还发现糖连接在 6-、8- 或 6,8- 位形成的黄酮 C-苷类化合物。

表 7-1　黄酮类化合物的主要结构类型

类型	基本结构	类型	基本结构
黄酮	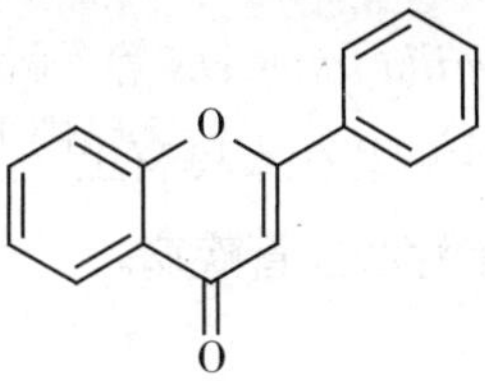	黄烷 -3,4- 醇	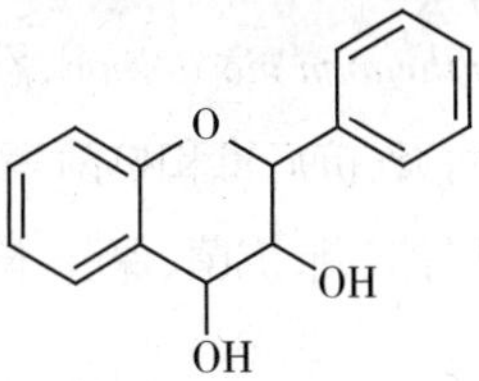
黄酮醇	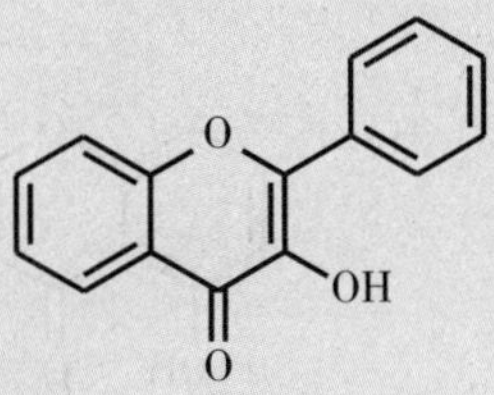	查耳酮	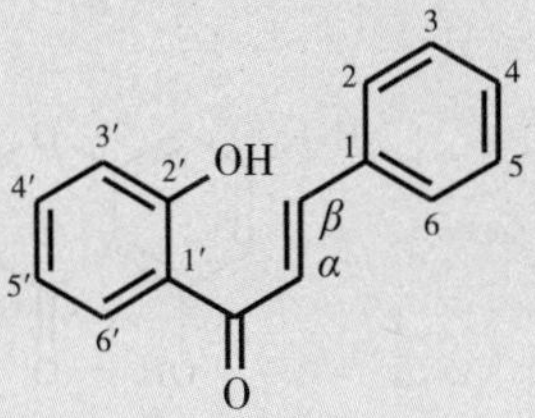
二氢黄酮	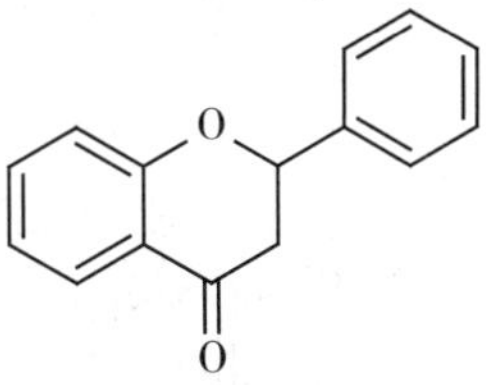	二氢查耳酮	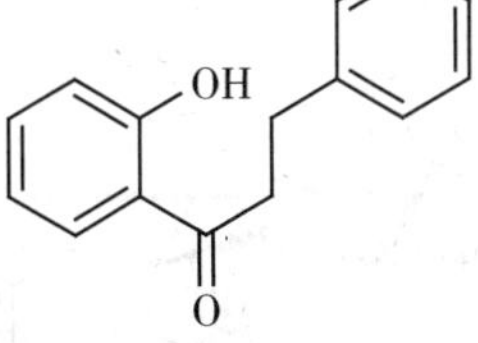
二氢黄酮醇	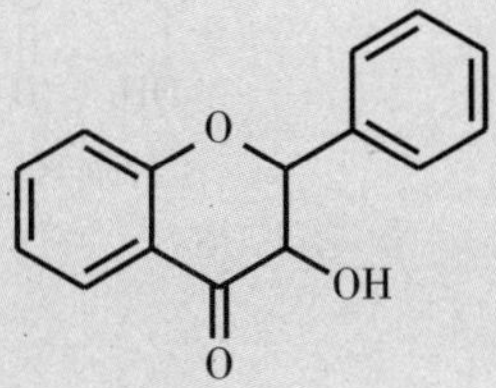	橙酮	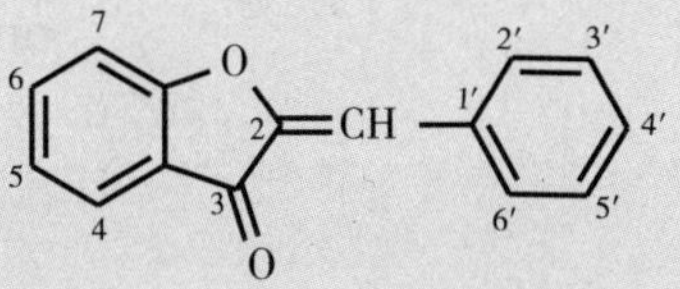
异黄酮	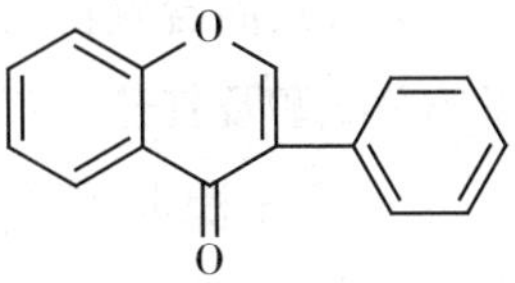	花色素	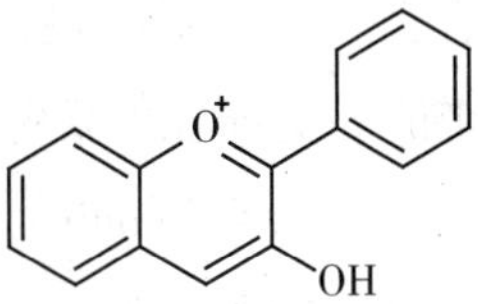

类型	基本结构	类型	基本结构
二氢异黄酮	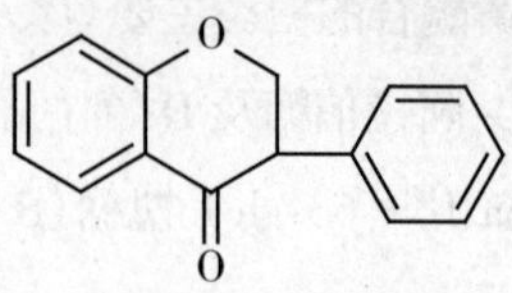	双苯吡酮	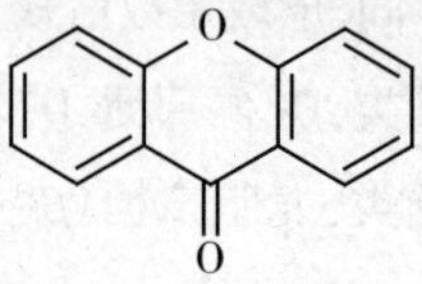
黄烷-3-醇	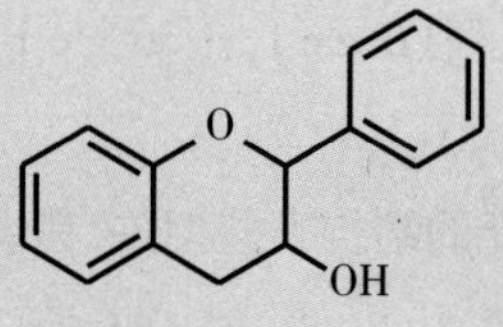	高异黄酮	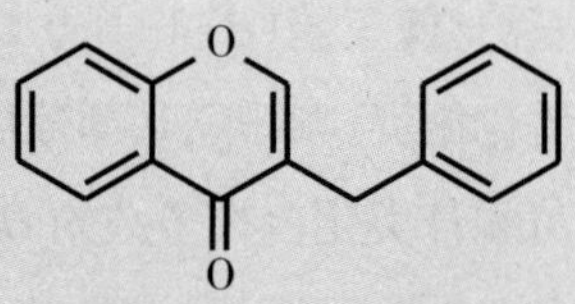

（一）黄酮类

黄酮类（flavone）是指以 2-苯基色原酮为基本母核，且 3 位上无含氧基团取代的一类化合物。天然黄酮结构中 A 环的 5,7-位，B 环的 3′、4′、5′-位常被羟基取代。常见的黄酮及其苷类有木犀草素（luteolin）、芫花素（genkwanin）、牡荆素（vitexin）、黄芩苷（baicalin）等。木犀草素存在于菊 *Chrysanthemum morifolium*、忍冬 *Lonicera japonica*、紫苏 *Perilla frutescens* 等多种药用植物中，具有抗肿瘤、消炎、抗病毒和抗菌等活性。芫花 *Daphne genkwa* 中的芫花素具有止咳、平喘、祛痰作用。黄芩苷具有抗炎、抗菌、保肝、降压等作用。牡荆素多用于治疗心血管疾病。

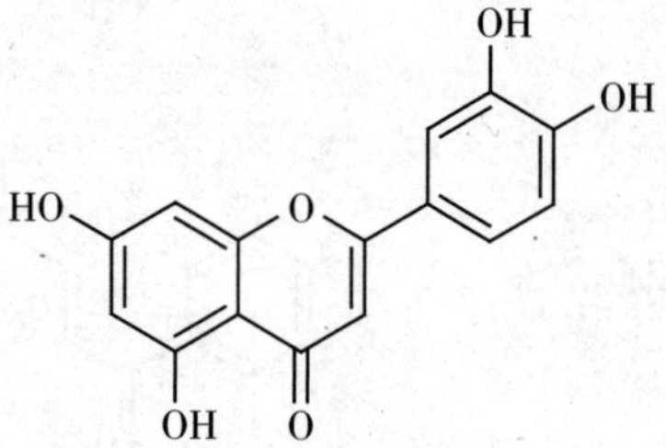

木犀草素

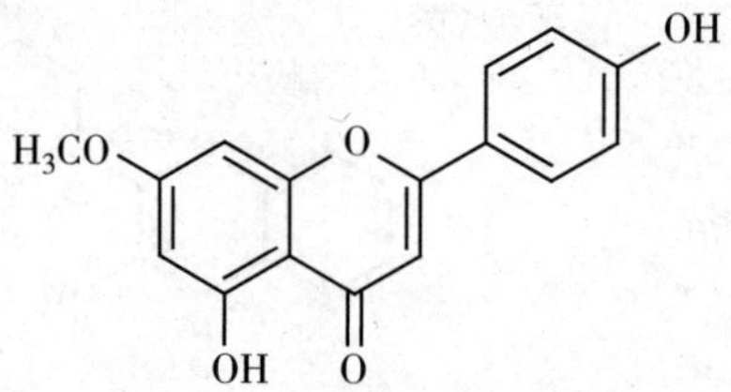

芫花素

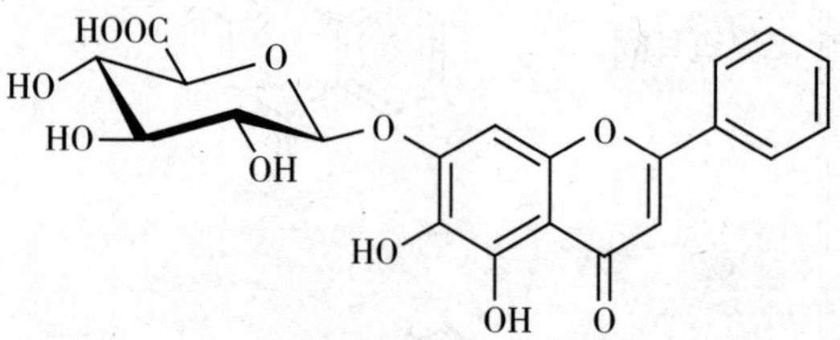

黄芩苷

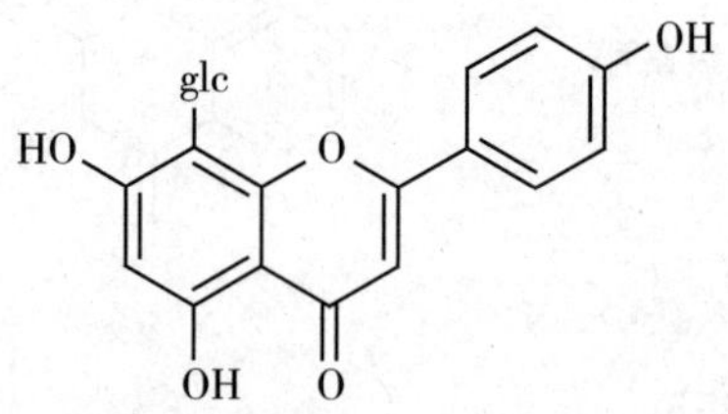

牡荆素

（二）黄酮醇类

黄酮醇类（flavonol）是在黄酮基本母核的 C-3 位连有羟基或其他含氧基团的一类化合物。该类化合物广泛分布在蔷薇科、豆科、桦木科等植物中，常见的黄酮醇及其苷类有槲皮素（quercetin）、桑木素（morin）、芦丁（rutin）。槲皮素是黄酮醇类的典型代表，存在于槐米、紫菀、银杏叶等中药中，具有抗炎、抗肿瘤、免疫调节等作用。芦丁为槲皮素 3-位连接芸香糖而成的苷，能够维持血管抵抗力,降低通透性及脆性等。桑木素具有抗炎、止咳祛痰等作用。

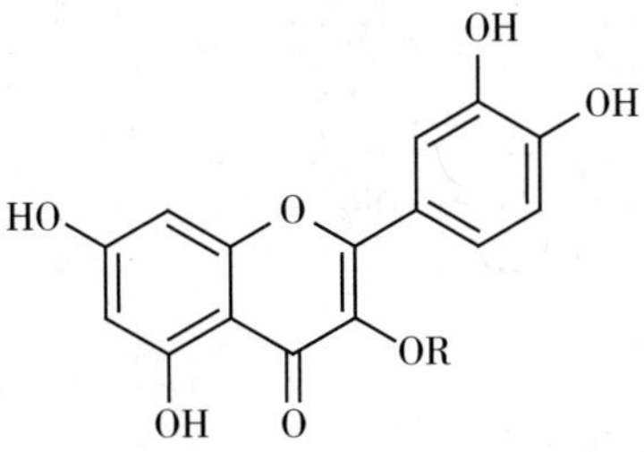

槲皮素　R = H
芦丁　　R = 芸香糖基

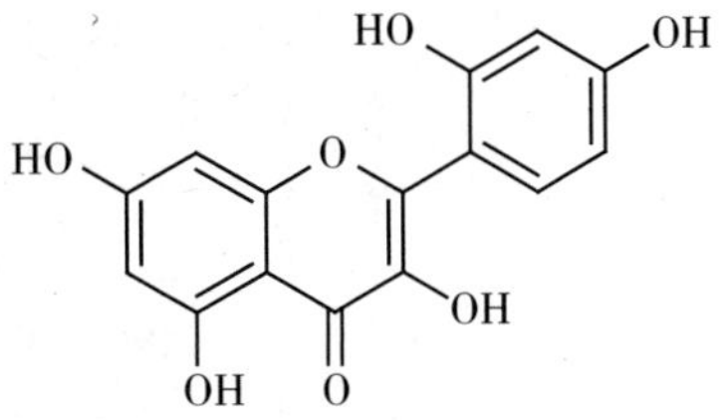

桑木素

（三）二氢黄酮类

二氢黄酮类（flavanone）为黄酮基本母核的 C 环 2,3- 位双键被氢化还原而成的一类化合物。天然二氢黄酮类化合物 B 环多为 α 构型,即为 2S。该类成分在菊科、蔷薇科、芸香科、姜科、杜鹃花科等植物中分布较多。如甘草 Glycyrrhiza uralensis 中的甘草苷（liquiritin）具有抑制消化性溃疡的作用;兴安杜鹃 Rhododendron dauricum 中的杜鹃素（farrerol）具有祛痰、抗炎的作用。

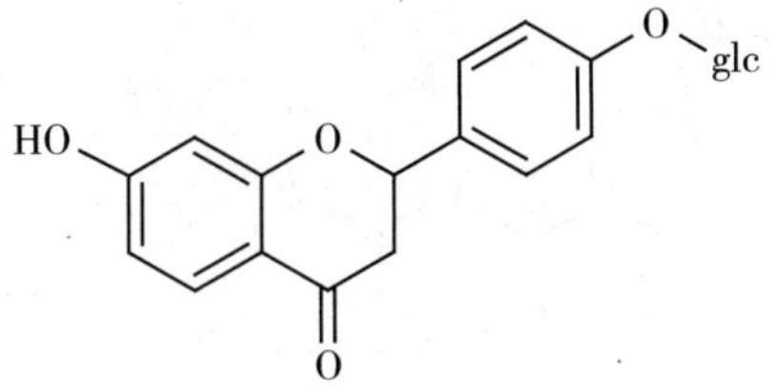

甘草苷

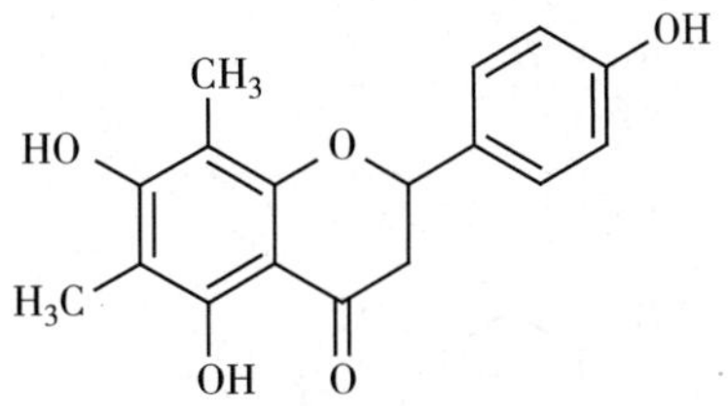

杜鹃素

（四）二氢黄酮醇类

二氢黄酮醇类（flavanonol）是黄酮醇类的 C 环 2,3- 位双键被氢化形成的一类化合物。在植物体内该类成分常与相应的黄酮醇共存。如桑枝中的二氢桑木素（dihydromorin）和桑木素共存,兴安杜鹃中的二氢槲皮素（dihydroquercetin）与槲皮素共存。此外,黄柏苷（phellamurin）也属于二氢黄酮醇类,具有抗肿瘤活性。

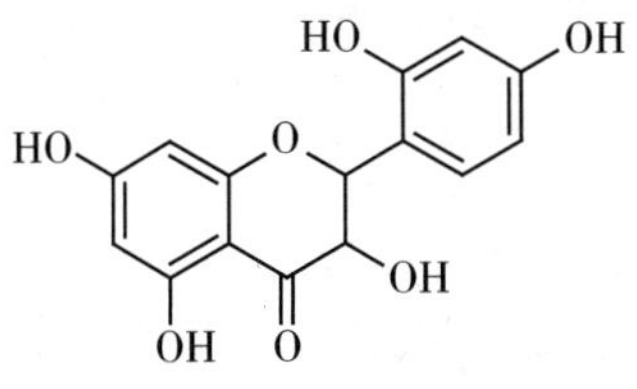

二氢桑木素

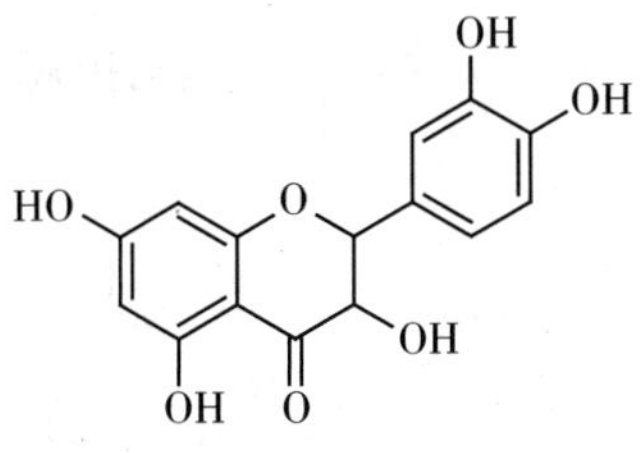

二氢槲皮素

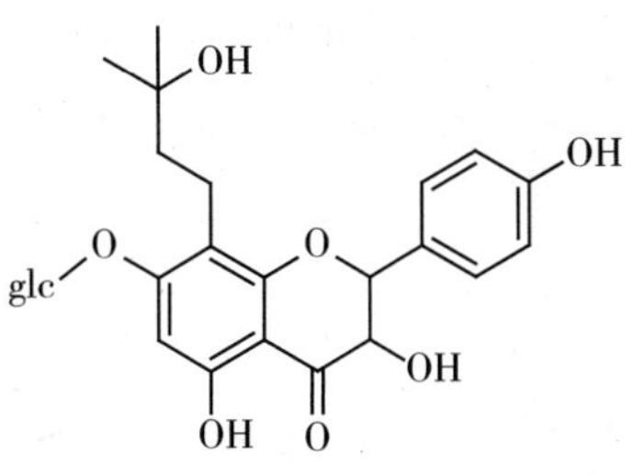

黄柏苷

（五）异黄酮类

异黄酮类（isoflavone）的母核为 3- 苯基色原酮结构,即 B 环连接在 C 环的 3 位上。异黄酮类主要分布在豆科中。如野葛 Pueraria lobata 中的葛根素（puerarin）、大豆素（daidzein）、大豆苷

（daidzin）等，具有增加冠状动脉血流量及降低心肌耗氧量等作用。

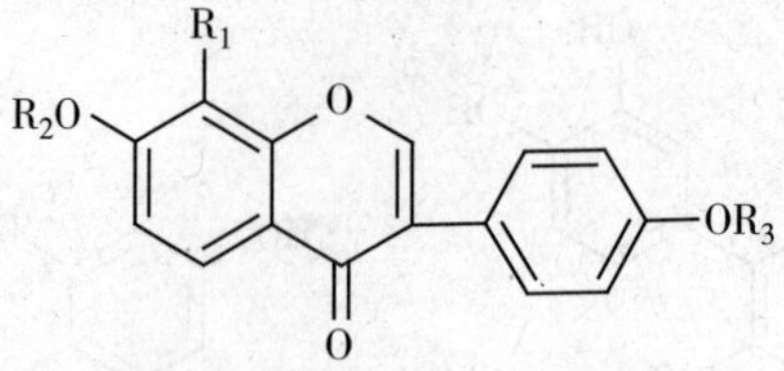

葛根素　$R_2=R_3=H$　$R_1=glc$
大豆素　$R_1=R_2=R_3=H$
大豆苷　$R_1=R_3=H$　$R_2=glc$

（六）二氢异黄酮类

二氢异黄酮类（isoflavanone）是异黄酮的 C 环 2、3- 位双键被氢化还原而成。如中药山豆根中的紫檀素（pterocarpin）、三叶豆紫檀苷（trifolirhizin）为二氢异黄酮的衍生物，具有抗癌活性，且苷类的活性强于苷元。毛鱼藤 *Derris elliptica* 中的鱼藤酮（rotenone）具有较强的杀虫及毒鱼作用。

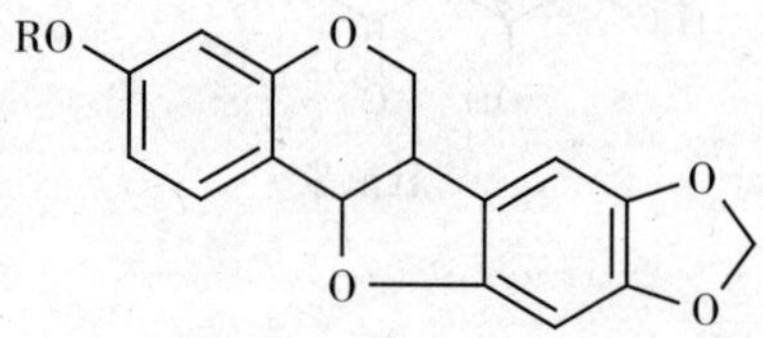

紫檀素　$R=CH_3$
三叶豆紫檀苷　$R=glc$

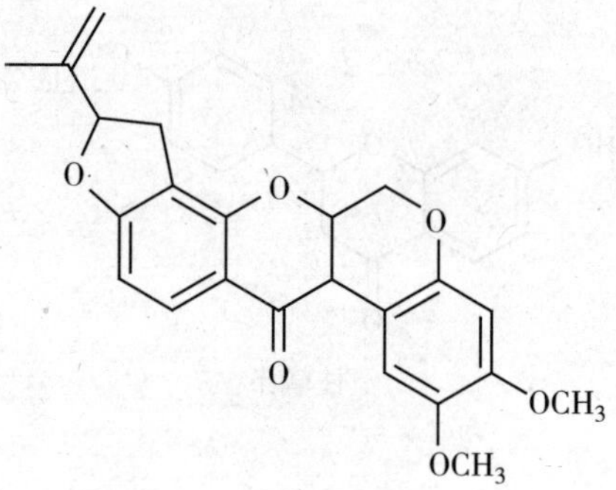

鱼藤酮

（七）黄烷醇类

1. 黄烷 -3- 醇类（flavan-3-ol）　亦称为儿茶素类，主要存在于含鞣质的木本植物中，在植物体中可作为鞣质的前体。儿茶素有 4 个光学异构体，但在植物体中主要有（+）- 儿茶素（catechin）和（−）- 表儿茶素（epicatechin）2 个异构体。儿茶素类多具有抗癌、防治心血管疾病等活性。

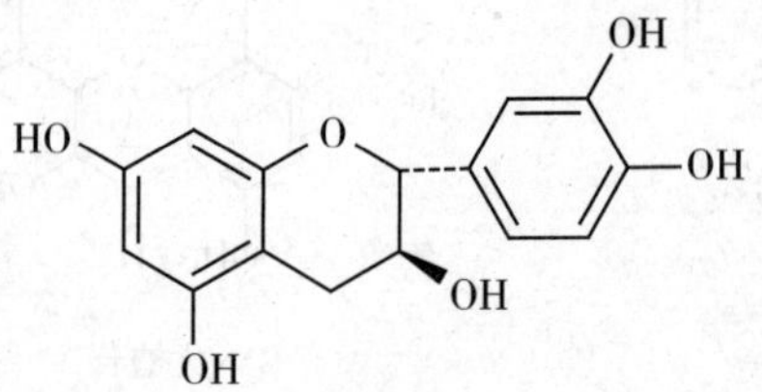

（+）-儿茶素

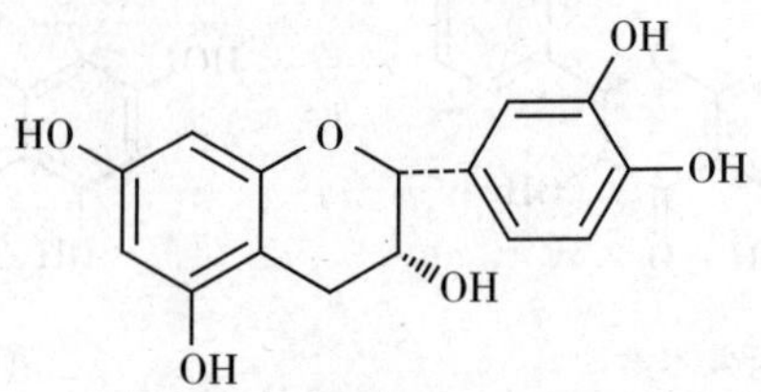

（−）-表儿茶素

2. 黄烷 -3,4- 二醇类（flavan-3,4-diol）　又称为无色花色素类，在无机酸作用下可转化为花色素，多分布于含鞣质的木本植物及蕨类植物中。如无色飞燕草素（leucodelphinidin）、无色天竺葵素（leucopelargonin）、无色矢车菊素（leucocyanidin）等。

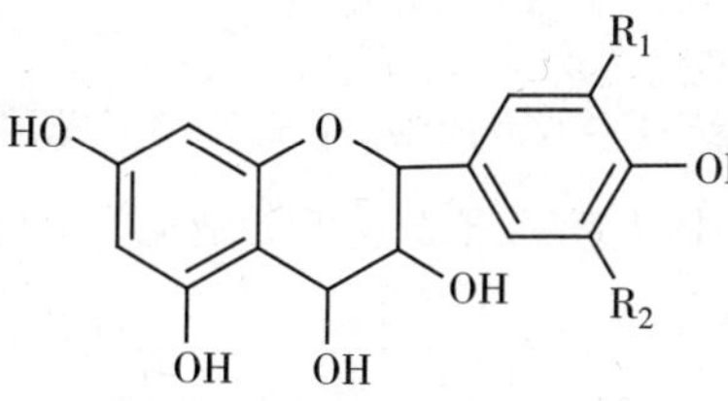

无色飞燕草素 $R_1 = R_2 = OH$

无色天竺葵素 $R_1 = R_2 = H$

无色矢车菊素 $R_1 = OH$ $R_2 = H$

（八）查耳酮类

查耳酮类（chalcone）的结构特点是两个苯环通过含有羰基的三碳脂链连接而成，为二氢黄酮 C 环 1,2- 位的键断裂生成的开环衍生物。在酸碱条件下，查耳酮与二氢黄酮可以相互转化。

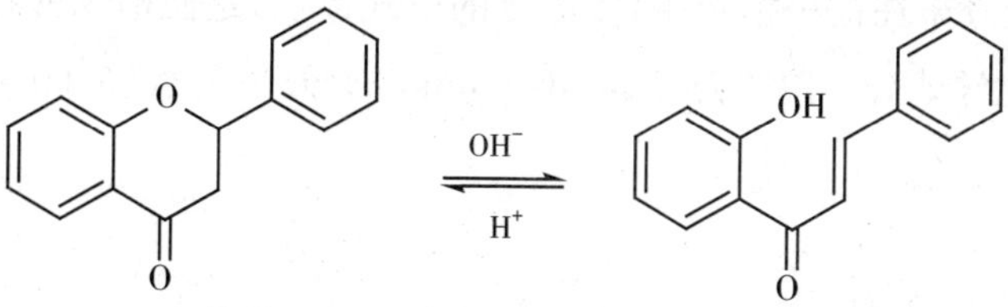

二氢黄酮 $\underset{H^+}{\overset{OH^-}{\rightleftharpoons}}$ 2′-羟基查耳酮

查耳酮类主要分布在菊科、豆科、苦苣苔科植物中。如红花 *Carthamus tinctorius* 中的红花苷（carthamin）属于此类化合物。在红花的开花初期，无色的新红花苷含量较高，红花苷含量较少，花冠呈现淡黄色；花中期红花苷含量升高，花冠为深黄色；花后期经氧化变为红色的醌式红花苷，花冠呈红色。

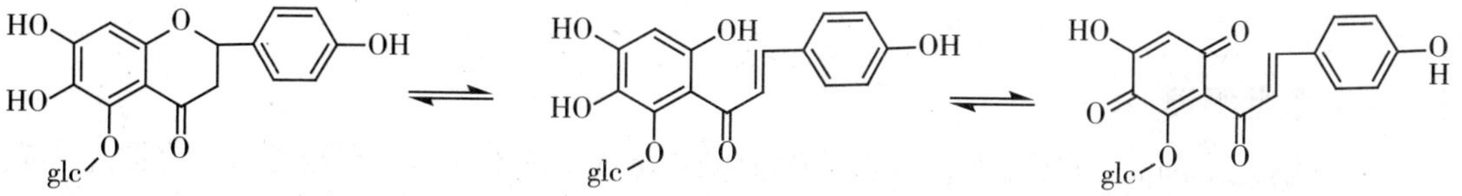

新红花苷（无色） $\rightleftharpoons$ 红花苷（黄色） $\rightleftharpoons$ 醌式红花苷（红色）

（九）二氢查耳酮类

二氢查耳酮类（dihydrochalcone）是查耳酮 α、β 位双键氢化还原而成。该类化合物在植物界数量较少。如蔷薇科植物根皮和苹果 *Malus pumila* 枝叶、根皮中含有的梨根苷（phloridzin）属于此类化合物。

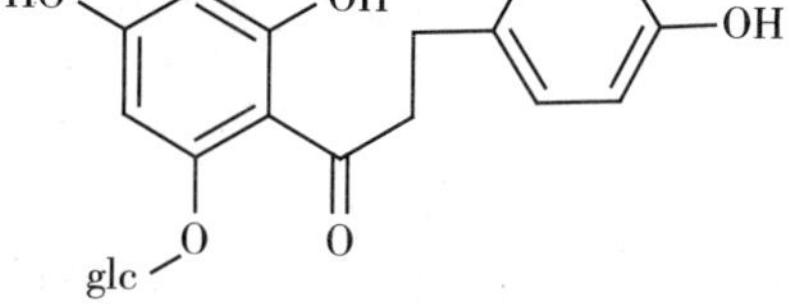

梨根苷

（十）橙酮类

橙酮类（aurone）亦称为噢哢类，其C环为含氧五元环，在中药中此类成分较少见，主要存在于菊科、玄参科及单子叶植物莎草科中，如存在于黄花波斯菊花中的硫磺菊素（sulphuretin）。

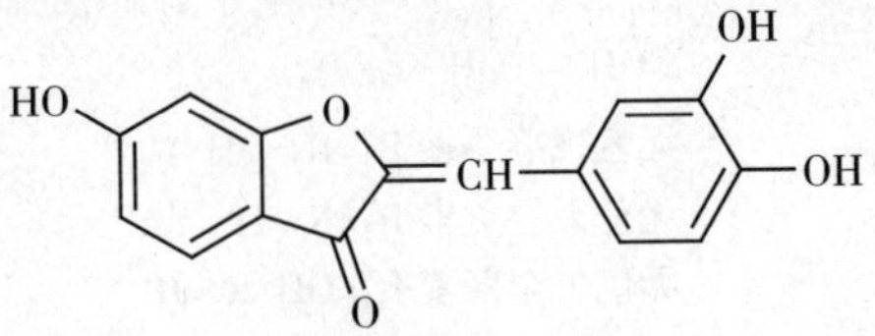

硫磺菊素

（十一）花色素类

花色素类（anthocyanidin）亦称为花青素类，其基本母核的C环4位无羰基，1位氧原子以锌盐形式存在。广泛分布在被子植物中，多以苷的形式存在，是使植物的花、果、叶、茎等呈现蓝、紫、红等颜色的化学成分。以飞燕草素（delphinidin）、天竺葵素（pelargonidin）及其苷类较常见。

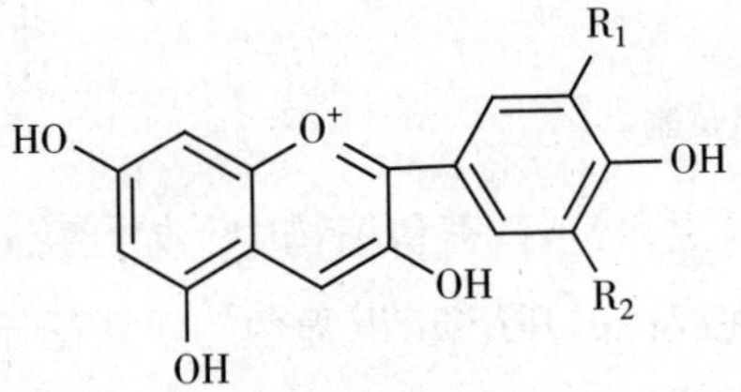

飞燕草素 $R_1=R_2=OH$
天竺葵素 $R_1=R_2=H$

（十二）双苯吡酮类

双苯吡酮类（xanthone）又称苯骈色原酮类，其基本母核是由苯环与色原酮的2,3-位骈合而成，是一种特殊类型的黄酮类化合物，主要分布在藤黄科、龙胆科植物中。如异芒果苷（isomengiferin）存在于芒果叶、知母和石韦中，具有止咳祛痰的作用。

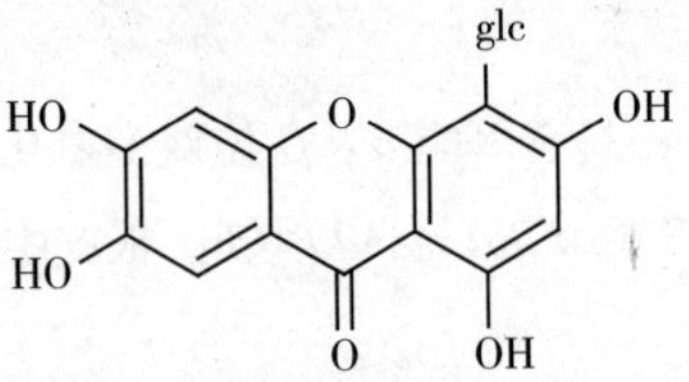

异芒果苷

（十三）高异黄酮类

高异黄酮类（homoisoflavone）的基本母核比一般异黄酮母核多1个碳原子，是由色原酮、色满酮的3位连接苄基形成的衍生物。如麦冬 Ophiopogon japonicus 中的麦冬高异黄酮A（ophiopogonone A）。

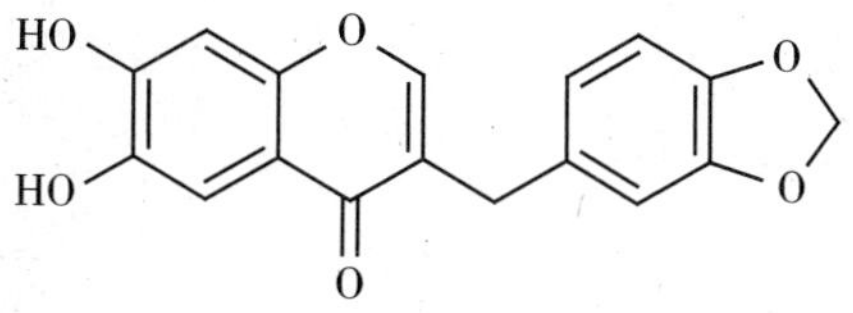

麦冬高异黄酮A

（十四）双黄酮类

双黄酮类（biflavonoid）是由两分子黄酮类化合物聚合而成的二聚物。主要分布在裸子植物和蕨类植物中，如银杏科、杉科，为裸子植物特征性成分。常见的天然双黄酮类是由两分子芹菜素或其甲醚衍生物聚合而成，根据结合方式主要分为三类：8,8″-双芹菜素型，如柏黄酮（cupresuflavone）；3′,8″-双芹菜素型，如银杏素（ginkgetin）；双苯醚型，如扁柏黄酮（hinokiflavone）。

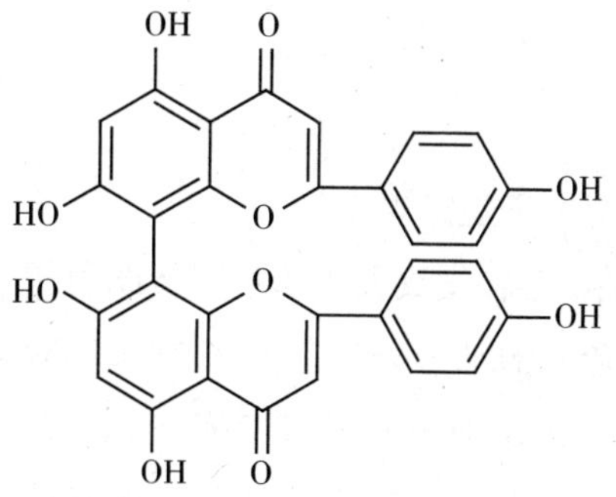

柏黄酮

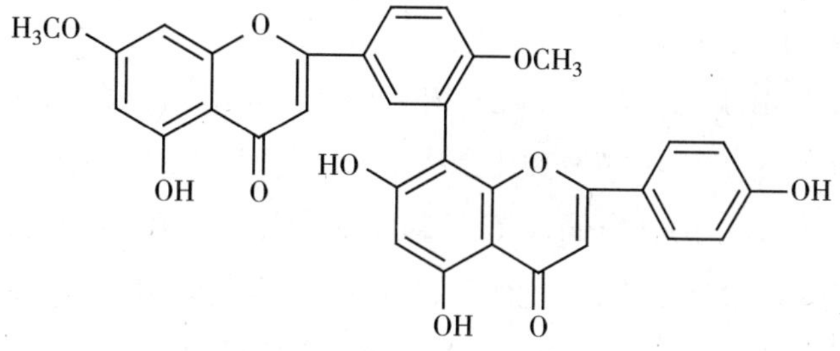

银杏素

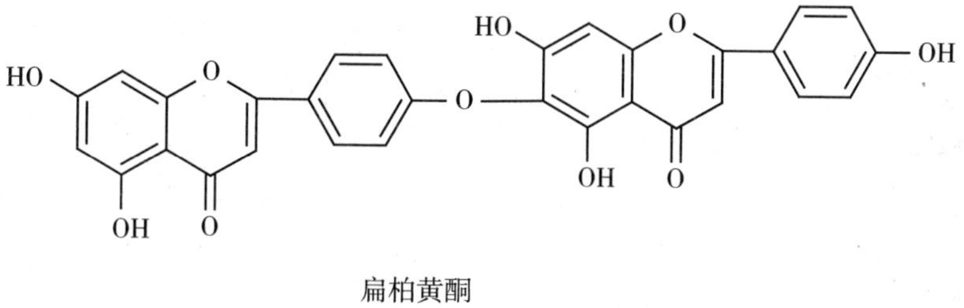

扁柏黄酮

（十五）其他黄酮类

少数黄酮类化合物可与苯丙素、倍半萜、生物碱、香豆素等其他结构类型化合物形成结构复杂的黄酮复合物。如水飞蓟 Silybum marianum 果实及种子中的水飞蓟宾（silybin），是由二氢黄酮醇类和苯丙素衍生物连接而成；榕碱（ficine）和异榕碱（isoficine）为生物碱型黄酮。

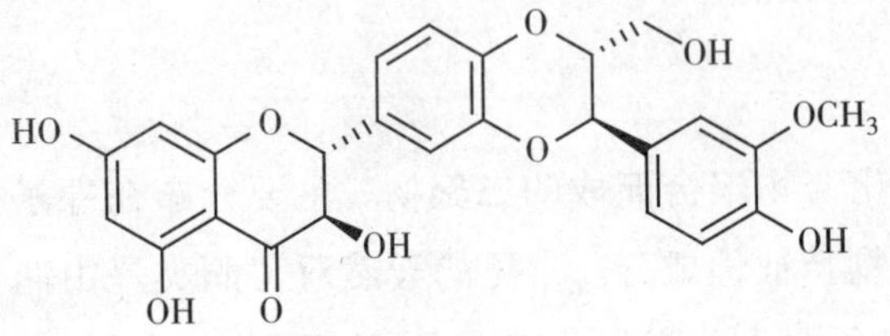

水飞蓟宾

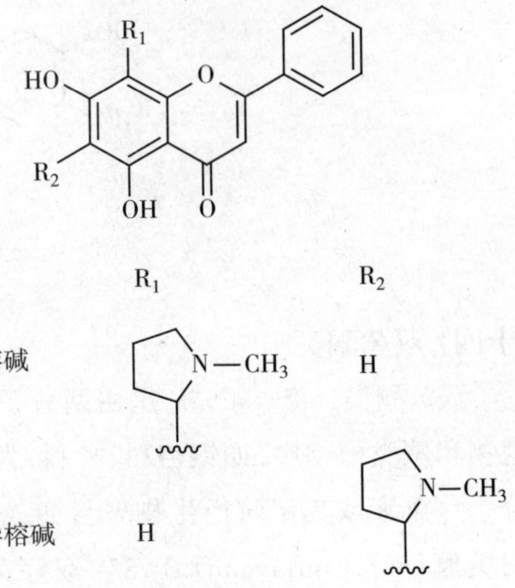

	R₁	R₂
榕碱	(N-CH₃ pyrrolidine)	H
异榕碱	H	(N-CH₃ pyrrolidine)

二、黄酮类化合物的理化性质

(一) 性状

1. 形态　黄酮类化合物多为结晶性固体,少数(如黄酮苷类)为无定形粉末。

2. 颜色　黄酮类化合物多呈黄色,其颜色主要与分子中是否存在交叉共轭体系以及助色团(—OH、—OCH₃)的种类、数目和取代位置有关。例如黄酮,其色原酮部分无色,但2位被苯环取代后,即形成交叉共轭体系,并通过电子转移、重排,使共轭链延长而呈现颜色。一般情况下,黄酮、黄酮醇及其苷类多呈现灰黄色至黄色;查耳酮为黄色至橙黄色;异黄酮因 B 环连接在3位,共轭链较短而显微黄色;二氢黄酮、二氢黄酮醇及黄烷醇因2,3位双键被氢化,不具有交叉共轭体系,几乎显示为无色。

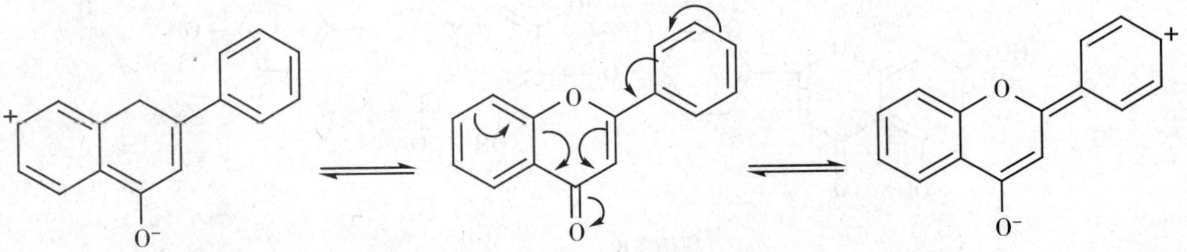

在黄酮及黄酮醇分子中,当在7位或4′位引入—OH、—OCH₃等供电子基团,产生 p-π 共轭,促进电子移位、重排,使共轭系统延长,化合物颜色加深。当供电子基团连接在其他位置时,对颜色影响较小。

花色素类的颜色可随 pH 不同而改变,一般 pH<7 时显红色,pH 为8.5时显紫色,pH>8.5时显蓝色。

(二) 旋光性

在黄酮类化合物苷元中,二氢黄酮、二氢黄酮醇、二氢异黄酮、黄烷醇等有旋光性,其余均无旋光性。黄酮苷类化合物由于含有糖,均有旋光性,且多为左旋。

（三）溶解性

黄酮类化合物的溶解性因结构类型及存在状态（如苷或苷元，连接糖的数目）不同而存在差异性。

1. **游离黄酮类化合物** 游离黄酮苷元一般难溶或不溶于水，易溶于三氯甲烷、乙醚、甲醇等有机溶剂及稀碱液中。其中黄酮、黄酮醇、查耳酮等平面性强的分子，因分子与分子间排列紧密，分子间引力较大，故难溶于水；二氢黄酮、二氢黄酮醇等，因系非平面型分子，分子与分子间排列不紧密，分子间引力降低，有利于水分子进入，故在水中的溶解性稍大。花色素类黄酮虽为平面性结构，但因以离子形式存在，具有盐的通性，水中溶解性较好。

黄酮类化合物分子中引入羟基，则水溶性增大；引入甲氧基、异戊烯基，则脂溶性增加。

2. **黄酮苷类化合物** 黄酮类化合物成苷后，水溶性增加。黄酮苷一般易溶于水、甲醇、乙醇等极性溶剂，难溶于三氯甲烷、乙醚等低极性溶剂。黄酮苷的溶解性与分子中糖基的数目和位置相关。一般多糖苷比单糖苷水溶性大，3- 羟基苷比相应的 7- 羟基苷水溶性大，主要可能是由于 C_3-O- 糖基与 C_4 羰基的立体障碍使平面型分子变为非平面型分子。

（四）酸碱性

1. **酸性** 黄酮类化合物分子中多具有酚羟基，故显酸性，可溶于碱性水溶液、吡啶、甲酰胺及二甲基甲酰胺中。由于酚羟基数目及位置不同，酸性强弱也不同。例如黄酮，其酚羟基酸性强弱的顺序为：

$$7,4'- 二 OH > 7 \text{ 或 } 4'-OH > 一般酚羟基 > 5-OH$$

其中 7- 和 4'- 位同时有酚羟基时，由于 p-π 共轭效应，使酸性较强，可溶于 5% $NaHCO_3$ 水溶液；7- 或 4'- 位有酚羟基时，可溶于 5% Na_2CO_3 水溶液，不溶于 $NaHCO_3$ 水溶液；只有一般酚羟基存在时，只溶于 1% NaOH 水溶液；仅有 5- 位羟基时，因其可与 4- 位的羰基形成分子内氢键，酸性最弱，只能溶于 5% NaOH 水溶液中。此性质可用于黄酮类化合物的提取、分离和鉴定工作。

2. **碱性** 因黄酮类化合物分子中 γ- 吡喃酮环上的 1- 位氧原子有未共用电子对，故表现出微弱的碱性，可与强无机酸，如浓 H_2SO_4、HCl 等生成𨫏盐，其极不稳定，加水后即可分解。黄酮类化合物溶于浓 H_2SO_4 中生成的𨫏盐，常呈现特殊的颜色，可用于初步鉴别。

（五）检识反应

黄酮类化合物的显色反应多与分子中的酚羟基和 γ- 吡喃酮环相关。

1. 还原反应

（1）盐酸 - 镁粉（锌粉）反应：该反应为鉴定黄酮类化合物最常用的显色反应。在溶解样品的甲醇或乙醇溶液中加入少许镁粉振摇，再加入几滴浓盐酸，即可显色（必要时微热）。多数黄酮、黄酮醇、二氢黄酮、二氢黄酮醇类化合物显红至紫红色，少数显蓝色或绿色，当 B 环有—OH 或—OCH_3 取代时，呈现的颜色随之加深。异黄酮类除少数外，一般不显色。查耳酮、橙酮、儿茶素类不发生该显色反应。需要特别注意的是花色素及部分橙酮、查耳酮类在单纯浓盐酸酸性条件下也会发生颜色变化，需做空白对照试验，即在供试液中仅加入浓盐酸不加镁粉进行观察。

（2）四氢硼钠还原反应：四氢硼钠（$NaBH_4$）是对二氢黄酮类化合物专属性较高的一种还原剂。

取 1~2mg 样品,以适量甲醇溶解于试管中,加入等量的 2% $NaBH_4$ 的甲醇溶液,然后滴加 1% 盐酸。二氢黄酮或二氢黄酮醇类可被还原呈现红至紫色。其他黄酮类化合物均不显色,可用于鉴别。

2. 与金属盐类试剂反应　黄酮类化合物分子中若具有 3-羟基、4-羰基,或 5-羟基、4-羰基或邻二酚羟基,则可与金属盐类试剂如铝盐、锆盐、锶盐等反应,生成有色络合物。

(1) 三氯化铝反应:将样品的乙醇溶液和 1% $AlCl_3$ 乙醇溶液在薄层板或试管中反应,生成的络合物多为黄色,在紫外灯下呈鲜黄色的荧光,但 4′-羟基黄酮醇或 7,4′-二羟基黄酮醇显天蓝色荧光。

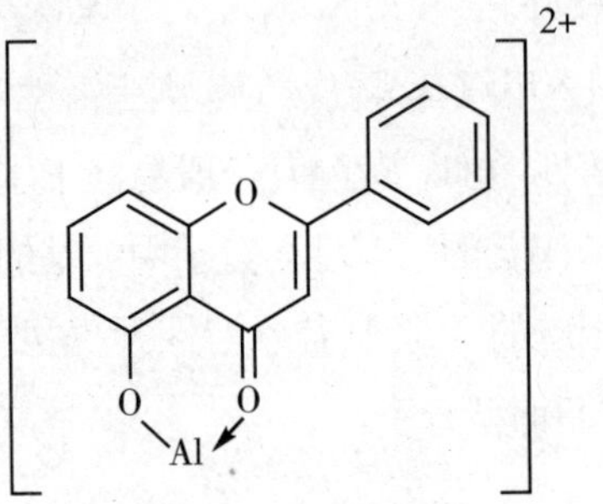

5-羟基黄酮铝络合物 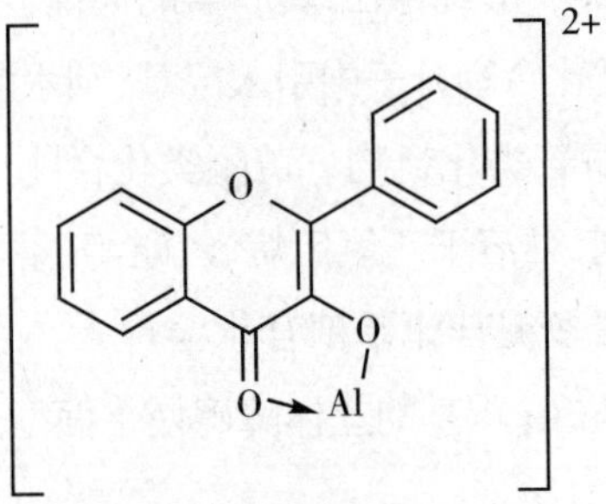　　　　　　　黄酮醇铝络合物

(2) 锆盐-枸橼酸反应:黄酮类化合物分子中若有 3-或 5-羟基时,可与 2% 二氯氧锆($ZrOCl_2$)反应生成黄色的锆络合物。由于 3-羟基、4-羰基络合物比 5-羟基、4-羰基络合物的稳定性强,当再加入 2% 枸橼酸甲醇溶液,具有 3-OH 的化合物黄色不减褪,仅有 5-OH 的化合物黄色减褪。

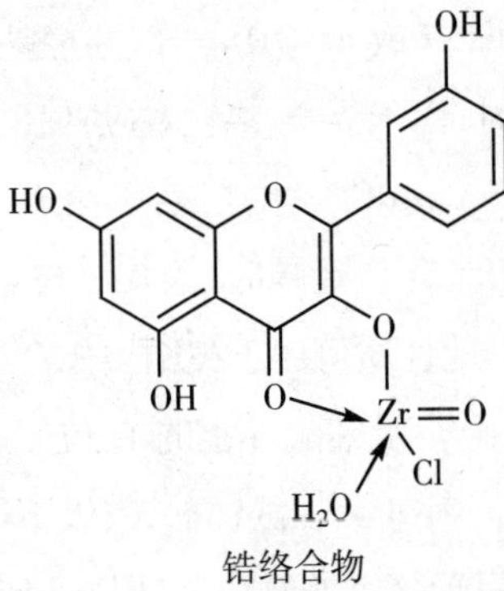

锆络合物

(3) 氨性氯化锶反应:可鉴别黄酮类化合物分子中是否有邻二酚羟基。方法为取少许样品置试管中,加入 1.0ml 甲醇溶解(可适当加热),再加入 3 滴 0.01mol/L 氯化锶的甲醇溶液和 3 滴用氨气饱和的甲醇溶液。若产生绿色至棕色乃至黑色沉淀,则说明有邻二酚羟基。

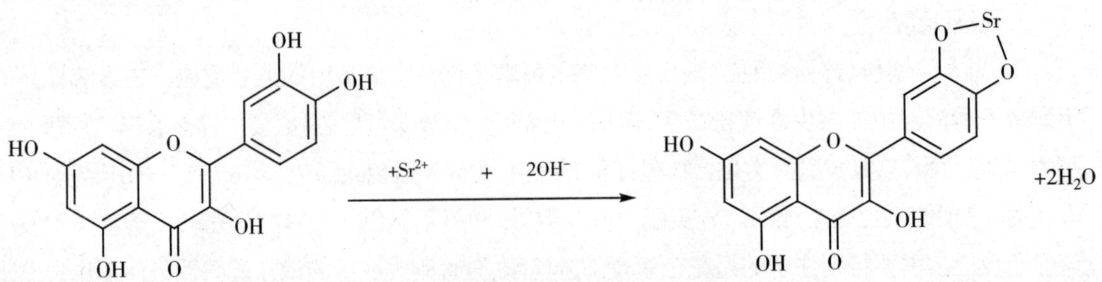

(4) 三氯化铁反应:分子中含酚羟基的黄酮类化合物可与 $FeCl_3$ 水溶液或甲醇溶液发生显色反应,颜色与分子中所含酚羟基数目及位置有关,可呈现紫、绿、蓝等不同颜色。

3. 硼酸显色反应　黄酮类化合物分子中含有如下结构时,在酸性条件下,可与硼酸反应,生成亮黄色,可区别其他类型的黄酮类化合物。一般在草酸存在下显黄色并有绿色荧光,但在枸橼酸(又名柠檬酸)丙酮存在的条件下,只显黄色而无荧光。

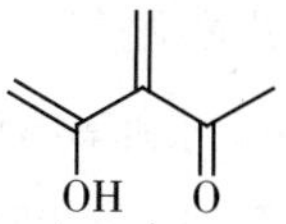

4. 碱性试剂反应　黄酮类化合物与碱性试剂反应呈现黄色、橙色、红色等,颜色因结构类型差异而不同。

(1) 黄酮类在氢氧化钠水溶液中呈现黄色至橙色;若分子中有 3 个羟基相邻时,产生暗绿色或蓝绿色纤维状沉淀。

(2) 黄酮醇类在碱液中先呈黄色,通入空气后,因 3- 羟基氧化,颜色变为棕色。

(3) 查耳酮或橙酮类在碱液中能很快呈现红或紫红色。

(4) 二氢黄酮类在冷的碱液中呈现黄色至橙色,放置一段时间或加热后,因二氢黄酮类开环转变为查耳酮类,呈现深红至紫红色。

5. 五氯化锑反应　查耳酮类化合物与 2% 五氯化锑的四氯化碳溶液反应,可呈现红色或紫色沉淀。其他黄酮类与其反应则呈现黄色至橙色。因在湿空气及含水溶液中颜色产物不稳定,反应时所用试剂必须无水。

第二节　黄酮类化合物的提取分离和结构鉴定

一、黄酮类化合物的提取分离

(一) 提取方法

中药中黄酮类化合物种类多,溶解性质各异,其提取方法主要依据被提取物和共存杂质的性质选择合适的提取溶剂。对大多数极性较小的黄酮苷元,一般采用乙醚、三氯甲烷、乙酸乙酯等溶剂进行提取。而黄酮苷类及部分极性较大的苷元,则可采用甲醇、乙醇、水或混合溶剂提取。但提取一般黄酮苷类化合物时,应避免发生水解反应。

1. 醇提取法　乙醇或甲醇是实验室最常用的提取黄酮类化合物的溶剂。高浓度的醇(90%~95%)适合提取黄酮苷元,而 60% 左右浓度的醇常用来提取黄酮苷类。提取方法有回流法、超声法、冷浸法、渗漉法等。

2. 热水提取法　热水法仅限于提取黄酮苷类,此法成本低、安全、无污染,适合用于工业化生产。但此法的缺点是提取出的杂质较多,同时提取过程中须避免黄酮苷类发生水解。

3. 碱性溶剂提取法　因黄酮类化合物多具有酚羟基,在碱性溶液中易成盐溶解,因此可用碱水(如 Na_2CO_3、NaOH)或碱性稀醇提取,提取液经酸化后可使黄酮类化合物游离或沉淀析出。此法简便易行,但使用该法时,应注意碱液浓度不宜过高,以免在强碱条件下破坏黄酮母核。酸化过程中,酸性也不宜过强,避免生成锌盐,致使黄酮类化合物重新溶解,降低了产品收率。

(二) 分离方法

1. 溶剂萃取法　用水或不同浓度的醇提取中药材得到的粗提物,往往成分较为复杂,一般会用不同极性的溶剂进行萃取,使黄酮类化合物按照极性大小不同进行初步分离。例如,可以先用乙醚或三氯甲烷从粗提物的水混悬液中萃取黄酮苷元,再用乙酸乙酯萃取获得黄酮苷类成分。萃取得到的各组分,再应用其他方法继续分离,得到单体化合物。

此外,也可利用溶剂萃取法除去杂质,达到精制纯化的目的。如植物叶的提取物,可先用石油醚萃取,去除叶绿素、类胡萝卜素等低极性的杂质。

2. pH 梯度萃取法　该方法适用于酸性强弱不同的黄酮苷元的分离。将混合物溶于有机溶剂中,依次用 5% $NaHCO_3$(可萃取出 7,4′-二羟基黄酮)、5% Na_2CO_3(可萃取出 7-或 4′-羟基黄酮)、0.2%NaOH(可萃取出具有一般酚羟基的黄酮)、4% NaOH(可萃取出 5-羟基黄酮)溶液萃取,达到分离纯化的目的。

3. 色谱法　柱色谱、高效液相色谱、高速逆流色谱等多种方法均可用于黄酮类化合物的分离。柱色谱的填充剂有硅胶、聚酰胺、大孔吸附树脂、葡聚糖凝胶、氧化铝等,其中以硅胶、聚酰胺最常用。

(1) 硅胶柱色谱:此法应用范围较广,主要用于分离极性较低的黄酮类化合物。而对于极性较大的化合物,如多羟基黄酮醇及黄酮苷类,一般需加水去活化后应用。分离黄酮苷元时,一般选用有机溶剂为洗脱剂,如不同比例的三氯甲烷-丙酮混合溶剂等;分离极性较大的黄酮苷时常采用含水溶剂系统洗脱,如三氯甲烷-甲醇-水、乙酸乙酯-丙酮-水等。

(2) 聚酰胺柱色谱:聚酰胺对黄酮苷元和黄酮苷都有较好的分离效果,且其容量较大,适合制备性分离。聚酰胺的分离机制,一般认为是"氢键吸附",即聚酰胺的吸附作用是通过其酰胺羰基与黄酮类化合物分子上的酚羟基形成氢键缔合而产生的,其吸附强度主要取决于黄酮类化合物分子中酚羟基的数目与位置及洗脱剂与黄酮类成分或与聚酰胺之间形成氢键缔合能力的大小。其具体洗脱规律如下:

1) 黄酮类化合物分子中能形成氢键的基团(即酚羟基)数目越多,则与聚酰胺的吸附力越强,在色谱柱上越难以被洗脱。

2) 分子中芳香化程度越高,共轭双键越多,则吸附力越强,故查耳酮比相应的二氢黄酮难于被洗脱。

3) 当黄酮类分子中酚羟基数目相同时,酚羟基的位置对吸附作用也有影响。当其所处位置(如 3-羟基、5-羟基或邻二酚羟基)易于形成分子内氢键时,则与聚酰胺形成氢键的能力减弱,在色谱柱上易被洗脱。

4) 不同类型黄酮类与聚酰胺的吸附力大小顺序为:黄酮醇 > 黄酮 > 二氢黄酮醇 > 异黄酮。

5) 黄酮苷元与黄酮苷:当以含水溶剂作洗脱剂时,黄酮苷比相应的黄酮苷元先被洗脱下来,洗脱顺序一般为:三糖苷 > 双糖苷 > 单糖苷 > 黄酮苷元;若以有机溶剂洗脱时,则洗脱顺序相反,黄酮苷元先被洗脱下来。

6) 洗脱剂的影响:黄酮类化合物与聚酰胺在水中形成氢键的能力最强,在有机溶剂中较弱,在碱性溶剂中最弱。

用聚酰胺柱分离黄酮苷元时,可用极性较小的有机混合溶剂洗脱;分离黄酮苷时,可用甲醇-水或乙醇-水等极性大的溶剂系统洗脱。

（3）葡聚糖凝胶柱色谱：Sephadex LH-20 和 Sephadex G 型凝胶常用于黄酮类化合物的分离。分离黄酮苷时，主要靠分子筛作用，洗脱时按分子量从大到小的顺序被洗脱；分离黄酮苷元时，主要靠吸附作用，因吸附力的强弱不同而分离，一般情况下，黄酮类化合物的酚羟基数目越多，与凝胶间的吸附力越大，越难被洗脱。

葡聚糖凝胶柱色谱中常用的洗脱剂有碱性水溶液或含盐水溶液、醇溶液和含水丙酮、甲醇 - 三氯甲烷等。

（4）高效液相色谱法：高效液相色谱法是目前应用最为广泛的中药化学成分分离方法。按照固定相的不同可分为正相系统，如硅胶柱、氨基柱；和反相系统，如常见的 C_{18} 柱。其中反相系统应用较多，常用的流动相为甲醇 - 水或乙腈 - 水溶剂系统。由于黄酮类化合物多具有酚羟基，故流动相中多加入一定比例的甲酸或三氟乙酸，以免发生拖尾现象。

二、黄酮类化合物的结构鉴定

黄酮类化合物的结构基本母核由 A、B、C 三个部分组成。不同类型的黄酮类化合物的结构差别主要体现在 C 环上，因此 C 部分是区别各类黄酮化合物的特征结构。黄酮类的结构鉴定主要应用紫外光谱法（UV）、红外光谱法（IR）、核磁共振法（^{1}H-NMR、^{13}C-NMR）及质谱法（MS）。目前，核磁共振法和质谱法应用最为广泛。

（一）黄酮类化合物的紫外光谱特征

多数黄酮类化合物在甲醇溶液中的紫外吸收光谱由两个主要吸收带组成。吸收带 I 出现在 300~400nm 之间的长波区，是由 B 环肉桂酰基部分的电子跃迁引起的吸收；吸收带 II 出现在 240~280nm 之间的短波区，是由 A 环苯甲酰基部分的电子跃迁引起的吸收。

苯甲酰　　肉桂酰

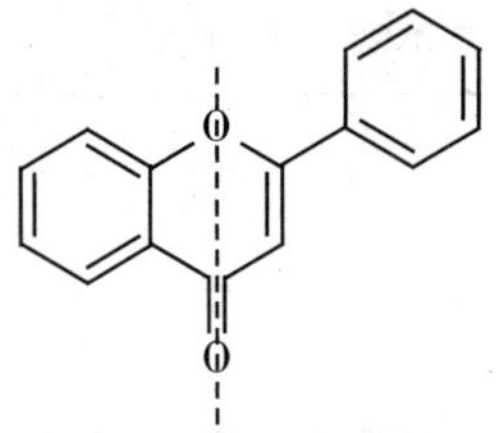

不同类型的黄酮化合物的带 I 或带 II 的峰位、峰形和吸收强度不同，可根据这些紫外光谱特征大致推测黄酮类化合物的结构类型，如表 7-2 所示。

表 7-2　黄酮类化合物 UV 吸收范围

黄酮类型	带 I /nm	带 II /nm
黄酮	304~350	250~280
黄酮醇（3-OH 取代）	328~357	250~280
黄酮醇（3-OH 游离）	358~385	250~280
异黄酮	310~330（肩峰）	245~270

黄酮类型	带 I /nm	带 II /nm
二氢黄酮、二氢黄酮醇	300~330（肩峰）	270~295
查耳酮	340~390	220~270（低强度）
橙酮	370~430	230~270（低强度）
花青素及其苷	465~560	270~280

在测定了黄酮类化合物在甲醇中的紫外光谱后，可分别加入甲醇钠、醋酸钠、醋酸钠 / 硼酸、三氯化铝及三氯化铝 / 盐酸等诊断试剂，使其 UV 吸收带发生变化，从而得到更多结构信息。以黄酮和黄酮醇为例，说明诊断试剂与其结构特征的关系，见表 7-3。

表 7-3　黄酮及黄酮醇类加入诊断剂后 UV 光谱变化及结构特征

试剂	带 I	带 II	结构特征
甲醇钠	红移 40~60nm 强度不降		示有 4′-OH
	红移 50~60nm 强度下降		示有 3-OH，无 4′-OH
	320~330nm 有吸收		示有 7-OH，成苷后消失
	吸收带随测定时间延长而衰退		示有对碱敏感的取代结构，易被氧化
醋酸钠		红移 5~20nm	示有 7-OH
	在长波一侧有明显肩峰		有 4′-OH，但无 3- 和 / 或 7-OH
醋酸钠 / 硼酸	红移 12~30nm		示 B 环有邻二酚羟基
		红移 5~10nm	示 A 环有邻二酚羟基（不包括 5,6- 位）
三氯化铝及三氯化铝 / 盐酸	AlCl₃/HCl 图谱与 AlCl₃ 图谱相同		示结构中无邻二酚羟基
	AlCl₃/HCl 图谱与 AlCl₃ 图谱不同		示结构中可能有邻二酚羟基
	紫移 20nm		示 B 环有邻三酚羟基
	紫移 30~40nm		示 B 坏有邻二酚羟基
	紫移 50~65nm		示 A、B 环均可能有邻二酚羟基
	AlCl₃/HCl 图谱与 MeOH 图谱相同		示无 3-OH 和 / 或 5-OH
	AlCl₃/HCl 图谱与 MeOH 图谱不同		示可能有 3-OH 和 / 或 5-OH
	红移 17~20nm		示有 5-OH，6- 含氧取代
	红移 35~55nm		示只有 5-OH，无 3-OH
	红移 50~60nm		示有 3-OH，或 3,5-OH
	红移 60nm		示只有 3-OH

根据黄酮类化合物的 UV 光谱及加入诊断试剂后测得的 UV 谱，可以判断出黄酮化合物的基本母核及取代基。但是随着 ¹H-NMR、¹³C-NMR 和 MS 技术的发展，实际研究中已较少使用 UV 光谱鉴定黄酮类化合物结构。

（二）黄酮类化合物的 ^{1}H-NMR 谱

^{1}H-NMR 谱现已成为黄酮类化合物结构研究的一种重要方法，可获得氢质子的个数、化学位移、偶合裂分数及偶合常数等结构信息。根据化合物的溶解性，可选用氘代二甲基亚砜（DMSO-d_6）、氘代吡啶（C_5D_5N）、氘代三氯甲烷（$CDCl_3$）等溶剂进行测试。其中，较为常用的是 DMSO-d_6，它对黄酮苷元及其苷类化合物都有很好的溶解性。但 DMSO-d_6 最大的缺点是沸点太高，样品在测定后难于回收，一般需经冷冻干燥法才能完成。

1. A 环质子

（1）5,7- 二羟基黄酮类化合物：黄酮类最常见的为 5,7- 二羟基黄酮类化合物。其 A 环的 H-6 和 H-8 分别以间位偶合的双重峰（$J \approx 2.0Hz$）出现在 δ 5.70~6.90，且 H-6 的双重峰比 H-8 的双重峰位于较高场。当 7-OH 成苷后，H-6 和 H-8 信号均向低场位移，见表 7-4。

表 7-4　5,7- 二羟基黄酮类化合物中 H-6 和 H-8 的化学位移

化合物	H-6	H-8
黄酮、黄酮醇、异黄酮	6.00~6.20d	6.30~6.50d
上述化合物的 7-O- 葡萄糖苷	6.20~6.40d	6.50~6.90d
二氢黄酮、二氢黄酮醇	5.75~5.95d	5.90~6.10d
上述化合物的 7-O- 葡萄糖苷	5.90~6.10d	6.10~6.40d

（2）7- 羟基黄酮类化合物：A 环的 H-5 因 H-6 的邻偶，故为双重峰（$J \approx 8.0Hz$），且处于 4 位羰基的负屏蔽区，故化学位移在较低场的 δ 8.0 左右。H-6 因与 H-5 的邻偶和 H-8 的间偶，故为双二重峰。H-8 因与 H-6 存在间偶，故为双重峰（$J \approx 2.0Hz$）。7- 羟基黄酮类化合物的 H-6 和 H-8 的化学位移值在 δ 6.30~7.10。

2. B 环质子　当 4′ - 氧取代时，B 环的质子可分为 H-2′、H-6′和 H-3′、H-5′两组，化学位移在 δ 6.50~7.90 之间，且每组均为双重峰（2H，$J \approx 8.0Hz$）。因 C 环的去屏蔽效应，H-2′、H-6′比 H-3′、H-5′位于稍低场。

当 3′,4′ - 二氧取代时，B 环中 H-6′因与 H-5′的邻偶，与 H-2′ 的间偶，显示为双二重峰（1H，dd，$J \approx 2.0,8.0Hz$），化学位移在 δ7.20~7.90 之间。H-2′（1H，d，$J \approx 2.0Hz$）、H-5′（1H，d，$J \approx 8.0Hz$）均为双重峰。

当 3′,4′,5′- 三氧取代时，若 3′- 和 5′- 位取代基相同，H-2′ 和 H-6′ 以一个相当于 2 个氢的单峰出现在 δ 6.50~7.50。若 3′- 和 5′- 位取代基不同，则 H-2′ 和 H-6′ 因相互偶合而分别为一个双重峰（$J \approx 2.0Hz$）。

3. C 环质子　C 环质子信号是区分黄酮类化合物结构类型的特征信号。

（1）黄酮和黄酮醇类：黄酮类 C 环 H-3 一般以尖锐的单峰出现在 δ 6.30 处。黄酮醇类的 3 位有含氧取代基，在 ^{1}H-NMR 谱中无 C 环质子信号。

（2）异黄酮类：H-2 因受到 α,β - 不饱和羰基和 1- 位氧原子的影响，以一个单峰出现在 δ 7.60~7.80。若以 DMSO-d_6 作溶剂时，该信号化学位移在 δ 8.50~8.70。

（3）二氢黄酮类：H-2 与两个不等价的 H-3 偶合，分裂为一个双二重峰（$J \approx 5.0,11.0Hz$），化学

位移在 δ 5.00~5.50。两个 H-3 因偕偶(J=17.0Hz)及与 H-2 间的邻偶,显示为双二重峰,化学位移值为 δ 2.80 左右。

(4) 二氢黄酮醇类:H-2 和 H-3 为反式二直立键,相互偶合裂分为双重峰($J \approx 11.0$Hz),H-2 在 δ 4.80~5.00 处,H-3 在 δ 4.10~4.30 处。当 3-OH 成苷后,使 H-2 和 H-3 信号向低磁场位移。

(5) 查耳酮类:H-α 和 H-β 分别裂分为双重峰($J \approx 17.0$Hz),其化学位移分别在 δ 6.70~7.40 和 δ 7.00~7.70 处。

(6) 橙酮类:C 环的环外质子 ═CH 一般以单峰出现在 δ 6.50~6.70 处,其确切化学位移取决于 A 环和 B 环上的取代情况。

4. 糖基上的质子　糖的端基氢与糖的其他质子相比,位于较低场,一般在 δ 4.30~6.60 区域,其确切的化学位移值与成苷的位置及糖的种类有关。黄酮苷类化合物的端基氢的偶合常数,常用来确定其苷键的构型。

5. 其他质子

(1) 酚羟基质子:当以 DMSO-d_6 为测试溶剂时,酚羟基质子信号出现在 δ 10.0 左右的较低场。向样品溶液中再加入适量 D_2O,酚羟基质子信号即消失。

(2) 甲氧基质子:甲氧基质子信号一般以单峰出现在 δ 3.50~4.10 处。

(3) 乙酰氧基上的质子:通常糖基上的乙酰氧基质子信号以单峰出现在 δ 1.65~2.10 处。苷元上酚羟基形成的乙酰氧基质子信号以单峰出现在 δ 2.30~2.50 处。

(三) 黄酮类化合物的 ^{13}C-NMR 谱

在黄酮类化合物的 ^{13}C-NMR 谱中,C 环的三个碳原子信号因母核结构不同而各具特征,其化学位移及裂分情况,可用于推断黄酮类化合物的骨架类型,见表 7-5。

表 7-5　黄酮类化合物 C 环三碳核的化学位移

化合物	C═O	C-2	C-3
黄酮类	176.3~184.0	160.0~165.0	103.0~111.8
黄酮醇类	172.0~177.0	145.0~150.0	136.0~139.0
异黄酮类	174.5~181.0	149.8~155.4	122.3~125.9
二氢黄酮类	189.5~195.5	75.0~80.3	42.8~44.6
二氢黄酮醇类	188.0~197.0	82.7	71.2
查耳酮类 *	188.6~194.6	136.9~145.4	116.6~128.1
橙酮类	182.5~182.7	146.1~147.7	111.6~111.9

注:* 查耳酮的 C-3 为 C-α,C-2 为 C-β。

在确定黄酮类化合物结构类型的基础上,可综合利用 ^{1}H-NMR、^{13}C-NMR、MS 等信息进一步确定黄酮类化合物的取代模式及取代位置。

(四) 黄酮类化合物的质谱

黄酮类化合物可利用电子轰击质谱(EI-MS)、电喷雾质谱(ESI-MS)等方法测定其分子离子峰及结构信息。其中 EI-MS 常用于黄酮苷元的测定,可提供 [M]$^+$ 分子离子峰及结构碎片信息;对于极性大、热不稳定的黄酮苷类一般看不到分子离子峰。ESI-MS 为软电离质谱,适用化合物类型较广,可给出 [M+H]$^+$、[M−H]$^-$、[M+Na]$^+$ 等准分子离子信息。

黄酮苷元的 EI-MS 中,除分子离子峰 [M]$^+$ 外,也常有 [M−H]$^+$、[M−CO]$^+$ 等碎片离子峰出现。黄酮苷元类化合物有下列两种基本的裂解方式,产生的碎片离子 A_1^+、B_1^+、B_2^+ 仍保留着 A、B 环的基本骨架,在结构鉴定中有重要意义。

裂解方式 I:

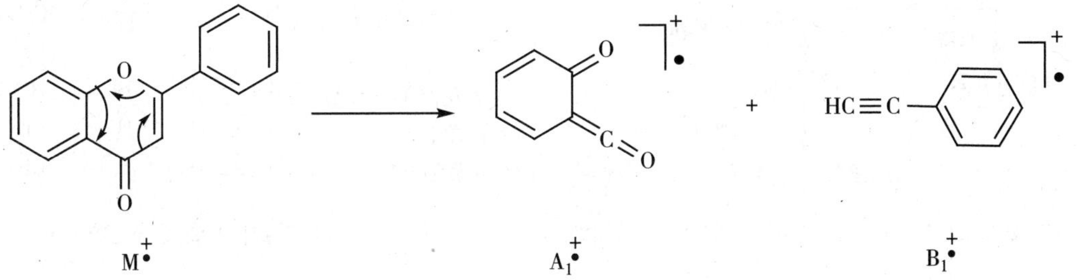

裂解方式 II:

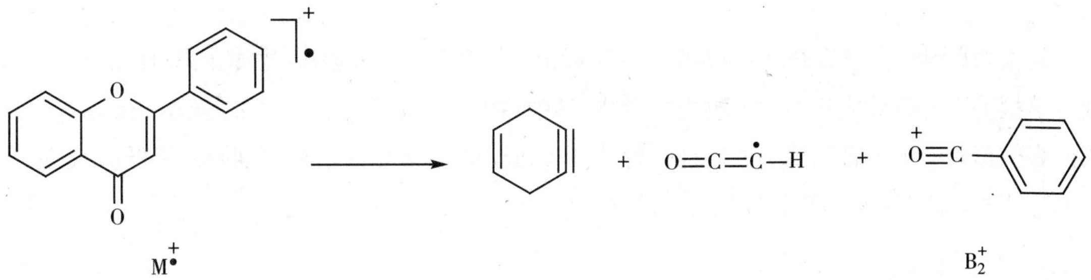

第三节　含黄酮类成分的中药研究实例

一、淫羊藿总黄酮的制备研究

中药淫羊藿为小檗科植物淫羊藿 *Epimedium brevicornu*、箭叶淫羊藿 *Epimedium sagittatum*、柔毛淫羊藿 *Epimedium pubescens*、朝鲜淫羊藿 *Epimedium koreanum* 的干燥茎叶。淫羊藿具有坚筋骨、益精气、补腰膝、强心力等功效。临床用于阳痿遗精、筋骨痿软、风湿痹痛、麻木拘挛及更年期高血压。淫羊藿中主要有效部位为黄酮类化合物,总称为"淫羊藿总黄酮"。

在工业生产中为避免大量使用有毒、有害溶剂及节约成本,多采用聚酰胺或大孔吸附树脂等可循环利用材料为填料,以不同浓度的乙醇/水进行洗脱,分离获得淫羊藿总黄酮(图 7-1)。淫羊藿中黄酮类化合物主要为 8 位带有异戊烯基的黄酮醇及其苷类,其他结构的黄酮、二氢黄酮及苷亦有少量存在,主要成分为淫羊藿苷、淫羊藿次苷 I、淫羊藿次苷 II、大花淫羊藿苷 A、箭藿苷 A 和 B(图 7-2)。

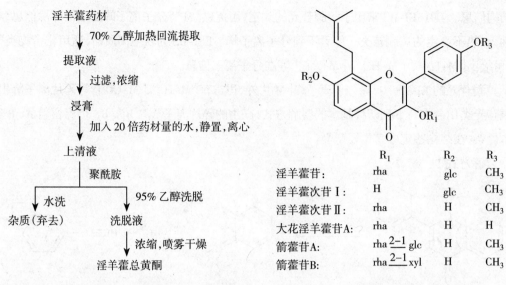

图 7-1 淫羊藿总黄酮制备工艺流程图 ● 图 7-2 淫羊藿中主要成分化学结构

淫羊藿药材
↓ 70% 乙醇加热回流提取
提取液
↓ 过滤,浓缩
浸膏
↓ 加入 20 倍药材量的水,静置,离心
上清液
↓ 聚酰胺
水洗 ← → 95% 乙醇洗脱
杂质(弃去)   洗脱液
↓ 浓缩,喷雾干燥
淫羊藿总黄酮

	R_1	R_2	R_3
淫羊藿苷:	rha	glc	CH₃
淫羊藿次苷Ⅰ:	H	glc	CH₃
淫羊藿次苷Ⅱ:	rha	H	CH₃
大花淫羊藿苷A:	rha	H	H
箭藿苷A:	rha 2-1 glc	H	CH₃
箭藿苷B:	rha 2-1 xyl	H	CH₃

二、葛根中葛根素的分离制备及结构鉴定研究

葛根为豆科植物野葛 *Pueraria lobata* 的干燥根,具有解肌退热、透疹、生津止渴、升阳止泻等功效。葛根的主要有效成分为异黄酮类化合物,其中葛根素含量较高,占葛根总黄酮的 60% 以上。研究表明葛根素可扩张冠状动脉和脑血管,具有降低心肌耗氧量、改善心肌收缩、降低血压、减慢心率等功能。葛根素的主要提取工艺如图 7-3 所示:

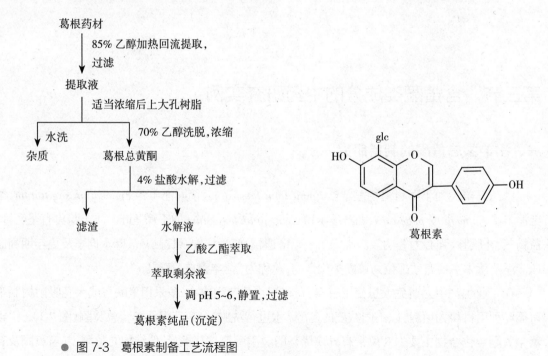

葛根药材
↓ 85% 乙醇加热回流提取,过滤
提取液
↓ 适当浓缩后上大孔树脂
水洗 ← → 70% 乙醇洗脱,浓缩
杂质   葛根总黄酮
↓ 4% 盐酸水解,过滤
滤渣 ← → 水解液
↓ 乙酸乙酯萃取
萃取剩余液
↓ 调 pH 5~6,静置,过滤
葛根素纯品(沉淀)

● 图 7-3 葛根素制备工艺流程图

葛根素为白色针状结晶(甲醇),熔点为 204℃,分子式 $C_{21}H_{20}O_9$,ESI-MS 给出分子量为 417 [M+H]⁺。UV(MeOH)λ_{max} 236,270,308nm。IR(KBr)ν_{max} 3 391,1 631,1 515cm⁻¹。 在 ¹H-NMR

（400MHz，DMSO-d_6）中，δ 9.55（1H，s）为 4′位羟基活泼氢信号；δ 8.35 处有一尖锐单峰，为 H-2 质子位移，提示该类化合物可能为异黄酮类化合物；δ 7.40（2H，d，J=8.4Hz，H-2′，6′）和 δ 6.82（2H，d，J=8.8Hz，H-3′，5′）为一组 AA′BB′偶合的苯环氢，提示 B 环为 4′取代；δ 7.96（1H，d，J=8.8Hz，H-5）和 δ 7.00（1H，d，J=8.8Hz，H-6）为一组邻位偶合苯环氢。Δ5.02（1H，d，J=4.0Hz），4.99（1H，d，J=3.6Hz），4.84（2H，m），4.56（1H，s），4.04（1H，s），3.73（1H，m），3.26（3H，m）为糖片段的氢信号。在 ^{13}C-NMR（100MHz，DMSO-d_6）中，δ 175.4（C$_4$），153.1（C$_2$），123.0（C$_3$）为典型的异黄酮类骨架。同时也可以观察到葡萄糖基的一组碳信号。葛根素的质谱、氢谱以及碳谱分别见图 7-4、图 7-5、图 7-6 所示，数据归属详见表 7-6。

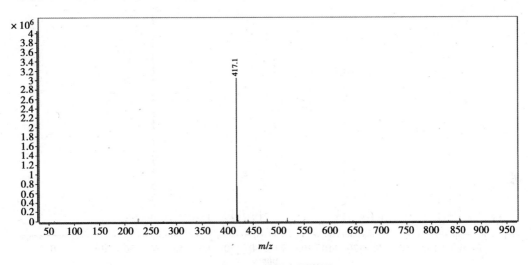

● 图 7-4　葛根素质谱图

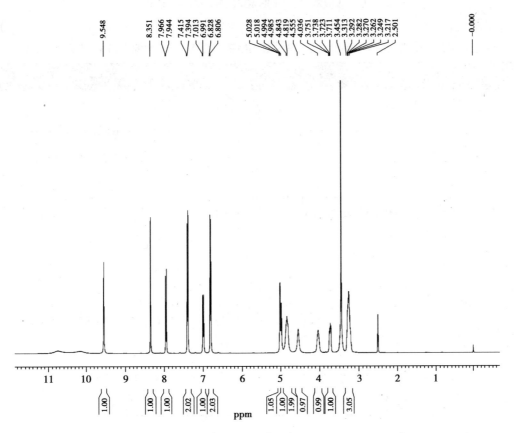

● 图 7-5　葛根素 ^{1}H-NMR 谱图（400MHz，DMSO-d_6）

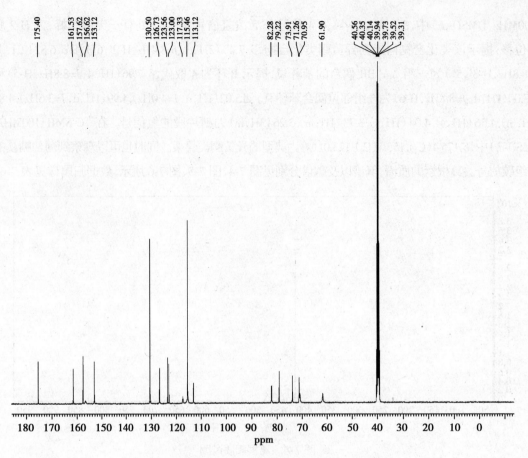

● 图 7-6　葛根素 ¹³C-NMR 谱图（100MHz，DMSO-d_6）

表 7-6　葛根素 ¹H-NMR（400MHz）与 ¹³C-NMR（100MHz）数据及归属（DMSO-d_6）

位置	δ_C	δ_H	位置	δ_C	δ_H
2	153.1	8.35（1H，s）	4′	157.6	
3	123.6		5′	115.5	6.82（1H，d，J=8.8Hz）
4	175.4		6′	130.5	7.40（1H，d，J=8.4Hz）
5	126.7	7.96（1H，d，J=8.8Hz）	4′-OH		9.55（1H，s）
6	115.5	7.00（1H，d，J=8.8Hz）	葡萄糖		
7	161.5		1″	73.9	
8	113.1		2″	71.3	
8a	156.6		3″	79.2	
4a	117.3		4″	71.0	3.26~5.02
1′	123.0		5″	82.3	
2′	130.5	7.40（1H，d，J=8.4Hz）	6″	61.9	
3′	115.5	6.82（1H，d，J=8.8Hz）			

三、黄芩中黄芩苷的分离制备及结构鉴定研究

黄芩为唇形科植物黄芩 *Scutellaria baicalensis* 的根,为常用的清热解毒中药。目前从黄芩根中分离出多种黄酮类化合物,如黄芩苷、汉黄芩苷、黄芩素、汉黄芩素、木蝴蝶素 A 及二氢木蝴蝶素 A 等。其中黄芩苷为主要有效成分,具有消炎、抗菌及降低转氨酶的作用,而汉黄芩素则是我国黄芩中的特有成分。市售中成药银黄口服液的主成分之一为黄芩苷;黄芩素的磷酸酯钠盐已用于过敏、哮喘等疾病的治疗。

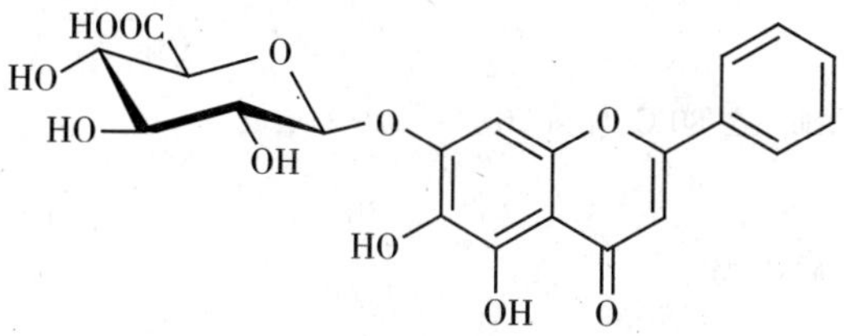

黄芩苷

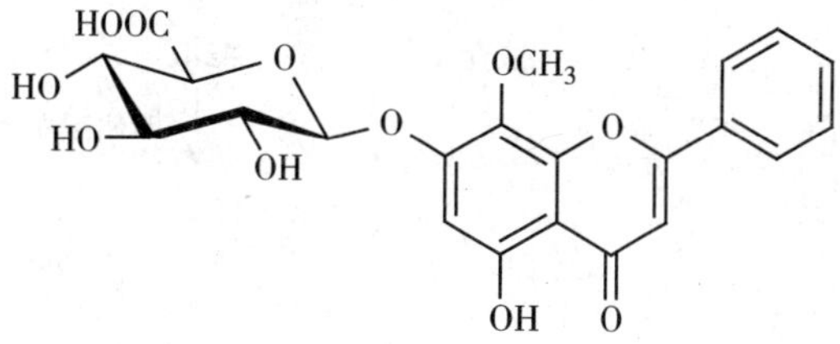

汉黄芩苷

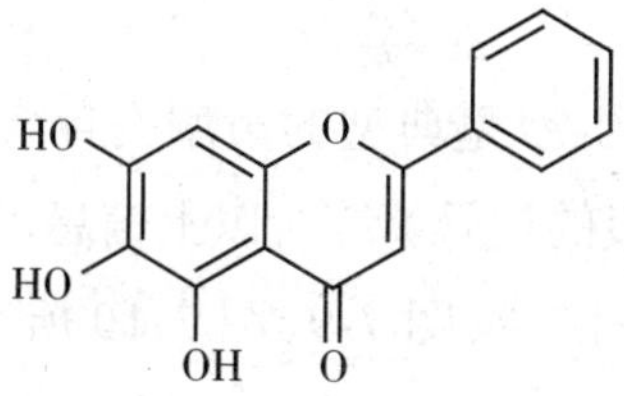

黄芩素

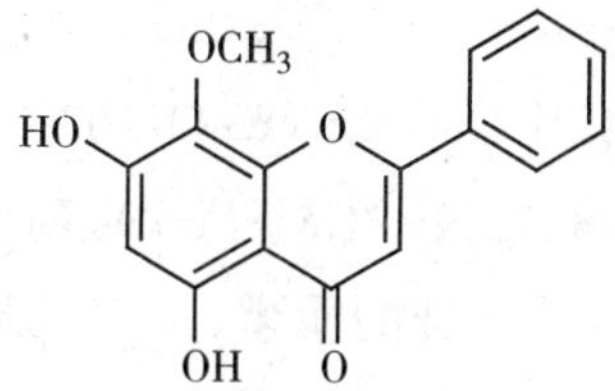

汉黄芩素

黄芩苷为淡黄色针晶(吡啶 + 水),易溶于吡啶,难溶于甲醇、乙醇、三氯甲烷等。经水解生成的苷元黄芩素分子中具有邻三酚羟基,性质不稳定,易被氧化为醌类衍生物而显绿色,这是黄芩饮片在保存或炮制不当时变绿的原因。黄芩变绿后,有效成分被破坏,质量随之降低。

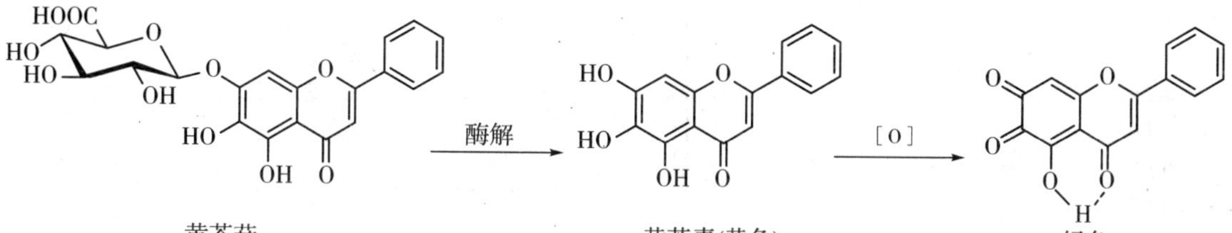

黄芩苷　　　　　　　　　黄芩素(黄色)　　　　　　　　绿色

黄芩苷提取分离方法如图 7-7:

黄芩苷为黄色粉末,熔点为 222~224℃,UV(MeOH)λ_{max} 275,318nm。盐酸 - 镁粉反应显红色,Molisch 反应呈阳性,显示为黄酮糖苷类化合物。ESI-MS 显示准分子离子峰为 447[M+H]$^+$。在 ^{1}H-NMR(400MHz,DMSO-d_6)中,δ12.61(1H,s)和 8.70(1H,s)为羟基氢信号。其中,δ12.61 为黄酮特征性 5 位羟基氢;δ8.08(2H,d,J=6.8Hz)为黄酮 B 环 2′和 6′位氢信号,δ7.61(3H,m)为 3′、4′和 5′位氢信号;δ7.06(1H,s)为 3 位氢信号,δ7.02(1H,s)为 8 位质子信号;根据 δ5.26(1H,d,J=7.2Hz)及 δ3.36~4.10 处信号推测结构中可能含有糖。在 ^{13}C-NMR(100MHz,

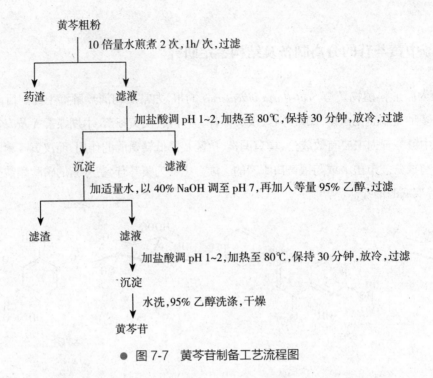

● 图 7-7 黄芩苷制备工艺流程图

DMSO-d_6) 中，δ 182.6（C-4）、163.6（C-2）、106.2（C-3）是典型的黄酮类骨架；δ 170.4，100.1，75.5，75.4，72.9，71.5 为 β-D- 葡糖醛酸结构片段的信号。综合以上信息可以推断出黄芩苷的结构。黄芩苷的质谱、氢谱以及碳谱分别见图 7-8、图 7-9、图 7-10 所示，数据归属详见表 7-7。

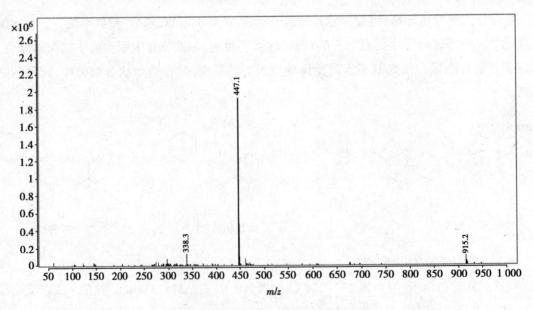

● 图 7-8 黄芩苷质谱图

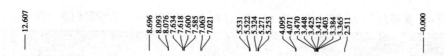

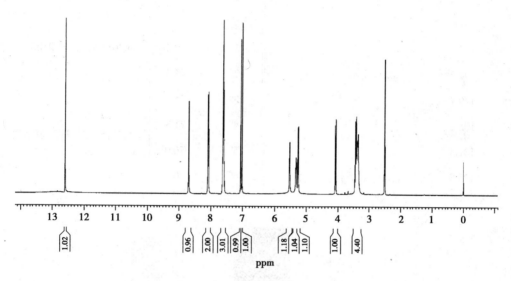

● 图 7-9　黄芩苷 ^{1}H-NMR 谱图（400MHz，DMSO-d_6）

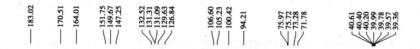

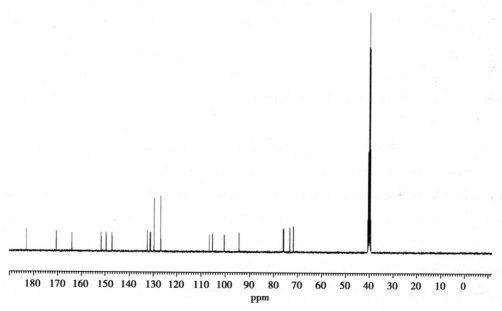

● 图 7-10　黄芩苷 ^{13}C-NMR 谱图（100MHz，DMSO-d_6）

表7-7 黄芩苷 ^{1}H-NMR（400MHz）与 ^{13}C-NMR（100MHz）数据及归属（DMSO-d_6）

位置	δ_C	δ_H	位置	δ_C	δ_H
2	164.0		3'	129.6	7.61（1H，m）
3	106.6	7.06（1H，s）	4'	132.5	7.61（1H，m）
4	183.0		5'	129.6	7.61（1H，m）
5	147.2		6'	126.8	8.08（1H，d，J=6.8Hz）
6	131.1		葡萄糖		
7	151.8		1″	100.4	5.26（1H，d，J=7.2Hz）
8	94.2	7.02（1H，s）	2″	73.3	
8a	149.7		3″	75.7	
4a	105.2		4″	71.8	3.36~4.10；5.53，5.32 为羟基氢信号
1'	131.3		5″	76.0	
2'	126.8	8.08（1H，d，J=6.8Hz）	6″	170.5	

07 章同步练习

（齐鲁工业大学　王　晓）

参考文献

[1] 王芳，蒋跃平，王晓良，等. 金银花的化学成分研究. 中国中药杂志，2013，38（9）：1378-1385.

[2] 李玲芝，宋少江，高品一. 芫花的化学成分及药理作用研究进展. 沈阳药科大学学报，2007，24（9）：587-592.

[3] HAN Q T，REN Y，LI G S，et al. Flavonoid alkaloids from *Scutellaria moniliorrhiza* with anti-inflammatory activities and inhibitory activities against aldose reductase. Phytochemistry，2018，152：91-96.

[4] RAVISHANKAR D，RAJORA A K，GRECO F，et al. Flavonoids as prospective compounds for anti-cancer therapy. Int J Biochem Cell Biol，2013，45（12）：2821-2831.

[5] LI-WEBER M. New therapeutic aspects of flavones：The anticancer properties of Scutellaria and its main active constituents Wogonin，Baicalein and Baicalin. Cancer Treat Rev，2009，35（1）：57-68.

[6] ROMANO B，PAGANO E，MONTANARO V，et al. Novel insights into the pharmacology of flavonoids. Phytother Res，2013，27（11）：1588-1596.

[7] 张明发，沈雅琴. 甘草及其活性成分抗炎与抗炎机制的研究进展. 现代药物与临床，2011，26（4）：261-268.

［8］刘永漋,傅丰永,谢晶曦,等.满山红化学成分的研究(第Ⅰ报).化学学报,1976,34(3):211-221.

［9］李国辉,张庆文,王一涛.葛根的化学成分研究.中国中药杂志,2010,35(23):3156-3160.

［10］刘超,陈若芸.儿茶素及其类似物的化学和生物活性研究进展.中国中药杂志,2004,29(10): 1017-1021.

［11］ZHU Y D,CHEN R C,WANG H,et al. Two new flavonoid-triterpene saponin meroterpenoids from *Clinopodium chinense* and their protective effects against anoxia/reoxygenation-induced apoptosis in H9c2 cells. Fitoterapia,2018,128:180-186.

［12］ZHANG L,WU T,XIAO W,et al. Enrichment and purification of total ginkgo flavonoid *O*-glycosides from *Ginkgo Biloba* extract with macroporous resin and evaluation of anti-inflammation activities in vitro. Molecules,2018,23(5):1167-1178.

萜类是由各种植物和动物产生的天然存在的化合物。它们基于异戊二烯单元作为其合成砌块，是一类非常重要的次生代谢产物。萜类化合物在自然界分布广泛，数量庞大，结构类型繁杂，具有生物多样性。据统计，萜类化合物已经超过 55 000 种（包括人工合成的化合物）。在藻类、菌类、地衣类、苔藓类、蕨类、裸子植物和被子植物中均有萜类存在，特别是在裸子植物和被子植物中萜类化合物分布更为普遍，种类和数量更多。萜类化合物不仅具有结构多样性，而且具有广泛的治疗用途。如具有抗血小板聚集、扩张血管、增加心脑血流量、调整心率、降压、调血脂、镇静、镇痛、局部麻醉、中枢兴奋、治疗神经分裂症等作用。此外还具有抗肿瘤、抗病原微生物、抗寄生虫、杀虫驱虫、抗生育等作用。由于许多这些分子在自然界中仅以非常低的水平存在，因此须通过提取分离等方法大量制备，才能得到足够数量的药物。

第一节　萜类化合物的结构类型和理化性质

一、萜类化合物的结构类型

萜类化合物根据分子结构中异戊二烯单位的数目分类（详见表 8-1），同时再根据各自萜类分子结构中碳环的有无和数目的多少，进一步分为链萜、单环萜、双环萜、三环萜、四环萜等，例如可分为链状二萜、单环二萜、双环二萜、三环二萜、四环二萜。萜类多数为含氧化合物，故萜类化合物又可分为萜醇、萜醛、萜酮、萜酸、萜酯和萜苷类。

表 8-1　萜类的分类及其存在形式

类别	碳原子数	异戊二烯单位数	存在形式
半萜	5	1	植物叶
单萜	10	2	挥发油
倍半萜	15	3	挥发油
二萜	20	4	树脂
二倍半萜	25	5	海绵
三萜	30	6	皂苷
四萜	40	8	植物胡萝卜素
多萜	大于 40	大于 8	橡胶、硬橡胶

单萜在唇形科、伞形科、樟科及松科的腺体、油室及树脂道内有大量的存在。倍半萜种类数量最多,在木兰目、芸香目、山茱萸目及菊目中分布较为集中,但在毛茛目植物中尚未见到倍半萜类化合物。二萜分布丰富的科属有五加科、马兜铃科、菊科、橄榄科、杜鹃花科、大戟科、豆科、唇形科和茜草科。二倍半萜数量不多,在羊齿植物、菌类、地衣类、海洋生物及昆虫的分泌物中存在。

Wallach 总结了大量实验结果后,于 1887 年提出异戊二烯规则,即萜类的碳骨架是由异戊二烯单位以头 - 尾或非头 - 尾顺序相连而成。这一规则在相当长的时期内被作为萜类化合物的判定及其结构推测解析的重要原则及理论依据,异戊二烯也在一段时间内被认为是生物体合成萜的前体。但是,随着萜类化合物不断增多,发现许多新的萜类化合物的结构不能用异戊二烯规则的基本单位来划分,并且在植物体内未发现异戊二烯。

(一)单萜

单萜类化合物(monoterpenoid)的基本碳骨架是由 10 个碳原子即 2 个异戊二烯单位构成,多是挥发油的组成成分(单萜苷类不具有随水蒸气蒸馏的性质),常存在于高等植物的腺体、油室及树脂道等分泌组织内,昆虫和微生物的代谢产物以及海洋生物中。单萜多具有较强的香气和生物活性,是医药、食品及化妆品工业的重要原料。

单萜类可分为链状和环状单萜,其中又包括单环、双环及三环等结构种类,大多为六元环,也有三元、四元、五元及七元的碳环。

1. 链状单萜　链状单萜的结构骨架主要为月桂烷型(myrceane)和艾蒿烷型(artemisane)。

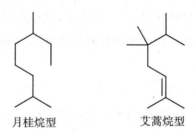

月桂烷型　　　艾蒿烷型

香叶醇(geraniol)习称牻牛儿醇,是玫瑰油、棕榈油、香叶油等的主要成分,临床可改善肺通气功能和降低气道阻力,用于治疗慢性支气管炎。香叶醇属于玫瑰系香料必含的成分,也是香料工业不可缺少的原料。

橙花醇(nerol)是香叶醇的反式异构体,在香橙油及香柠檬果皮挥发油中存在,也是香料工业不可缺少的原料。

香茅醇(citronellol)存在于香茅油、玫瑰油等多种植物的挥发油中,也可通过香叶醇或橙花醇氢化还原反应制备得到。这一化合物具有手性中心,存在一对对映异构体,其中左旋体的产业经济价值较高。

香叶醇　　　　　橙花醇　　　　　香茅醇

蒿酮（artemisia ketone）存在于黄花蒿 Artemisia annua 挥发油中。蒿酮由 2 个异戊二烯单位组成，但不是头 - 尾或尾 - 尾相联缩合而成，而是一种不规则的单萜。

柠檬醛（citral）又称枸橼醛，有顺反异构体，顺式柠檬醛也称作橙花醛（neral），反式异构体为柠檬醛，又称香叶醛（geranial）。它们通常混合共存，但以反式柠檬醛为主，具有柠檬香气，为重要的香料。在香茅油中可达 70%~85%，山鸡椒、橘子油中均有大量存在。

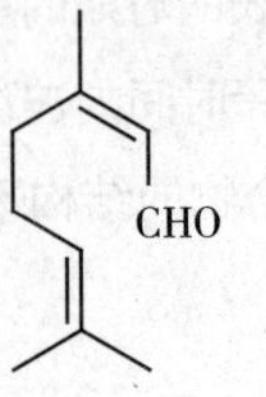

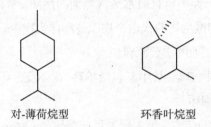

橙花醛 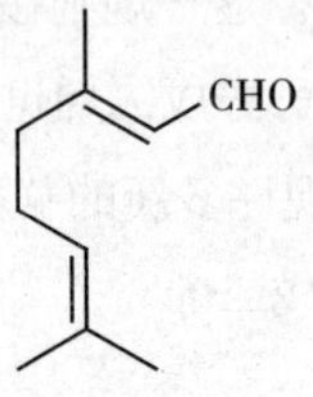　　　　　香叶醛 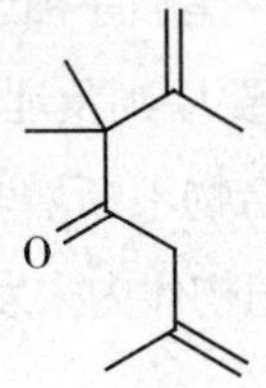　　　　　蒿酮

2. 单环单萜　单环单萜的主要结构骨架包括对 - 薄荷烷型、环香叶烷型和草酚酮类。

对-薄荷烷型　　　　　环香叶烷型

薄荷醇（menthol）的左旋体习称薄荷脑，是薄荷油中的主要组成部分。薄荷醇具有 3 个手性中心，存在 8 个可能的立体异构体。薄荷醇具有弱的镇痛、止痒和局部麻醉作用，也有防腐、杀菌和清凉作用。

胡椒酮（piperitone）习称辣薄荷酮、洋薄荷酮。存在于芸香草（含量可达 35% 以上）等多种中药的挥发油中，有松弛平滑肌作用，是治疗支气管哮喘的有效成分。

桉油精（eucalyptol）是桉叶挥发油中的主成分（约占 70% 左右），桉油低沸点馏分（白油）在桉叶中可达 30%。遇盐酸、氢溴酸、磷酸及甲苯酚等可形成结晶性加成物，加碱处理又分解出桉油精，有类似樟脑的香气，具有解热、镇痛、抗炎和平喘作用，可用作防腐杀菌剂。

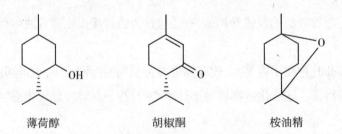

薄荷醇　　　　　胡椒酮　　　　　桉油精

紫罗兰酮（ionone）存在于千屈菜科指甲花 Lawsonia inermis 挥发油中，工业上由柠檬醛与丙酮缩合反应制备。紫罗兰酮属于混合物，α- 紫罗兰酮（环上碳碳双键处于 4,5 位）具有馥郁的香味，可用于配制香料。β- 紫罗兰酮（环上碳碳双键处于 5,6 位）可用作化学合成维生素 A 的原料。二氢 -α- 紫罗兰酮存在于龙涎香中，有较佳的香气。

斑蝥素（cantharidin）存在于斑蝥、芫菁干燥虫体中，约含 2%，可作为皮肤发赤、发疱或生毛剂,对原发性肝癌有治疗作用,但毒性较大,刺激性强。可制成副作用小的衍生物羟基斑蝥胺(*N*-hydroxycantharidimide)试用于肝癌,有一定疗效。

紫罗兰酮　　　　　斑蝥素

某些具有过氧结构的单萜遇高温易爆炸,提取分离时须加以注意。

草酚酮类(troponoide)化合物是一类变形的单萜,它们的碳骨架不符合异戊二烯定则,这类化合物结构中都含一个七元芳环。草酚酮具有芳香化合物性质,环上的羟基具有酚的通性,显酸性,其酸性介于酚类和羧酸类化合物之间。分子中的酚羟基易于甲基化,但不易酰化。分子中的羰基官能团类似羧酸中羰基的性质,但不能和一般羰基试剂反应。红外光谱显示羰基(1 650~1 600cm^{-1})和羟基(3 200~3 100cm^{-1})的吸收峰,与一般化合物中羰基稍有区别。草酚酮能与多种金属离子形成络合物结晶体,并显示不同颜色,例如铜络合物为绿色结晶,铁络合物为红色结晶,可用于鉴别。

相对简单的草酚酮类化合物是某些真菌的次生代谢产物,在柏科的心材中也含有草酚酮类单萜化合物。例如,α- 崖柏素(α-thujaplicin)和γ- 崖柏素(γ-thujaplicin)存在于欧洲产崖柏 *Thuja plicata*、北美崖柏 *Thuja occidentalis* 及罗汉柏 *Thujosis dolabrata* 的心材中。β- 崖柏素(β-thujaplicin)也称作扁柏酚,存在于台湾扁柏 *Chamaecyparis taiwanensis* 和罗汉柏的心材中。

α-崖柏素　　　　　γ-崖柏素　　　　　β-崖柏素

草酚酮类化合物多具有抗肿瘤活性,同时多有毒性。

3. 双环单萜 双环单萜主要包括蒈烷型(carane)、苧烷型(thujane)、蒎烷型(pinane)、莰烷型(camphane)、异莰烷型(isocamphane)和葑烷型(fenchane)等结构骨架。

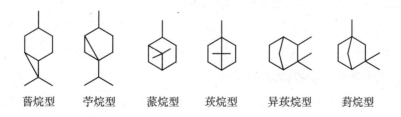

蒈烷型　　　苧烷型　　　蒎烷型　　　莰烷型　　　异莰烷型　　　葑烷型

芍药苷是芍药 *Paeonia lactiflora* 根中的蒎烷型单萜苷,在芍药中还有白芍药苷(albiflorin)、氧芍药苷(oxypaeoniflora)、苯甲酰芍药苷(benzoylpaeoniflorin)等结构类似的苷,它们多具有镇静、镇痛、抗炎活性。

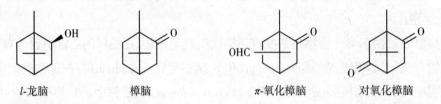

芍药苷

龙脑(borneol)即中药冰片。龙脑的右旋体$[\alpha]_D^{20}$+37.7°（乙醇），得自龙脑香树 *Dryobalanops aromatica* 的树干空洞内的渗出物。左旋龙脑$[\alpha]_D^{20}$-37.7°（乙醇），在海南省产的艾纳香 *Blumea balsamifera* 全草中含有。合成品为消旋龙脑。均用于香料、清凉剂及中成药。

樟脑(camphor)的右旋体在樟脑油中约占 50%，左旋樟脑在菊蒿 *Tanacetum vulgare* 油中存在，它的合成品为消旋体。消旋体在菊 *Chrysanthemum morifolium* 中亦有存在。樟脑有局部刺激和强心作用，其中强心作用是由于在体内代谢为 π-氧化樟脑(π-oxocamphor)和对氧化樟脑(p-oxocamphor)所致。可用于神经痛、炎症及跌打损伤。

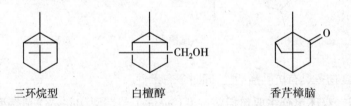

| *l*-龙脑 | 樟脑 | π-氧化樟脑 | 对氧化樟脑 |

4. **三环单萜**　三环单萜具有三环烷型结构骨架。白檀醇(tersantalol)存在于檀香 *Santalum album* 木部挥发油中。白檀香油曾用作尿道灭菌剂。香芹樟脑(carvone camphor)是藏茴香酮(carvone)经日光长期照射的产物，属于葛缕樟烷型。

| 三环烷型 | 白檀醇 | 香芹樟脑 |

5. **环烯醚萜**　环烯醚萜(iridoid)是植物界中存在的一类结构与性质均较为特殊的单萜类化合物，为蚁臭二醛(iridodial，彩虹二醛)的缩醛衍生物。

环烯醚萜及其苷类在自然界分布较广，主要存在于双子叶植物中。以茜草科、玄参科、唇形科、龙胆科和木犀科等植物分布较为多见。临床常用中药如地黄、玄参、栀子、龙胆、车前草、山茱萸、忍冬叶、鸡矢藤和胡黄连等都含环烯醚萜类成分。

根据这类单萜的结构中环戊烷环是否开裂，又可分为环烯醚萜苷类和裂环环烯醚萜苷类。

(1) **环烯醚萜苷类**：环烯醚萜苷类化合物的苷元结构为 C-1 位多连羟基，并多形成苷，且多为 β-D-葡萄糖苷。常有双键存在，一般为 $\Delta^{3(4)}$，也有 $\Delta^{6(7)}$ 或 $\Delta^{7(8)}$ 或 $\Delta^{5(6)}$；C-5 位、C-6 位、C-7 位有时连有羟基，C-8 位多连有甲基、羟甲基或羟基。C-6 或 C-7 位可形成环酮结构，C-7 或 C-8 位之间有时具有环氧醚结构；C-1、C-5、C-8、C-9 多为手性碳原子。

根据 C-4 位有无取代基,这类化合物又可进一步分为 C-4 位有取代基的环烯醚萜苷类和 C-4 去甲基环烯醚萜苷类。

1) C-4 位有取代基的环烯醚萜苷类:栀子苷(gardenoside)、京尼平苷(geniposide)和京尼平苷酸(geniposidic acid)是清热泻火中药栀子的主要化学成分,具有缓泻、镇痛、利胆、抗炎、治疗软组织损伤和抑制胃液分泌和降低淀粉酶等作用。京尼平苷具有泻下和利胆作用,而京尼平苷的苷元京尼平(genipin)具有促进胆汁分泌和泻下作用。另外,具有滋阴补肾功效的中药肉苁蓉中的成分肉苁蓉苷(boschnaloside)、马鞭草苷(verbenalin)和马钱素(loganin)都属于 C-4 位有取代基的环烯醚萜苷类。

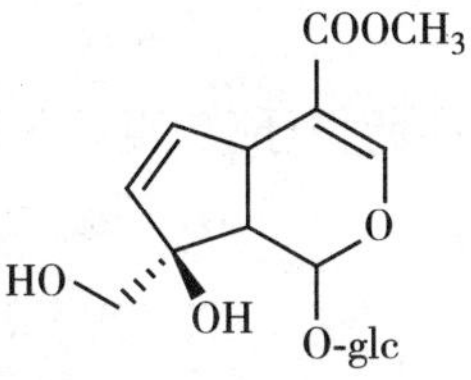

| 栀子苷 | 京尼平苷 | 京尼平苷酸 |

| 肉苁蓉苷 | 马鞭草苷 | 马钱素 |

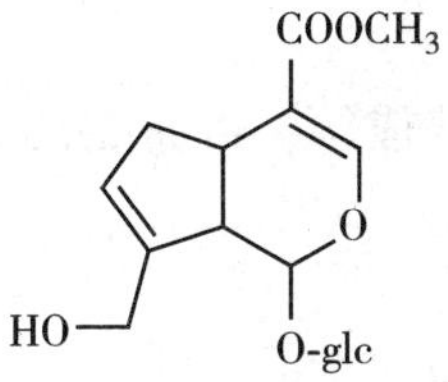

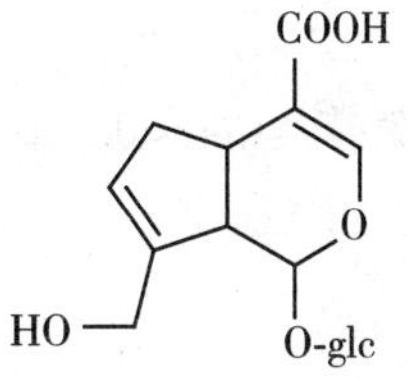

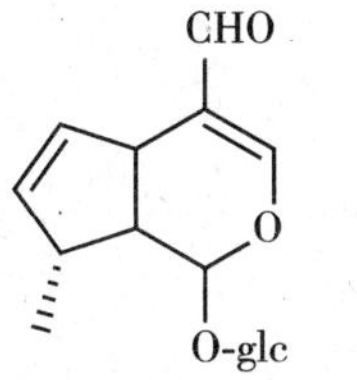

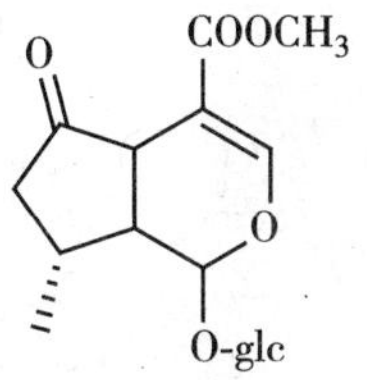

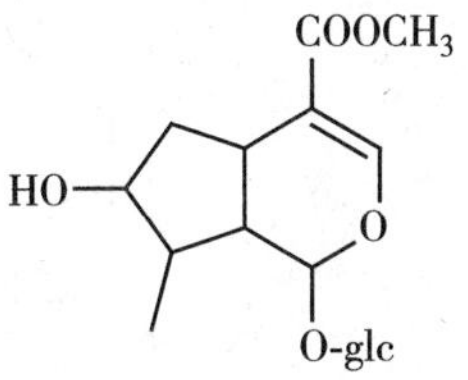

2) C-4 去甲基环烯醚萜苷类:C-4 去甲基环烯醚萜苷类是环烯醚萜 C-4 位去甲基的降解产物,苷元由 9 个碳组成,环上其他取代与环烯醚萜类似。

玄参苷(又名钩果草苷,harpagoside)、哈帕苷(harpagide)存在于北玄参 *Scrophularia buergeriana* 根中,有一定的镇痛抗炎活性。

梓醇苷(catalpol)是地黄 *Rehmannia glutinosa* 降血糖的有效成分,并有较好的利尿及迟缓性泻下作用。

车前草成分桃叶珊瑚苷(aucubin)具有清湿热、利尿等作用。

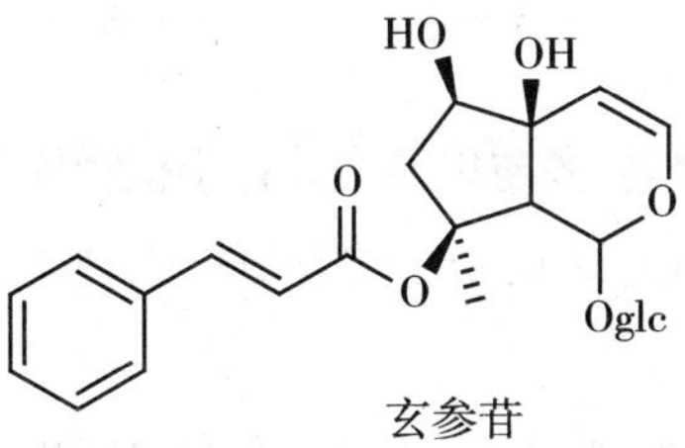

| 玄参苷 | 哈帕苷 | 梓醇苷 | 桃叶珊瑚苷 |

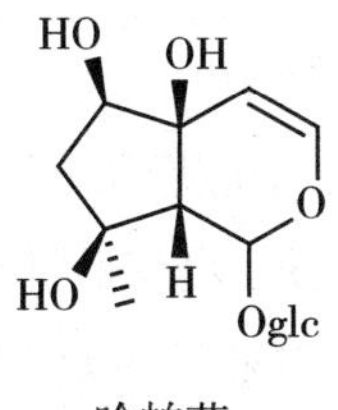

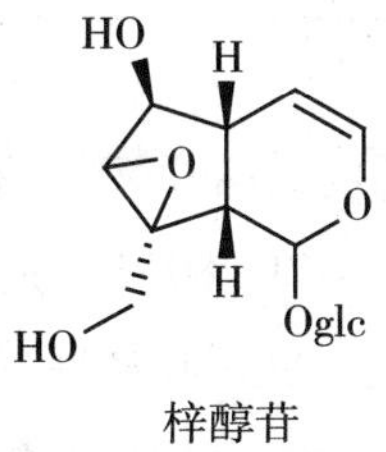

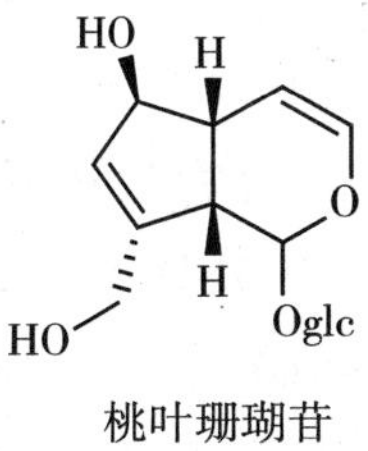

玄参苷、梓醇苷等 C-4 位去甲基环烯醚萜苷,水解后的苷元均不稳定,易变为深色,因此,含此类苷的地黄及玄参等中药在炮制及放置过程中会变成黑色。

(2) 裂环环烯醚萜苷类:裂环环烯醚萜类化合物苷元的结构特点为环烯醚萜类的母核中 C_7-C_8 处断键成裂环状态,裂环后,C_7 有时还可与 C_{11} 形成六元内酯结构。裂环环烯醚萜苷类在龙胆科、忍冬科、木犀科等植物中分布较广,在龙胆科的龙胆属、獐牙菜属分布更为普遍。

龙胆苦苷(gentiopicroside,gentiopicrin)在龙胆 *Gentiana scabra*、当药 *Swertia pseudochinensis* 和獐牙菜(青叶胆)*Swertia mileensis* 等植物中均有存在,是龙胆有效成分和苦味成分,味极苦。龙胆苦苷在氨的催化下可转化成龙胆碱(gentianine)。

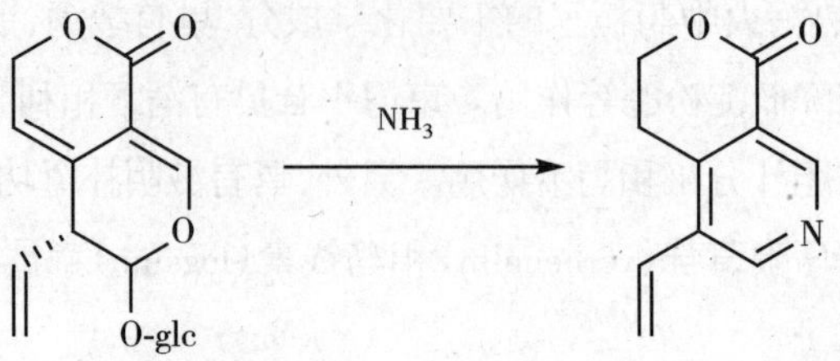

龙胆苦苷　　　　　　　　　　龙胆碱

獐牙菜苷(sweroside)或獐牙菜苦苷(swertimarin),是治疗肝炎中药獐牙菜(青叶胆)中的苦味成分。

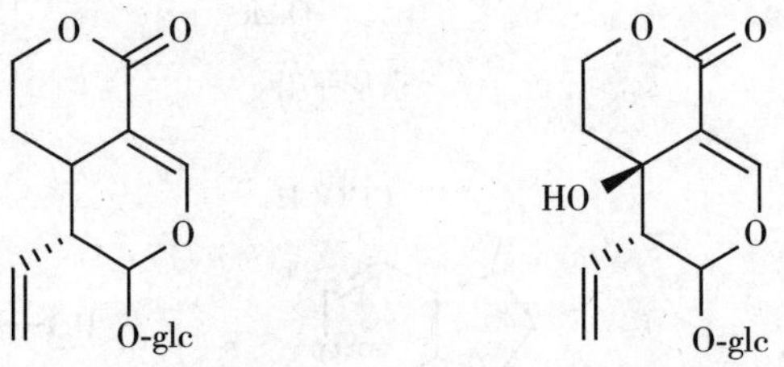

獐牙菜苷　　　　　　　　　獐牙菜苦苷

环烯醚萜类化合物大多数为白色结晶或粉末(极少为液态),多具有旋光性,味苦,易溶于水和甲醇,可溶于乙醇、丙酮和正丁醇,难溶于三氯甲烷、乙醚和苯等有机溶剂。

环烯醚萜类的苷易被水解,生成的苷元为半缩醛结构,其化学性质活泼,容易进一步聚合,难以得到结晶性的苷元。苷元遇酸、碱、羰基化合物和氨基酸等都能变色。例如,车叶草苷(asperuloside)与稀酸混合加热,能发生水解、聚合反应,产生棕黑色树脂状聚合物沉淀;若用酶水解,则显深蓝色,也不易得到结晶性的苷元。游离的苷元遇氨基酸并加热,即产生深红色至蓝色,最后生成蓝色沉淀。因此,与皮肤接触,也能使皮肤染成蓝色。苷元溶于冰醋酸溶液中,加少量铜离子,加热显蓝色。这些呈色反应,可用于环烯醚萜苷的检识和鉴别。

(二) 倍半萜

倍半萜 是由3 个异戊二烯 单位构成,含15 个碳原子 的化合物类,多与单萜类共存于植物挥发油中,是挥发油高沸程(250~280℃)的主要组分,也有低沸点的固体。倍半萜的含氧衍生物多有较强的香气和生物活性,是医药、食品、化妆品工业的重要原料。

焦磷酸金合欢酯(FPP)是倍半萜生物合成的前体,脱去焦磷酸基后,与其相应的双键环化形成环状正碳离子,再经重排或甲基及氢的1,2移位(或消去)而衍生成各种碳骨架类型的倍半萜类化合物。

倍半萜类的骨架类型及化合物数量是萜类成分中最多的一类,其研究发展很快。迄今结构骨架超过 300 种,已经发现的化合物数量逾 10 000 多种。

倍半萜类可分为无环(开链)、单环、双环、三环及四环等结构种类,其碳环可有五元环、六元环、七元环乃至十二元环的大环。倍半萜的结构类型、部分基本碳骨架及主要代表化合物介绍如下。

1. **无环倍半萜** 金合欢烯(farnesene)主要存在于甜橙油、玫瑰油、依兰油等精油中。有反、反 -α-;反 -、顺 -α- 和反 -β- 异构体,商品化金合欢烯为这几种异构体的混合物。

金合欢醇(farnesol)在金合欢花油、橙花油、香茅油中含量较多,为重要的高级香料原料。

橙花醇(nerolidol)又称苦橙油醇,具有苹果香味,是橙花油中主要成分之一。

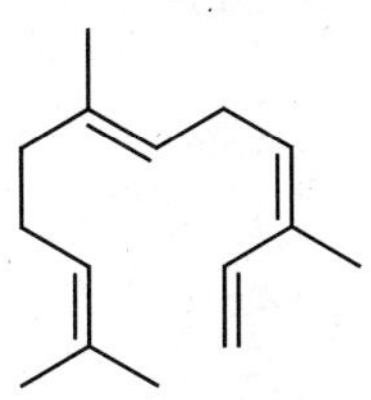

α-金合欢烯 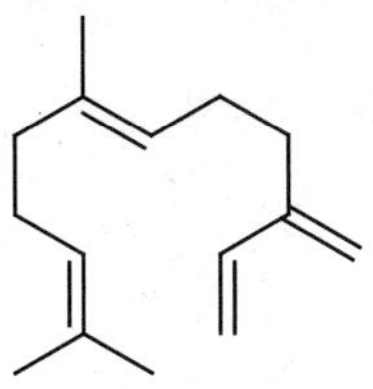   β-金合欢烯 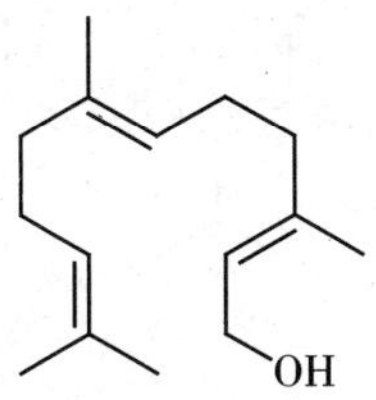   金合欢醇 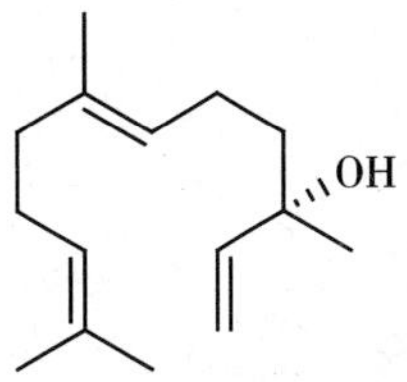   橙花醇

2. **单环倍半萜** 鹰爪甲素(yingzhaosu A)是从民间治疗疟疾的有效草药鹰爪根中分离出的具有过氧基团的倍半萜衍生物,对鼠疟原虫的生长有强的抑制作用。

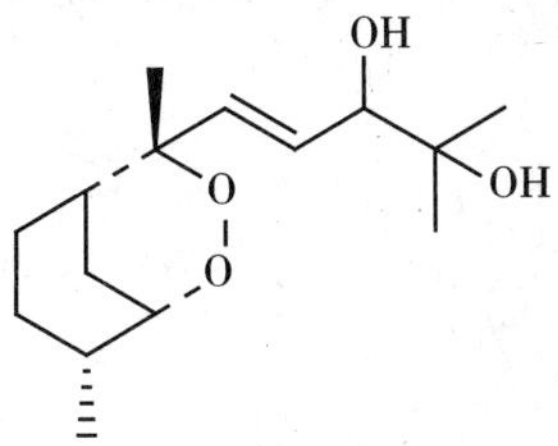

鹰爪甲素

青蒿为菊科植物黄花蒿 *Artemisia annua* 的干燥地上部分,性寒,味苦、辛,具有除蒸截疟功效。黄花蒿中除含青蒿素外,还含青蒿甲素、青蒿乙素、青蒿丙素和青蒿酸等倍半萜类成分。

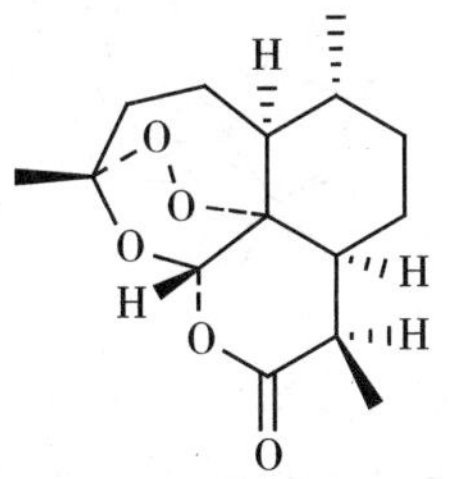

青蒿素 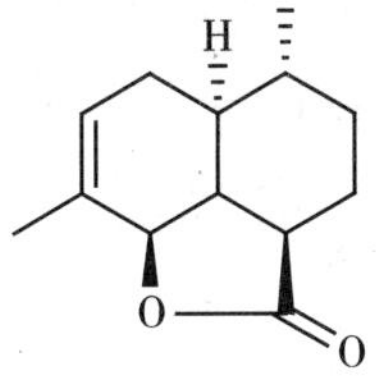   青蒿甲素 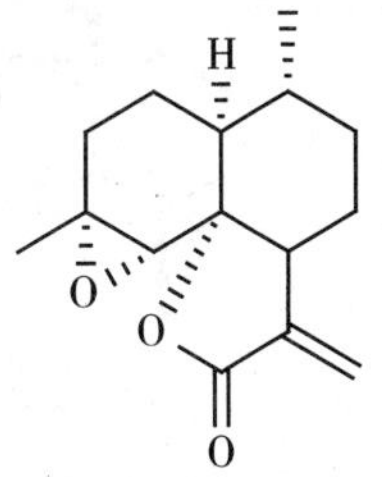   青蒿乙素

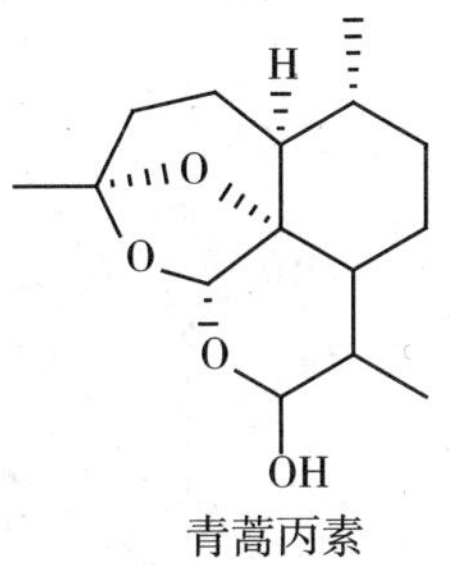

青蒿丙素 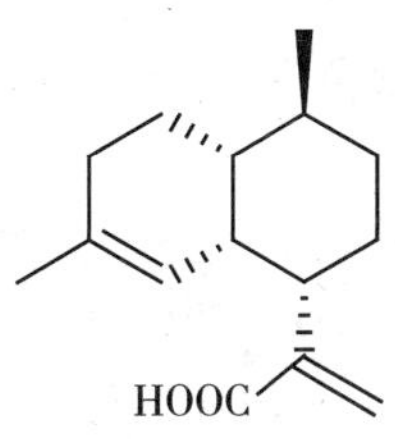   青蒿酸 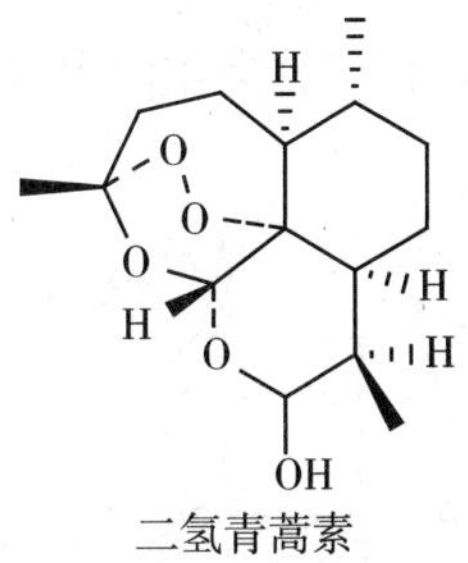   二氢青蒿素

3. **双环倍半萜** 棉酚(gossypol)是从锦葵科植物草棉、树棉或陆地棉成熟种子、根皮中分离得到的一种杜松烯型双分子衍生物。结构中不含手性碳原子,但由于两个苯环折叠障碍而

具有光学活性。在棉籽中为消旋体。有多种熔点不同的晶体。棉酚具有杀精子、抗菌、杀虫作用,我国学者曾将其作为男性口服避孕药物进行试验,由于引起低钾血症等不良反应而未批准上市。

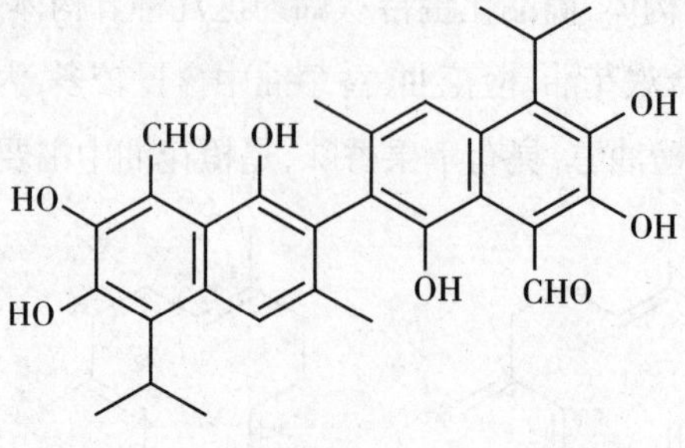

棉酚

山道年(santonin)是植物山道年草和蛔草头状花絮及全草的主要成分,β-山道年为α-山道年的光学异构体,两者均属于桉烷型倍半萜。山道年是强力驱蛔剂,其能够兴奋神经节,使神经节发生痉挛性收缩,从而难以黏附于人体肠壁上,当给予泻下药时,体内的蛔虫可有效排出体外。服药剂量过大可产生黄视症状,推测是药物影响视锥细胞功能所致。

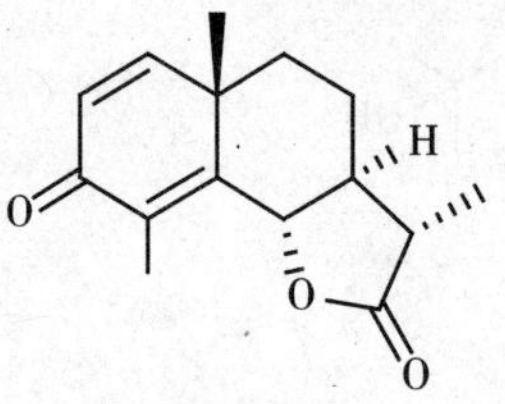

α-山道年　　　　　　　　　　β-山道年

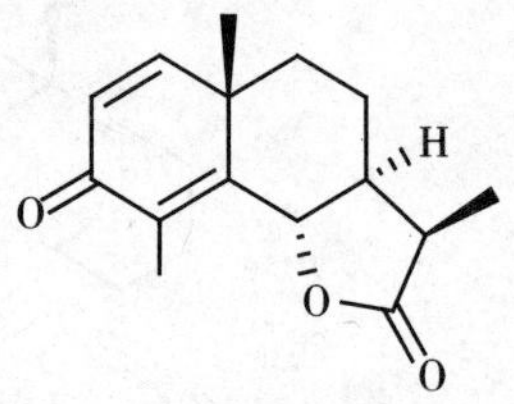

木香中也含有大量的双环倍半萜类化合物,例如土木香内酯(alatolactone)、异土木香内酯(isoalatolactone)。

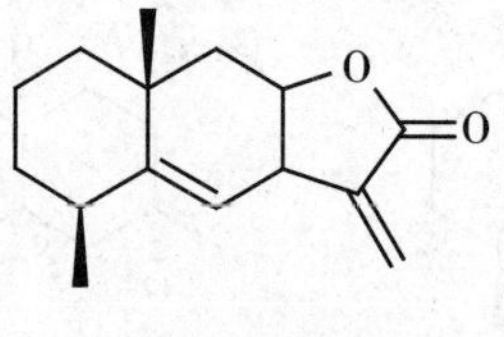

土木香内酯 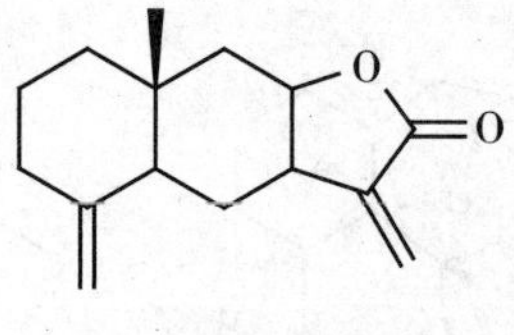　　　　　　　　　　异土木香内酯

马桑毒素(coriamyrtin)和羟基马桑毒素(tutin)是从中药马桑或马桑寄生中分离得到的神经毒素,属于双环倍半萜类化合物,可用于治疗精神分裂症。莽草毒素是从植物莽草中分离得到的神经毒素,属于双环倍半萜类化合物,对人体有毒。

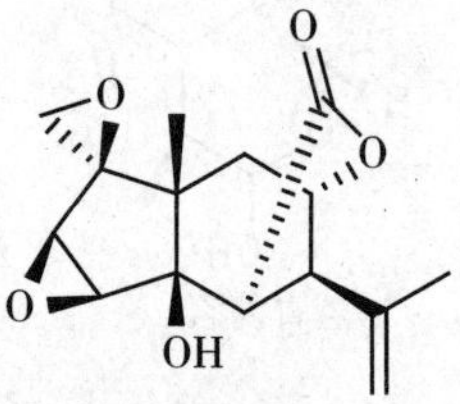

马桑毒素 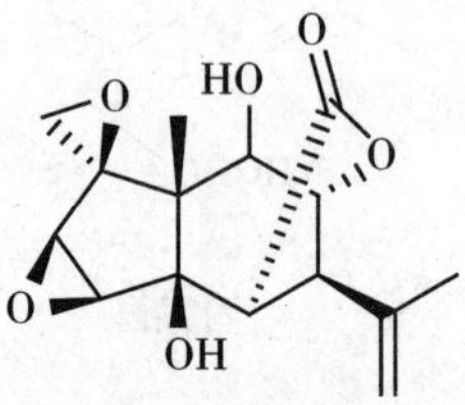　　　　　　　　羟基马桑毒素 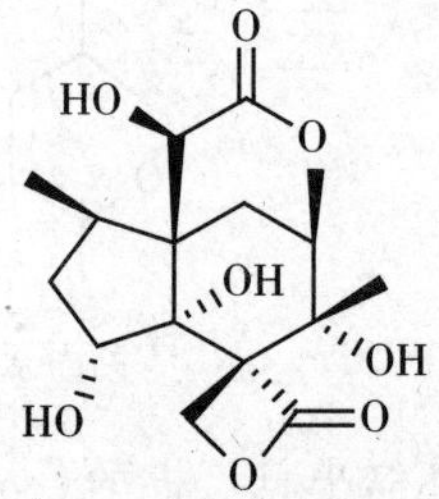　　　　　　　　莽草毒素

薁类化合物(azulenoid)是由五元环与七元环拼合而成的芳烃衍生物。这类化合物可视为是由环戊二烯负离子和环庚三烯正离子骈合而成的,所以薁是一种非苯型的芳烃类化合物,具有一定的芳香性。在挥发油分级蒸馏时,高沸点馏分中有时可观察到蓝色或绿色的馏分,这显示可能有薁类成分存在。

　　薁类沸点较高,一般在250~300℃,不溶于水,可溶于有机溶剂和强酸,加水稀释又可析出结晶,可用60%~65%硫酸或磷酸提取,也能与苦味酸或三硝基苯试剂产生 π 络合物结晶,这样的结晶具有敏锐的熔点可借以鉴定。薁分子中具有高度共轭体系的双键,在可见光(360~700nm)吸收光谱中有强吸收峰。中药中存在的薁类化合物多为其氢化产物,大多数化合物无芳香性,且多属愈创木烷结构。

　　薁类化合物在中药中有少量存在,多数是由存在于挥发油的氢化薁类脱氢而成,如愈创木醇(guaiol)是存在于愈创木 *Guaiacum officinale* 木材挥发油中的氢化薁类衍生物,在蒸馏、酸处理时,愈创木醇类成分可氧化脱氢生成薁类。

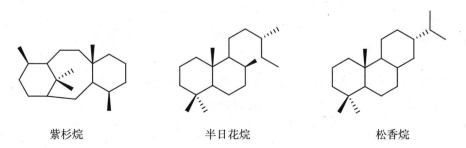

(三) 二萜

　　二萜类(diterpenoide)的基本碳骨架由20个碳原子,即4个异戊二烯单位构成,绝大多数不能随水蒸气蒸馏。二萜在自然界分布很广,属二萜类的植物醇为叶绿素的组成部分,凡绿色植物均含有,植物的乳汁及树脂多以二萜类化合物为主成分,在松科中分布尤为普遍。另外,在菌类的代谢物及海洋生物中也发现不少二萜类化合物。不少二萜含氧衍生物具有很好的生物活性,如穿心莲内酯、丹参酮ⅡA、雷公藤内酯、甜菊苷、银杏内酯、冬凌草甲素等,有些已成为临床常用的药物。

　　目前发现的二萜类化合物的基本骨架已经超过100种,其结构类型包括无环(开链)、单环、双环、三环、四环、五环等类型,天然无环及单环二萜较少,双环及三环二萜数量较多。常见的结构骨架类型有紫杉烷型(taxane)、半日花烷型(labdane)、松香烷型(abietane)、海松烷型(pimarane)、罗汉松烷型(podocarpane)、卡山烷型(cassane)、贝壳杉烷型(kaurane)、大戟烷型(phorbane)和木藜芦毒烷型(grayanotoxane)。

紫杉烷　　　　　　半日花烷　　　　　　松香烷

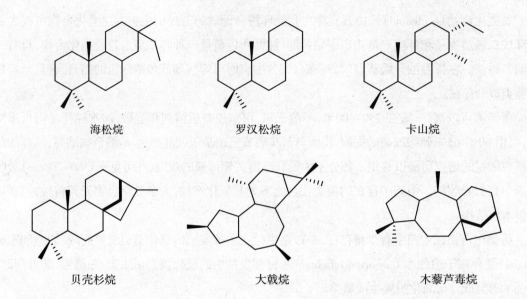

海松烷　　　　　　　　罗汉松烷　　　　　　　　卡山烷

贝壳杉烷　　　　　　　　大戟烷　　　　　　　　木藜芦毒烷

1. 无环二萜　无环二萜化合物在自然界存在较少,常见的只有存在于叶绿素中的植物醇(phytol),其与叶绿素分子中的卟啉结合成酯的形式存在于自然界植物中,曾作为合成维生素 E 和维生素 K_1 的原料。

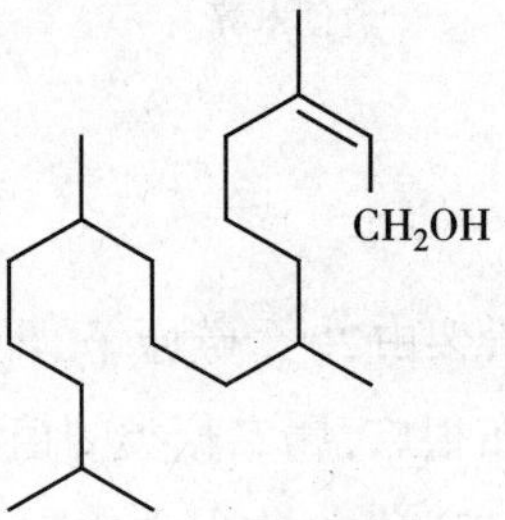

CH₂OH

植物醇

2. 单环二萜　维生素 A(vitamin A)又称视黄醇,是一种脂溶性维生素,其基本结构为单环二萜,只存在于动物性食物中,在鱼肝油中含量较为丰富,例如,鲨鱼和旗鱼的肝脏提取物中富含视黄醇。维生素 A 是视网膜内感光色素的组成部分,是保护眼睛和增进视力不可缺少的物质。

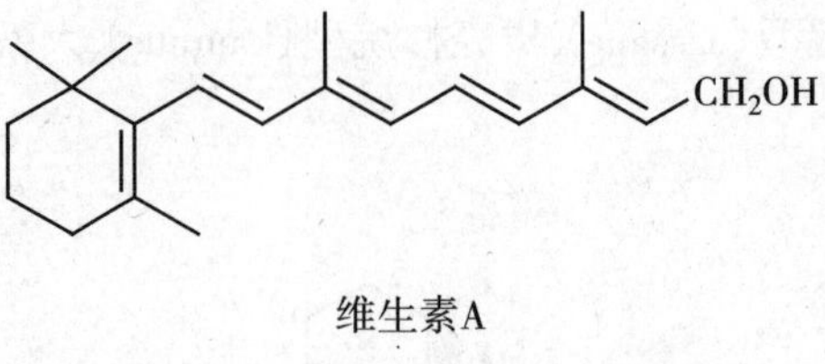

CH₂OH

维生素A

3. 双环二萜　穿心莲内酯(andrographolide)、脱水穿心莲内酯(dehydroandrographolide)是中药穿心莲中的主要化学成分,为半日花烷型二萜内酯类成分。

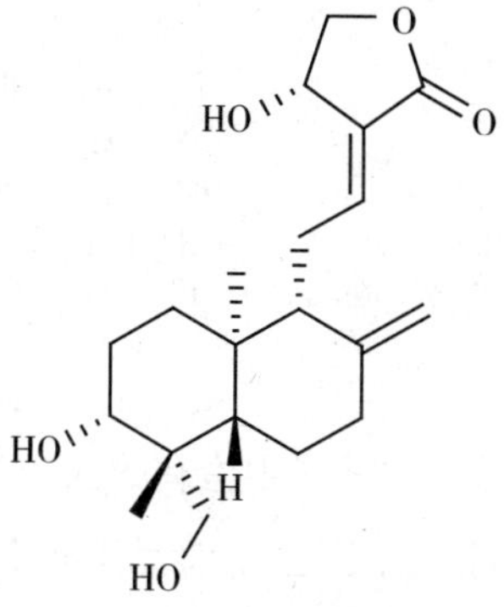

穿心莲内酯 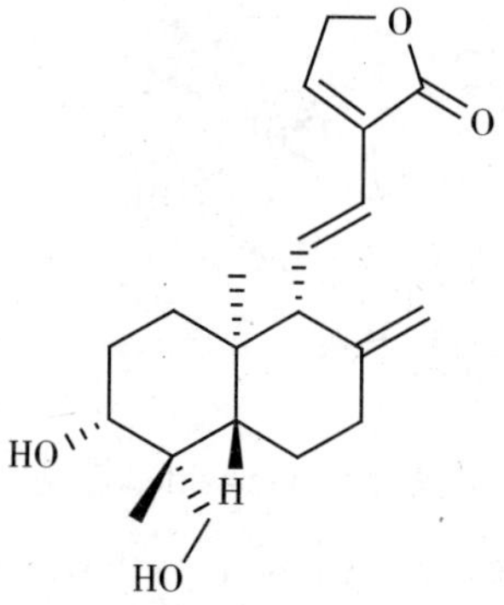　　　　　　　　　脱水穿心莲内酯

银杏内酯(ginkgolide)是一类从银杏 *Ginkgo biloba* 根皮及叶中分离得到的具有二十碳骨架的二萜化合物,目前仅在银杏中发现。这类化合物分子中含 1 个叔丁基和 6 个五元碳环,包括 1 个螺[4.4]壬烷碳环、1 个四氢呋喃环和 3 个丁内酯环。银杏内酯成分主要包括银杏内酯 A、B、C、M 和 J(ginkgolide A、B、C、M、J)等。银杏内酯类对血小板活化因子(PAF)受体具有拮抗作用,可用于治疗心血管疾病。银杏内酯 B 拮抗血小板活化因子(PAF)受体活性最强,能够用于预防治疗脑血管疾病,临床上可减少偏头痛发作的次数。

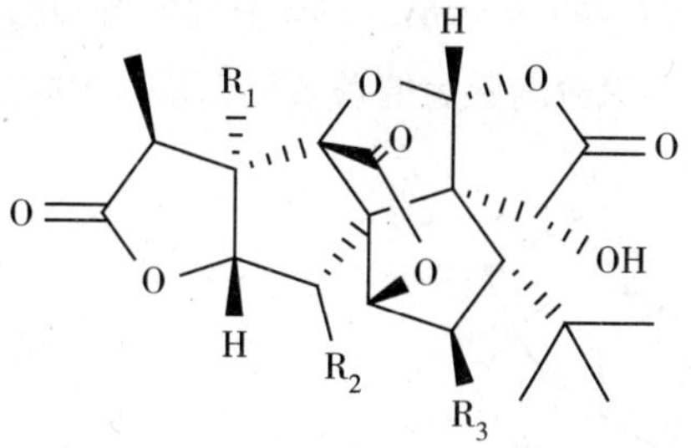

	R_1	R_2	R_3
银杏内酯 A	OH	H	H
银杏内酯 B	OH	OH	H
银杏内酯 C	OH	OH	OH
银杏内酯 M	H	OH	OH
银杏内酯 J	OH	H	OH

4. 三环二萜　左松脂酸(levopimaric acid)、松脂酸(pimaric acid)和松香酸(abietic acid)均属于松香烷型二萜,它们是从松树干中流出的黏稠液体松脂的成分,松脂中挥发油称松节油,非挥发性成分中以左松脂酸为主,其在空气中放置能转化为松脂酸,若用热的矿酸处理可得松香酸,实际上松脂经水蒸气蒸馏分出松节油后,在剩余的松脂中已全部转变为松香酸,不再以左松脂酸存在。

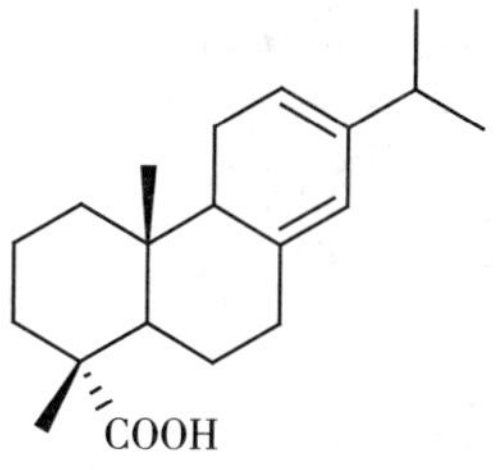

左松脂酸 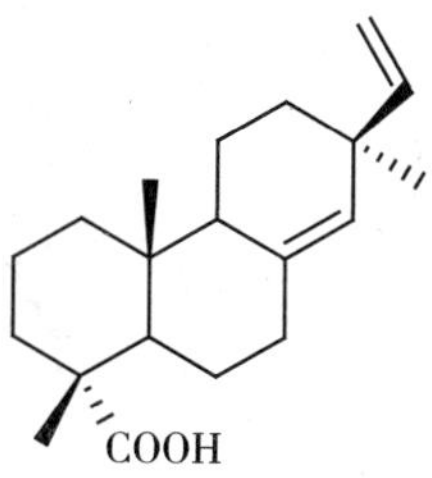　　　　　　　　松脂酸 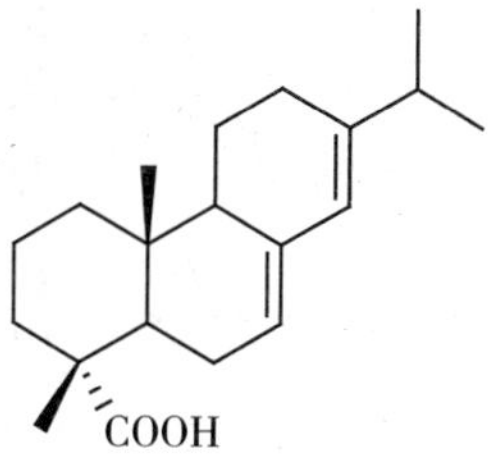　　　　　　　　松香酸

雷公藤甲素(triptolide)、雷公藤乙素(tripdiolide)、雷公藤内酯(triptolidenol)和 16-羟基雷公藤内酯醇(16-hydroxytriptolide)是从雷公藤 *Tripterygium wilfordii* 中分离得到的二萜内酯类成分。其中雷公藤甲素对先天性肾囊肿和胰腺癌具有活性,但水溶性小、毒性大,限制了其临床使用。雷公藤乙素和雷公藤内酯具有抗炎作用。16-羟基雷公藤内酯醇液具有抗炎、免疫抑制和抗生育作用,毒性也较大。

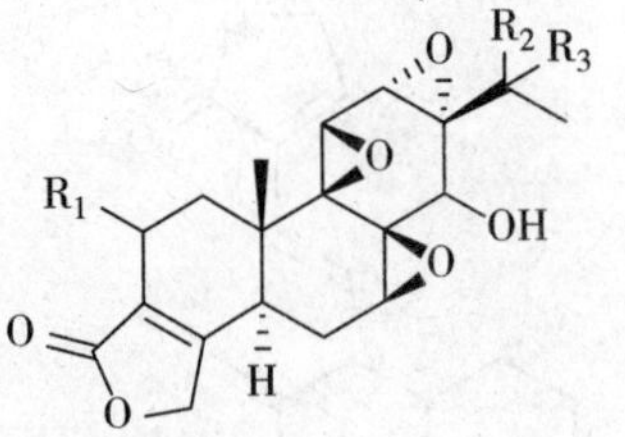

	R_1	R_2	R_3
雷公藤甲素	H	H	CH_3
雷公藤乙素	OH	H	CH_3
雷公藤内酯	H	OH	CH_3
16-羟基雷公藤内酯醇	H	H	CH_2OH

5. 四环二萜　甜菊苷(stevioside)是菊科植物甜叶菊的叶子中含有的四环二萜类,大致有 A、D、E 等多种甜菊苷。其中甜菊苷 A(stevioside A)甜味较强,在医药、食品工业中用作添加剂,后发现甜菊苷可能存在致癌作用,已被美国、欧洲等地禁用。

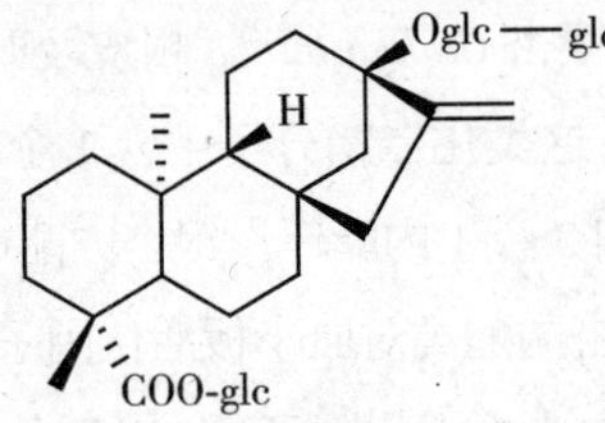

甜菊苷

香茶菜甲素(amethystoidin A)是由香茶菜 Isodon amethystoides 中分离得到的活性成分,具有抗肿瘤、抑制金黄色葡萄球菌的作用。我国科学家分离鉴定的香茶菜二萜有 100 多种。

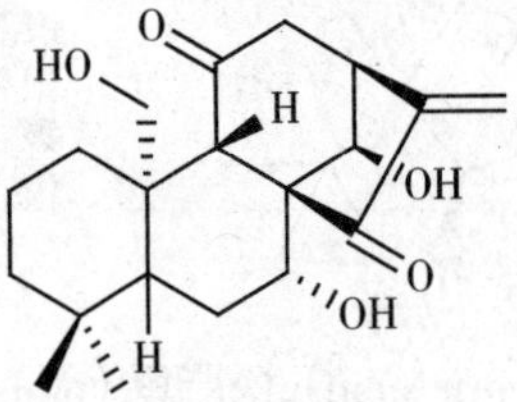

香茶菜甲素

冬凌草甲素(oridonin)和冬凌草乙素(rubescensin)是从冬凌草 Rabdosia rubescens 中分离得到的抗肿瘤有效成分。

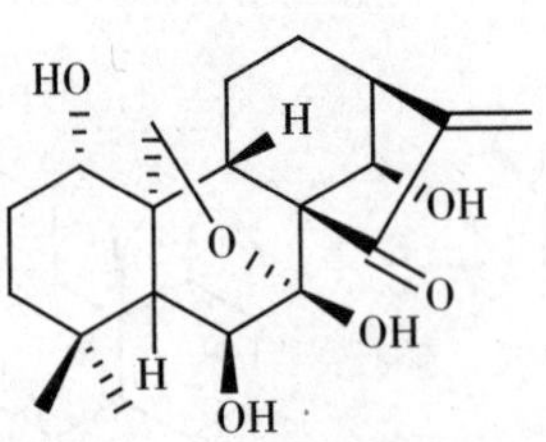

冬凌草甲素 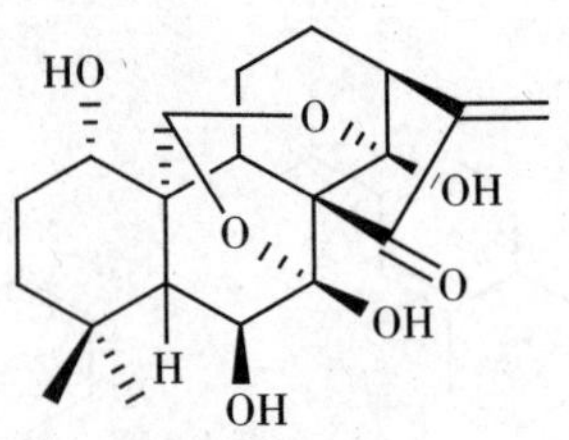　　　　　　　　冬凌草乙素

巨大戟醇(ingenol)属于巨大戟烷型二萜成分,是一种来源于大戟科大戟属植物大戟全草、甘遂或千金子的活性成分,具有刺激致炎和辅助致癌的作用。巨大戟醇结构中环戊烯的羟基经酯化修饰,得到巨大戟醇甲基丁烯酸酯(ingenol 3-angelate,ingenol mebutate,巨大戟醇当归酸酯),其为一种蛋白激酶 C 抑制剂,临床用于光线性角化病的局部治疗。

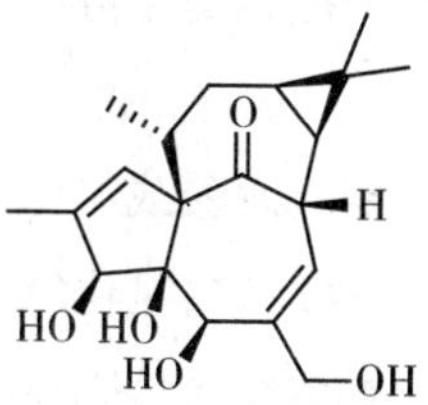

巨大戟醇

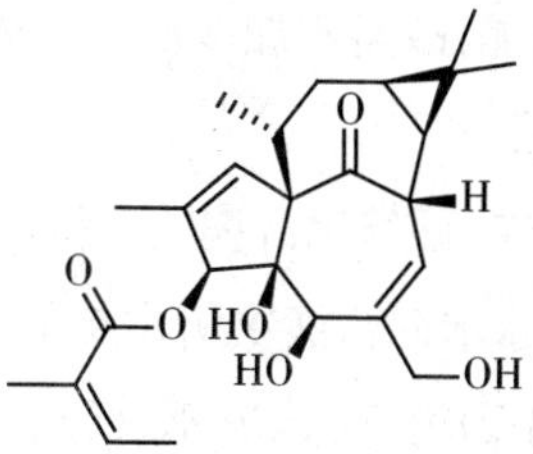

巨大戟醇甲基丁烯酸酯

八厘麻毒素（rhomotoxin）属于木藜芦毒烷型二萜,是中药六轴子即羊踯躅 *Rhododendron molle* 的果实的化学成分,其对重症高血压有降压作用,对室上型心动过速有减慢心率的作用。

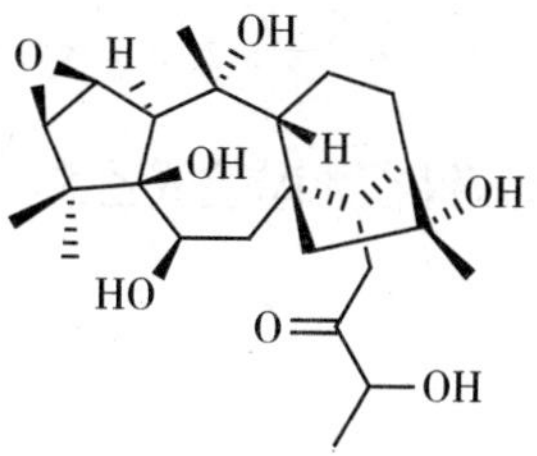

八厘麻毒素

二、萜类化合物的理化性质

萜类成分结构类型差异较大,但由于分子结构中大多具有碳碳双键、共轭双键、内酯结构等, 因而具有某些相同的物理化学性质。

（一）物理性质

1. **性状** 单萜及倍半萜类在常温下多为油状液体,少数为固体结晶,具有挥发性,单萜及倍半萜类可经水蒸气蒸馏。二萜及二倍半萜多为固体结晶。萜苷多为固体结晶或粉末,但不具有挥发性。

2. **旋光性** 大多数萜类化合物均含不对称碳原子,因此具有光学活性,并且多数情况下存在异构体。

3. **溶解性** 萜类化合物亲脂性较强,难溶于水,可溶于甲醇、乙醇,易溶于乙醚、三氯甲烷、乙酸乙酯、苯等有机溶剂。具有羧基、酚羟基和内酯环结构的萜类化合物可分别溶于碳酸氢钠或氢氧化钠水溶液,加酸使之游离或闭环后,又可自水中析出或转溶于有机溶剂,这一性质常用于提取分离这类结构的萜类化合物。

萜苷类化合物极性较大,水溶性较强,一般能溶于热水,易溶于甲醇、乙醇,在有机溶剂中不溶或难以溶解。

4. **稳定性** 萜类化合物对光、热、酸或碱较为敏感,长时间接触常引起它们发生氧化、重排和聚合反应,导致结构变化。

（二）化学性质

含双键和醛酮羰基官能团的萜类化合物可与相应的试剂发生加成反应,生成的加成产物由于溶解性改变而析出结晶,故可用加成反应分离和纯化这些类型的萜类化合物。

1. 双键加成反应

(1) 与卤化氢加成:萜类化合物的碳碳双键能与氢卤酸如氢碘酸或氯化氢在冰醋酸溶液中发生亲核加成反应,在冰水混合液中析出结晶性产物。例如,柠檬烯与氯化氢在冰醋酸中发生加成反应,反应完全后,向反应液加入冰水,析出柠檬烯二氢氯化物的结晶性固体。

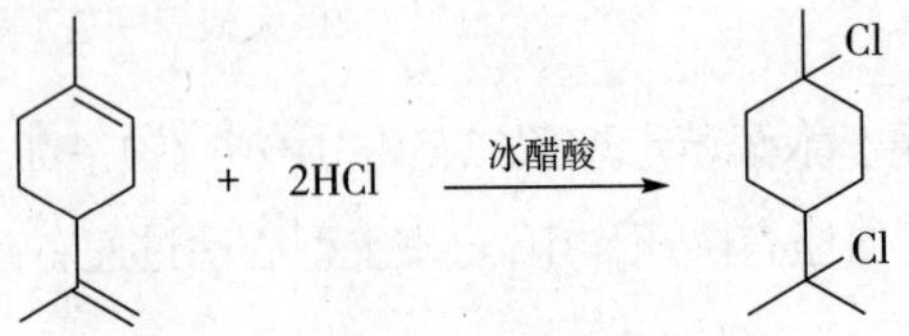

柠檬烯　　　　　　　　　　柠檬烯二氢氯化物

(2) 与溴加成:萜类化合物的碳碳双键在冰醋酸或乙醚与乙醇的混合溶液中与溴反应,在冰冷却下,析出结晶性加成产物。

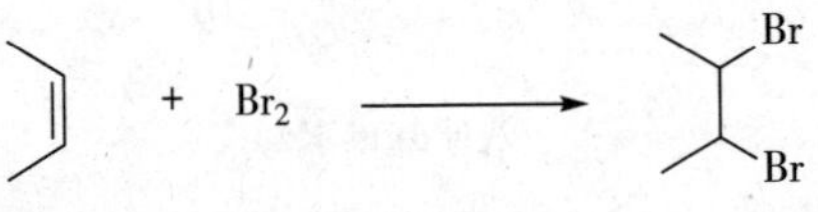

不饱和萜　　　　　　　　二溴加成物

(3) 与亚硝酰氯反应:许多含不饱和双键的萜类化合物与亚硝酰氯可发生加成反应,生成亚硝基氯化物。一般先将含不饱和双键的萜类化合物加入亚硝酸异戊酯中,冷却条件下加入浓盐酸,然后加入少量乙醇或冰醋酸,析出结晶产物。生成的氯化亚硝基衍生物呈蓝色-绿色,这一反应可用于不饱和双键的萜类化合物的分离和鉴定。

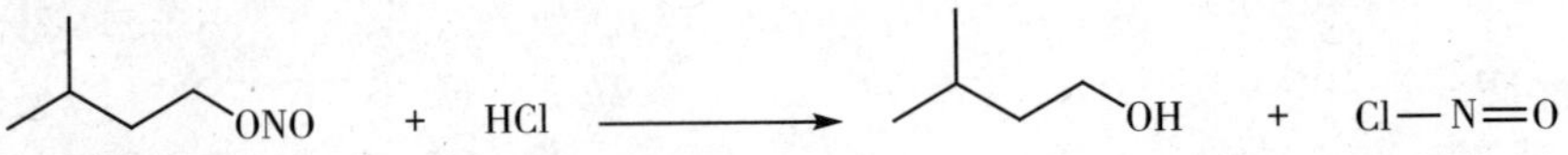

亚硝酸异戊酯　　　　　　　　　　　　　　　　　　　　亚硝酰氯

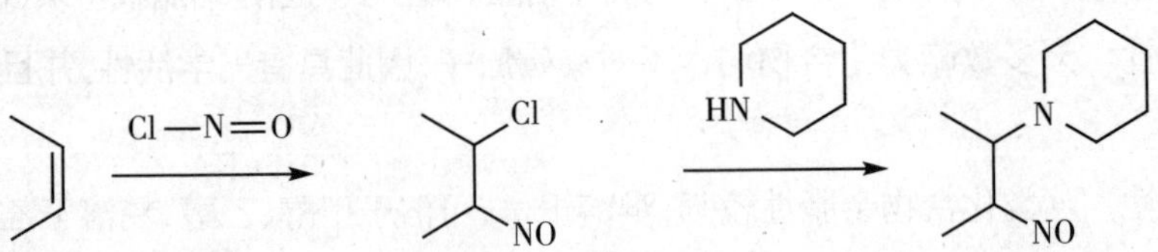

不饱和萜　　　　　　　氯化亚硝酰基衍生物　　　　　　亚硝基胺

生成的氯化亚硝基衍生物与伯胺或仲胺如哌啶缩合,生成亚硝基胺类。亚硝基胺类具有一定的结晶形状和物理常数,对鉴定萜类成分具有价值。

(4) 狄尔斯-阿德尔反应:具有共轭双键的萜类化合物与顺丁烯二酸酐发生加成反应,生成结晶产物,据此可推测结构中共轭双键的存在。

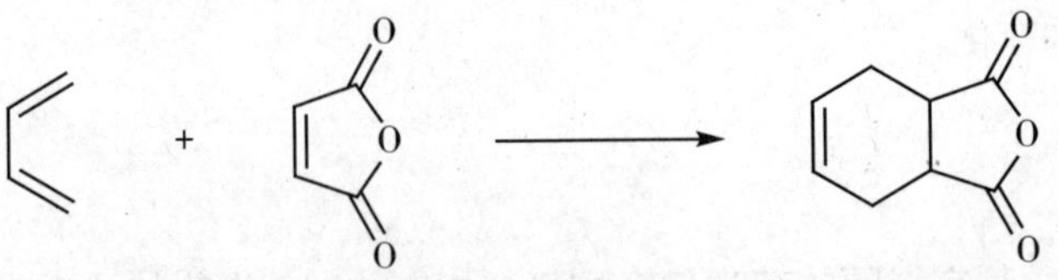

顺丁烯二酸酐

2. 羰基加成反应

(1) 与亚硫酸氢钠加成:含羰基的萜类化合物可与亚硫酸氢钠发生加成反应,生成结晶性加成产物,加酸或碱可使加成物分解,生成原来的反应物,如从香茅油中提取香叶醛。同时,含双键和羰基的萜类在应用这一方法时须注意控制反应系统条件,反应时间过长或温度过高均可使双键也发生加成,形成不可逆的加成产物。加成反应条件不同,自香叶醛形成的加成产物结构也不同。

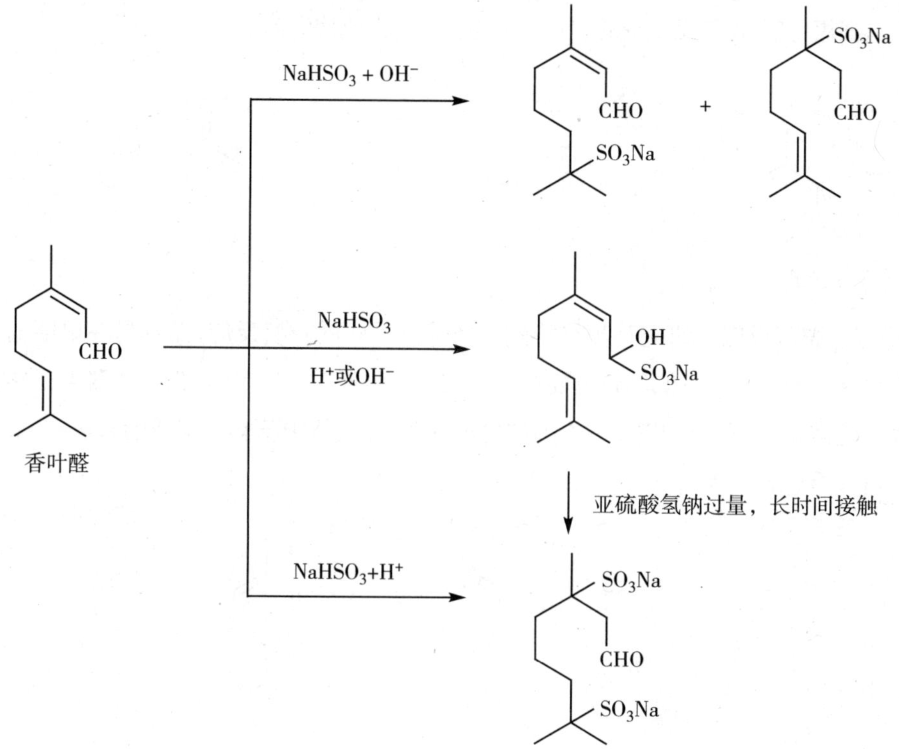

(2) 吉拉德试剂加成:吉拉德试剂是一类含季铵官能团的酰肼,能够与含羰基官能团的萜类反应,生成水溶性加成物,它可与不含羰基的脂溶性萜类分离,常用的吉拉德试剂包括吉拉德 T 和吉拉德 P 两种。

吉拉德试剂T   吉拉德试剂P

(3) 与硝基苯肼加成:含羰基官能团的萜类可与对硝基苯肼或 2,4- 二硝基苯肼在磷酸溶液中发生加成反应,生成对硝基苯肼或 2,4- 二硝基苯肼的加成物。

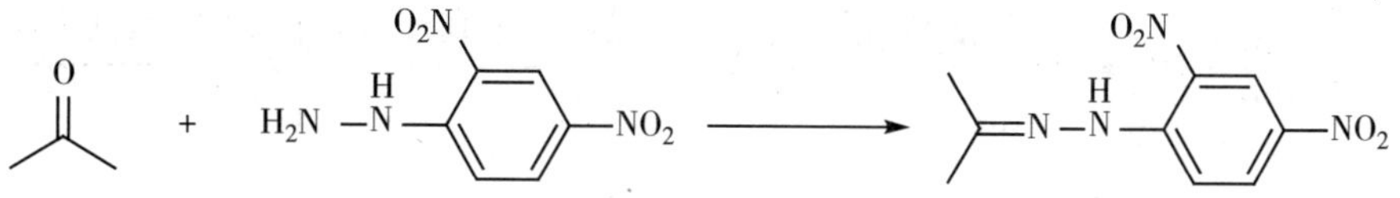

3. 氧化反应　萜类化合物在不同的反应条件下可与氧化剂反应,生成不同的氧化产物。常用的氧化剂有臭氧、铬酸酐、四醋酸铅、高锰酸钾和二氧化硒等,其中臭氧应用最为广泛。萜类化合物含不饱和双键,与臭氧反应既可用于测定分子中双键的位置,也可用于合成萜类的醛酮衍生物。

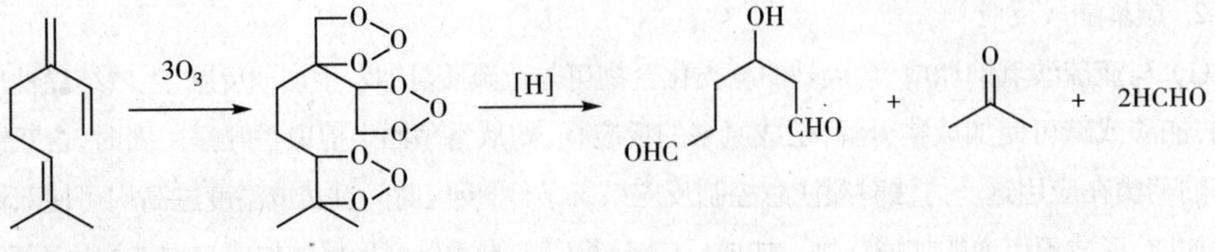

月桂烯

高锰酸钾是强氧化剂,可使萜类化合物碳环断裂,氧化生成羧酸。

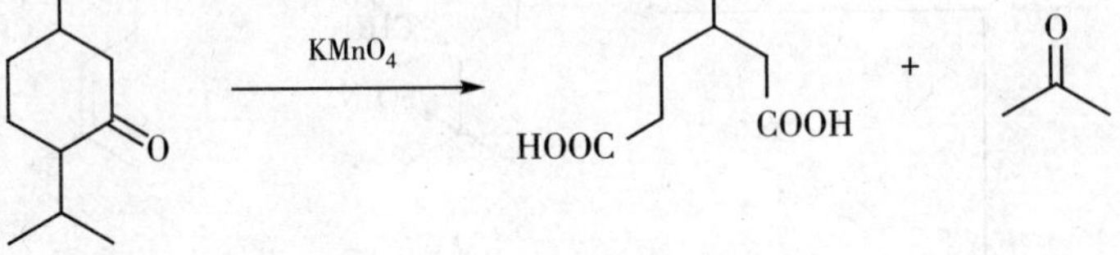

薄荷酮

4. 脱氢反应　脱氢反应是研究萜类结构的一类非常重要的有机反应,尤其是在早期萜类结构鉴定中对确定化合物的母核骨架具有重要意义。在反应条件下,环状碳骨架发生脱氢后转化为芳烃类衍生物。通常采用铂族金属钯、铂作为催化剂,在惰性气体中萜类与硫或硒共热脱氢,有时可出现萜环的裂解或新的环合。

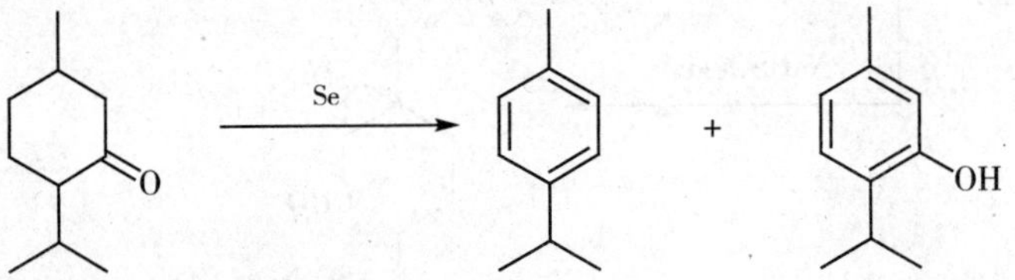

薄荷酮

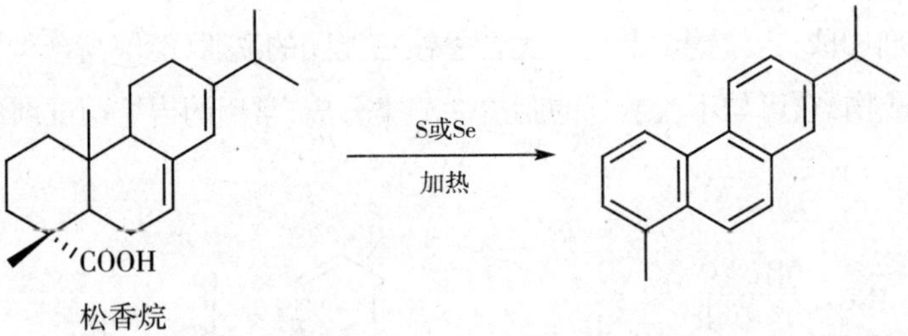

松香烷

5. 重排反应　萜类化合物特别是双环萜在发生加成、消除或亲核取代反应过程中,常常发生碳骨架的变化,进行瓦格纳 - 麦尔外因重排。例如,工业生产樟脑的方法就是采用蒎烯经瓦格纳 - 麦尔外因重排、氧化等步骤制备得到。

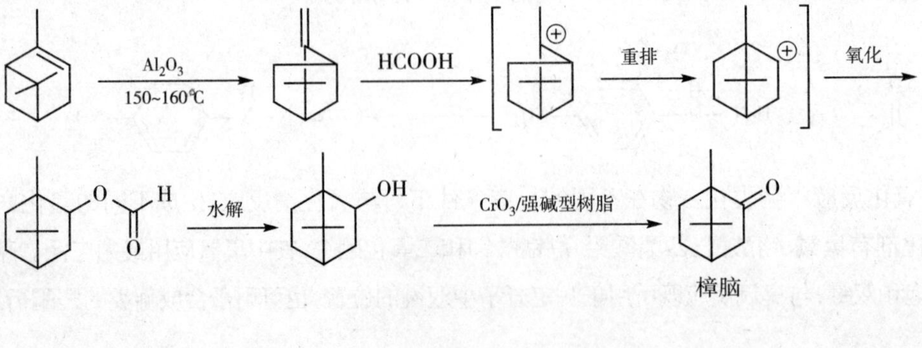

樟脑

三、萜类化合物的检识

由于萜类多为不饱和的环烃结构,它们的碳骨架类型多而繁,因此绝大多数的单萜、倍半萜、二萜及二倍半萜缺乏专属性强的检识反应,目前对绝大多数萜类化合物主要是用硫酸-乙醇等通用显色剂或羰基类显色剂,在薄层色谱上进行检识。仅有䓬酚酮类、环烯醚萜类及薁类这样一些基本碳骨架结构相对固定的特殊萜类化合物具一定专属性的检识反应。

(一) 理化检识

1. 环烯醚萜类的检识反应　环烯醚萜类化合物性质活泼,对酸碱试剂敏感,多发生分解、聚合、缩合、氧化等反应,形成不同颜色的产物。另外,环烯醚萜能与 Trim-Hill 试剂发生 Weiggering 反应,与 Shear 试剂发生反应,这些反应可用于环烯醚萜及其苷类的鉴别。由于检识反应并不是对每一种环烯醚萜类化合物都呈阳性反应,故检识时应多做几种反应,并佐以苷的一般检识反应进行补充检识。

2. 䓬酚酮类的检识反应　䓬酚酮类具有一般酚类的性质,能与铁、铜等重金属离子生成具有一定颜色的络盐,可供检识。例如,与 1% 的三氯化铁溶液可生成赤色络合物。与稀硫酸铜溶液反应可生成稳定的绿色结晶。许多其他酚类也可与三氯化铁、硫酸铜生成相似颜色的沉淀或结晶,因此,当根据这些检识反应推测䓬酚酮的结构时,应结合䓬酚酮的挥发性及波谱学信息综合分析。

3. 薁类化合物的检识反应　薁类化合物检识多用 Sabety 反应,即取挥发油 1 滴溶于 1ml 三氯甲烷中,加入 50% 溴的三氯甲烷溶液数滴,若产生蓝、紫或绿色,表示含有薁类衍生物。也可用 Ehrlich 试剂(对-二甲胺基苯甲醛-浓硫酸试剂)反应,若产生紫色或红色,表明有薁类衍生物存在。

(二) 色谱检识

除前述䓬酚酮、环烯醚萜及薁类等特殊萜类化合物外,其他萜类化合物经薄层展开后,用通用显色剂或醛酮类显色剂反应方可显色。

1. 吸附剂　分离萜类化合物的薄层吸附剂多用硅胶 G、氧化铝及这两种吸附剂与硝酸银组成的络合吸附剂。

2. 展开剂　多为石油醚(30~60℃)、乙烷、苯,分别加入不同比例的乙酸乙酯或乙醚,极性大的萜醇或萜酸类可加入三氯甲烷或甲酸、乙酸展开分离。

3. 显色剂　通用显色剂包括硫酸、香草醛-浓硫酸、茴香醛-浓硫酸、五氯化锑、磷酸钼、碘蒸气等。专属显色剂有 2,4-二硝基苯肼、邻联茴香胺,它们可用于检识醛酮类化合物。

第二节　萜类化合物的提取分离和结构鉴定

一、萜类化合物的提取分离

萜类化合物虽由活性异戊二烯基衍化而来,但种类繁多,骨架庞杂,数量巨大,理化性质差异很大,结构稳定性差。提取分离的方法因其结构类型的不同而呈现多样化。

（一）萜类化合物的提取

1. 挥发性萜　这类化合物具有挥发性,可用水蒸气蒸馏法、二氧化碳超临界萃取等方法提取。

2. 游离萜　可用甲醇或乙醇提取,提取液经减压浓缩至一定体积,并调整合适的醇浓度,再选用不同极性的亲脂性有机溶剂按由小到大的顺序依次萃取,得到不同脂溶性的萜类提取物。

3. 萜内酯　提取萜内酯可结合其结构特点进行。先用提取萜的方法提取出含萜内酯的粗总萜,然后利用内酯在热碱溶液中易开环成盐溶于水,酸化环合又可析出原内酯的特性,用碱水提取酸化沉淀的方法处理粗总萜,可得到较纯的总萜内酯。但某些对酸碱易引起结构发生不可逆变化的萜内酯,不可用碱溶酸沉法进行纯化。

4. 萜苷　萜苷的提取多用甲醇或乙醇作溶剂,也可用水、稀丙酮及乙酸乙酯,提取液经减压浓缩后加水溶解,滤去水不溶性杂质,用乙醚、三氯甲烷或石油醚萃取去除脂溶性杂质,脱脂后的萜类水溶液可采用正丁醇萃取法或活性炭、大孔树脂吸附法除去水溶性杂质。

5. 提取分离实例

(1) 单萜化合物的提取分离:芍药苷是从中药赤芍中分离的一种蒎烷型单萜苦味苷,其提取方法主要用不同浓度的乙醇或水加热回流提取。芍药苷的制备工艺流程见图8-1。

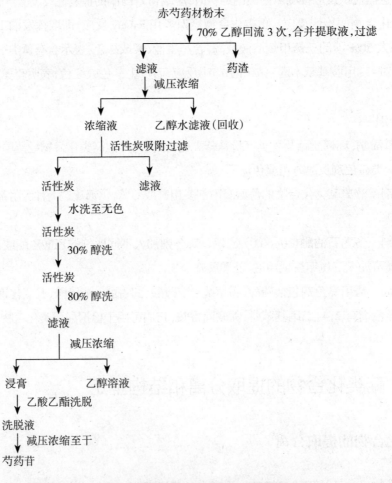

● 图8-1　芍药苷的制备工艺流程图

(2) 环烯醚萜苷化合物的提取分离:桃叶珊瑚苷是一种具有中等极性的化合物,因此一般选择极性较强的溶剂进行浸出。桃叶珊瑚苷易溶于水、甲醇,可溶于乙醇、丙酮等有机溶剂。用水作溶剂可将蛋白、糖类等强极性物质溶出,吸附于产品中,使提取液黏度增加;而甲醇、丙酮等溶剂由于毒性较大,较少使用,因此用得最多的溶剂是一定浓度的乙醇溶液。桃叶珊瑚苷的制备工艺流程见图8-2。

(3) 二萜化合物的提取分离:银杏叶中含有较强生理活性的萜类化合物银杏内酯(即银杏苦内酯)和白果内酯,银杏内酯是血小板活化因子特异性拮抗剂。银杏内酯在治疗哮喘、中毒性休克、器官排斥反应、心脑血管疾病及多种炎性疾病方面均有潜在作用。银杏总内酯的制备工艺流程见图8-3。

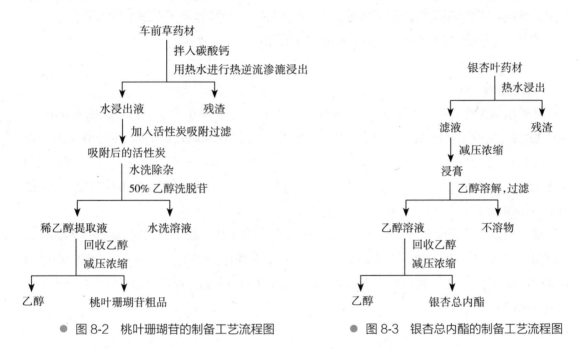

图 8-2　桃叶珊瑚苷的制备工艺流程图　　　图 8-3　银杏总内酯的制备工艺流程图

(二) 萜类化合物的分离

1. 结晶法　分离某些萜类化合物的粗提物在用其他适宜的溶剂转溶或萃取法纯化处理后,它们的纯度会明显升高,若将其纯化溶液适当浓缩,常常会析出粗晶,滤出结晶后再用合适的溶媒重结晶,可得到纯的萜类化合物。

2. 利用特殊官能团分离　由于皂苷难溶于乙醚、丙酮等溶剂,故可利用这一性质,将粗皂苷先溶于少量甲醇或乙醇中,然后逐滴加入乙醚、丙酮或乙醚与丙酮(1∶1)的混合溶剂(加入使皂苷从醇溶液中析出为限),边加边摇匀,皂苷即可析出。

3. 柱色谱法分离　萜类的分离多用色谱法,常用的分离材料包括硅胶、氧化铝、反相键合硅胶、大孔吸附树脂、Sephadex LH-20 等。考虑到萜类化合物的色谱行为非常相似,为加快柱色谱的分离速度或增加分离度,萜类化合物的分离与纯化过程越来越多地采用快速柱色谱、低压液相色谱、中压液相色谱、动态轴向压缩色谱和高速逆流色谱等技术方法。

二、萜类化合物的结构鉴定

由于结构差异,萜类化合物的波谱学特征规律性不明显。在结构鉴定过程中,可基于生源关系分析,并采用多种波谱方法加以确证。根据生源关系,可通过查阅同属植物化学成分研究的文献资料,推测研究对象的萜类化合物的结构类型,然后再依靠一维和二维核磁共振谱分析,并辅以紫外光谱、红外光谱和质谱提供的结构信息加以确证。

一般萜类化合物的碳骨架种类纷繁,难以总结它们共同的波谱规律,但甲基、亚甲基、偕碳二甲基、双键、共轭双键、羰基及内酯等都是萜类化合物常见的结构特征,因此萜类的波谱也往往会出现相应的特征。与其他萜类化合物相比,环烯醚萜类化合物结构的母核比较固定,主要有环烯醚萜苷、4-位有取代环烯醚萜苷及裂环环烯醚萜苷三种结构类型,它们的波谱特征规律性较强,用波谱法并佐以少量必要的化学手段测定,使环烯醚萜这种特殊萜类化合物的结构研究变得较为简单。

下面主要介绍环醚萜类化合物的几种波谱特征规律。

(一) 紫外光谱

环烯醚萜类化合物的 C-4 位有—COOH、—COOR 取代基,由于分子中具有发色团 α,β- 不饱和酸、α,β- 不饱和酯和 α,β- 不饱和内酯结构,故在 230~240nm 之间有较强吸收,ε 值约在 10 000 左右,这与根据 Woodward 规则计算的结果相一致。例如,马鞭草苷(verbenalin)的 λ 实测值为 238nm,计算值为 235nm(α,β- 不饱和酯基本值为 195nm,加上 α- 烷基的取代基增值 10nm,再加上 β-OR 基取代基增值 30nm)。

这一类型的环烯醚萜类化合物,若在 0.01mol/L 的 NaOH 溶液中测定时,则 230~240nm 吸收峰可红移 30~40nm。例如,马鞭草苷元(verbenalol)在醇中测定 λ_{max} 为 240nm(ε 值 9 050),而在 0.01mol/L 的 NaOH 溶液中测定时则为 271nm(ε 值 19 000),这一吸收峰的红移可归因于烯醇负离子的形成。

马鞭草苷元　　　　　　　　　马鞭草苷元烯醇负离子

另外,环戊烷骨架有羰基时,则在 270~290nm 处出现 $n \rightarrow \pi^*$ 引起的弱峰,ε 值多小于 100。

综上,UV 光谱可用于判断 α,β- 不饱和酯及烯醚键是否存在。而根据 230~240nm 峰的存在与否,判断环烯醚萜类化合物 C-4 位取代情况,当 C-4 位存在羧酸酯官能团时均有此峰,而 C-4 位无取代基的降解环烯醚萜类或 C-4 位取代基为—CH₃、—CH₂OH、—CH₂OR 者则无此峰。

(二) 红外光谱

可以用 IR 光谱特征判断化合物是否为环烯醚萜类,C-4 位有无—COOR 取代基,是否为裂环环烯醚萜类,五元环中有无羟基、羰基、双键及环氧结构等。主要 IR 光谱特征如下:

1. 共同特征是在 1 640cm⁻¹ 左右有烯醚双键的伸缩振动引起的强峰。

2. 若 C-4 位存在—COOR 基团,则在 1 680cm⁻¹ 左右有不饱和酯的羰基吸收,也是强峰。此点可与 C-4 位无取代基或 C-4 位取代基为—CH₃、—CH₂OH 等相区别。

3. 若环戊烷部分有环酮结构存在,则于 1 740cm^{-1}(1 750~1 710cm^{-1})附近有一个强吸收峰。

4. 若五元环部分有环氧存在,如丁香醚苷,则应有 1 250cm^{-1}、890~830cm^{-1} 两个吸收峰。裂环环烯醚萜类化合物分子中多有乙烯基(—CH=CH$_2$)结构,在 990cm^{-1}、910cm^{-1} 两处有红外吸收。

(三)核磁共振氢谱

^{1}H-NMR 对于环烯醚萜类的结构测定有重要作用。它可以用于判定结构的类型,并能确定环烯醚萜类的立体化学,例如构型、构象。

环烯醚萜类化合物中 H-1、H-3 的 NMR 信号对结构鉴别具有重要意义。

1. H-1 信号　由于 C-1 原子与两个 O 原子相连,故共振发生在较低场,化学位移在 δ_H 4.5~6.2。H-1 因与 H-9 相互偶合呈现双峰,其偶合常数 J_{1-9} 是判断二氢吡喃环构型和构象的依据。当 J_{1-9} 值很小时,例如处于 0~3Hz,表明 H-1 处于平伏键,而 C-1 位的羟基或 O- 苷处于直立键,此时 C-1 折向平面上方。当 J_{1-9} 值较大时,例如处于 7~10Hz 时,表明 H-1 处于直立键,而 C-1 位的羟基或 O- 苷处于平伏键,这时二氢吡喃环几乎处于同一平面,但 C-1 折向平面下方。

2. H-3 信号　H-3 的 NMR 信号可用于区别 C-4 位有—COOR 取代基。当 C-4 位有—COOR 取代基(包括裂环环烯醚萜类)时,H-3 由于受—COOR 取代基的影响,处于更低的磁场区,一般 δ_H 多介于 7.3~7.7(个别可在 δ_H 7.1~8.1),因与 H-5 为远程偶合,故 $J_{3,5}$ 很小,为 0~2Hz。这一吸收峰为 C-4 位有—COOR 取代基的特征峰。

当 C-4 位有—CH$_3$ 取代基时,H-3 的化学位移,为多重峰。当取代基为—CH$_2$OR 时,其化学位移介于 δ_H 6.28~6.6,也为多重峰。

当 C-4 位无取代基时,H-3 的化学位移与 C-4 位取代基为—CH$_3$、—CH$_2$OR 相近,但峰的多重度及 J 值有明显区别。因 H-3 与 H-4 为邻偶,同时 H-3 与 H-5 又有远程偶合,故 H-3 多呈双二重峰(dd),J_1=6Hz,J_2=0~2Hz。例如,车前草中的甲基梓醇(methyl catalpol)的 H-3 化学位移为 δ 6.5,为 dd 峰,J_1=6Hz,J_2=2Hz。

3. 其他质子信号　C-8 位上常连有—CH$_3$,若 C-8 为叔碳,则这一 CH$_3$ 基团为二重峰,J=6Hz,化学位移多在 δ_H 1.1~1.2。若 C-7 与 C-8 之间存在双键,则这一甲基变为单峰或宽单峰,δ_H 2.0 左右。

分子中如有—COOCH$_3$ 取代基,其—OCH$_3$ 信号为单峰,一般出现在 δ_H 3.7~3.9 之间。

(四)核磁共振碳谱

环烯醚萜类化合物的 ^{13}C-NMR 化学位移特征如下:

对一般的环烯醚萜苷类来说,3-OH 与葡萄糖成苷,C-1 化学位移介于 δ 95~104;若 C-5 位连有羟基时,其化学位移在 δ 71~74;当 C-6 位存在羟基时,其化学位移在 δ 75~83;C-7 一般情况下没有羟基,如果 C-7 位连有羟基时,其化学位移在 δ 75 左右;若 C-8 位连有羟基时,其化学位移约在 δ 62 左右。C-10 位甲基通常为羟甲基或羧基化,如果 C-10 为羟甲基,其化学位移为 δ 66 左右,若 C-7 存在双键,其化学位移为 δ 61 左右。C-10 为羧基时,其化学位移介于 δ 175~177。C-11 通常为羧酸甲酯、羧基或醛基,若 C-11 为醛基时,化学位移在 δ 190 左右,若 C-11 为羧基时,化学位移介于 δ 170~175,若形成羧酸甲酯,其化学位移在 δ 167~169。环烯醚萜类化合物大多有 $\Delta^{3(4)}$,由于 2 位氧的影响,C-3 比 C-4 处于低场。如果分子中 C-7 位和 C-8 位之间有双键,且同时 C-8 位有羟甲基取代,则 C-7 化学位移比 C-8 处于高场,如果 C-8 位有羧基取代,C-7 化学位移比 C-8 处于低场,有的化合物 C-6 位为羰基,其化学位移介于 $\delta 212\sim219$。

4- 去甲基环烯醚萜苷类由于 4 位无甲基,所以 C-4 化学位移一般在 $\delta 143\sim139$,C-3 化学位移在 $\delta 102\sim111$。

8- 去甲基环烯醚萜苷类,如果存在 $\Delta^{7(8)}$ 时,其化学位移在 $\delta 134\sim136$;若 C-5 和 C-6 与氧形成含氧三元环骨架,其化学位移一般在 $\delta 56\sim60$。

(五)旋光谱

具有环戊酮骨架的环烯醚萜类一般都显示较强的负 Cotton 效应。这对判断酮羰基的存在及某些立体结构具有参考价值。

(六)结构鉴定实例

8- 甲基新穿心莲内酯苷元是一种无色晶体,熔点 127~129 ℃,电喷雾质谱示分子量 341.0[M+Na]$^{+}$,结合核磁共振碳谱和核磁共振氢谱推测分子式为 $C_{20}H_{30}O_3$。其紫外光谱(CH$_3$OH) λ_{max}:219nm;红外光谱(KBr)ν_{max}:3 437(羟基),2 945,1 752(α,β- 不饱和 γ- 内酯),1 640(双键),1 043cm^{-1},提示这一化合物为 α,β- 不饱和 γ- 内酯类二萜成分。

核磁共振氢谱在 $\delta 1.55$(3H,单峰)、$\delta 1.16$(3H,单峰)和 $\delta 0.92$(3H,单峰)分别有 1 个甲基的信号峰。在 $\delta 7.21$(1H,三重峰,J=1.5Hz)有 1 个三取代烯键氢信号。在 $\delta 3.59$(1H,双重峰,J=10.8Hz)、$\delta 3.96$(1H,双重峰,J=10.8Hz)和 $\delta 4.73$(2H,四重峰,J=10.8Hz)有 2 个连氧亚甲基的氢信号峰。

8- 甲基新穿心莲内酯苷元的核磁共振碳谱显示有 20 个信号峰,其中 $\delta 60\sim90$ 有 2 个连氧碳信号($\delta 70.8$、$\delta 64.2$),$\delta 100\sim150$ 有 4 个烯碳信号($\delta 145.5$、$\delta 139.8$、$\delta 134.0$、$\delta 127.1$),在 $\delta 174.8$ 有 1 个羰基碳信号。

8- 甲基新穿心莲内酯的多键碳氢关系谱中,可以观察到 $\delta 1.55$(3H,单峰,H-17)甲基氢信号与 $\delta 139.8$(C-8)、$\delta 127.1$(C-9)、$\delta 34.3$(C-7)碳信号有相关关系,$\delta 0.92$(3H,单峰,H-20)甲基氢信号与 $\delta 127.1$(C-9)碳信号有相关关系,$\delta 2.11$(1H,多重峰,H-11)和 $\delta 2.25$(1H,单峰,H-11)氢信号与 $\delta 139.8$(C-8)、$\delta 127.1$(C-9)碳信号有相关关系,根据以上信息,证实环外双键发生移位,结合 HSQC 和 COSY 谱,推断化合物为 8- 甲基新穿心莲内酯苷元。

8-甲基新穿心莲内酯苷元

第三节 含萜类成分的中药研究实例

一、青蒿素的制备研究

青蒿为菊科植物黄花蒿 *Artemisia annua* 的干燥地上部分,苦、辛,寒。归肝、胆经。始载于《神农本草经》,现收载于《中国药典》2020 年版一部。具有清虚热、除骨蒸、解暑热、截疟、退黄的功效。用于温邪伤阴、夜热早凉、阴虚发热、骨蒸劳热、暑邪发热、疟疾寒热、湿热黄疸。菊科药用植物黄花蒿的全草在民间用来治疗疟疾效果良好。20 世纪六七十年代,在科研条件极为艰苦的环境下,我国科学工作者经过艰苦卓绝的努力并从《肘后备急方》等中医古典文献中获得灵感,首次从黄花蒿的乙醚提取物中发现治疗疟疾的有效成分青蒿素。抗疟活性成分青蒿素的发现及其成药性研究是我国科学工作者集体发掘中药有效成分的成功范例。药学家屠呦呦由于在青蒿素的发现过程中的突出贡献,荣获 2015 年诺贝尔生理学或医学奖。

在化学结构上,青蒿素与临床药物奎宁和氯喹完全不同,是一种倍半萜内酯过氧化物且结构中不含氮原子的抗疟药,属于一种全新结构的药物。其主要用于恶性疟、间日疟的症状控制,以及耐氯喹株疟原虫的治疗。但其有半衰期短、生物利用度低、溶解度小等缺点。由于代谢与排泄均快,有效血药浓度维持时间短,不利于彻底杀灭疟原虫,故复发率较高。因此,以其为先导化合物相继合成或半合成了大量的衍生物。内酯的简单结构修饰发展出第一代临床有效的青蒿素衍生物例如蒿甲醚(artemether)和蒿乙醚(arteether)。

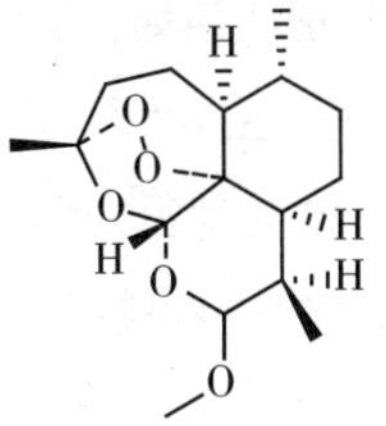

蒿甲醚 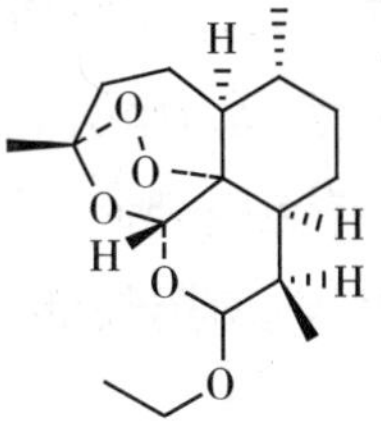　　　　　　　　蒿乙醚

为解决青蒿素水溶性不佳的缺点,将双氢青蒿素的 C-10 位羟基进行酯化后得到青蒿素的琥珀酸酯即青蒿琥酯(artesunate)。其钠盐水溶液不稳定,可制成粉针,临用时配制成水溶液静脉注射。

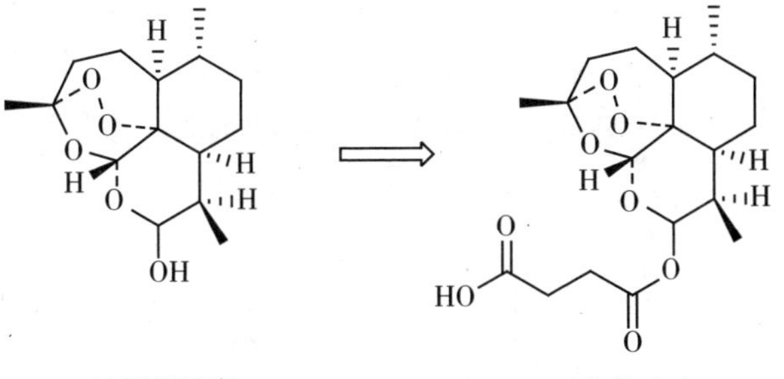

双氢青蒿素　　　　　　　　青蒿琥酯
水溶性较差　　　　　　　　水溶性增加

目前,一种以青蒿素为基础的复方药物已经成为疟疾的标准治疗方案。

提取青蒿素的方法主要是乙醚提取方法和轻汽油提取方法。我国科学家对青蒿素的生产工艺进行了研究,工艺研究内容包括转动浸出与放置浸出的工艺比较,浸出溶剂的选择,浸出次数、时间与得率的关系,重结晶提纯条件的选择,浸出率的测定,全流程收得率稳定性考察等。适合中型生产的工艺流程如图 8-4 所示。

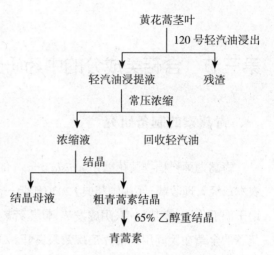

● 图 8-4　青蒿素的制备工艺流程图

二、冬凌草有效部位的制备研究

中药冬凌草为唇形科植物碎米桠 *Rabdosia rubescens* 的干燥地上部分。苦、甘,微寒。归肺、胃、肝经。具有清热解毒、活血止痛的功效。用于咽喉肿痛、癥瘕痞块、蛇虫咬伤。2020 年版《中国药典》收录该药。现代化学及药理研究表明,冬凌草富含贝壳杉类二萜,此外还有三萜、甾体类、挥发油、黄酮等。冬凌草二萜部位中的有效成分为冬凌草甲素和冬凌草乙素,具有显著的抗菌、消炎、抗肿瘤等活性。临床上使用冬凌草片剂治疗多种疾病。

冬凌草有效部位的提取分离方法主要有乙醚法和乙醇法。乙醚法仅用于实验室制备,因乙醚、苯、甲醇用量较大,有害并易燃,不适合工业化生产。乙醇法主要用于工业化生产。用工业乙醇代替乙醚、甲醇,毒性相对较小,成本较低,采用不锈钢中压柱色谱,可大大提高分离速度和工作效率,并可实现大生产的连续化,适合中型生产的工艺流程如图 8-5 所示。

冬凌草甲素是一种具有较强抗肿瘤活性的化合物,将其制备为糖浆剂、片剂和胶囊剂,临床上用于治疗恶性肿瘤。我国科学家尝试利用从尾叶香茶菜中得到的鄂西香茶菜甲素(kamebakaurin)

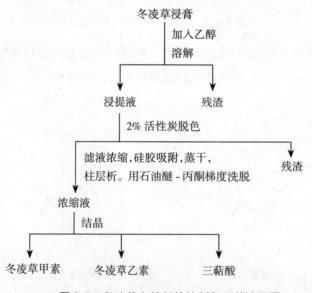

● 图 8-5　冬凌草有效部位的制备工艺流程图

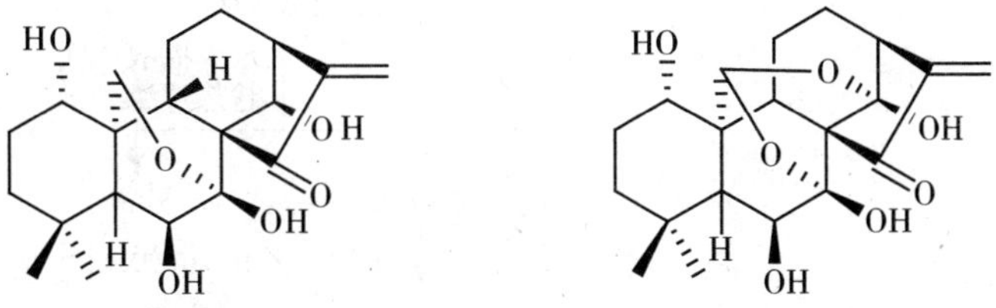

冬凌草甲素　　　　　　　　　　冬凌草乙素

作为起始原料,经乙酰化、缩酮保护、氧化、烯醇硅醚化、环氧化、脱保护、水解,得到目标产物冬凌草甲素(图 8-6)。

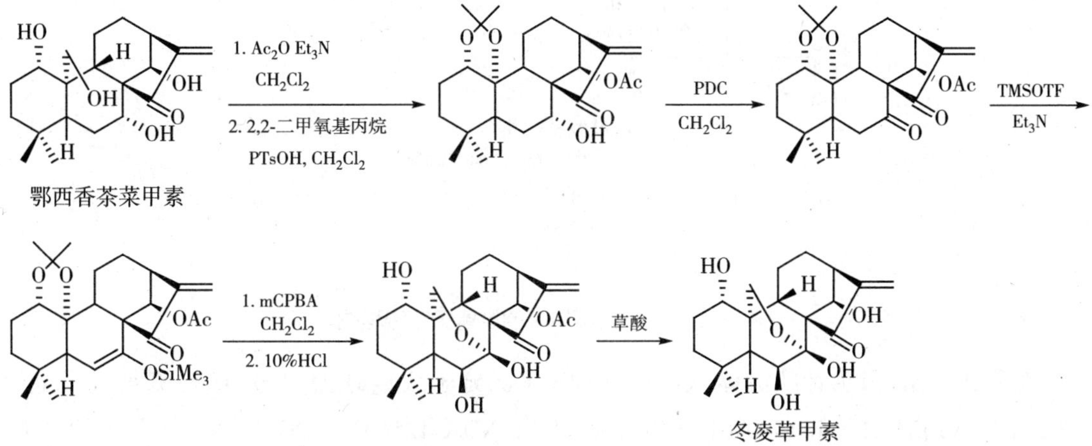

● 图 8-6　冬凌草甲素合成路线示意图

三、雷公藤甲素的制备与结构鉴定研究

雷公藤 *Tripterygium wilfordii* 为卫矛科雷公藤属木质藤本植物,其最早记载于《神农本草经》,具有活血化瘀、清热解毒、消肿散结、杀虫止血功效。雷公藤中主要含萜类、生物碱类及糖类等,其中萜类为主要活性成分。其根、茎、叶均可作为药用。雷公藤中的雷公藤甲素(triptolide)为松香烷二萜类,具有抗炎、抗肿瘤、免疫调节及抗生育等多种药理活性,广泛用于治疗类风湿关节炎、肾小球肾炎、红斑狼疮等自身免疫性疾病、恶性肿瘤和各种皮肤病,以其为有效成分的雷公藤片剂、膏剂均在临床中使用广泛。

工业上雷公藤甲素的提取工艺包括醇提水沉法、水提醇沉法和醇提乙酸乙酯萃取法。改进的水提醇沉法的工艺流程如图 8-7 所示。

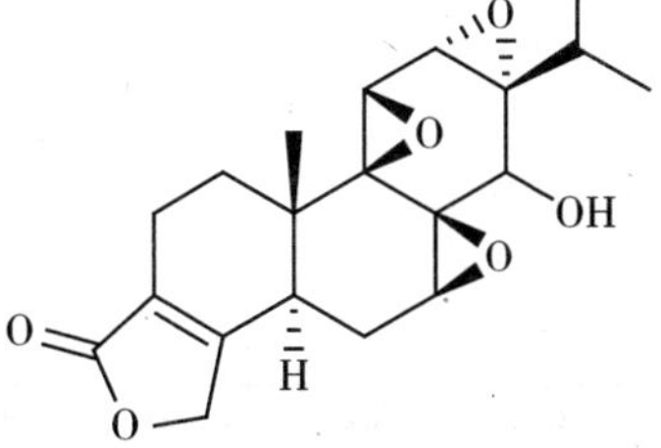

雷公藤甲素结构式

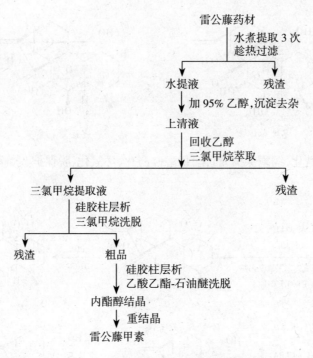

図8-7　雷公藤甲素的制备工艺流程图

雷公藤甲素,白色针状晶体,熔点226~227℃。分子式$C_{20}H_{24}O_6$,ESI-MS检测其分子量为383.20[M+Na]$^+$。^{1}H-NMR(500MHz,CDCl$_3$)以及^{13}C-NMR(125MHz,CDCl$_3$)数据表明,该化合物^{1}H-NMR上可见3个甲基信号[δ_H 1.11,s;0.88,d(6.8);1.01,d(6.8)],1个连氧亚甲基信号(δ4.67,q),4个sp^{2}杂化的次甲基信号[δ_H 3.36,d(5.5); 3.41,d(5.5); 3.90,d(3.2); 3.51,d(3.2)],以及一些其他亚甲基信号。^{13}C-NMR上可见20个碳信号,其中可见1个内酯羰基信号碳δ_C 173.1,2个sp^{2}杂化的季碳(δ_C 159.9,125.5),3个甲基信号(δ_C 17.7,16.8,13.6),4个sp^{2}杂化的次甲基信号(δ_C 60.0,56.7,54.5,73.4)。雷公藤甲素的ESI-MS、^{1}H-NMR和^{13}C-NMR图谱见图8-8至图8-13,^{1}H-NMR与^{13}C-NMR数据及归属见表8-2。

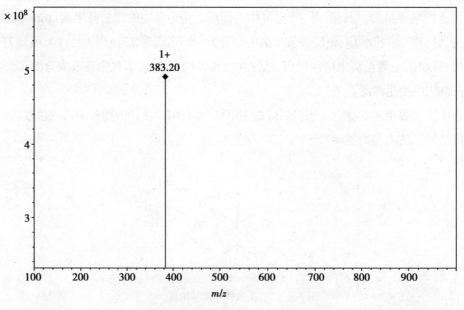

图8-8　雷公藤甲素 ESI-MS 图谱

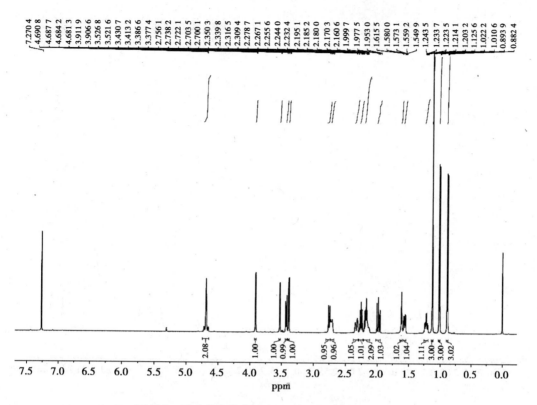

● 图 8-9　雷公藤甲素 ¹H-NMR 图谱(500MHz,CDCl₃)

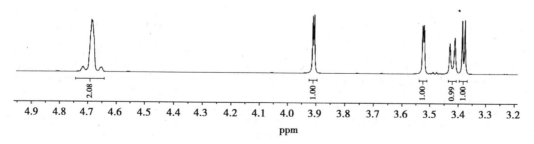

● 图 8-10　雷公藤甲素 ¹H-NMR 局部放大图谱(500MHz,CDCl₃)

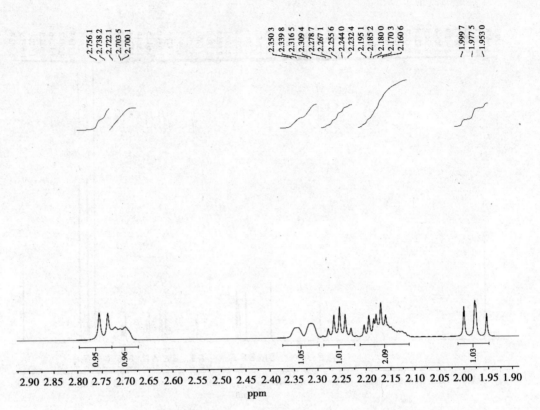

图 8-11 雷公藤甲素 ^{1}H-NMR 局部放大图谱(500MHz,CDCl$_3$)

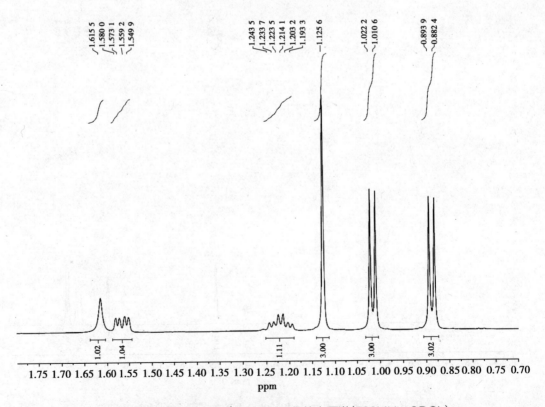

图 8-12 雷公藤甲素 ^{1}H-NMR 局部放大图谱(500MHz,CDCl$_3$)

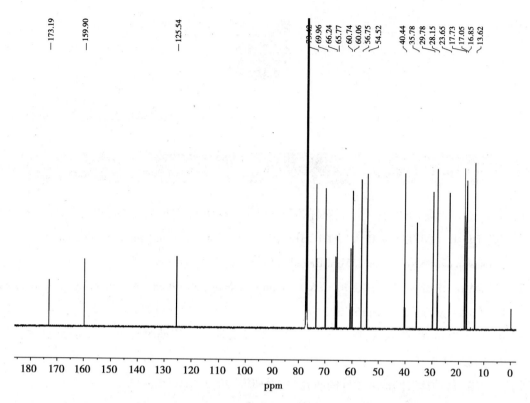

● 图 8-13　雷公藤甲素 ^{13}C-NMR 图谱（125MHz，CDCl$_3$）

表 8-2　雷公藤甲素 ^{1}H-NMR（500MHz）与 ^{13}C-NMR（125MHz）数据及归属（CDCl$_3$）

位置	δ_H（J in Hz）	δ_C
1	1.21,td(12.5,12.3); 1.56,d(12.5,4.9)	29.7
2	2.30,br d;2.15,m	17.0
3	—	125.5
4	—	159.9
5	2.74,br d(10.7)	40.4
6	2.17,m;1.96,dd(13.4,14.6)	23.6
7	3.36,d(5.5)	60.0
8	—	60.7
9	—	65.7
10	—	35.7
11	3.90,d(3.2)	56.7
12	3.51,d(3.2)	54.5
13	—	66.2
14	3.41,d(5.5)	73.4
15	2.24,p(6.9)	28.1
16	0.88,d(6.8)	16.8
17	1.01,d(6.8)	17.7
18		173.1
19	4.67,q	69.9
20	1.11,s	13.6

08章同步练习

（广州中医药大学　刘鹰翔）

参考文献

[1] 董天骄,崔元璐,田俊生,等.天然环烯醚萜类化合物研究进展.中草药,2011,42（1）:185-194.

[2] TUNDIS R,LOIZZO M R,MENOICHINI F,et al. Biological and pharmacological activities of iridoids:recent developments. Mini Rev Med Chem,2008,8（4）:399-420.

[3] DINDA B,DEBNATH S,HARIGAYA Y. Naturally occurring iridoids. A review,part 1. Chem Pharm Bull（Tokyo）,2007,55（2）:159-222.

[4] 梁呈元,李维林,张涵庆,等.薄荷化学成分及其药理作用研究进展.中国野生植物资源,2003,22（3）:9-12.

[5] 王大璠.薄荷挥发油提取条件的研究.中医研究,2002,15（6）:26-27.

[6] 朱媛,王亚琴.桃叶珊瑚苷的研究进展.中草药,2006,37（6）:947-949.

[7] 王国才,胡永美,张晓琦,等.穿心莲的化学成分.中国药科大学学报,2005,36（5）:405-407.

[8] 韩金玉,颜迎春,常贺英,等.银杏萜内酯提取与纯化技术.中草药,2002,33（11）:2-5.

[9] 刘静明,倪慕云,樊菊芬,等.青蒿素（Arteannuin）的结构和反应.化学学报,1979,37（2）:129-143.

[10] KONG L Y,TAN R X. Artemisinin,a miracle of traditional Chinese medicine.Nat Prod Rep,2015,32（12）:1617-1621.

[11] 刘净,梁敬钰,谢韬.冬凌草研究进展.海峡药学,2004,16（2）:1-7.

[12] 戴一,仲飞.冬凌草甲素的结构修饰与生物活性研究进展.有机化学,2017,37（7）:1701-1713.

[13] 周维善,程云行.鄂西香茶菜甲素立体、区域和化学选择性转变成冬凌草甲素.中国科学（B辑),1991（3）:284-288.

[14] 刘强,周莉玲,李锐.雷公藤制剂研究概况.中国药学杂志,1997,32（2）:68-72.

[15] ZHOU Z L,YANG Y X,DING J,et al. Triptolide:structural modifications,structure-activity relationships,bioactivities,clinical development and mechanisms. Nat Prod Rep,2012,29（4）:457-475.

第九章 挥发油类

挥发油(volatile oil)又称精油(essential oil),是存在于植物中的一类具有挥发性、可随水蒸气蒸馏且与水不相混溶的油状液体的总称。挥发油大多具有芳香气味,所以又称芳香油。由薄荷 *Mentha haplocalyx* 的新鲜茎和叶制得的薄荷素油(部分脱脑的薄荷油)、薄荷脑(薄荷醇);由八角茴香 *Illicium verum* 的新鲜枝叶或成熟果实制得的八角茴香油和由肉桂 *Cinnamomum cassia* 干燥枝、叶制得的肉桂油等 11 个品种已被 2020 年版《中国药典》收载,可以直接药用或作为制备中成药的重要原料。

挥发油在植物界分布很广,在我国,芳香植物约有 70 个科,200 个属,600~800 个种。已知我国含挥发油药用植物约有 300 余种,主要分布在菊科、芸香科、伞形科、唇形科、樟科、木兰科、马兜铃科、败酱科、马鞭草科、姜科、胡椒科、松科、柏科、桃金娘科、木犀科、三白草科、杜鹃花科、檀香科、瑞香科、蔷薇科等植物中。常见中药如苍术、白术、泽兰、佩兰、木香、吴茱萸、花椒、川芎、白芷、防风、柴胡、羌活、当归、藿香、荆芥、紫苏、辛夷、厚朴、五味子、细辛、马兜铃、干姜、姜黄、莪术等都富含挥发油成分。

挥发油类成分具有多种生物活性,在临床上具有止咳、平喘、祛痰、发汗、解表、祛风、镇痛、杀虫以及抗菌消炎等功效。如薄荷油有清凉、祛风、消炎、局麻作用;生姜油有镇静催眠、解热、镇痛、抗惊厥、抗氧化作用;大蒜油可治疗肺结核、支气管炎、肺炎和真菌感染;香柠檬油对淋病奈瑟菌、葡萄球菌、大肠埃希菌和白喉棒状杆菌有抑制作用;柴胡挥发油可以退热;当归油、川芎油等具有活血作用;桉叶油可以杀灭滴虫;檀香油、松节油有利尿降压作用;樟脑油有强心作用;白术挥发油、薤白挥发油、莪术挥发油具有抗肿瘤活性。挥发油不仅在医药领域发挥重要作用,也是香料、食品工业及化学工业的重要原料。

第一节 挥发油类化合物的结构类型和理化性质

一、挥发油类化合物的结构类型

挥发油是混合物,按化学结构分类,可将挥发油中的化学成分分为萜类化合物、芳香族化合物、脂肪族化合物以及含硫和含氮化合物等。挥发油化学组成复杂,一般以某种或某几种成分占较大比例,如樟脑油中樟脑含量约占 50%,薄荷油中薄荷醇可达 80%。一种挥发油常常含有数十种乃至数百种成分。如保加利亚玫瑰油中已分离鉴定出 275 种化合物,茶叶挥发油中含有 150 多种成分。

1. 萜类化合物　挥发油中的萜类成分所占比例最大,主要由单萜、倍半萜及其含氧衍生物组成,且多数含氧衍生物具有较强的生物活性。柠檬烯(limonene)主要存在于芸香科柑属柠檬等果皮的挥发油中,有镇咳、祛痰、抗菌等作用;莪术醇(curcumol)存在于姜科植物温郁金 *Curcuma wenyujin* 的干燥根茎中,有抗肿瘤等作用;8-桉树脑(1,8-cineole,也称桉油精)存在于桃金娘科植物大叶桉 *Eucalyptus robusta* 叶中,具有解热、消炎、抗菌、防腐、平喘及镇痛作用,常用作香料和防腐杀菌剂;龙脑(borneol),又称冰片,存在于龙脑香树 *Dipterocarpus aromatica* 和艾纳香 *Blumea balsamifera* 全草中,具有发汗、兴奋、解痉、驱虫、抗腐蚀和抗缺氧等作用。

柠檬烯　　　　莪术醇　　　　桉油精　　　　龙脑

2. 芳香族化合物　在挥发油中,芳香族化合物所占比例仅次于萜类,大多数为苯丙素衍生物,如桂皮醛(cinnamaldehyde)存在于樟科植物肉桂的干燥树皮中,有镇痛、镇静和抗惊厥等作用;丁香酚(eugenol)存在于桃金娘科植物丁香的花蕾中,有局麻、止痛、抗菌、消炎、防腐等作用。此外,部分芳香族化合物为萜源衍生物,如百里香酚(thymol)存在于唇形科百里香 *Thymus mongolicus* 叶中,具有杀菌、祛痰、杀螨等作用;花椒油素(xanthoxylin)存在于芸香科植物花椒果皮中,具有驱虫止蛔、抑制血小板聚集、杀菌、防霉作用。

桂皮醛　　　　丁香酚　　　　百里香酚　　　　花椒油素

3. 脂肪族化合物　挥发油中的脂肪族化合物主要是一些具有挥发性的小分子化合物。如正庚烷(*n*-heptane)存在于松节油中;甲基正壬酮(2-undecanone)、癸酰乙醛(decanoylacetaldehyde,鱼腥草素)存在于鱼腥草,即三白草科植物蕺菜 *Houttuynia cordata* 中,具有抗菌消炎、止咳镇痛和抗病原微生物,增强机体免疫作用。

$$CH_3CO(CH_2)_8CH_3 \qquad CH_3(CH_2)_5CH_3 \qquad CH_3(CH_2)_8COCH_2CHO$$

甲基正壬酮　　　　　　　　正庚烷　　　　　　　　癸酰乙醛

4. 其他类化合物　除了上述三类化合物,中药中其他的可随水蒸气蒸馏的挥发性成分,也为挥发油组成成分,如一些含硫和含氮的化合物,大蒜辣素(allicin)是大蒜 *Allium sativum* 中大蒜氨酸(alliin)经酶水解后的产物,具有抗菌、抗病毒等作用;异硫氰酸烯丙酯(allyl isorhodanate)是芥子苷(sinigrin)经芥子酶水解后的产物,具有抗癌活性;原白头翁素(protoanemonin)是毛茛苷(ranunculin)水解后得到的苷元,具有杀虫和显著的抑菌活性。

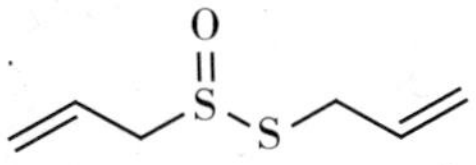

大蒜辣素 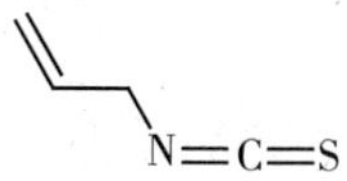 　　　　　异硫氰酸烯丙酯 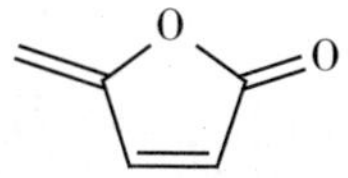 　　　　　原白头翁素

川芎嗪(ligustrazine)、麻黄碱(ephedrine)、烟碱(nicotine)等成分虽然也有挥发性但通常不被认为是挥发油类成分,而将其归类为生物碱。

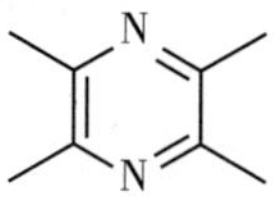

川芎嗪 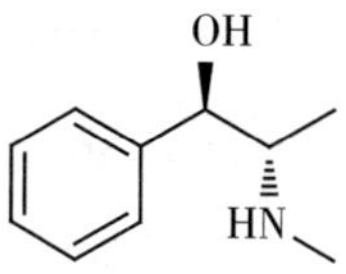 　　　　　麻黄碱 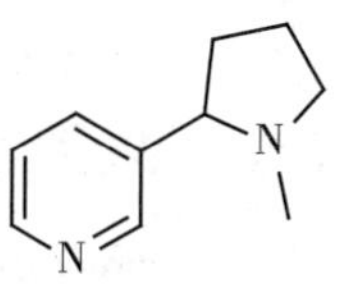 　　　　　烟碱

二、挥发油类化合物的理化性质

(一) 性状

1. 颜色　挥发油在常温下大多为无色或淡黄色,如薄荷挥发油为无色或淡黄色液体,莪术挥发油为淡棕色,有些挥发油含有薁类成分或溶有色素而显特殊颜色,如苦艾油显蓝绿色,洋甘菊油显蓝色,麝香草油显红色。

2. 形态　挥发油在常温下为透明液体。有些挥发油冷却时主要成分会结晶析出,这种析出物习称为"脑",如薄荷脑、樟脑、茴香脑等。滤去析出物的油称为"脱脑油",如薄荷油的脱脑油习称"薄荷素油",但仍含有约 50% 的薄荷脑。

3. 气味　挥发油大多数具有香味或辛辣味,如薄荷挥发油有强烈的薄荷香气,莪术挥发油气味特异,味微苦而辛;少数挥发油具有异味,如鱼腥草油有腥味,土荆芥油有臭气。挥发油的气味,往往是其品质优劣的重要标志。

4. 挥发性　挥发油具有挥发性,在常温下可自行挥发而不留油迹,这是挥发油与脂肪油的本质区别。

(二) 溶解性

挥发油为亲脂性成分,难溶于水,易溶于石油醚、乙醚、二硫化碳等有机溶剂。在高浓度乙醇中能全部溶解,而在低浓度乙醇中溶解度低。挥发油中的含氧化合物能够极少量地溶于水,使水溶液具有该挥发油的特有香气,医药工业上利用这一性质制备芳香水,如薄荷水。

(三) 物理常数

挥发油是混合物,无确定的物理常数,但挥发油中各组成成分基本稳定,因此其物理常数有一定的范围(表 9-1)。

表 9-1　常见挥发油的物理常数

名称	相对密度（15℃）	比旋度（20℃）	折光率
桂皮油	1.045 ~ 1.072	-1° ~+1°	1.602~1.614
丁香油	1.038 ~ 1.060	-130°以下	1.530~1.533
香附油	0.960 ~ 0.992	-74.5°	1.418~1.528
桉叶油	0.904 ~ 0.924	-5° ~+5°	1.458~1.470
姜油	0.872 ~ 0.895	-25° ~+50°	1.480~1.499
藿香油	0.962 ~ 0.967	+5° ~+6°	1.506~1.516
薄荷油	0.890 ~ 0.910	-32° ~-18°（25℃）	1.458~1.471
橙皮油	0.842 ~ 0.846（25℃）	+94° ~+99°（25℃）	1.472 3~1.473 7
八角茴香油	0.978 ~ 0.988（25℃）	-2° ~+1°（25℃）	1.553~1.560

1. 相对密度　挥发油多数比水轻,也有少数比水重,如丁香油、桂皮油等。挥发油的相对密度在 0.850~1.065。

2. 旋光性　挥发油几乎都有旋光性,比旋光度一般在 -97°~+117°。

3. 折光性　挥发油具有强折光性,折光率在 1.43~1.61。

4. 沸点　挥发油沸点一般在 70~300℃。

（四）化学常数

酸值、酯值和皂化值是挥发油的重要化学常数,也是重要的质量评价指标。

1. 酸值　是代表挥发油中游离羧酸和酚类成分含量的指标。以中和 1g 挥发油中含有游离的羧酸和酚类所消耗氢氧化钾的毫克数表示。

2. 酯值　是代表挥发油中酯类成分含量的指标。以水解 1g 挥发油中所含酯类所需要的氢氧化钾毫克数表示。

3. 皂化值　是代表挥发油中所含游离羧酸、酚类成分和结合态酯总量的指标。以中和并皂化 1g 挥发油含有的游离酸性成分与酯类所需氢氧化钾的毫克数表示。皂化值是酸值与酯值之和。

（五）稳定性

挥发油与空气及光线接触,常常会氧化变质,比重增加,颜色变深,失去原有香味,并能形成树脂样物质,也不能再随水蒸气蒸馏,故挥发油应贮存于棕色瓶内并低温保存。

（六）化学反应

挥发油中的化学成分常具有双键、醇羟基、醛、酮、酸性基团、内酯等结构,因此可相应地能与溴及亚硫酸氢钠发生加成反应,与肼类产生缩合反应,并有银镜反应、异羟肟酸铁反应、皂化反应及与碱成盐反应等。

第二节　挥发油类化合物的提取分离和结构鉴定

一、挥发油类化合物的提取分离

(一) 挥发油的提取方法

1. 蒸馏法　此法为提取挥发油常用方法。提取时,可将中药材适当粉碎,加水浸泡后用共水蒸馏、隔水蒸馏或水蒸气蒸馏法提取。前两种方法简单,但易引起药材焦化而影响挥发油的品质,后一种方法温度较低,可避免过热或焦化,但设备较前两种复杂。馏出液冷却后分取油层,若油水共存不分层,可用盐析法促使挥发油自水中析出,再用低沸点有机溶剂如乙醚或石油醚萃取,回收溶剂后可得到挥发油。

蒸馏法虽具有设备简单、操作容易、成本低、提油率高等优点,但由于提取过程温度较高,某些对热不稳定的挥发油成分易发生结构变化而影响挥发油的品质,因此对热不稳定的挥发油不宜用此法提取。

2. 溶剂提取法　含挥发油的药材用乙醚、石油醚(30~60℃)、二硫化碳、四氯化碳等低沸点有机溶剂连续回流提取或冷浸提取。提取液蒸馏或减压蒸馏除去有机溶剂后即得粗制挥发油。得到的粗制挥发油中常含有一些脂溶性成分如树脂、油脂、蜡、叶绿素等,故需进一步精制纯化。常用的方法是利用乙醇对油脂、蜡等脂溶性成分的溶解度随温度的下降而降低的特性,先将挥发油粗品加适量的热乙醇溶解,放置冷却,滤除析出物,再蒸馏除去乙醇即得净油;也可将粗制挥发油再进行蒸馏,以获得较纯的挥发油。

3. 吸收法　油脂类具有吸收挥发油的性质,利用此性质可提取一些贵重的挥发油,如茉莉花油、玫瑰油常用此法提取。通常用无臭味的猪油 3 份和牛油 2 份的混合物,均匀地涂抹在 50cm×100cm 的玻璃板两面,然后将此玻璃板嵌入高 5~10cm 木制框架中,在玻璃板上面铺放金属网,网上放一层新鲜花瓣,再将这样一个个的木框玻璃板重叠起来,花瓣被包围在两层脂肪的中间,挥发油逐渐被油脂所吸收,待脂肪充分吸收芳香成分后,刮下脂肪,即为"香脂",此法称为冷吸收法,如将花瓣等原料浸泡于油脂中,于 50~60℃ 下低温加热,使芳香成分溶于油脂中,此为温浸吸收法。吸收挥发油的油脂可直接用于香料工业,也可加入适量热无水乙醇溶解,放置冷却,滤除析出物,醇溶液减压蒸去乙醇后得到精油。

4. 压榨法　此法适用于含挥发油较多和新鲜原料的提取,如鲜橘、柑、柠檬的果皮等,将原料粉碎压榨,挥发油从植物组织中被挤压出来,再静置分层或用离心机分出油分,即得粗品。此法得到的产品不纯,可能含有水分、叶绿素、黏液质及细胞组织等杂质而呈混浊状态,同时此法很难将挥发油全部压榨出来,故可将压榨后的残渣进行水蒸气蒸馏,使挥发油提取完全。压榨法得到的挥发油可保持原有的新鲜香味。

5. 二氧化碳超临界流体提取法　本法应用于提取挥发油,具有防止氧化、热解及提高品质的突出优点。如紫苏中特有香味成分紫苏醛(perillaldehyde)在用水蒸气蒸馏法提取时,会受热分解,影响挥发油的品质,而使用二氧化碳超临界流体法提取所得芳香挥发油气味与原料相同,明显优于其他方法。应用此法在芹菜籽、生姜、茴香等挥发油的提取上均得到较好效果。

6. 微波辅助提取法　微波辅助提取挥发油技术的最大特点在于微波的能量利用率高、提取速率快、得率高、操作简单。由于微波的提取时间短，降低了挥发油的热降解、氧化的可能性，得到的挥发油气味清新、香醇，接近原料气味。其基本原理是微波可透过细胞壁，直接作用于细胞内极性分子，导致细胞内部温度升高，使挥发油物质迅速汽化，细胞膨胀。当细胞内部压力大于细胞膨胀系数时，细胞壁发生破裂，挥发油从细胞内逸出。微波的这种内加热方式，使细胞内传热和传质方向一致，即同为由内向外，具有协同效应，加快了提取速率，缩短了提取时间。

(二) 挥发油的分离

从药材中提取得到的挥发油常为混合物，需经进一步的分离，方可得到单体化合物，常用的分离方法如下。

1. 冷冻析晶法　将挥发油放置在0℃以下析晶，如无晶体析出，可置-20℃至结晶析出，得到的结晶经重结晶后可得纯品。如薄荷油置-10℃，12小时后析出第一批粗脑，滤过，将挥发油继续置-20℃冷冻24小时，析出第二批粗脑，合并两批粗脑，加热熔融后，置0℃冷冻，可得到纯度较好的薄荷脑。该方法简便，但有时分离不完全，有些成分复杂的挥发油冷冻后仍不能析出结晶。

2. 分馏法　挥发油的组成成分由于类别不同，各成分的沸点也有差别，如萜类成分中的碳原子一般相差5个，同时双键的位置、数目和含氧官能团的不同，使它们的沸点不同，并且有一定的规律性，在单萜中沸点随着双键的增多而升高，即三烯＞二烯＞单烯；含氧单萜的沸点随着官能团的极性增大而升高，即酸＞醇＞醛＞酮＞醚，注意酯比相应的醇沸点高（表9-2）。

表9-2　萜类的沸程

萜类	常压沸程/℃	萜类	常压沸程/℃
半萜类	~130	单萜烯烃无环3个双键	180~200
单萜烯烃双环1个双键	150~170	含氧单萜	200~230
单萜烯烃单环2个双键	170~180	倍半萜及其含氧衍生物	230~300

挥发油中的某些成分在接近其沸点温度时，结构易被破坏，故通常都采用减压分馏。一般在35~70℃/10mmHg被蒸馏出来的是单萜烯类化合物；在70~100℃/10mmHg被蒸馏出来的是单萜含氧化合物；而在80~110℃/10mmHg被蒸馏出来的是倍半萜及其含氧衍生物，有时倍半萜含氧化合物沸点很高。由于所得到的各馏分中的组成成分常呈交叉情况，所以经过分馏后得到的每一馏分仍可能是混合物，需经进一步精馏或结合冷冻、重结晶、色谱等方法，才可能得到单一成分。

3. 化学分离法　根据挥发油中各组分的结构或官能团不同，采用化学方法处理，使各组分得到分离。

(1) 碱性成分的分离：分离挥发油中的碱性成分时，可将挥发油溶于乙醚，加1%硫酸或盐酸萃取，分取酸水层碱化后，再用乙醚萃取，回收乙醚后即可得到碱性成分。

(2) 酚、酸性成分的分离：将挥发油的乙醚液先用 5% 的碳酸氢钠溶液萃取，分取碱水层，加稀酸酸化，再用乙醚萃取，回收乙醚后可得到酸性成分；除去酸性成分后的挥发油乙醚液继续用 2% 氢氧化钠萃取，分取碱水层，酸化，乙醚萃取，回收乙醚，得到酚类或其他弱酸性成分。

(3) 醛、酮类成分的分离：除去酚、酸类成分的挥发油母液，水洗至中性，以无水硫酸钠干燥后，加入亚硫酸氢钠饱和溶液，振摇，分取水层或加成物结晶，再加酸或碱处理，使加成物分解，以乙醚萃取，回收乙醚后得到醛或酮类成分。也可将干燥后的挥发油与吉拉德试剂 T 或 P 回流 1 小时生成水溶性的缩合物，用乙醚萃取除去不具羰基的成分后，再用酸处理，得到醛或酮类成分。

(4) 醇类成分的分离：将除去了醛或酮类成分的挥发油与丙二酸单酰氯或邻苯二甲酸酐或丙二酸反应生成酸性单酯，将生成物转溶于碳酸氢钠溶液中，用乙醚除去未反应的挥发油成分，将碱溶液酸化，再以乙醚萃取所生成的酸性单酯，回收乙醚，将酸性单酯加入碱液中，经皂化后，可得到原有的醇类成分。伯醇易成酯，仲醇反应较慢，而叔醇则较难发生酯化反应（图 9-1）。

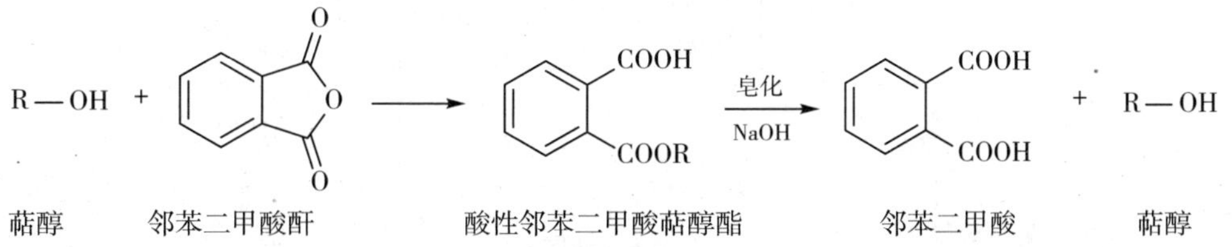

R—OH + 邻苯二甲酸酐 → 酸性邻苯二甲酸萜醇酯 —皂化 NaOH→ 邻苯二甲酸 + R—OH

萜醇　　　邻苯二甲酸酐　　　　酸性邻苯二甲酸萜醇酯　　　邻苯二甲酸　　　萜醇

● 图 9-1　萜醇的酯化与皂化反应

(5) 其他成分的分离：挥发油中的酯类成分多用精馏或色谱分离，萜醚成分在挥发油中不多见，可利用醚类与浓酸形成盐结晶的性质从挥发油中分离出来，如桉叶油中的桉油精属于萜醚成分，它与浓磷酸可形成磷酸盐结晶。还可利用溴、氯化氢、溴化氢、亚硝酰氯等试剂与双键加成，所得到的产物常为结晶状态，借以分离或纯化。

挥发油的化学分离可用以下流程表示（图 9-2）。

4. 色谱分离法　由于挥发油的组成成分很复杂，某些挥发油成分在采用上述方法分离后难以得到单体化合物，而将分馏法或化学法与色谱分离法结合起来使用将会得到比较好的分离结果。

(1) 吸附柱色谱：色谱法中以吸附柱色谱应用最广泛，常用的吸附剂为硅胶和中性氧化铝，洗脱剂多用石油醚、己烷、石油酸 - 乙酸乙酯、己烷 - 乙酸乙酯等，经分馏法或化学法分离得到挥发油组分可溶于石油醚中，通过硅胶柱色谱，先用石油醚或己烷洗脱，然后用石油酸(己烷)-乙酸乙酯梯度洗脱，逐渐增加乙酸乙酯含量以增大洗脱剂的极性，使挥发油中的各成分较好地分离。

(2) 硝酸银络合色谱法：挥发油中含有双键数量或位置不同的成分可用硝酸银 - 硅胶或硝酸银 - 氧化铝络合柱色谱及其薄层色谱分离，其分离机制是利用硝酸银可与双键形成 π 络合物，而双键数目、位置及立体构型不同的萜类成分与硝酸银形成络合物难易程度及形成的络合物稳定性不同，利用此差异可将它们分开。一般规律是①双键数量：双键数目越多，吸附力越强，越难洗脱，即三烯 > 二烯 > 单烯；②双键位置：末端双键(吸附力)> 顺式双键 > 反式双键，即末端双键较难洗脱，顺式双键比反式双键难洗脱。对于无双键的化合物，以极性大小不同洗脱。一般硝酸银的加

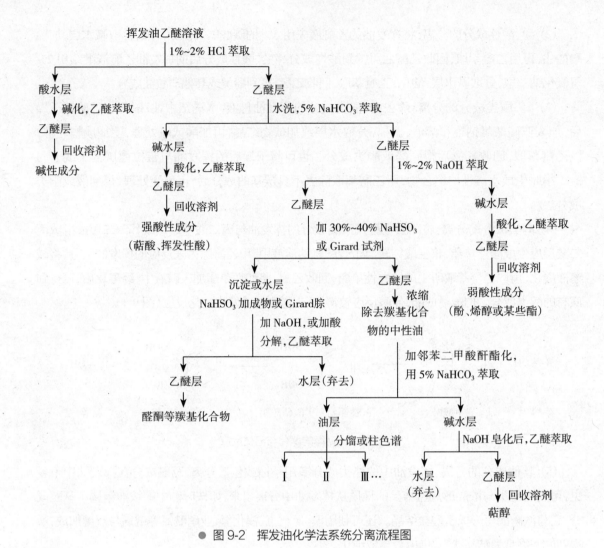

● 图 9-2　挥发油化学法系统分离流程图

入量为 2%~2.5%，洗脱剂与上述的硅胶与氧化铝色谱相同。例如，α- 细辛醚（α-asarone）、β- 细辛醚（β-asarone）和欧细辛醚（euasarone）的分离，将三者混合物通过用 2% 硝酸银处理的硅胶柱，用苯 - 乙醚（5 ∶ 1）洗脱，收集各流分，薄层色谱检查。洗脱顺序为反式双键的 α- 细辛醚先下，其次是顺式双键的 β- 细辛醚，最后洗脱下来的是具有末端双键的欧细辛醚。

α-细辛醚　　　　　　　　β-细辛醚　　　　　　　　欧细辛醚

（3）其他色谱法：对于不易分离的挥发油成分可用制备薄层色谱进行分离，其展开方式可采用连续两次展开及不同展开剂单向二次展开，通常能获得较好的分离效果。

气相色谱是研究挥发油组成成分很好的方法，采用制备型气相色谱 - 质谱联用技术，可将挥发油成分分离并同时对成分进行鉴定。

二、挥发油类化合物的结构鉴定

(一) 一般检查

将样品溶于乙醚或石油醚中,滴于滤纸上,在室温下能挥发而不留痕迹的为挥发油,若油斑不消失则可能含有油脂。

(二) 理化常数测定

1. 物理常数的测定　相对密度、比旋度、折光率是鉴定挥发油常用的物理常数。测定挥发油的物理常数,一般先测折光率,若折光率不合格,则此挥发油不合格,其余项目不必再测。

2. 化学常数的测定　酸值、酯值、皂化值是挥发油的重要化学常数,是衡量挥发油质量的重要指标。挥发油的 pH 也是其重要化学常数,测定挥发油的 pH,如呈酸性,表示含有游离的酸或酚类化合物,如呈碱性表示含有碱性化合物。

(三) 官能团的鉴定

挥发油中的不同成分因含有不同的官能团而表现出不同的特性,通过对挥发油官能团的鉴定,可初步了解挥发油的组成。

1. 酚类　在挥发油的乙醇溶液中,加入三氯化铁的乙醇溶液,如含有酚类化合物则出现蓝、蓝紫或绿色。

2. 羰基化合物　若挥发油与硝酸银的氨溶液发生银镜反应,表示有醛类等还原性物质存在。若挥发油与 2,4- 二硝基苯肼、氨基脲、羟胺等试剂反应生成结晶性沉淀,表示含有醛或酮类化合物。

3. 不饱和化合物和薁类衍生物　向挥发油的三氯甲烷溶液中滴加 5% 溴的三氯甲烷溶液,若红色褪去表示挥发油中含有不饱和化合物,继续滴加三氯甲烷溶液,若出现蓝色、紫色或绿色,则表示含有薁类衍生物。向挥发油的无水甲醇溶液中滴加浓硫酸,若出现蓝色或紫色,表明有薁类化合物的存在。

4. 内酯类化合物　向挥发油的吡啶溶液中滴加亚硝酰铁氰化钠及氢氧化钠溶液,如出现红色并逐渐消失,表示挥发油中含有 α-,β- 不饱和内酯类化合物。

(四) 色谱鉴定

1. 薄层色谱　薄层色谱在挥发油的检识中应用较为普遍。吸附剂多采用硅胶或中性氧化铝。若以石油醚或正己烷为展开剂,可将挥发油中不含氧的化合物较好地展开,而含氧化合物则留在原点;若以石油醚 - 乙酸乙酯(85∶15)为展开剂,可将不含氧的化合物展至前沿,而含氧化合物较好地展开。实际工作中常分别用这两种展开剂对同一样品作单向二次展开。

常用的显色剂有两类。一类为通用显色剂,即香草醛 - 浓硫酸。喷显色剂后,105℃加热,挥发油中各种成分显不同的颜色。另一类为各成分官能团专属显色剂,常用的有:

(1) 2% 高锰酸钾水溶液:若在粉红色背景下产生黄色斑点,表明含有不饱和化物。

（2）2,4-二硝基苯肼试剂：若产生蓝色斑点，表明含有醛酮类化合物。

（3）异羟肟酸铁反应：若斑点显淡红色，可能含有酯或内酯。

（4）三氯化铁反应：若斑点显绿色或蓝色，表明含有酚性化合物。

（5）硝酸铈铵试剂：若在黄色背景下显棕色斑点，表明含有醇类化合物。

（6）对二甲氨基苯甲醛试剂：室温下显蓝色，表明含有薁类化合物。

（7）0.05% 溴酚蓝乙醇溶液：若产生黄色斑点，表明含有有机酸类化合物。

2. 气相色谱　气相色谱法现已广泛用于挥发油的定性定量分析。定性分析主要是对挥发油中已知成分进行鉴定，可利用已知成分的对照品与挥发油在同一色谱条件下测定，比对相对保留值，以初步确定挥发油中的相应成分。

3. 气-质联用（GC-MS）　挥发油中许多未知成分没有对照品作对照，则应选用 GC-MS 技术进行分析鉴定。现多采用气相色谱-质谱-数据系统联用（GC/MS/DS）技术，大大加快了挥发油鉴定的速度，也提高了研究水平。分析时，首先将样品注入气相色谱仪，经分离后得到的各个组分依次进入分离器，浓缩后的各组分又依次进入质谱仪。质谱仪对每个组分进行检测，通过计算机与数据库的标准谱对照，给出该化合物的可能结构，最终结构还要参考有关文献数据加以确认。

第三节　含挥发油类成分的中药研究实例

一、薄荷中挥发油成分的研究

薄荷为唇形科植物薄荷 *Mentha haplocalyx* 的干燥地上部分，是重要的解表中药，味辛，性凉，归肺、肝经，具有疏散风热、清利头目、利咽、透疹、疏肝行气等功效。用于风热感冒、风温初起、头痛、目赤、喉痹、口疮、风疹、麻疹、胸胁胀闷等。2020 年版《中国药典》一部规定，薄荷中含挥发油不得少于 0.8%（ml/g），其脑（薄荷醇）和部分脱脑的油（薄荷素油）为芳香药、调味药及驱风药，亦被 2020 年版《中国药典》所收载，可用于皮肤和黏膜，产生清凉感，减轻不适与疼痛，并广泛用于日用化工及食品工业中。

我国是薄荷的种植大国，在江苏、河南、安徽、江西有大面积栽培。薄荷制品薄荷脑及素油还出口美国、英国、日本、新加坡等国，在国际上享有盛誉，被誉为"亚洲之香"。

（一）化学成分类型

薄荷中主要成分为挥发油，有特异清凉香气，油中主要含有单萜及其含氧衍生物，还有非萜类、脂肪族等几十种化合物。左旋薄荷醇（*l*-menthol）是薄荷油的主要成分，含量在 50% 以上，此外薄荷油中还含有大量薄荷酮（menthone）和新薄荷醇（neomenthol）。

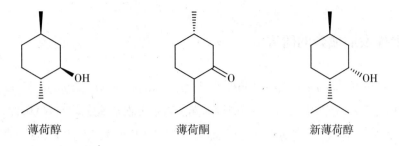

薄荷醇　　　　　　薄荷酮　　　　　　新薄荷醇

（二）薄荷挥发油的提取分离

薄荷中挥发油常采用冷冻法和分馏法进行纯化分离,如流程图9-3、图9-4所示。

1. 冷冻法

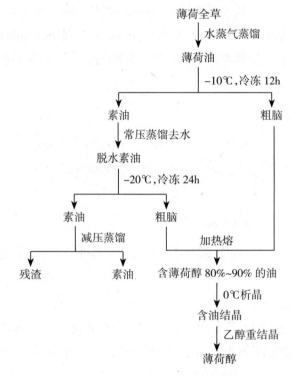

● 图9-3　冷冻法提取分离薄荷挥发油流程图

2. 分馏法

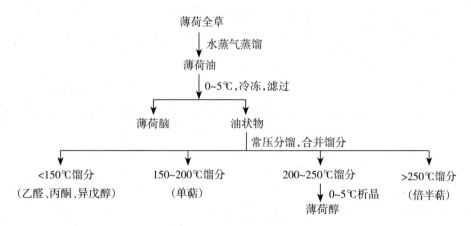

● 图9-4　分馏法提取分离薄荷挥发油流程图

二、莪术中挥发油成分的研究

莪术为蓬莪术 *Curcuma phaeocaulis*、广西莪术 *Curcuma kwangsiensis* 和温郁金 *Curcuma wenyujin* 的根茎,后者习称"温莪术",莪术味辛、苦,性温,归肝脾经,具有行气破血、消积止痛的功效,用于症瘕痞块、瘀血经闭、胸痹心痛、食积胀痛。现代药理研究表明,挥发油是莪术的主要活性成分,具有抗癌、抗凝血、抗氧化和保肝等作用。

(一) 化学成分类型

莪术挥发油主要成分为莪术二酮(curdione,19.53%)、莪术烯(curzerene,15.80%)、吉马酮(germacrone,9.98%)、莪术醇(curcumenol,9.94%)、新莪术二酮(neocurdione,4.54%)、β-榄香烯(β-elemene,3.98%)等。莪术抗肿瘤研究显示挥发油中的莪术二酮、莪术烯、莪术醇、β-榄香烯是莪术的主要抗肿瘤活性成分。

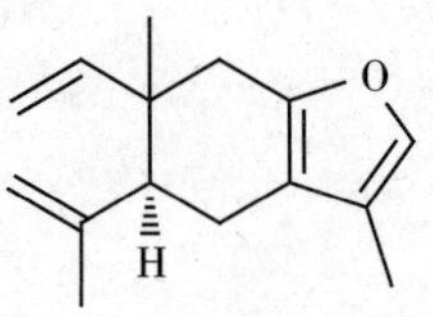

| 莪术烯 | 莪术二酮 | 吉马酮 | β-榄香烯 |

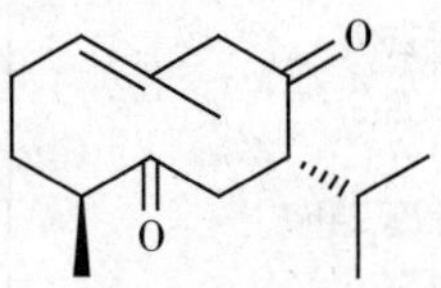

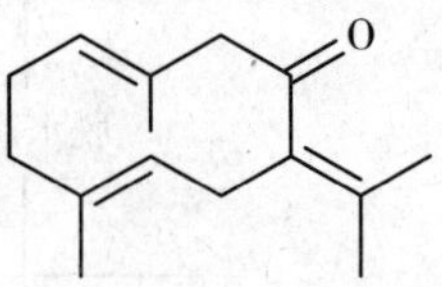

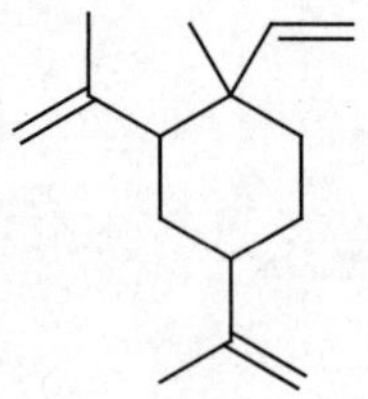

2020 年版《中国药典》一部规定,莪术中含挥发油不得少于 1.5%(ml/g)。

(二) 莪术挥发油的提取分离

取温莪术药材粉碎至 50 目,称取粗粉 100g,置 2 000ml 烧瓶中,加 6 倍量水,进行总挥发油提取,正己烷萃取,无水硫酸钠脱水干燥,浓缩,得具有特殊浓郁香味的淡黄色油状液体,挥发油得率为 1.99ml/100g,将得到的挥发油定容至 2ml,备用。

(三) 莪术挥发油成分的结构鉴定

采用气相色谱-质谱进行挥发油成分的鉴定。

色谱条件:色谱柱为 DB-5MS 石英毛细管柱(30m × 0.25mm × 0.25μm),载气为高纯度氦气,电离方式为 EI,离子源温度为 200℃,电子轰击能量为 70eV,接口温度为 250℃,发射电流 150μA,扫描范围:35~455amu,扫描周期 0.4s。数据处理系统 Xcaliburl.2,图谱库 NIST Version 1.7。程序升温:初始温度 60℃,保持 1 分钟,以 4℃ /min 升温至 100℃,再以 2℃ /min 升至 120℃,继续 1℃ /min 升至 180℃,最后以 23℃ /min 升至 230℃,保持 10 分钟。柱压 53kPa,柱流量为 1.0ml/min。分流进样。分流比 20∶1,进样量为 0.2μl。

样品测定:取药材挥发油 1μl,用 GC-MS 联用仪对挥发油进行检测,得总离子流图。对总离子流图中的各峰经质谱扫描后得到质谱图,通过检索 NIST Version 1.7 质谱数据库,并结合人工谱图解析,按各色谱峰的质谱裂解图与文献对比,查对有关质谱资料,确定温莪术挥发油中的化学成分,并采用峰面积归一化法测定各成分相对百分含量,结果见表 9-3。

表 9-3　莪术挥发油化学成分的 GC-MS 分析结果

编号	保留时间 /min	化合物名称	分子式	分子量	相对含量 /%
1	5.91	α- 蒎烯	$C_{10}H_{16}$	136	0.08
2	6.35	莰烯	$C_{10}H_{16}$	136	0.17
3	7.08	β- 蒎烯	$C_{10}H_{16}$	136	0.06
4	7.31	月桂烯	$C_{10}H_{16}$	136	0.08
5	8.39	伞花烃	$C_{10}H_{14}$	134	0.05
6	8.49	D- 柠檬烯	$C_{10}H_{16}$	136	0.41
7	8.69	1,8- 桉叶素	$C_{10}H_{18}O$	154	3.14
8	10.41	2- 壬酮	$C_{9}H_{18}O$	142	0.03
9	10.88	樟脑	$C_{10}H_{16}O$	152	2.27
10	13.06	龙脑	$C_{10}H_{18}O$	154	1.37
11	13.37	异龙脑	$C_{10}H_{18}O$	154	0.42
12	13.69	松油烯 -4- 醇	$C_{10}H_{18}O$	154	0.45
13	14.26	α- 萜品醇	$C_{10}H_{18}O$	154	0.87
14	18.23	乙酸异龙脑酯	$C_{12}H_{20}O_{2}$	196	0.12
15	18.52	2- 十一烷酮	$C_{11}H_{22}O$	170	0.04
16	20.56	δ- 榄香烯	$C_{15}H_{24}$	204	0.70
17	23.52	β- 榄香烯	$C_{15}H_{24}$	204	3.98
18	25.11	E- 石竹烯	$C_{15}H_{24}$	204	0.62
19	25.77	γ- 榄香烯	$C_{15}H_{24}$	204	1.03
20	26.93	异喇叭烯	$C_{15}H_{24}$	204	0.19
21	29.06	吉马烯 D	$C_{15}H_{24}$	204	1.32
22	29.56	4(14)-11- 桉叶二烯	$C_{15}H_{24}$	204	0.48
23	30.05	莪术烯	$C_{15}H_{20}O$	216	15.80
24	31.00	澳白檀醇	$C_{15}H_{24}O$	220	0.51
25	31.43	δ- 杜松烯	$C_{15}H_{24}$	204	0.17
26	32.66	γ- 芹子烯	$C_{15}H_{24}$	204	0.22
27	34.04	榄香醇	$C_{15}H_{26}O$	222	0.17
28	34.63	吉马烯 B	$C_{15}H_{24}$	204	1.76
29	37.03	表蓝桉醇	$C_{15}H_{26}O$	222	0.40
30	39.51	莪术醇	$C_{15}H_{24}O_{2}$	236	9.49
31	45.84	吉马酮	$C_{15}H_{22}O$	218	9.98
32	47.92	莪术二酮	$C_{15}H_{24}O_{2}$	236	19.53

编号	保留时间 /min	化合物名称	分子式	分子量	相对含量 /%
33	48.33	异莪术烯醇	$C_{15}H_{22}O_2$	234	0.36
34	50.84	新莪术二酮	$C_{15}H_{24}O_2$	236	4.54
35	51.55	ledeneoxide-(Ⅱ)	$C_{15}H_{24}O$	220	0.61
36	53.98	1,2,3,3a,8,8a-hexahydro-2,2,8-trimethyl-5,6-azulene dicarboxaldehyde	$C_{15}H_{20}O_2$	232	0.33
37	54.61	(1-methylethylidene)-cyclobutane, tetrakis	$C_{16}H_{34}$	216	0.72
38	58.67	2-(4a,8-二甲基-6-O-1,2,3,4,4a,5,6,8a-八氢萘)-丙醛	$C_{15}H_{22}O_2$	234	2.14
		检出率			84.61

09 章同步练习

（辽宁中医药大学　窦德强）

参考文献

[1] 庞承新. 精馏—冷冻结晶技术分离天然薄荷脑的条件研究. 广西师范学院学报(自然科学版), 2003, 20(4): 61-63.

[2] 迟玉广, 李中阳, 黄爱华, 等. 不同产地薄荷饮片中挥发性成分的比较分析, 安徽医药, 2016, 20(9): 1661-1664.

[3] 张贤梅. 薄荷脑提取中异薄荷脑的分离. 轻工科技, 2015, 31(8): 47-48.

[4] 王德立. 中药莪术研究进展. 安徽农业科学, 2014, 42(11): 3240-3242, 3258.

[5] 黄娴, 潘路, 王春桃. 海南产温莪术挥发油成分分析. 海南医学, 2014, 25(20): 3024-3027.

10 章课件

第十章 三萜及其苷类

三萜类（triterpenoid）化合物是一类基本母核多数由 30 个碳原子组成的萜类化合物，根据"异戊二烯法则"，三萜类被认为是由 6 个异戊二烯单元缩合而成，是一类重要的中药化学成分。

三萜类化合物以游离态和结合态（成苷或成酯）广泛存在于自然界，菌类、蕨类、单子叶植物和双子叶植物、动物及海洋生物中均有分布，尤以双子叶植物中分布最多。游离三萜主要来源于菊科、豆科、大戟科、楝科、卫矛科、茜草科、橄榄科及唇形科等植物。三萜苷类在豆科、五加科、桔梗科、远志科、葫芦科、毛茛科、石竹科、伞形科、鼠李科和报春花科等植物分布较多。含有三萜类成分的常用中药如人参、甘草、柴胡、黄芪、桔梗、川楝皮、泽泻、灵芝等。少数三萜类成分也存在于动物体，如从羊毛脂中分离出羊毛脂醇，从鲨鱼肝脏中分离出鲨烯。从海洋生物如海参、软珊瑚中也分离出各种类型的三萜类化合物。

由于多数三萜苷类化合物可溶于水，而且其水溶液经振摇后可产生持久性肥皂样泡沫，故称之三萜皂苷（triterpenoid saponin）。常见的三萜皂苷元（triterpenoid sapogenin）为四环三萜和五环三萜类化合物。该类皂苷多具有羧基，故具有羧基的三萜皂苷也称之酸性皂苷。组成三萜皂苷的糖有 D- 葡萄糖、D- 半乳糖、D- 木糖、L- 阿拉伯糖、L- 鼠李糖、D- 葡糖醛酸和 D- 半乳糖醛酸，另外还有 D- 呋糖、D- 鸡纳糖、D- 芹糖、乙酰基和乙酰氨基糖等。

三萜类化合物具有广泛的生物活性，如抗肿瘤、抗炎、抗过敏、抗病毒、降血糖、降胆固醇、防治心血管疾病以及机体免疫调节等作用。

近年来，随着现代分离、结构测定或活性测试等技术手段的迅速发展，许多具有新骨架或具有一定生物活性的三萜也不断被发现。

第一节 三萜及其苷类化合物的结构类型和理化性质

一、三萜及其苷类化合物的结构类型

目前，已发现的三萜类化合物结构类型有 30 余种，除了少量的无环三萜、二环三萜和三环三萜外，主要是四环三萜和五环三萜两大类分布较多。近年来，又发现了许多由于三萜类化合物氧化、甲基转位、重排及降解、开环等生成结构复杂、高度氧化的新骨架类型三萜类化合物。此外，少数三萜化合物分子中的碳原子多于或少于 30 个，如齿孔酸（eburicoic acid，分子量 $C_{31}H_{50}O_3$）多了 1 个碳，而四环三萜的楝烷型由 26 个碳原子组成，过去曾认为它们不属于三萜类化合物，后通过

植物生源关系的深入研究,才明确将它们划入三萜类化合物。

(一) 无环三萜(acyclic triterpenoid)

无环三萜多为鲨烯类化合物。鲨烯(角鲨烯,squalene)主要存在于鲨鱼肝油及其他鱼类的鱼肝油中的非皂化部分,也存在于某些植物油(如菜籽油、橄榄油等)的非皂化部分。

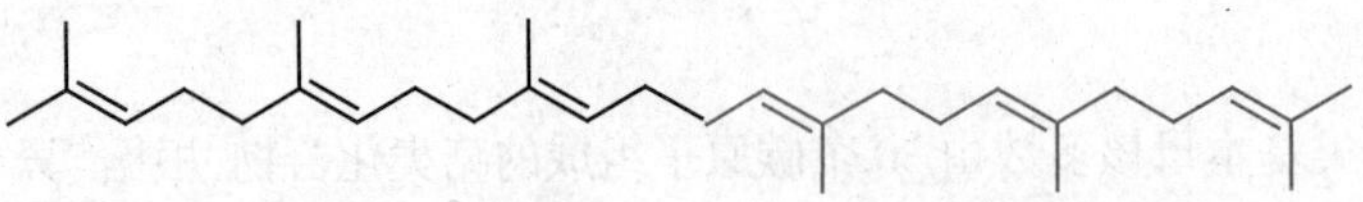

鲨烯 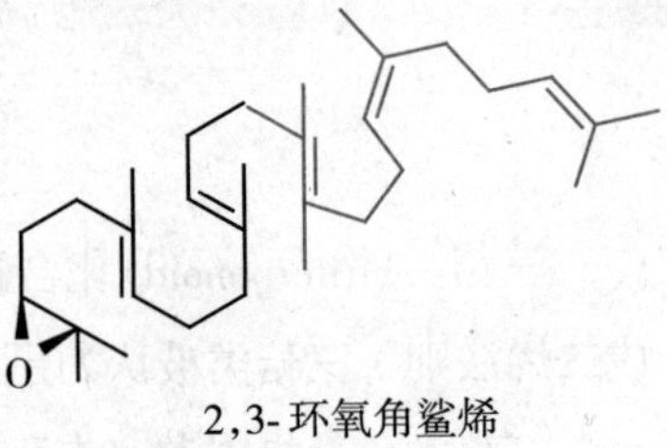   2,3-环氧角鲨烯

2,3-环氧角鲨烯(squalene-2,3-epoxide)是角鲨烯转变为三环、四环和五环三萜的重要生源中间体。在动物体内,它是由角鲨烯在肝脏通过环氧酶的作用而生成。2,3-环氧基角鲨烯在环化酶或弱酸性介质中很容易被环化。

从苦木科 Simaroubaceae 植物 *Eurycoma longiolin* 分离得到的化合物 logilene peroxide,是含有8个手性碳和3个呋喃环的鲨烯类链状三萜类化合物。

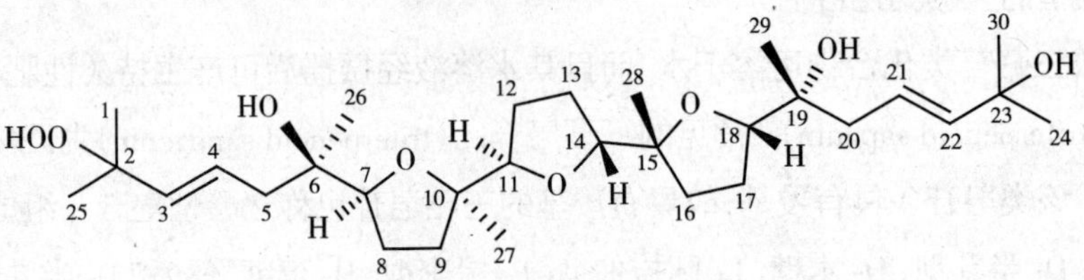

logilene peroxide

(二) 单环三萜(monocyclic triterpenoid)

蓍醇 A(achilleol A)是从菊科 Asteraceae 蓍属植物 *Achillea odorata* 中分离得到的一个具有新单环骨架的三萜类化合物,这是由 2,3-环氧鲨烯在生物合成三萜化合物时环化反应的第一步。

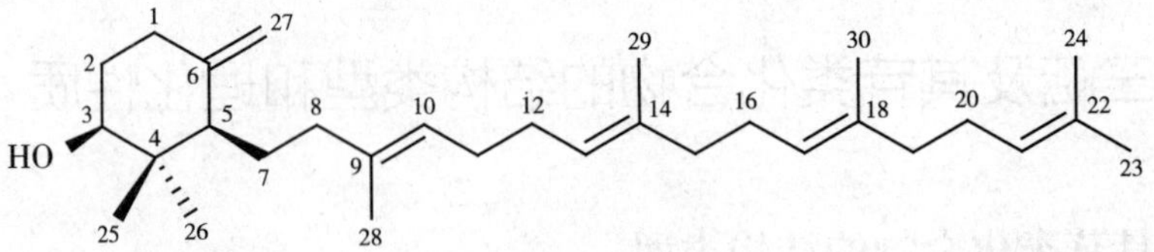

蓍醇A

(三) 二环三萜(bicyclic triterpenoid)

pouoside A~E 是从海洋生物 *Asteropus* sp. 中分离得到的一类具有双环骨架的三萜半乳糖苷类化合物,分子中含有多个乙酰基。

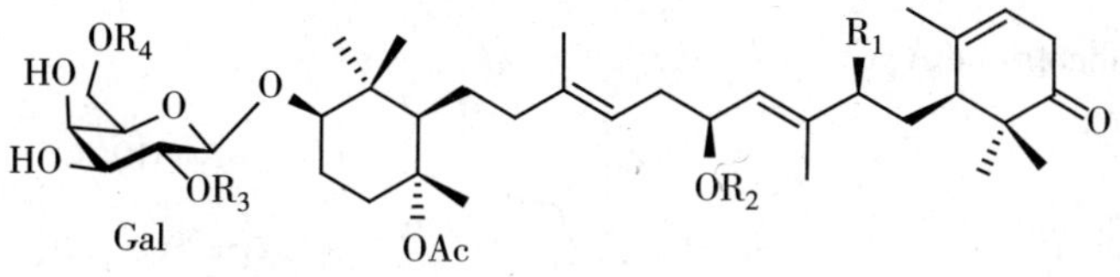

	R_1	R_2	R_3	R_4
pouoside A	OAc	Ac	H	H
pouoside B	OAc	H	H	H
pouoside C	H	Ac	H	H
pouoside D	OAc	Ac	Ac	H
pouoside E	OAc	Ac	H	Ac

从蕨类植物 *Polypodium fauriei* 和伏石蕨 *Lemmaphyllum microphyllum* 及卵鳞耳蕨 *Polystichum ovatopaleaceum* 和 *Polystichum polyblephalum* 的新鲜叶子中分别分离得到的 α- 水龙骨萜四烯（α-polypodatetraene）和 γ- 水龙骨萜四烯（γ-polypodatetraene），是两个具有新骨架的二环三萜类化合物。

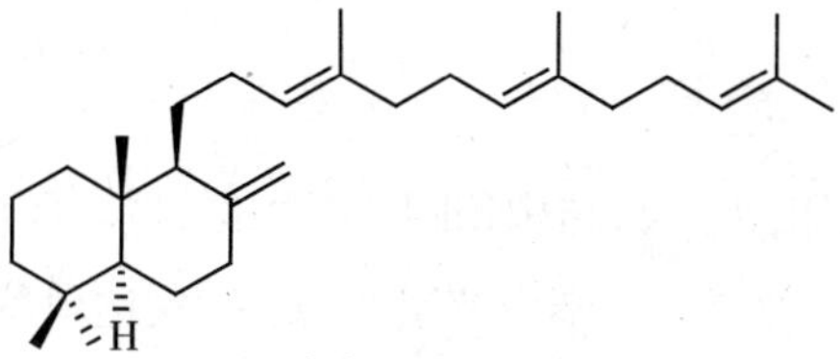

α-水龙骨萜四烯

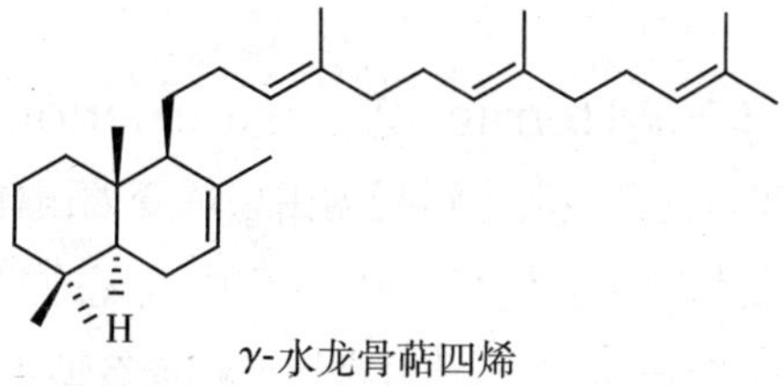

γ-水龙骨萜四烯

(四) 三环三萜 (tricyclic triterpenoid)

龙涎香（ambergris）是抹香鲸肠道排泄的灰色块状物，作为贵重香料应用。龙涎香醇（ambrein）是龙涎香中的成分，本身没有香味，在空气中发生变化而产生香味。马拉巴醇（malabaricol）是从 *Ailantus malabarica* 的树干渗出的树脂状物中得到的主要成分。

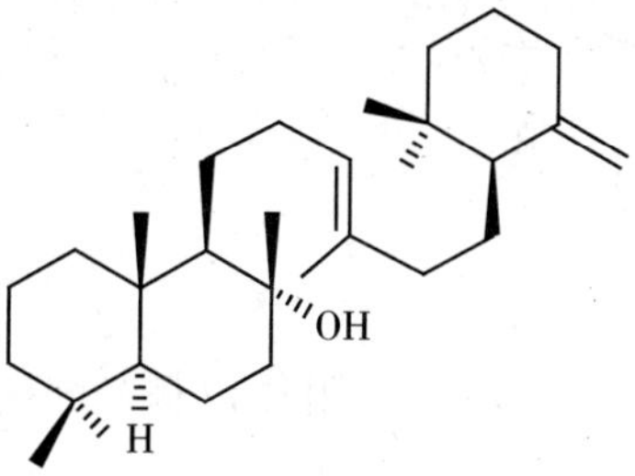

龙涎香醇

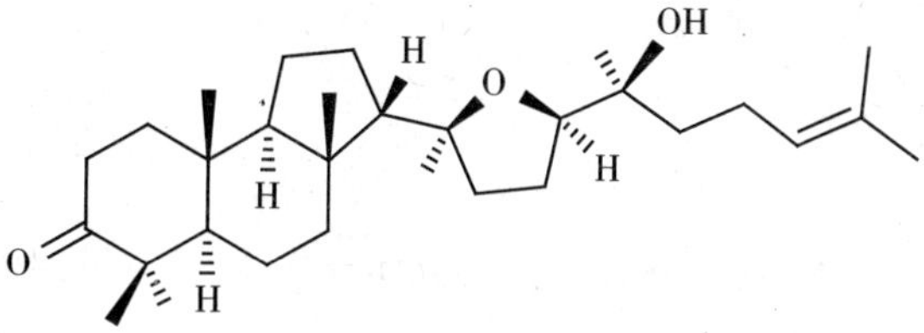

马拉巴醇

从楝科 Meliaceae 植物 *Lansium domesticum* 的果皮中分离得到的 lansioside A~C，是具有新三环骨架的三萜苷类化合物。lansioside A 是从植物中得到的一种非常罕见的乙酰氨基葡萄糖苷，其在 2.4 百万分比（ppm）浓度下能有效地抑制白三烯 D_4 诱导的豚鼠回肠收缩。

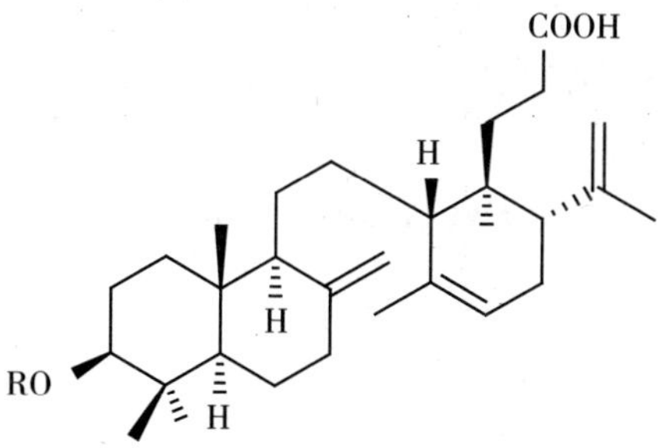

lansioside A	R = N-acetyl-β-D-glucosamine
lansioside B	R = β-D-glucose
lansioside C	R = β-D-xylose

此外,从五味子科 Schisandraceae 南五味子属植物冷饭团(*Kadsura coccinea*,又称黑老虎)的根和蔓茎中发现了 3 个的三环三萜,即 kadcotrione A~C。

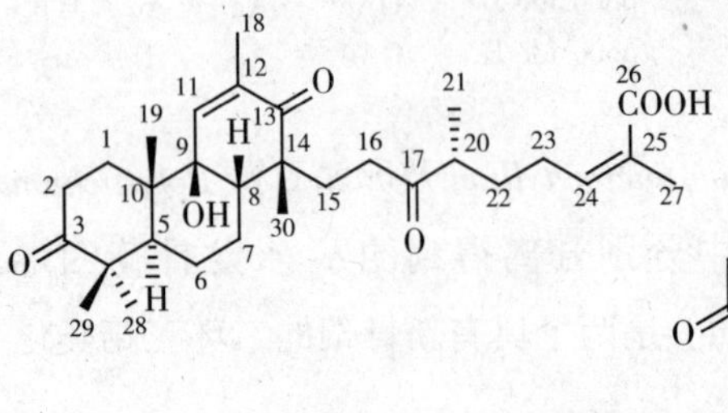

kadcotrione A 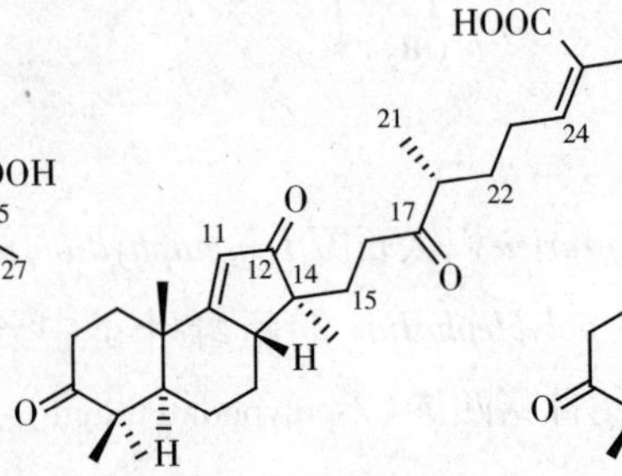   kadcotrione B 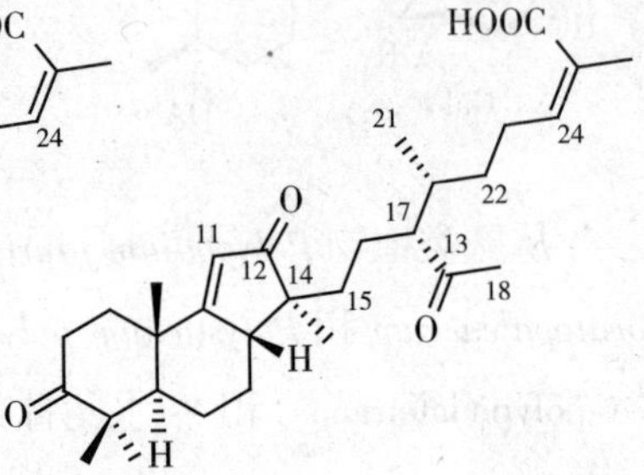   kadcotrione C

(五) 四环三萜(tetracyclic triterpenoid)

四环三萜在生源上可视为由鲨烯变为甾体的中间体,大多数结构和固醇很相似,具有环戊烷骈多氢菲的甾核母核。目前自然界中发现的四环三萜主要有羊毛脂甾烷型、大戟烷型、达玛烷型、原萜烷型、葫芦烷型、环菠萝蜜烷型和楝烷型等。

1. 羊毛脂甾烷(lanostane)型与大戟烷(euphane)型   羊毛脂甾烷也称羊毛脂烷,其结构特点是 A/B、B/C、C/D 环均为反式稠合;C-10、C-13 和 C-14 位分别连有 β,β,α-CH$_3$;C-20 位为 R 构型(即H-20 为 β 构型);C-17 位侧链为 β- 构型;C-3 位常有—OH 取代。

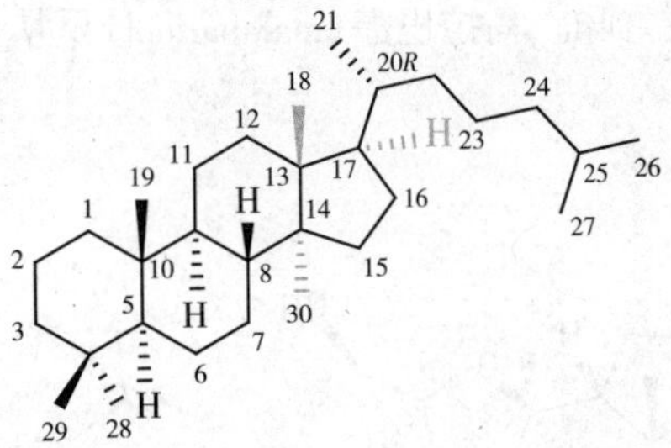

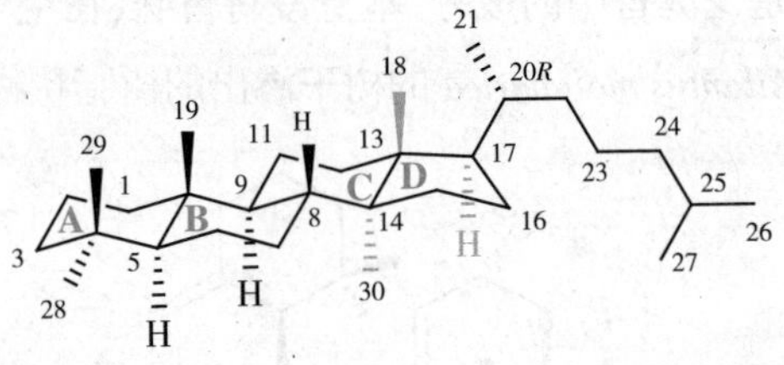

羊毛脂甾烷

大戟烷是羊毛脂甾烷的立体异构体,基本骨架相同,只是 CH$_3$-13、CH$_3$-14 和 C-17 侧链的构型不同,即是 13α、14β 和 17α,A/B、B/C、C/D 环均为反式稠合。

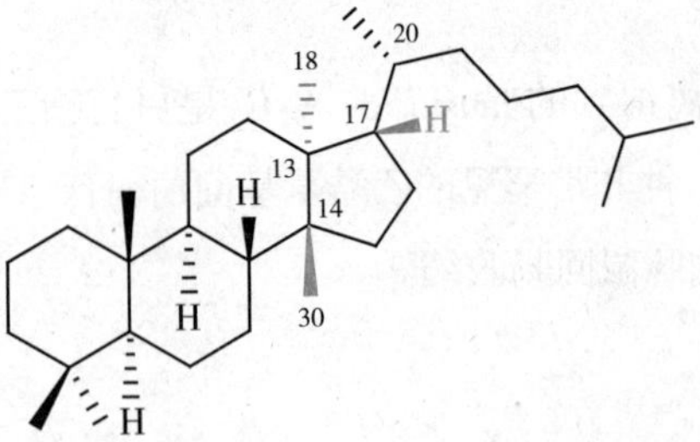

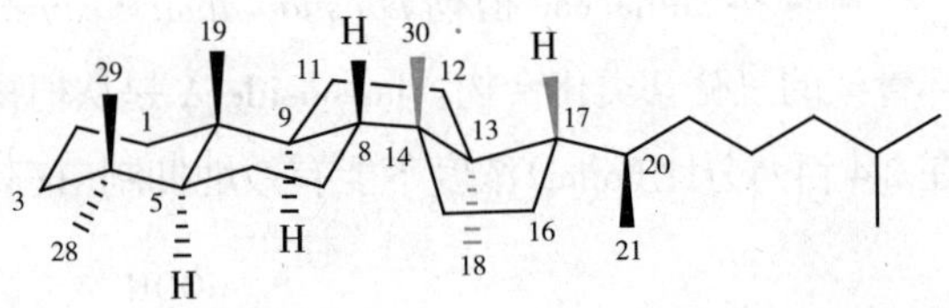

大戟烷

羊毛脂醇(lanosterol)是羊毛脂的主要成分,它也存在于大戟属植物 *Euphorbia balsamifera* 的乳液中。

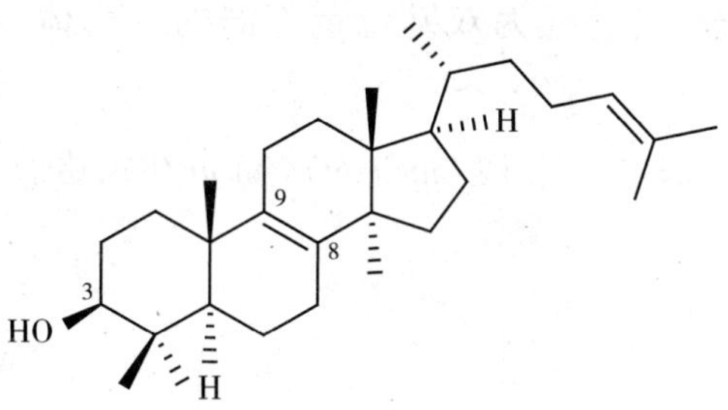

羊毛脂醇

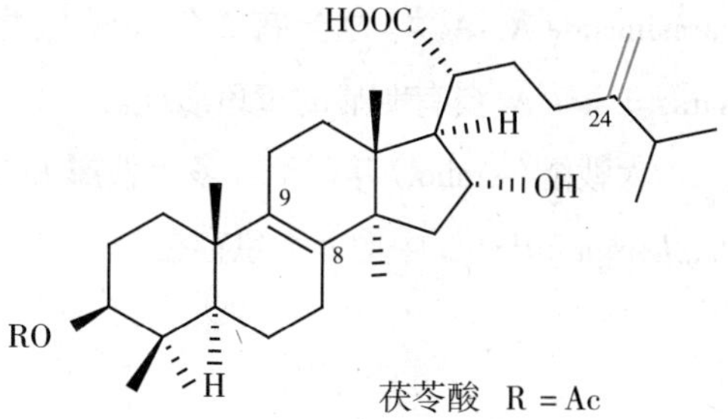

HOOC

茯苓酸　R = Ac
块苓酸　R = H

茯苓 *Poria cocos* 中的三萜类成分具有抗肿瘤、抗炎、免疫调节等作用。茯苓酸(pachymic acid)和块苓酸(tumulosic acid)等具有利尿、渗湿、健脾、安神功效。这类化合物的特征是多数在 C-24 位上有额外的碳原子,属于含 31 个碳原子的三萜酸。

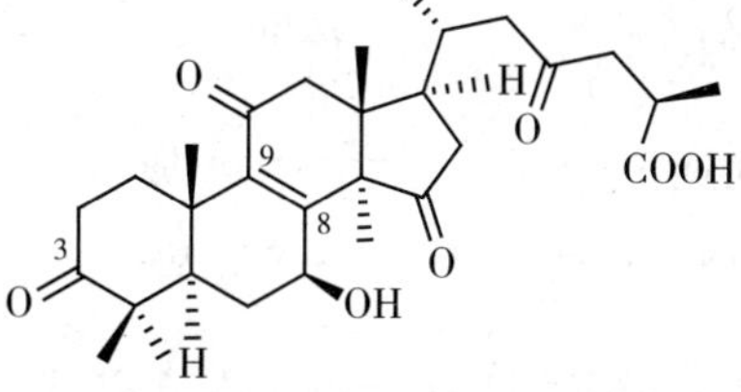

C_{30}
灵芝酸 C

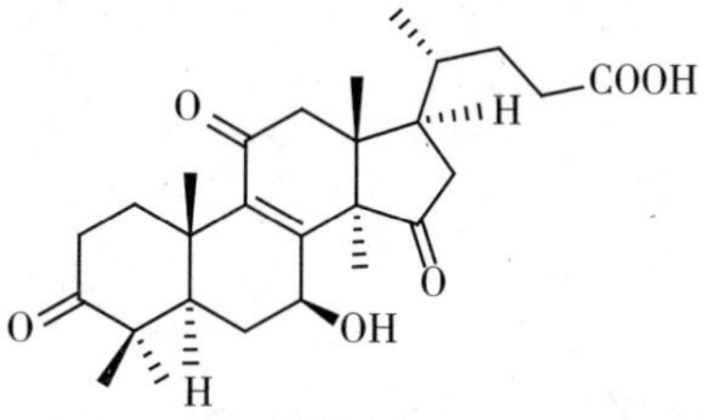

C_{27}
赤芝酸 A

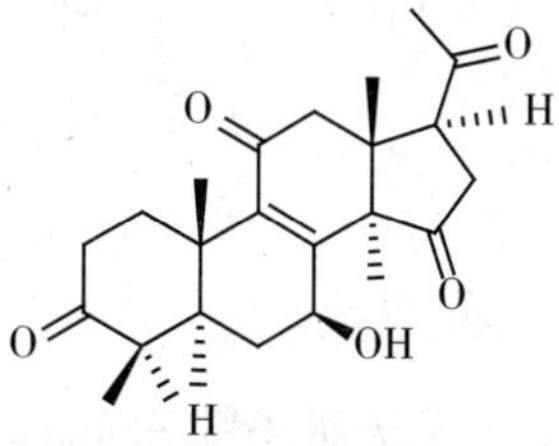

C_{24}
赤芝酮 A

灵芝是多孔菌科真菌赤芝 *Ganoderma lucidum* 和紫芝 *Ganoderma sinense* 的干燥子实体,是补中益气、扶正固本、延年益寿的名贵中药,从其中分离出的羊毛脂甾烷型四环三萜化合物已达 100 余个。根据这些三萜分子中所含碳原子数目的不同可分为 C_{30}、C_{27} 和 C_{24} 三种基本骨架。如赤芝酸 A(lucidenic acid A)和赤芝酮 A(lucidone A)为灵芝酸 C(ganoderic acid C)降解产物,它们是羊毛脂甾烷的高度氧化产物。

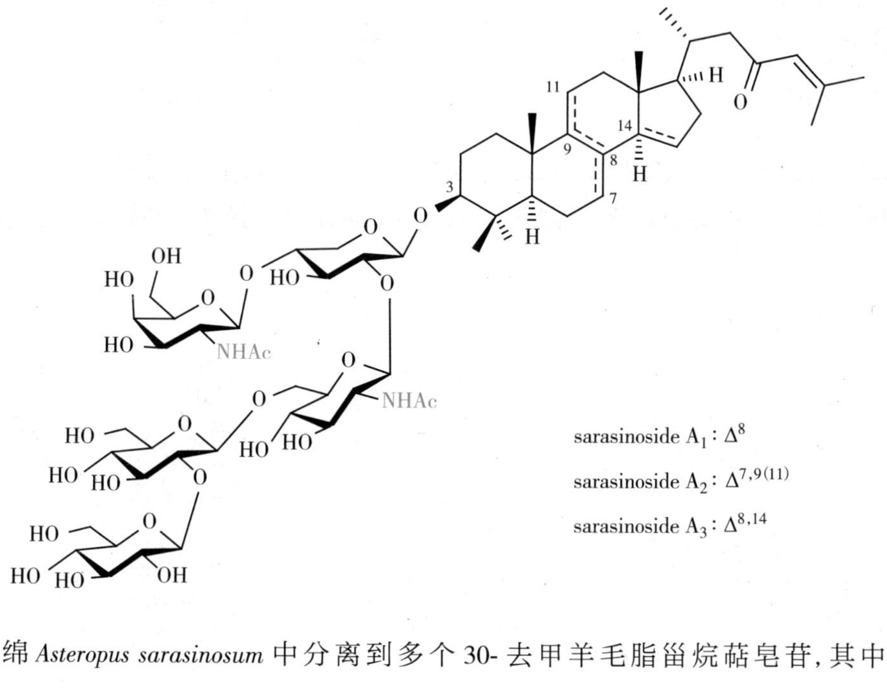

sarasinoside A_1: Δ^8

sarasinoside A_2: $\Delta^{7,9(11)}$

sarasinoside A_3: $\Delta^{8,14}$

从海绵 *Asteropus sarasinosum* 中分离到多个 30-去甲羊毛脂甾烷萜皂苷,其中化合物

sarasinoside A$_1$~A$_3$ 均为含有 2 个乙酰氨基糖的五糖苷,其苷元为双键位置不同的异构体。sarasinoside A$_1$ 具有明显的毒鱼活性。

大戟醇(euphol)存在于许多大戟属 *Euphorbia* 植物乳液中,在甘遂 *Euphorbia kansui* 和续随子 *Euphorbia lathylris* 中均有大量存在。

大戟醇

sapimukoside A   R= —glc$\frac{2}{}$rha （glc 3位接 ara(p)）

sapimukoside B   R= —glc$\frac{6}{}$rha

从无患子科 Sapindaceae 植物无患子 *Sapindus mukorossi* 根中分离得到的 sapimukoside A、B,为两个大戟烷型三萜皂苷,其结构特点是 13α-CH$_3$、14β-CH$_3$ 及 17α- 侧链。

2. 达玛烷(dammarane)型　达玛烷型四环三萜的结构特点:A/B、B/C、C/D 环均为反式稠合,与羊毛脂甾烷相比,C-13 位甲基移到 C-8 位,且为 β- 构型;C-20 位为 *R* 或 *S* 构型。

达玛烷型三萜　≡　A/B, B/C, C/D: *trans*

五加科 Araliaceae 植物人参 *Panax ginseng*、三七 *Panax notoginseng* 和西洋参 *Panax quinquefolium* 等的茎、叶、花和果实中均含有多种人参皂苷(gensenoside),其苷元绝大多数属于达玛烷型四环三萜。

(1) I 型——原人参二醇组

	R$_1$	R$_2$
20(*S*)-原人参二醇	H	H
人参皂苷 Ra$_1$	—glc$\frac{2}{}$glc	—glc$\frac{6}{}$ara(p)$\frac{4}{}$xyl
人参皂苷 Ra$_2$	—glc$\frac{2}{}$glc	—glc$\frac{6}{}$ara(f)$\frac{4}{}$xyl
人参皂苷 Rb$_1$	—glc$\frac{2}{}$glc	—glc$\frac{6}{}$glc
人参皂苷 Rb$_2$	—glc$\frac{2}{}$glc	—glc$\frac{6}{}$ara(p)
人参皂苷 Rc	—glc$\frac{2}{}$glc	—glc$\frac{6}{}$ara(f)
人参皂苷 Rd	—glc$\frac{2}{}$glc	—glc
人参皂苷 Rg$_3$	—glc$\frac{2}{}$glc	H
人参皂苷 Rh$_2$	—glc	H

(2) Ⅱ型——原人参三醇组

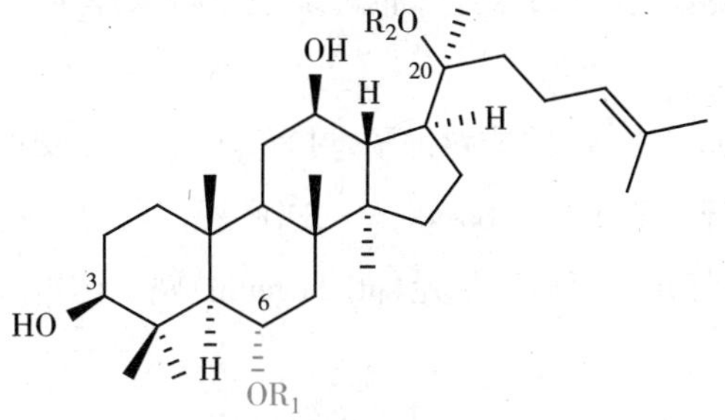

	R_1	R_2
20(S)-原人参三醇	H	H
人参皂苷 Re	—glc $\overset{2}{-}$ rha	—glc
人参皂苷 Rf	—glc $\overset{2}{-}$ rha	—glc
人参皂苷 Rg₁	—glc	—glc
人参皂苷 Rg₂	—glc $\overset{2}{-}$ rha	H
人参皂苷 Rh₁	—glc	H

达玛甾烷型人参皂苷根据其 C-6 位上是否有羟基取代分为两类:C-6 位无羟基的 20(S)- 原人参二醇[20(S)-protopanaxadiol]衍生的皂苷为Ⅰ型,如人参皂苷 Ra₁、Ra₂、Rb₁、Rb₂、Rb₃ 等;C-6 位羟基的 20(S)- 原人参三醇[20(S)-protopanaxatriol]衍生的皂苷为Ⅱ型,如人参皂苷 Re、Rf、Rg₁、Rg₂、Rh 等。

由达玛甾烷衍生的人参皂苷,可在缓和条件下水解。例如,50% 稀乙酸于 70℃加热 4 小时,则 20 位苷键能断裂,生成较难溶于水的次级苷,进一步再水解,则使 3 位苷键水解。

若用 HCl 溶液加热煮沸水解,水解产物中得不到原来的皂苷元。这是由于在 HCl 溶液中,20(S)- 原人参二醇或 20(S)- 原人参三醇的 C-20 位上甲基和羟基发生差向异构化,从而转变为 20(R)- 原人参二醇或 20(R)- 原人参三醇,然后环合生成具有三甲基四氢吡喃环侧链的人参二醇或人参三醇。

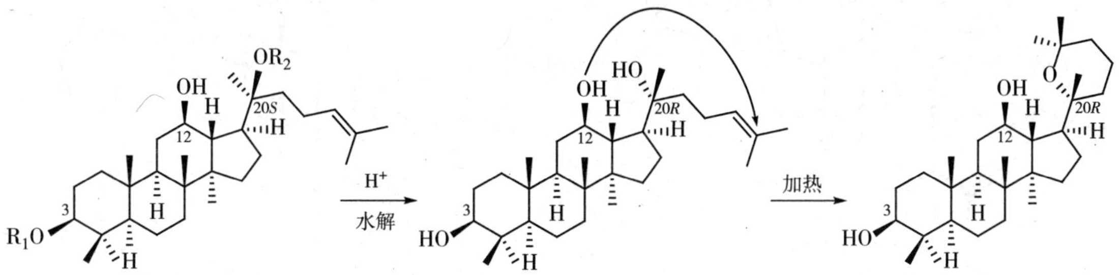

20(S)-原人参二醇　　R_1,R_2 =糖基　　　　　20(R)- 原人参二醇　　　　　人参二醇

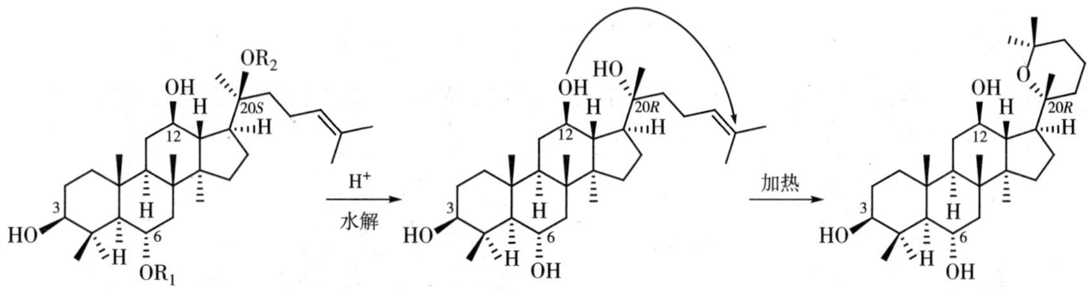

20(S)-原人参三醇　　R_1,R_2 =糖基　　　　　20(R)- 原人参三醇　　　　　人参三醇

因此,欲得到原生皂苷元,须采用缓和的方法进行水解,例如,先用过碘酸钠氧化,水解后再用四氢硼钠还原,后在室温下用 1mol/L H_2SO_4 水解;或者在室温下用 HCl 水解,然后加入消除试剂叔丁醇钠。

由达玛甾烷衍生的人参皂苷,彼此在生物活性上有显著的差异。例如,由 20(S)- 原人参三醇衍生的皂苷有溶血性质,而由 20(S)- 原人参二醇衍生的皂苷则具对抗溶血的作用,因此人参总皂苷不表现溶血作用。人参皂苷 Rg_1 有轻度中枢神经兴奋及抗疲劳作用,人参皂苷 Rb_1 则有中枢神经抑制和安定作用。人参皂苷 Rb_1 有增强核糖核酸聚合酶的活性,而人参皂苷 Rc 则有抑制核糖核酸聚合酶的活性。

　　酸枣仁是鼠李科 Rhamnaceae 植物酸枣 *Ziziphus jujuba* 的成熟种子,具有养肝、宁心、安神的功效。从酸枣仁分离出多种皂苷,其中有酸枣仁皂苷 A 和 B(jujuboside A、B),酸枣仁皂苷 A 经酶解后失去 1 分子葡萄糖后转变为酸枣仁皂苷 B。其苷元酸枣仁皂苷元(jujubogenin)属于达玛烷型四环三萜。

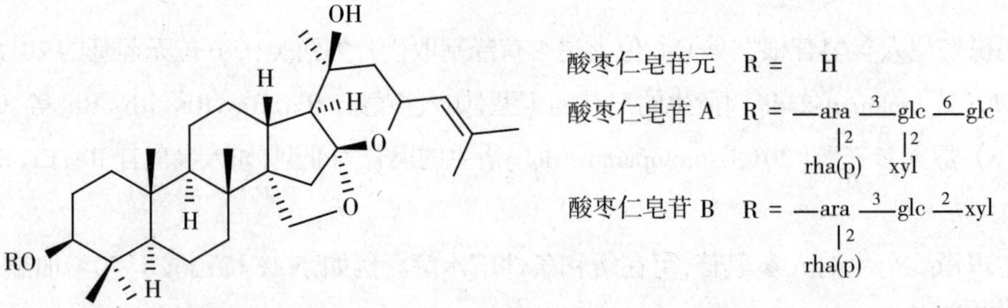

酸枣仁皂苷元　　R = H

酸枣仁皂苷 A　　R = —ara $\frac{3}{|^2}$ glc $\frac{6}{|^2}$ glc
　　　　　　　　　　　　　rha(p)　 xyl

酸枣仁皂苷 B　　R = —ara $\frac{3}{|^2}$ glc $\frac{2}{}$ xyl
　　　　　　　　　　　　　rha(p)

　　胡桃科 Juglandaceae 青钱柳属植物青钱柳 *Cyclocarya paliurus* 叶具有养阴益肝、健脾化浊、调节血糖和血脂、改善糖尿病的功效,从该植物中发现了 3,4-裂环达玛烷型三萜皂苷类化合物 cyclocariol A~D。

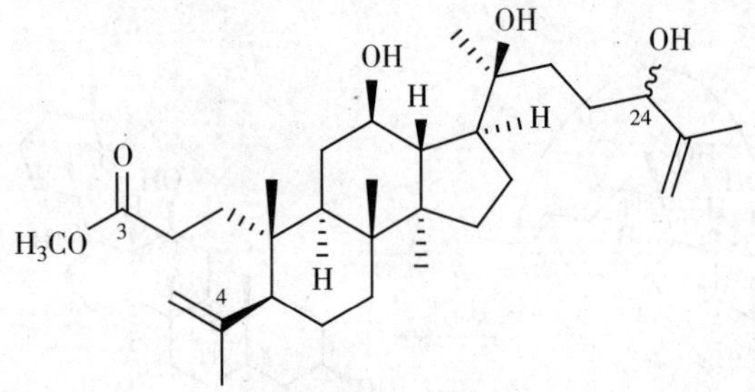

cyclocariol A　24 β
cyclocariol B　24 α

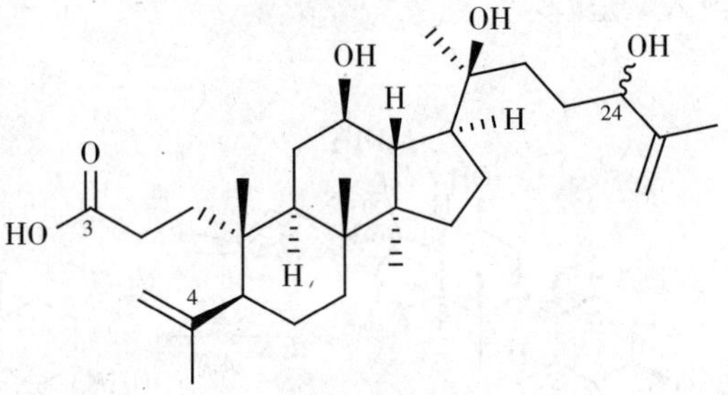

cyclocariol C　24 β
cyclocariol D　24 α

　　3. 原萜烷(protostane)型　　原萜烷型三萜为达玛烷型三萜的立体异构体。与达玛烷型相比,其 CH_3-8 为 α-型,H-9 为 β-型;CH_3-10 为 β-型,CH_3-14 位为 β-型,C-17 位侧链为 α-型。

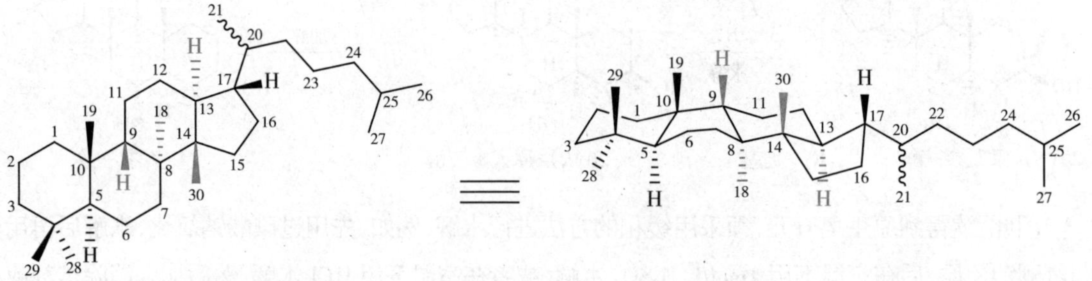

原萜烷型三萜　　　　　　　　　　　A/B,B/C,C/D:*trans*

　　中药泽泻具有利尿渗湿的功效,能够降血压和降低血清总胆固醇,用于治疗高脂血症。从泽泻根茎中发现泽泻萜醇 A~C(alisol A~C)等原萜烷型四环三萜衍生物。

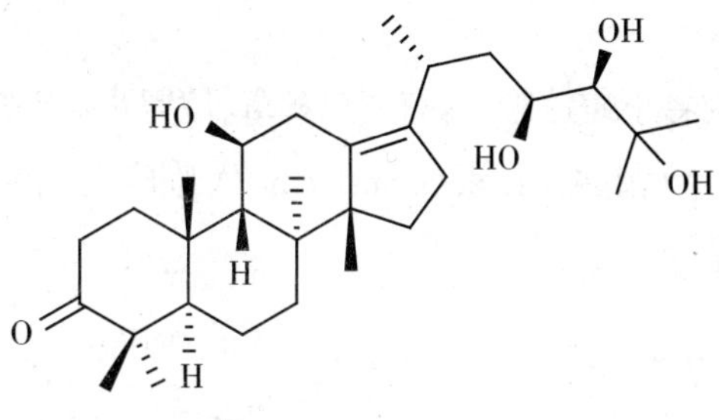

泽泻醇 A

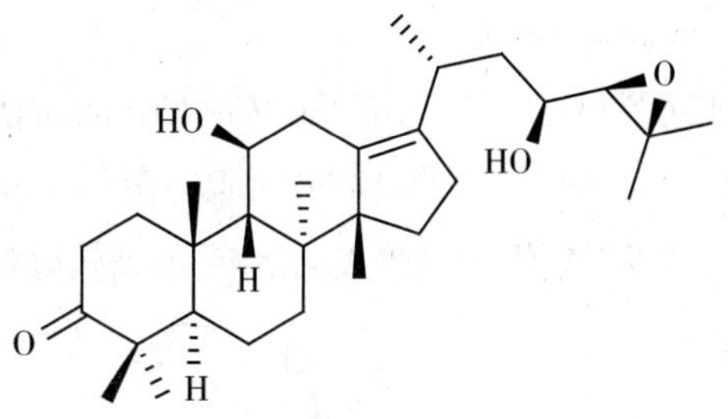

泽泻醇 B

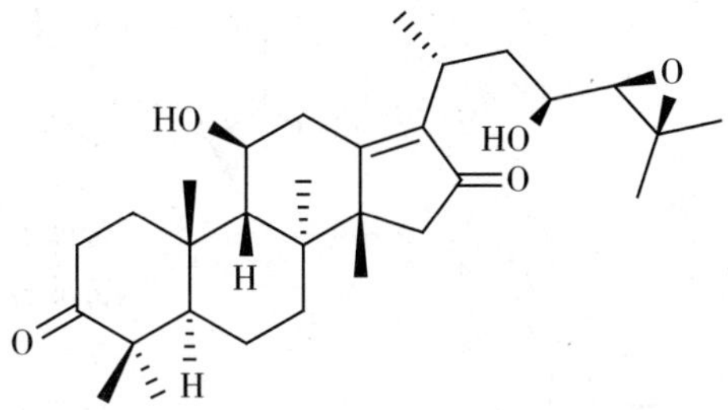

泽泻醇 C

4. 葫芦烷（cucurbitane）型 葫芦烷基本骨架可认为是由于羊毛甾烯（lanostene）Δ^8 进行质子化，在 8 位产生碳正离子，然后 19-CH$_3$ 转移到 9 位，9-H 转移到 8 位而形成。因此与羊毛甾烷类化合物不同的是 A、B 环上取代基，C-9 位甲基为 β- 构型，H-5 为 β- 构型，H-8 为 β- 构型，H-10 为 α- 构型，其余相同。

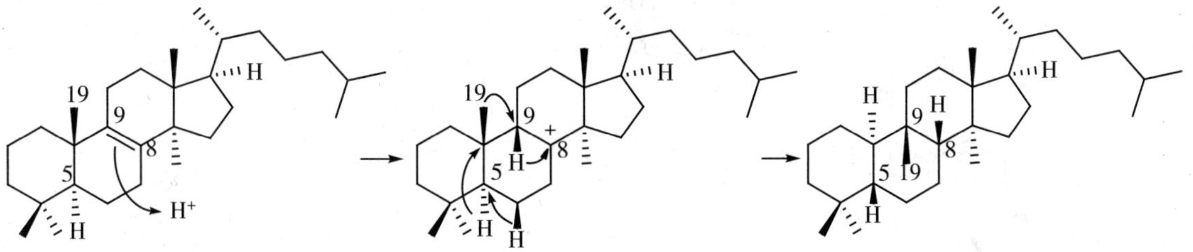

羊毛甾烯   葫芦烷

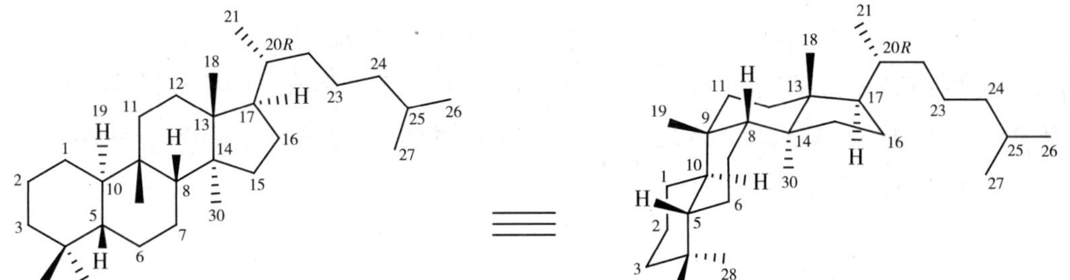

葫芦烷

A/B,C/D：*trans*
B/C：*cis*

葫芦烷型三萜主要分布于葫芦科 Cucurbitaceae 植物中，在十字花科 Brassicaceae、玄参科 Scrophulariaceae、秋海棠科 Begoniaceae、杜英科 Elaeocarpaceae 等高等植物及一些大型真菌中也有发现。葫芦科许多植物（如甜瓜蒂、丝瓜子、苦瓜和喷瓜）中均含有此类成分，统称为葫芦苦素类化合物（cucurbitacins）。

如葫芦科雪胆属植物曲莲 *Hemsleya amabilis*，别名小蛇莲等，具有清热解毒、健胃止痛等功效，从其根中分离得抗菌消炎成分雪胆甲素（hemslecin A）和雪胆乙素（hemslecin B），临床上试用于急性痢疾、肺结核、慢性气管炎的治疗，取得较好疗效。

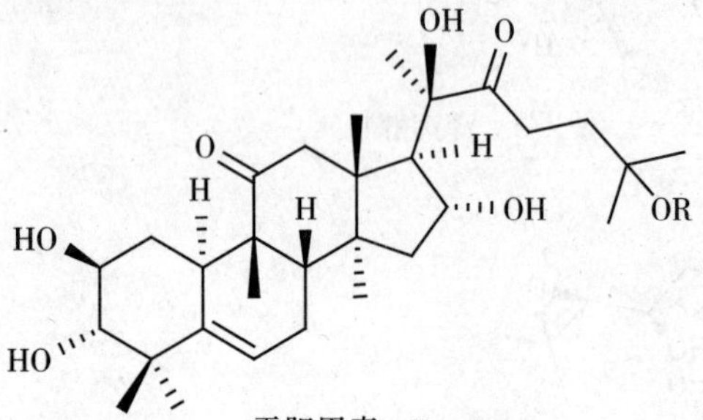

雪胆甲素　R = Ac
雪胆乙素　R = H

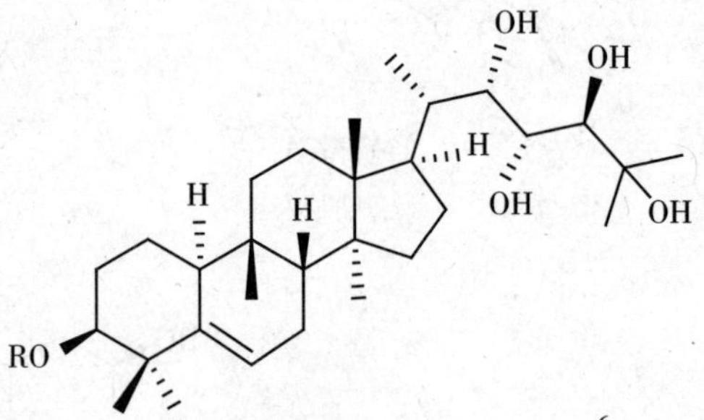

苦瓜子苷 A　R = —gal —⁶ gal
苦瓜子苷 B　R = —glc

有研究人员从葫芦科苦瓜属植物苦瓜 *Momordica charantia* 的种子中分离得到两个新的葫芦烷型三萜皂苷，分别为苦瓜子苷 A 和 B（momorcharaside A、B），苦瓜子苷 A 对动物移植性肿瘤 S_{180} 细胞 DNA 和 RNA 生物合成具有抑制作用。

罗汉果甜素（mogroside）系葫芦科植物罗汉果 *Siraitia grosvenori* 的果实中的三萜苷类成分，其中主要成分为罗汉果甜素 V（mogroside V），其味甜而不苦。研究表明罗汉果甜素 V 的 0.02% 溶液的甜度约为蔗糖的 256 倍，可作为甜味剂。

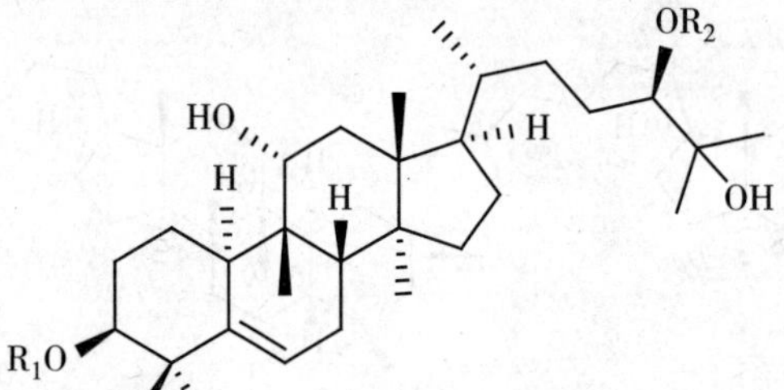

罗汉果甜素 V

$R_1 = —$ glc —⁶ glc　　$R_2 = —$ glc —² glc （glc —⁶）

5. 环菠萝蜜烷（cycloartane）型　环菠萝蜜烷型又称环阿屯烷型或环阿尔廷烷型。此类化合物的基本碳架与羊毛脂甾烷很相似，差别仅在于 19-CH₃ 与 9 位脱氢形成三元碳环，且母核 A/B、B/C、C/D 环分别呈反 - 顺 - 反式稠合。该类化合物分子中虽然有 5 个碳环，但因其与羊毛脂甾烷的化学转变的关系密切，故仍将其视为四环三萜。

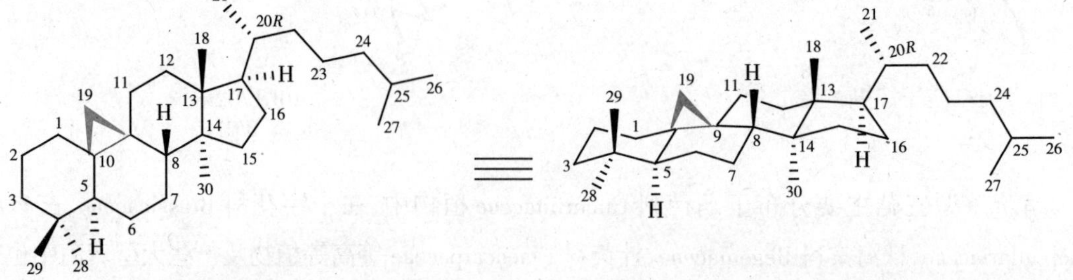

环菠萝蜜烷

A/B，C/D：*trans*
B/C：*cis*

中药黄芪具有补气固表、利水消肿、托毒生肌之功效。从黄芪根中分离的皂苷多数为环菠萝蜜烷型三萜皂苷,环黄芪醇(cycloastragenol)为其主要苷元。环黄芪醇在黄芪中与糖结合成单糖链、双糖链或三糖链皂苷的形式存在,如黄芪皂苷 I ~ Ⅶ(astragaloside I ~ Ⅶ)。其中黄芪皂苷Ⅳ又称黄芪甲苷,是黄芪的主要药效成分。当这些皂苷在酸性条件下进行水解时,除获得共同皂苷元环黄芪醇外,同时亦获得黄芪醇(astragenol),这是由于环黄芪醇结构中环丙烷环极易在酸水解时开裂,生成具 $\Delta^{9(11)}$、19-CH_3 的人工产物黄芪醇。因此,为避免三元环的开裂,一般采用两相酸水解或酶水解。

	R_1	R_2	R_3
环黄芪醇	H	H	H
黄芪皂苷 I	-xyl(2,3-diAc)	-glc	H
黄芪皂苷 Ⅱ	-xyl(2-Ac)	-glc	H
黄芪皂苷 Ⅲ	-glc²xyl	H	H
黄芪皂苷 Ⅳ	-xyl²	-glc	H
黄芪皂苷 Ⅴ	-glc²xyl	H	-glc
黄芪皂苷 Ⅵ	-glc²xyl	-glc	H
黄芪皂苷 Ⅶ	-xyl	-glc	-glc

黄芪醇

6. **楝烷(meliacane)型** 楝烷型三萜结构骨架是由 26 个碳构成,推测此类成分是由大戟醇类成分 14-CH_3 移位到 C-8 位,生成阿朴大戟醇(apo-euphol),然后失去侧链末端的 4 个碳原子,统称为降四环三萜类(nor-tetracyclic triterpenoid)或四降三萜(tetranortriterpenoid)类。

楝烷   川楝素   异川楝素

楝科 Meliaceae 楝属 *Melia* 植物的果实及树皮中含有多种该类三萜成分,具苦味,总称为柠檬苦素(limonoid)类成分。川楝素(chuanliansu,toosendanin)是川楝 *Melia toosendan* 果皮、根皮和树皮所含成分,具有驱蛔作用,但川楝素毒性比异川楝素(isochuanliansu,isotoosendanin)大。川楝子在煎煮时,川楝素会部分转化为异川楝素,使毒性降低。

7. **其他类型** 木兰科 Magnoliaceae 南五味子属黑老虎 *Kadsura coccinea* 的蔓茎用于治疗胃肠疾病和类风湿关节炎,从中发现了一系列的高度氧化的三萜如 kadcoccilactone A~C。

	R_1	R_2
kadcoccilactone A	α-CH_3	OH
kadcoccilactone B	β-OH	H
kadcoccilactone C	α-CH_2OH	H

（六）五环三萜（pentacyclic triterpenoid）

五环三萜皂苷类成分在中草药中较为常见,其苷元骨架类型主要有齐墩果烷型、乌苏烷型、羽扇豆烷型、木栓烷型、羊齿烷型和何帕烷型等。

1. 齐墩果烷（oleanane）型　齐墩果烷型又称 β-香树脂烷（β-amyrane）型。此类化合物在植物界分布广泛,主要分布于五加科、豆科、桔梗科、远志科、木通科和桑寄生科等植物中。其基本碳架为多氢蒎的五环母核,环的构型为 A/B、B/C、C/D 环均为反式,D/E 环为顺式。母核上有 8 个甲基,其中 C-8、C-10、C-17 位上的甲基为 β-构型,C-14 位上的甲基为 α-构型,C-4 和 C-20 位各有 2 个甲基取代。分子中还可能有其他取代基(如羟基、羧基、羰基等)或双键存在。一般在 C-3 位有羟基,且多为 β-型,少为 α-构型,如 α-乳香酸（α-boswellic acid）。3-OH 可与糖结合成苷,与酸结合成酯;羧基多在 C-28、C-30 或 C-24 位;C-11、C-12 或 C-13 位往往有双键的存在。

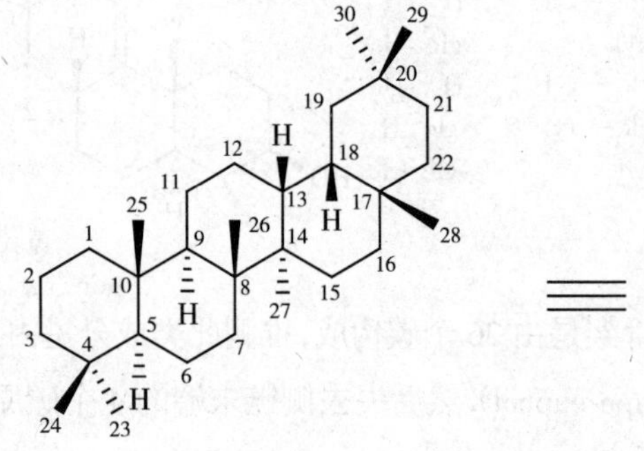

齐墩果烷 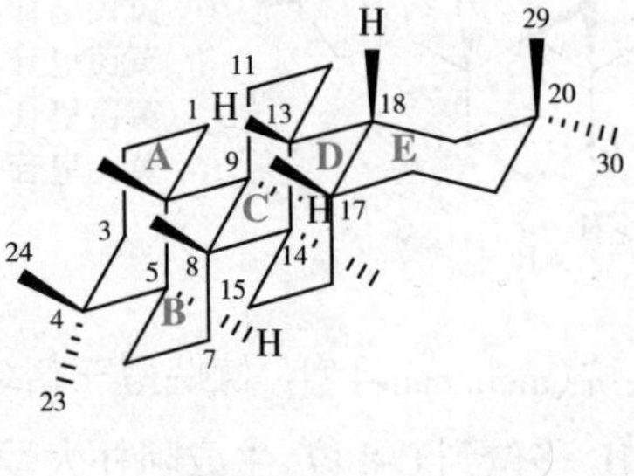　　　　　A/B、B/C、C/D：*trans*　　D/E：*cis*

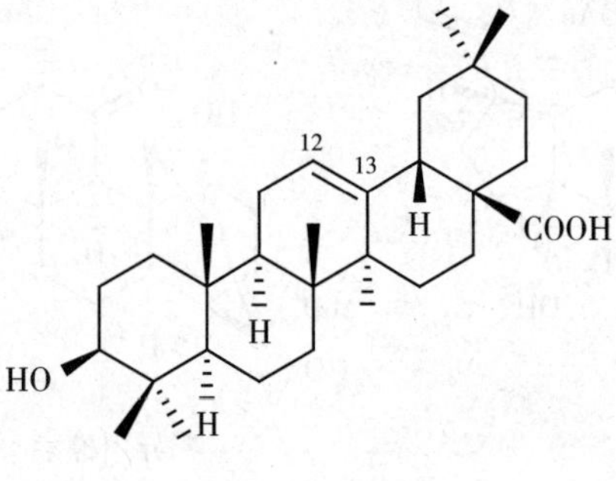

齐墩果烷酸　　　　　　　α-乳香酸

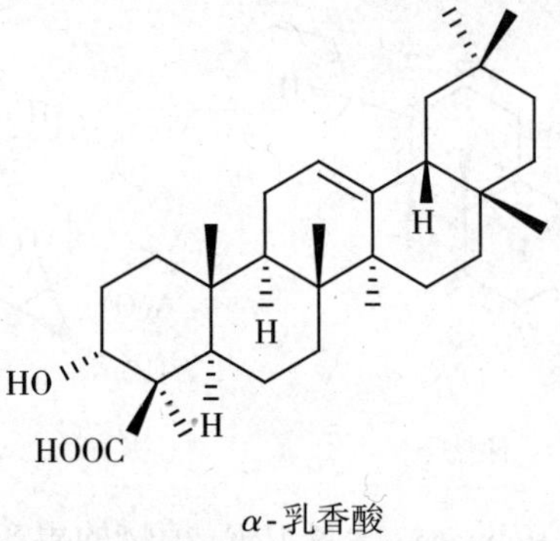

齐墩果酸（oleanolic acid）是植物界广泛存在的一种三萜皂苷元,首先从油橄榄 *Olea europaea* 习称齐墩果树的叶中获得。齐墩果酸有降转氨酶作用,对四氯化碳引起的大鼠急性肝损伤有明显的保护作用,能促进肝细胞再生,防止肝硬化,是治疗急性黄疸性肝炎和慢性迁延性肝炎的有效药物。此外,齐墩果酸还具有抗炎、镇静和预防肿瘤等作用。含齐墩果酸的植物很多,但含量超过 10% 的很少,从刺五加 *Acanthopanax seuticosus*、龙牙楤木 *Aralia mandshurica* 中提取齐墩果酸,得率都超过 10%,纯度在 95% 以上,是很好的植物资源。齐墩果酸在中草药中有的以游离形式存在,如青叶胆、当药、女贞子、白花蛇舌草、柿蒂、连翘等;而在人参、三七、紫菀、柴胡、八月扎、木通、牛膝、楤木等中草药中的齐墩果酸则多与糖结合成苷的形式存在。

	R_1	R_2	R_3
商陆酸	H	H	H
商陆皂苷甲	OH	CH_3	-xyl $\overset{4}{—}$ glc
商陆皂苷乙	OH	CH_3	-xyl
商陆皂苷丙	H	CH_3	-xyl $\overset{4}{—}$ glc
商陆皂苷丁	OH	CH_3	-glc
商陆皂苷戊	OH	H	-xyl

中药商陆为商陆科 Phytolaccaceae 植物商陆 *Phytolacca acinosa* 的干燥根,从中发现了大量皂苷,其中商陆皂苷甲、乙、丙、丁、戊(esculentoside A~E)的苷元为商陆酸(esculentic acid)。药理实验表明商陆皂苷能显著促进小鼠白细胞的吞噬功能,可对抗由抗癌药羟基脲引起的 DNA 转化率下降,并能诱生干扰素 γ。

	R
甘草次酸	H
甘草酸	-α-D-glcuA(2-1)-β-D-glcuA
乌拉尔甘草皂苷甲	-β-D-glcuA(2-1)-β-D-glcuA
乌拉尔甘草皂苷乙	-β-D-glcuA(3-1)-β-D-glcuA

甘草中含有甘草次酸(glycyrrhetinic acid)和甘草酸(gycyrrhizic acid),甘草酸又称甘草皂苷(glycyrrhizin),是甘草次酸与两分子葡糖醛酸(glucuronic acid)结合成的苷,由于有甜味,甘草酸又称为甘草甜素。甘草中另外还发现乌拉尔甘草皂苷甲和乌拉尔甘草皂苷乙(uralsaponin A、B)。甘草酸和甘草次酸都有促肾上腺皮质激素样(adrenocorticotropic hormone, ACTH)作用,临床上用于抗炎和治疗胃溃疡。但只有 18β-H 的甘草次酸才有此活性,18α-H 者无此活性。

panaxytriol
人参炔三醇

	R_1	R_2	R_3
baisanqisaponin A	H	H	glc
baisanqisaponin B	H	ara(f)	glc
baisanqisaponin C	glc	H	H

五加科人参属植物竹节参 *Panax japonicus*,作为土家族药物又称白三七,民间用于治疗瘀伤、扭伤、创伤性出血和心血管疾病。从该植物中发现了具有人参炔三醇(panaxytriol)基团取代的白

三七皂苷 A~C（baisanqisaponin A~C）。

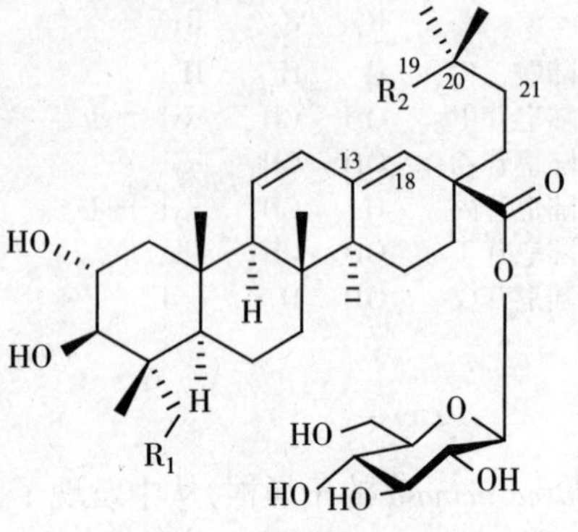

| | R₁ | R₂ |

arjunaside A　H　CHO
arjunaside B　OH　CHO
arjunaside C　H　CH₂OH
arjunaside E　H　CH(OCH₃)₂

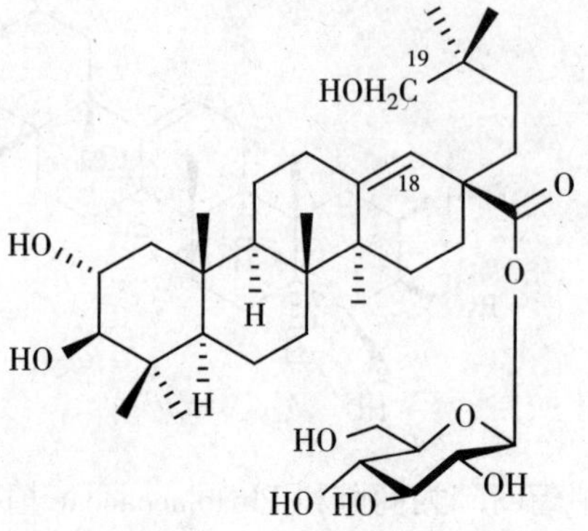

arjunaside D

灯盏花科 Combretaceae 榄仁树属落叶乔木阿江榄仁 *Terminalia arjuna* 树皮具有降压、降血脂，提高心肌收缩力，保护心肌缺血性损伤等作用。从该植物的树皮中发现了一系列 18,19- 裂环齐墩果烷型三萜皂苷 arjunaside A~E。

2. 乌苏烷（ursane）型　乌苏烷型又称 α- 香树脂烷（α-amyrane）型或熊果烷型。其分子结构与齐墩果烷型的不同之处在于 E 环上两个甲基位置，即在 C-19 和 C-20 位上分别有一个甲基取代，CH₃-30 由 20 位转移到 C-19 位上。

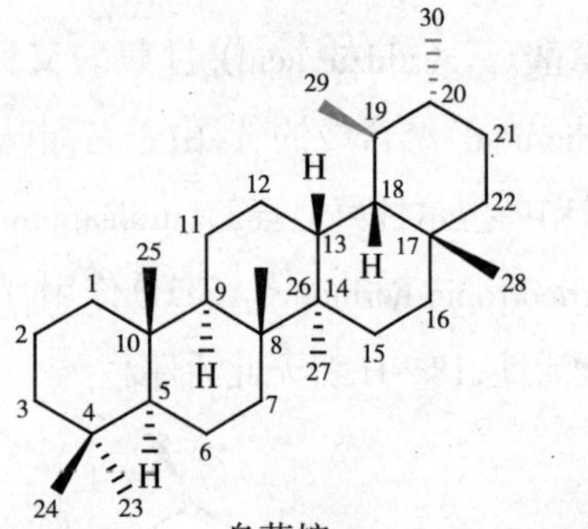

乌苏烷

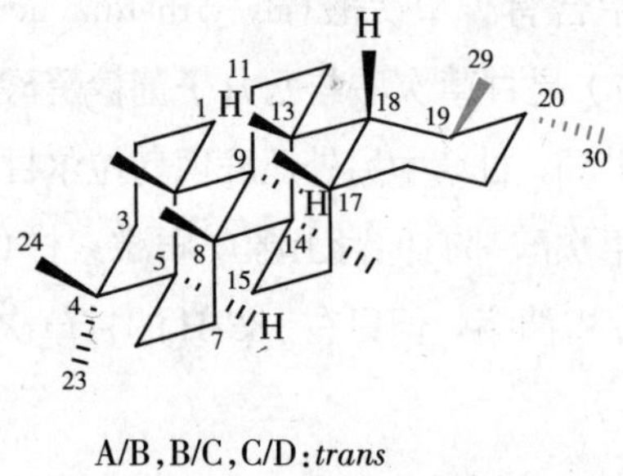

A/B,B/C,C/D：*trans*
D/E：*cis*

乌苏酸（ursolic acid），又称熊果酸，在植物界分布广泛，如熊果叶、栀子果实、女贞叶、车前草、白花蛇舌草、地榆、石榴叶和果实中均有存在。该成分对革兰氏阳性菌、革兰氏阴性菌、酵母菌均有抑制活性，能明显降低大鼠的正常体温，并有抗病毒、抗肿瘤、安定等作用。

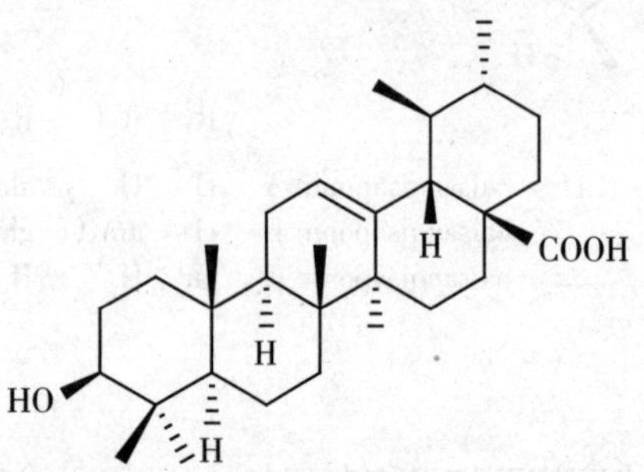

乌苏酸（熊果酸）

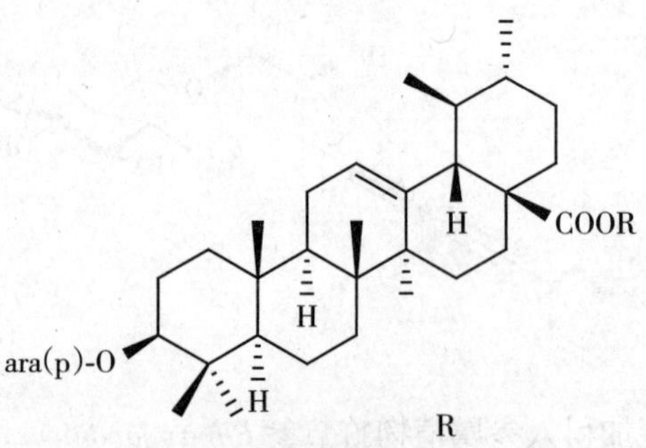

	R
地榆皂苷　B	H
地榆皂苷　E	3-Ac-glc

蔷薇科 Rosaceae 植物地榆 *Sanguisorba officinalis* 的根和根茎具有凉血止血、解毒敛疮的功效，其中除含有大量鞣质外，还含有乌苏烷型三萜皂苷，如地榆皂苷 B 和 E（sanguisorbin B、E）。

	R_1	R_2
积雪草酸	H	H
羟基积雪草酸	OH	H
积雪草苷	H	-glc $\overset{6}{\longrightarrow}$ glc $\overset{4}{\longrightarrow}$ rha
羟基积雪草苷	OH	-glc $\overset{6}{\longrightarrow}$ glc $\overset{4}{\longrightarrow}$ rha

积雪草是伞形科 Apiaceae 植物 *Centella asiatica* 的全草，从中分离出多种三萜皂苷，其中的积雪草苷（asiaticoside）是由 2 分子葡萄糖、1 分子鼠李糖和积雪草酸（asiatic acid）分子中的羧基结合形成的酯，羟基积雪草苷（madecassoside）则比积雪草苷在 C-6 上多一羟基取代。

3. 羽扇豆烷（lupane）型　羽扇豆烷型与齐墩果烷型不同点是 E 环为五元碳环，且 E 环 C-19 位上有 α- 构型的异丙基取代，同时，D/E 环为反式稠合（18α-H），并存在 $\Delta^{20(29)}$ 末端双键。例如，存在于羽扇豆种皮中的羽扇豆醇（lupeol）、酸枣仁中的白桦脂醇（betulin）、白桦脂酸（betulinic acid）等，桦树皮、石榴树皮、天门冬等植物中也还有白桦脂酸。

羽扇豆烷　　　　　　　　A/B，B/C，C/D，D/E：*trans*

羽扇豆醇	R=CH₃
白桦脂醇	R=CH₂OH
白桦脂酸	R=COOH

	R_1	R_2	R_3
23-羟基桦木酸	H	OH	H
白头翁酸	=O		H
白头翁皂苷 A	H	-rha	H
白头翁皂苷 B	H	OH	-glc $\overset{6}{\longrightarrow}$ glc
白头翁皂苷 C	H	OH	-glc $\overset{6}{\longrightarrow}$ glc $\overset{4}{\longrightarrow}$ rha

从毛茛科 Ranunculaceae 白头翁属植物白头翁 *Pulsatilla chinensis* 的根中得到 23-羟基桦木酸（又称 23-羟基白桦酸，anemosapogenin，23-hydroxybetulinic acid）、白头翁酸（pulsatillic acid）、白头翁皂苷 A~C（pulsatilloside A~C）。

此外，从植物 *Lasianthus gardneri* 中还发现了 3,4-开环的羽扇豆烷型三萜 3,4-*seco*-lupa-4(23),20(29)-dien-3-ol。

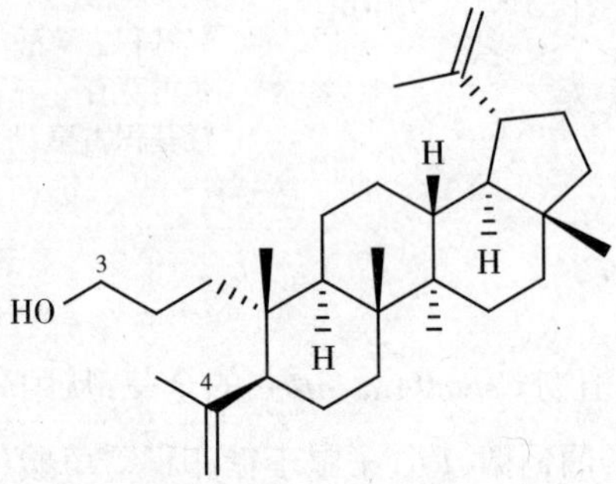

3,4-*seco*-lupa-4(23),20(29)-dien-3-ol

4. 木栓烷（fridelane）型　木栓烷型三萜在生源上是由齐墩果烯甲基移位演变而来，其结构特点是 A/B、B/C、C/D 环均为反式稠合，D/E 环为顺式稠合（即 18β-H）；C-4、C-5、C-9、C-14 位各有一个 β-CH₃ 取代；C-13 位有一个 α-构型的 CH₃ 取代；C-17 位为 β-CH₃，有时也为醛基、羧基或羟甲基取代；C-2、C-3 位常为羰基。

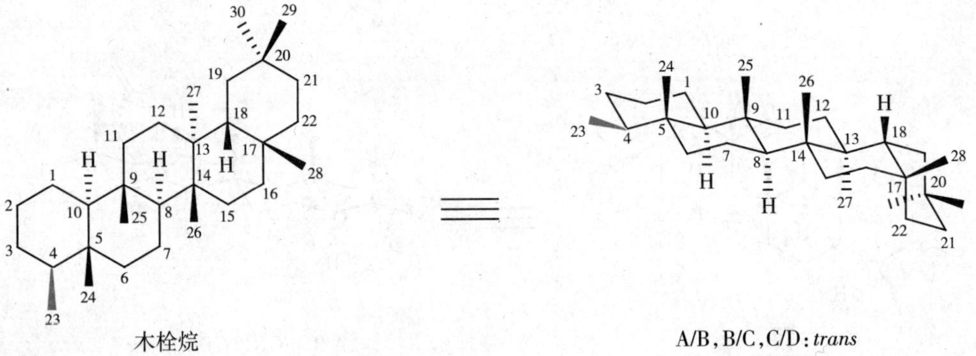

木栓烷

A/B、B/C、C/D：*trans*
D/E：*cis*

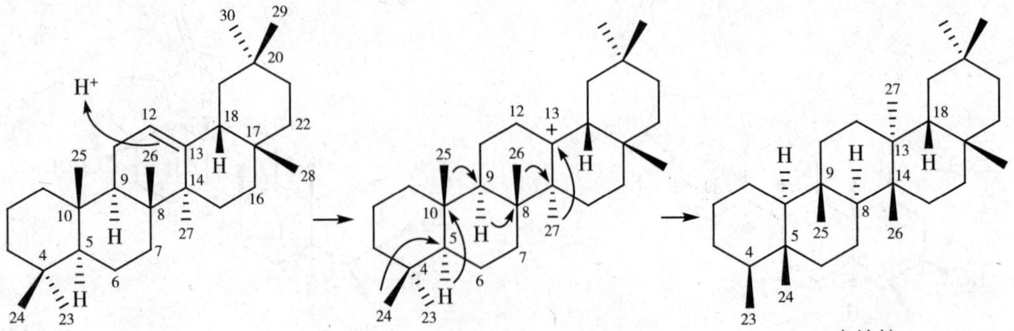

齐墩果烯　　　　　　　　　　　　　　　　　　木栓烷

卫矛科 Celastraceae 植物雷公藤 *Tripterygium wilfordii* 对类风湿病有独特疗效，从中已分离得到多种三萜类化合物，其中一类为木栓烷型，如雷公藤酮（tripterygone）是由雷公藤去皮根中分离出的三萜化物，是失去 25 位甲基的木栓烷型衍生物。

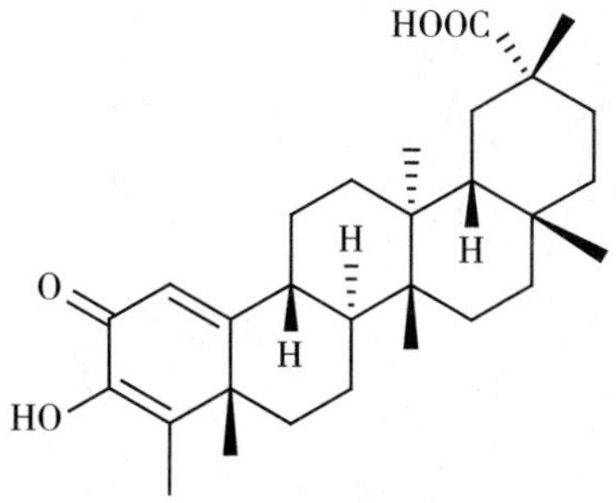

雷公藤酮

中药紫菀为菊科 Asteraceae 植物紫菀 *Aster tataricus* 的干燥根及根茎,具润肺下气、消痰止咳的功效。从中分离鉴定出木栓酮(friedelin)、木栓醇(friedelanol)和紫菀酮(shionone)3 种木栓烷型三萜类化合物,其中紫菀酮为主要有效成分,虽然其结构中只有 4 个环,但从生源途径上划分为木栓烷型三萜。

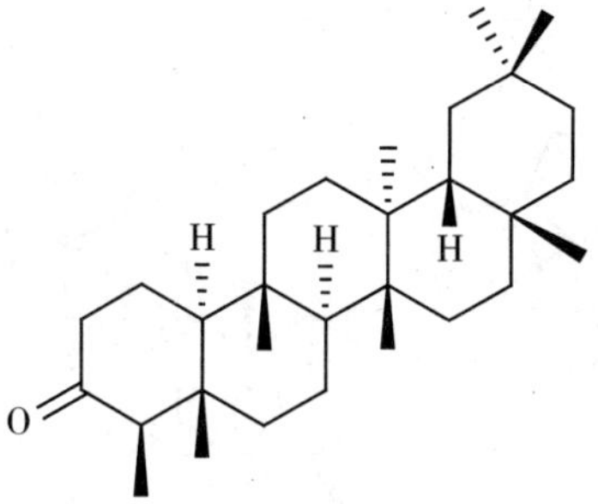

木栓酮

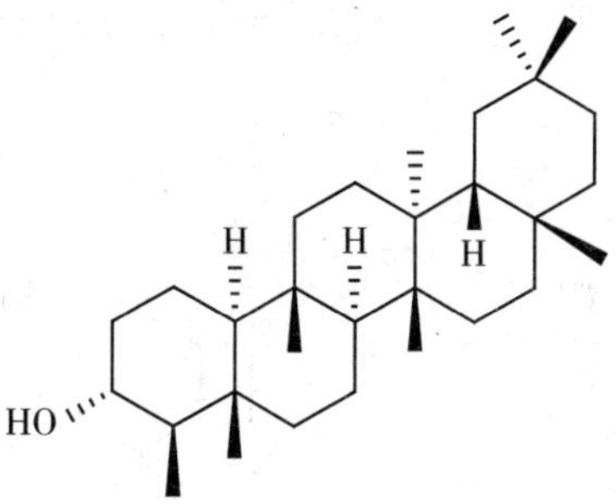

木栓醇

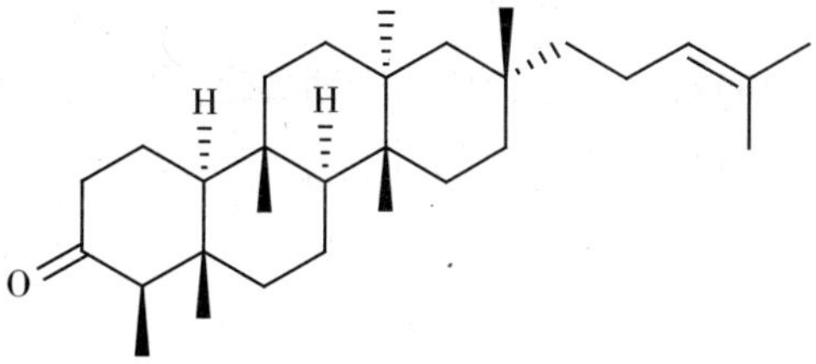

紫菀酮

5. 羊齿烷(fernane)型和异羊齿烷(isofernane)型　羊齿烷型五环三萜可认为是羽扇豆烷型的异构体,E 环上的异丙基从 C-19 位转移至 C-22 位上,而 C-8 位上的角甲基转到 C-13 位上。根据 C-13、C-14 位的构型不同,又分为羊齿烷和异羊齿烷两种类型。前者 C-13 位上的甲基为 α- 构型,C-14 位上的甲基为 β- 构型,C-22 位上的异丙基为 α- 构型;而后者 C-13 位甲基为 β- 构型,C-14 位甲基为 α- 构型,C-22 位上的异丙基为 β- 构型。

从禾本科 Gramineae 植物白茅 *Imperata cylimdrica* 的根茎中分得多种羊齿烷型和异羊齿烷型三萜成分,如芦竹素(arundo)、羊齿烯醇(fernene)和白茅素(cylindrin)等。前两者为羊齿烷型,后者为异羊齿烷型。

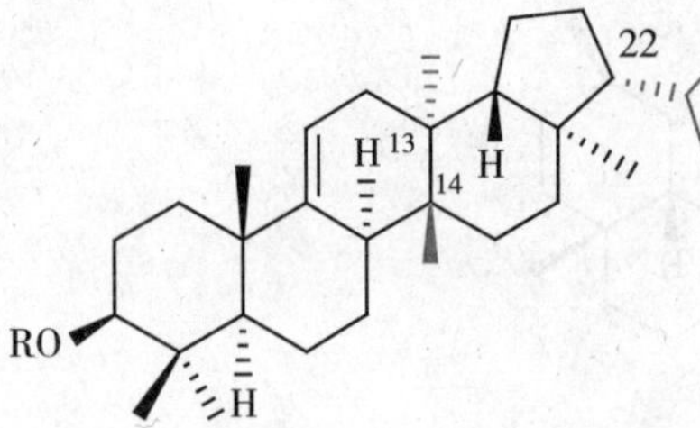

芦竹素　R=CH₃

羊齿烯醇　R=H

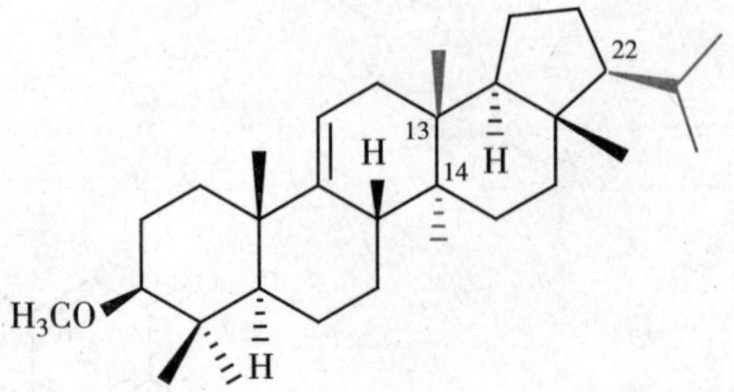

白茅素

6. 何帕烷(hopane)型、异何帕烷(isohopane)型和新何帕烷(neohopane)型　何帕烷和异何帕烷互为异构体，均为羊齿烷型的异构体。两者的区别在于何帕烷型的 C-8 位有一甲基，而羊齿烷型 C-8 位甲基移至 C-13 位。该类三萜根据 C-22 位异丙基构型的不同，以及 CH₃-28 的位置又分为何帕烷型、异何帕烷型和新何帕烷型。何帕烷型 C-22 位异丙基为 α- 构型，异何帕烷型 C-22 位异丙基为 β- 构型，而新何帕烷型 C-18 位上 CH₃ 迁移到 C-17 位。

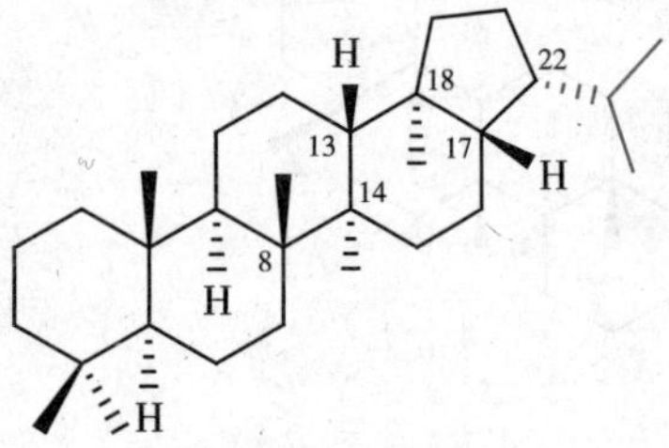

何帕烷

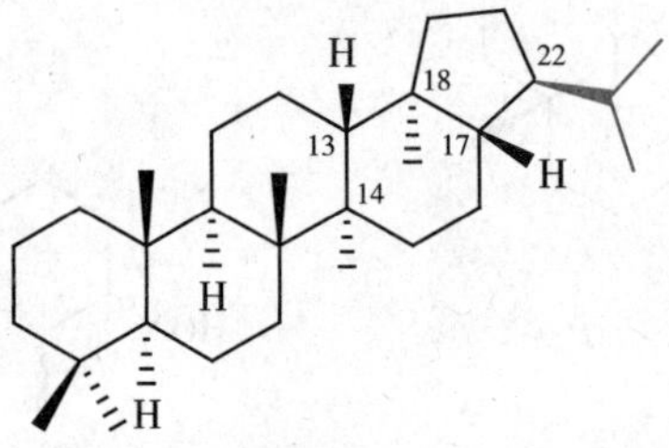

异何帕烷

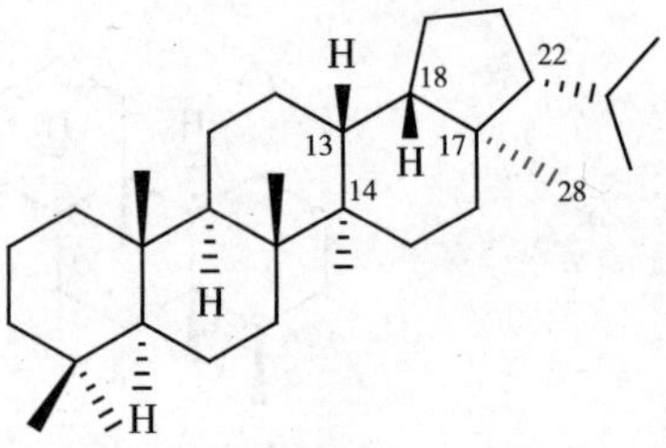

新何帕烷

7. 其他类型　目前从自然界中分离出的五环三萜基本母核结构不同于上述几种类型的都归属于其他类型，此外，也发现有的 C 环为七元环的三萜类化合物。如从石松 *Lycopodium japonicum* 中分离的石松素(lycoclavanin)和石松醇(lycoclavanol)。

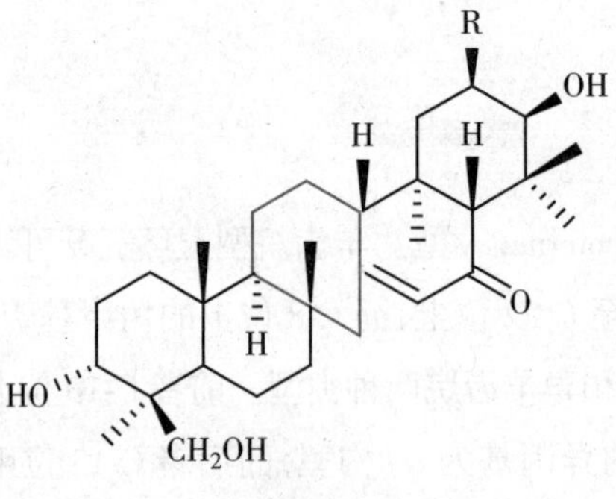

石松素　R=H

石松醇　R=OH

二、三萜及其苷类化合物的理化性质

1. 性状　大多数游离三萜类化合物有较好无色或者白色结晶，但其皂苷常为无定形粉末，仅少数结晶，如常春藤皂苷为针状结晶；糖数目较多的三萜皂苷极性较大，具有吸湿性；皂苷多数具有苦而辛辣味，对黏膜有刺激性，尤其鼻内黏膜敏感性最大，吸入鼻内能引起喷嚏。

2. **熔点** 游离三萜类化合物有固定的熔点,且随极性取代基团的增加而升高。三萜皂苷因在到达熔点之前已发生分解,因此常无明显的熔点,多数测得是分解点,一般在200~300℃。

3. **溶解度** 游离三萜类化合物极性弱,能溶于弱极性有机溶剂,如石油醚、乙醚、三氯甲烷等,不溶于水,但可溶于甲醇、乙醇等溶剂。三萜皂苷由于糖分子引入,极性增大,可溶于水,易溶于热水、甲醇、乙醇等强极性溶剂,但几乎不溶于丙酮、乙醚、石油醚等弱极性溶剂。随着皂苷水解为次生苷,极性降低,在水中溶解度降低,而在弱极性溶剂中的溶解度随之增加,如加工红参时,生成的次生苷人参皂苷 Rh_2,可溶于乙醚。皂苷在含水丁醇或戊醇中溶解度较好,尤其是在水饱和正丁醇溶剂中有较好的溶解度,因此,正丁醇是实验研究中提取分离皂苷时常采用的有机溶剂。

皂苷具有助溶性,能促进其他成分在水中的溶解度。因此含有皂苷的中药水提取物可能存在某些亲脂性成分,增加了对皂苷分离纯化的难度。

4. **发泡性** 皂苷水溶液经强烈振摇产生持久性泡沫,且不因加热而消失,这是与蛋白质水溶液产生泡沫的明显区别。皂苷发泡性基于其降低水溶液表面张力而具有表面活性作用,这种表面活性与皂苷分子内部亲水性和亲脂性结构比例有关,只有当两者比例适当,才有较好的表面活性。某些皂苷由于亲水性强于亲脂性或亲脂性强于亲水性,其表面活性作用低,或只有微弱泡沫反应,如甘草皂苷泡沫反应就很弱。基于皂苷的泡沫反应,常可将其制作成清洁剂、乳化剂等。

5. **颜色反应** 三萜及其苷类化合物在无水条件下,经强酸(硫酸、磷酸、高氯酸等)、中等强度酸(三氯醋酸)或 Lewis 酸(五氯化锑、氯化锌等)作用,产生各种颜色变化或荧光。主要是苷元母核在酸的作用下使羟基脱水,增加双键结构,再经双键移位、双分子缩合等反应形成共轭系统等而呈色。母核具有共轭系统的三萜类化合物颜色反应快,孤立双键的呈色较慢。

(1) 醋酐 - 浓硫酸反应(Liebermann-Burchard 反应):反应在试管中进行。将样品溶解在醋酐中,加浓硫酸 - 醋酐(1:20)数滴,可产生黄 - 红 - 紫 - 蓝等颜色变化,且最后褪色。

(2) 三氯醋酸反应(Rosen-Heimer 反应):反应在滤纸上进行。将样品的三氯甲烷溶液或醇溶液滴在滤纸上,喷25% 三氯醋酸乙醇溶液,三萜及其皂苷加热至100℃,呈红色,逐渐变为紫色;而甾体及其皂苷加热至60℃则发生颜色变化,反应过程须注意观察颜色的变化,温度过高,斑点发黑(此反应可用于区别三萜皂苷和甾体皂苷)。

(3) 三氯甲烷 - 浓硫酸反应(Salkowski 反应):反应在试管中进行。将样品三氯甲烷溶液移至试管中,沿着试管壁缓慢滴加浓硫酸,下层浓硫酸层出现红色或蓝色,并且上层三氯甲烷层出现绿色荧光。注意极性强的皂苷因难溶于三氯甲烷,影响该反应进行。

(4) 五氯化锑反应(Kahlenberg 反应):反应在滤纸上进行。将样品的三氯甲烷溶液或醇溶液滴在滤纸上,喷20% 五氯化锑三氯甲烷溶液(或三氯化锑饱和的三氯甲烷溶液),干燥后60~70℃加热,显蓝色、灰蓝色、灰紫色等多种颜色。

(5) 冰醋酸 - 乙酰氯反应(Tschugaeff 反应):反应在试管中进行。将样品溶解于冰醋酸中,加乙酰氯数滴及氯化锌结晶数粒,稍加热,则呈现淡红色或紫红色。

6. **沉淀反应** 皂苷可与固醇类化合物产生物理沉淀,沉淀物难溶于乙醇,但乙醚可溶解沉淀物中的固醇,而游离出皂苷。由于植物体内一般都有固醇存在,因此,在用乙醇从中药提取皂苷之前,最好采用乙醚提取固醇,以提高对皂苷的提取率。

另外,皂苷的水溶液还可以和一些金属盐类如铅盐、钡盐、铜盐等产生沉淀。三萜皂苷多含有羧基,为酸性皂苷,可用中性醋酸铅沉淀,而甾体皂苷则为中性皂苷,须用碱性醋酸铅沉淀。以前曾利用此性质进行皂苷的提取和初步分离:先用金属盐使皂苷沉淀下来,分离出来后再对其分解脱盐。但此种方法有一定的缺点,如铅盐吸附力强,容易带入杂质,并且在脱铅时铅盐也会带走一些皂苷,脱铅也不一定能脱干净,故现已不用。

7. 皂苷的水解　皂苷可采用酸水解、乙酰解、Smith 降解、酶水解等方法进行水解。选择合适的水解方法或通过控制水解的条件,可以使皂苷完全水解,也可以使皂苷部分水解。

(1) 酸水解:皂苷酸水解的速度与苷元和糖的结构有关,因此对于含有两条以上糖链的皂苷,由于各个苷键对酸的稳定性不同,故可以通过改变水解条件得到不同的次级皂苷。有些三萜皂苷在酸水解时,易引起皂苷元发生脱水、环合、双键转位、结构变异等而生成次生结构,得不到原始皂苷元,如欲获得原始皂苷元,则应采用两相酸水解、酶水解或 Smith 降解等其他方法。

(2) 乙酰解:将化合物的全乙酰化物在 BF_3 的催化下用乙酐使苷键裂解,得到全乙酰化寡糖和全乙酰化苷元。

(3) Smith 降解:Smith 降解的条件比较温和,许多在酸水解中不稳定的皂苷元可以用此法获得真正的皂苷元,如人参皂苷的水解。

(4) 酶水解:某些皂苷对酸碱均不稳定,用 $NaIO_4$ 降解也易被破坏,可采用酶水解,如黄芪皂苷的水解。近年,酶水解法已经成为水解皂苷的最常用方法。

(5) 糖醛酸苷键的裂解:对难水解的糖醛酸苷除常规方法外,需采用一些特殊的方法,如光解法、四乙酸铅 - 乙酸酐法、乙酸酐 - 吡啶法、微生物转化法等。

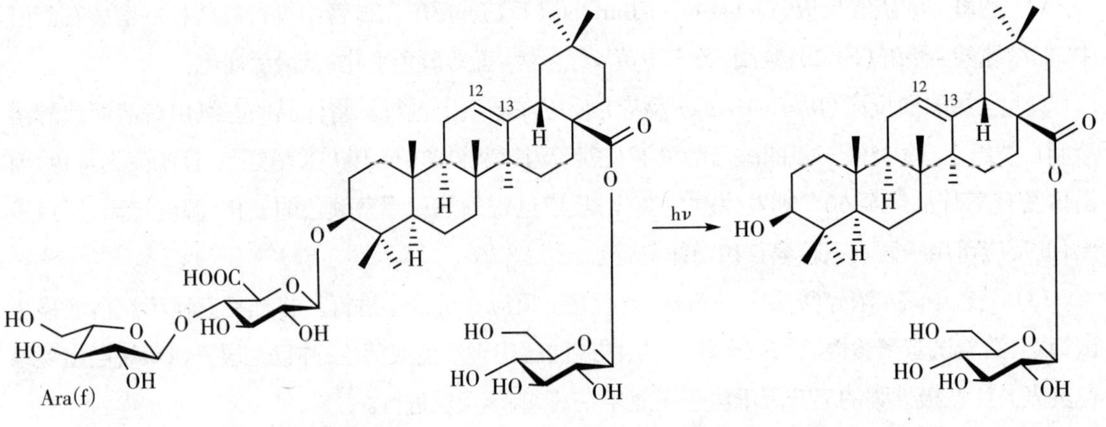

竹节人参皂苷Ⅳ

光分解法是用 500W 的高压汞灯为光源,对皂苷照射数小时,皂苷分子中糖醛酸与苷元间的苷键裂解而释放皂苷元。光解是有选择性的,例如,竹节人参皂苷Ⅳ(chikusetusaponin Ⅳ)是一个含有酯苷键的双糖链皂苷,在同样条件下,用光照射,得到的是保持酯苷键的次级皂苷。此外,糖醛酸上的羧基甲酯化后,不影响苷键的裂解。

四乙酸铅 - 乙酸酐法应用于葡糖醛酸皂苷的裂解,皂苷先进行甲基化将所有的羟基保护起来,然后再在苯中与四乙酸铅作用,失去羧基,继续用甲醇钠碱解,得到原皂苷元的乙酰化物。

（6）酯苷键的水解：含有酯键的皂苷可被碱水解，酯皂苷的酯苷键一般可在 NaOH/H₂O 中回流一段时间使其水解，但在此条件下，水解下的糖常伴有分解反应，因此一些较容易水解的酯苷键可以用 5mol/L 的氨水水解。酯皂苷的水解还可采用碘化锂水解法，即将皂苷与 LiI 在 2,6- 二甲基吡啶 / 甲醇溶液中一起回流水解的方法。此法的优点是该反应仅使酯苷键水解，皂苷中的其他苷键不受影响。并且，酯皂苷中的以酯苷键形式与皂苷元相连的寡糖链可在保持其寡糖结构不变的情况下被定量地裂解下来，通过色谱法可得到反应生成的相应的次皂苷和被水解下来的寡糖，进而分别测定它们的结构，这对于解析复杂结构的皂苷是很有用的。此法对皂苷结构中的其他酰基亦无影响。

8. 溶血作用　皂苷水溶液大多数能破坏红细胞而有溶血作用，这是由于皂苷与红细胞膜上的胆固醇结合产生沉淀，破坏了红细胞的正常渗透性，使细胞内渗透压增加而发生崩解，从而导致溶血现象。皂苷溶血作用反映皂苷毒性，溶血作用强弱可用溶血指数表示。溶血指数是指在一定条件（等渗、缓冲及恒温）下，能使同一动物来源的血液中红细胞完全溶血的最低皂苷浓度，浓度越低，毒性越强。如甘草皂苷的溶血指数为 1：4 000，薯蓣皂苷（属于甾体皂苷）的溶血指数为1：400 000，说明薯蓣皂苷的毒性比甘草皂苷强。

临床上应用皂苷应注意皂苷的溶血性。一般皂苷水溶液静脉注射毒性极大，低浓度能产生溶血作用，肌内注射易引起组织坏死，但口服无溶血作用。

皂苷的溶血作用与其结构有关。一般是否有溶血作用与皂苷的苷元有关，而溶血的强弱与皂苷连接的糖有关，溶血指的是皂苷，而不是皂苷元。一般皂苷溶血强弱为单糖链皂苷 > 酸性皂苷 >双糖链皂苷，但不是所有的皂苷都具有溶血作用，如皂苷元为 A 型的人参皂苷具有抗溶血作用，B 型和 C 型的人参皂苷有溶血作用，而人参总皂苷（包括 A、B、C 三型的人参皂苷混合物）无溶血作用。

应当指出，中药的其他成分也具有溶血作用，如某些植物的树脂、脂肪酸、挥发油等也能产生溶血，而鞣质通过凝集红细胞而抑制溶血。因此判断是否是由皂苷引起的溶血，除进一步纯化后再检查外，可以结合胆固醇沉淀法，若沉淀后的滤液无溶血现象，而沉淀物经乙醚溶解，过滤，残渣溶于水，该水溶液若有溶血作用，表示溶血是由皂苷引起。

第二节　三萜及其苷类化合物的提取分离和结构鉴定

一、三萜及其苷类化合物的提取分离

三萜类化合物主要据其溶解性，采用不同的溶剂和方法进行提取，如游离三萜类化合物可用极性小的溶剂（如三氯甲烷、乙醚等）提取，而三萜皂苷则用极性较大的溶剂如甲醇、乙等进行提取。三萜类化合物的分离常采用分段沉淀法、胆固醇沉淀法等，但应用最多的是色谱法。有时也可根据它们的酸碱性进行提取分离，如三萜酸类可用碱溶酸析法提取。

（一）三萜类化合物的提取方法

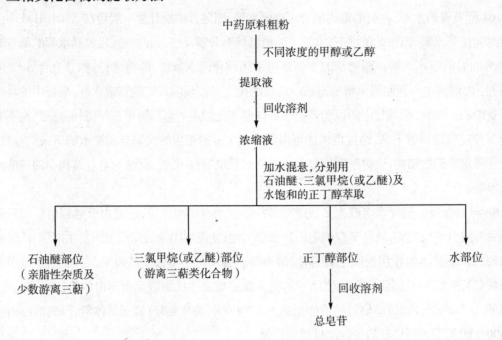

游离三萜类化合物的提取大致分为两类：一是用乙醇或甲醇提取，提取物分散在水中，依次用石油醚、三氯甲烷或乙酸乙酯、水饱和的正丁醇等溶剂进行萃取，游离三萜类化合物主要分布在三氯甲烷部分；二是在植物体内三萜类化合物多是与糖结合成苷的形式存在，若需要皂苷元，可先进行水解，再用三氯甲烷或乙酸乙酯等溶剂提取皂苷元，也可先用醇类溶剂提取出皂苷，再酸水解，用有机溶剂萃取。

苷类化合物的常规提取方法是用甲醇或乙醇为溶剂进行提取，若是含有较多羟基、羧基等极性基团的亲水性强的三萜皂苷，则用稀醇提取。醇提取液减压浓缩后转溶于水中，滤除水不溶性杂质，然后用乙醚或石油醚萃取，除去脂溶性杂质，水液再用水饱和的正丁醇萃取，减压回收正丁醇后即得粗总苷。此外可将醇提取液减压浓缩后，加水溶解，过滤得水溶液，将该水溶液通过大孔吸附树脂，先用少量水洗去糖分和其他水溶性成分，再用 30%~50% 乙醇洗脱，洗脱液减压蒸干，得到粗制总苷。

（二）三萜类化合物的分离方法

1. **分段沉淀法**　由于皂苷难溶于乙醚、丙酮等溶剂，故可利用此性质，将粗皂苷先溶于少量甲醇或乙醇中，然后逐滴加入乙醚、丙酮或乙醚 - 丙酮(1∶1)的混合溶剂(加入量以能使皂苷从醇溶液中析出为限)，边加边摇匀，皂苷即可析出。开始析出的沉淀往往含杂质较多，滤出后，继续加入乙醚可得到纯度较高的皂苷。也可采用分段沉淀法，逐渐降低溶剂极性，极性不同的皂苷就可分批沉出，从而达到分离的目的。分段沉淀法的优点是简便易行，但难以分离完全，不易获得纯品。

2. **胆固醇沉淀法**　皂苷可与胆固醇生成难溶性的分子复合物，但三萜皂苷与胆固醇形成的复合物不如甾体皂苷与胆固醇形成的复合物稳定，此性质曾被用于皂苷的分离，即先将粗皂苷溶于少量乙醇中，再加入胆固醇的饱和乙醇溶液，至不再析出沉淀为止(混合后需加热)，滤过，取沉淀用水、醇、乙醚依次洗涤以除去糖类、色素、油脂和游离的胆固醇,将此沉淀干燥后,用乙醚回流提取,胆固醇被乙醚提出,使皂苷解脱下来,残留物即为较纯的皂苷。

3. 色谱分离法　由于三萜皂苷的极性较大,亲水性较好,不易与杂质分离,且有些三萜皂苷结构比较相似,因此目前普遍采用色谱分离法以获得三萜皂苷类化合物的单体。用色谱法分离此类化合物通常采用多种色谱法组合的方法,即一般先通过硅胶柱色谱(洗脱剂多采用 $CHCl_3$-CH_3OH-H_2O 系统)进行分离,再结合低压或中压柱色谱、薄层制备色谱、制备高效液相色谱或凝胶色谱等方法进一步分离。在进行硅胶柱色谱分离前,多先用大孔吸附树脂柱进行初步分离。对于连接糖链较多的皂苷,多用凝胶柱色谱,如 Sephadex LH-20 等。此外,还可用干柱快速色谱、高速逆流色谱(HSCCO)等方法进行分离。

二、三萜及其苷类化合物的结构鉴定

1. UV 谱　大多数三萜类化合物没有共轭体系,不产生紫外吸收。但如结构中有一个孤立双键,仅在 205~250nm 处有微弱吸收,当分子中有共轭体系时,则在紫外区 210~300nm 有较强吸收。如有 α,β- 不饱和羰基,最大吸收在 242~250nm;如有异环共轭双烯,最大吸收在 240~260nm;同环共轭双烯最大吸收则在 285nm。此外,11-oxo,Δ^{12}- 齐墩果烷型化合物,可用紫外光谱判断 18-H 的构型,当 18-H 为 β- 构型(D/E cis),最大吸收为 248~249nm,18-H 为 α- 构型(D/E trans),最大吸收为 242~243nm。

2. 核磁谱

(1)^{1}H-NMR 谱:三萜类化合物的 ^{1}H-NMR 谱具有较强的规律性,从中能获得甲基质子、连氧碳质子、烯氢质子等重要信息。

一般三萜类化合物中甲基质子信号在 δ_H 0.50~1.50。在 ^{1}H-NMR 谱的高场中出现多个甲基峰是三萜类化合物的最主要特征,从甲基的数目还可推测三萜类化合物的类型。在多数三萜中 27-CH_3 处于最低场,通常 δ_H 值在 1.13~1.15。其他甲基 δ_H 值小于 1.0。对于齐墩果烷型、乌苏烷型三萜,其最高场甲基(26-CH_3)的 δ_H 值与 C-28 位的取代有关。当 C-28 为 $COOCH_3$ 时最高场甲基的 δ_H 值小于 0.77,当 C-28 为 CH_2OH、CH_3 或者内酯时则大于 0.77。

羽扇豆烷型的 30-CH_3,因与双键相连,具有烯丙偶合,所以 δ_H 值在 1.63~1.80,呈宽单峰(br,s)。此外,场区 δ_H 0.63~1.50 区域内,常出现堆积成山形的 CH_2、CH 信号。

比较有规律的有乙酰基质子、甲酯质子和 3 位质子(绝大多数三萜的 C-3 位连有氧原子)。乙酰基中甲基质子的信号在 δ_H 1.82~2.07,甲酯中甲基质子信号在 δ_H 3.60 左右。大多数三萜化合物 C-3 上有羟基或其他含氧基团,与其他亚甲基信号重叠较少,易于辨认。此时,3 位质子信号在 δ_H 3.20~4.00,受 2 位亚甲基质子的偶合,多为 dd 峰。此点是区别甾体化合物的重要特征。

烯氢信号的化学位移值一般约为 δ_H 4.30~6.00。环内双键质子的 δ_H 值一般大于 5,如齐墩果酸类和乌苏酸类 C-12 烯氢在 δ_H 4.93~5.50 处出现宽单峰、三重峰或分辨不好的多重峰。环外烯氢的 δ_H 值一般小于 5,如羽扇豆烯和何帕烯型的 C-29 位两个同碳氢信号多出现在 δ_H 4.30~5.00。由于羽扇豆烯型三萜 E 环上的异丙烯基受 C-12 位质子空间位阻的影响不能自由旋转,双键末端的两个质子不等价,表现为双峰,而何帕烯型的两个末端烯氢接近等价,合并为一单峰,利用这一特点可区别这两种母核。

三萜皂苷糖部分的 ¹H-NMR 特征与糖和苷的章节中介绍的相同,最主要的是糖的端基质子信号,从端基质子信号的数目可推测糖的个数,偶合常数可用于确定苷键构型。

(2) ¹³C-NMR 谱:¹³C-NMR 谱在确定三萜皂苷元类型,糖与苷元、糖与糖之间连接位置,糖环大小和糖的数目等方面有重要作用。由于分辨率高,三萜或其皂苷的 ¹³C-NMR 谱几乎可给出每一个碳的信号。在 ¹³C-NMR 谱中,角甲基一般出现在 δ_C 8~34,其中 23-CH₃ 和 29-CH₃ 出现在低场,化学位移依次为 δ_C 28 和 33 左右。苷元中与氧连接的碳在 δ_C 60~90,烯碳在 δ_C 109~160,羰基碳在 δ_C 170~220,其他碳一般在 δ_C 60 以下。

1) 双键位置及母核类型的确定:当双键位于不同类型母核或同一母核的不同位置时,其碳原子化学位移有明显差别。表 10-1 列出一些常见类型三萜化合物 ¹³C-NMR 谱的烯碳化学位移。

表 10-1　齐墩果烷、乌苏烷、羽扇豆烷类三萜主要烯碳的化学位移

三萜及双键的位置	烯碳 δ_C 值	其他特征碳

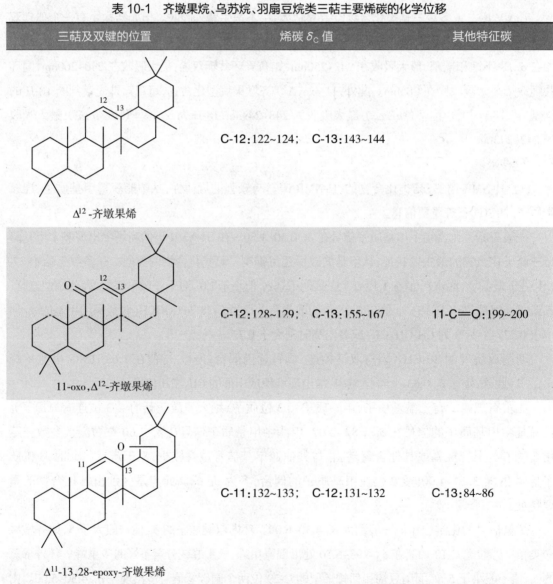

Δ^{12}-齐墩果烯	C-12:122~124;　C-13:143~144	
11-oxo,Δ^{12}-齐墩果烯	C-12:128~129;　C-13:155~167	11-C=O:199~200
Δ^{11}-13,28-epoxy-齐墩果烯	C-11:132~133;　C-12:131~132	C-13:84~86

三萜及双键的位置	烯碳 δ_C 值	其他特征碳
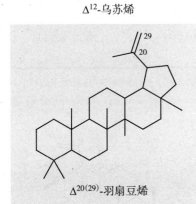$\Delta^{11,13(18)}$-齐墩果烯（异环双烯）	C-11:126~127；　C-12:125~126 C-13:136~137；　C-18:133~135	
$\Delta^{9(11),12}$-齐墩果烯（同环双烯）	C-9:154~155；　C-11:116~117 C-12:121~122；　C-13:143~147	
Δ^{12}-乌苏烯	C-12:124~125；　C-13:139~140	
$\Delta^{20(29)}$-羽扇豆烯	C-29:~109；　C-20:~150	

2）苷化位置的确定：糖与苷元及糖与糖之间连接后，会产生苷化位移，醇苷一般使苷元化学位移向低场移动，而酯苷则向高场移动。如三萜的 C-3 成苷后，一般 C-3 向低场位移 3~8 化学位移单位，C-4 则向高场移动，糖的端基碳向低场位移 3~8。当糖与三萜的 C-28 成酯苷后，28 位的羰基碳则向高场位移约 2~5 化学位移单位，而糖的端基碳化学位移值在 δ_C 95~96。

3) 糖的数目的确定:多数糖的 C-1 化学位移在 δ_C 91~105,C-6 在 δ_C 60~65,可根据 δ_C 91~105 范围内出现的信号数目确定糖的数目。

(3) 其他 NMR 谱 DEPT 谱可用于确定碳的类型,如伯、仲、叔、季碳的确定。^{1}H-^{1}H COSY 通过分析相邻质子的偶合关系,用于苷元及糖上质子信号的归属。HSQC 或 HMQC 谱是通过 ^{1}H 核检测的异核单量子相关谱,用于确定分子内碳原子与质子的连接关系。HMBC 谱是通过 ^{1}H 检测的异核多键相关谱,可把 ^{1}H 核与其远程偶合的 ^{13}C 相关联,常用于确定苷中糖的连接位置,在 HMBC 谱中糖的端基质子与连接位置的碳有远程相关,可看到明显的相关点。全相关谱 TOCSY 用于糖环的连续相互偶合氢的归属,当糖上氢的信号重叠时,可选择一个分辨良好、不与其他信号重叠的信号作为起点,得到该偶合体系中其他氢的信号。NOESY 谱广泛用于提供空间的连接和立体化学的信息,对于确定三萜类化合物的立体结构十分重要。

3. MS 谱 EI-MS 等主要用于游离三萜化合物的分子离子峰及裂解碎片峰的研究,可提供该类化合物的分子量、可能的结构骨架或取代基种类及位置的信息。虽然三萜化合物的结构较为复杂,但其分子裂解有一定规律,如五环三萜裂解的规律为:当 C 环内有双键时,一般都有较特征的 RDA 裂解,出现含 A、B 环和 C、D 环的碎片离子峰。根据裂解产生的质量数,可初步推断取代基所在位置。

(1) 齐墩果 -12- 烯型三萜化合物特征碎片离子

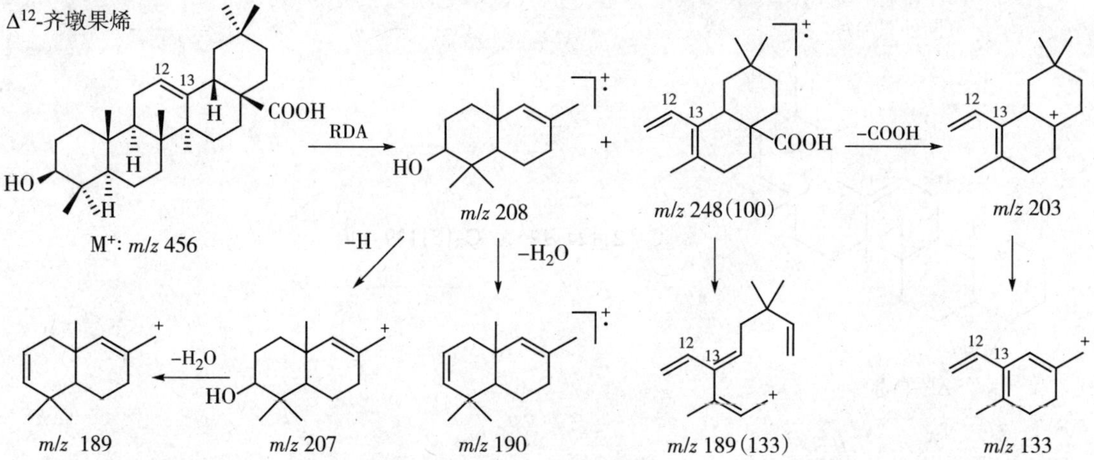

(2) 羽扇豆醇型三萜化合物特征碎片离子

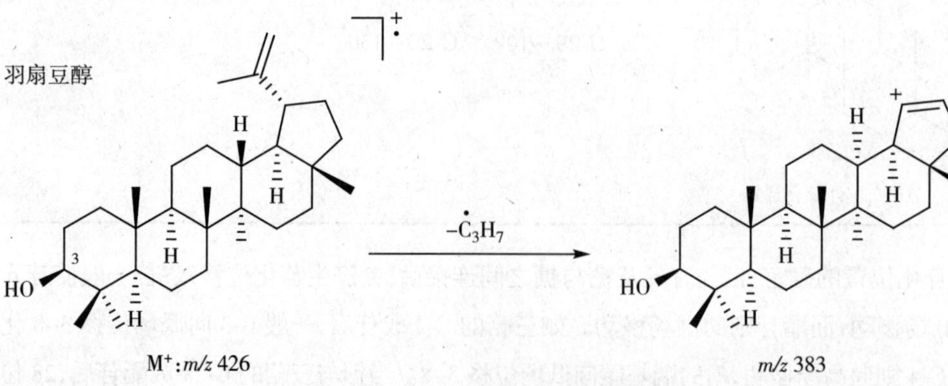

由于三萜皂苷的难挥发性,所以电子轰击质谱(EI-MS)和化学电离质谱(CI-MS)技术在三萜皂苷的应用中受到限制。目前广泛使用的质谱技术为快原子轰击质谱(FAB-MS)和电喷雾电离质谱(ESI-MS)。这两种质谱的应用可以得到皂苷的分子离子峰和准分子离子峰用于推出分子量的信息。根据高分辨 FAB-MS、ESI-MS 或 TOF-MS 等,可直接获得皂苷分子式的信息,有助于新皂苷的结构确定。

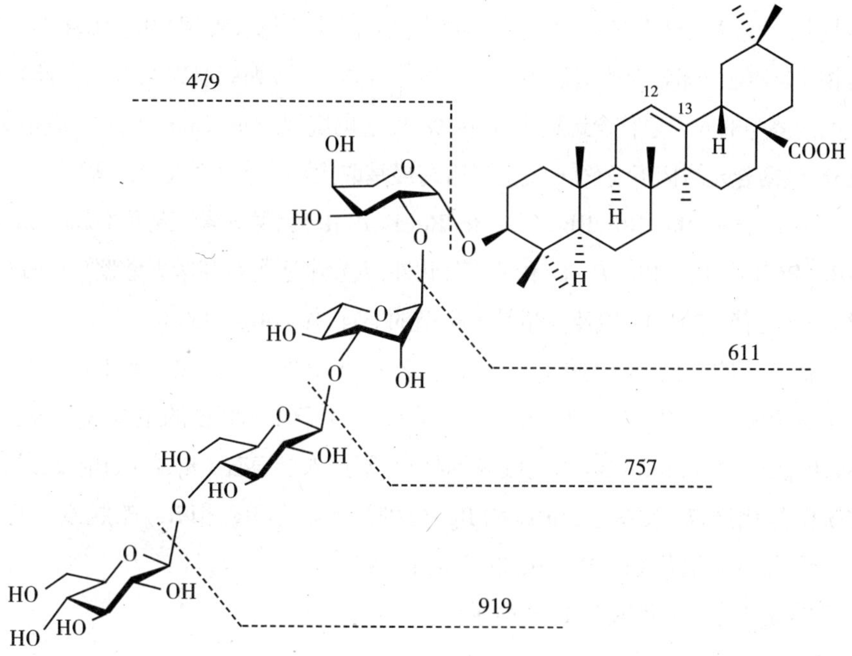

[M+Na]$^+$ m/z 1 081

以上述三萜皂苷为例,该皂苷结构为齐墩果酸 -3-O-β-D 葡萄糖基 -(1→4)-O-β-D- 葡萄糖基 -(1→3)-O-α-L- 鼠李糖基 -(1→2)-O-L- 阿拉伯糖苷,FAB-MS 呈现了 m/z=1 081 [M+Na]$^+$ 准分子离子峰和 m/z=919 [(M+Na)−162]$^+$、757 [(M+Na)−162−162]$^+$、611 [(M+Na)−162−162−146]$^+$ 以及 479 [(M+Na)−162−162−146−132]$^+$ 的碎片峰,根据以上数据不仅可知其分子量,还能推测出皂苷元与糖、糖与糖之间的连接顺序。

第三节　含三萜皂苷类成分的中药研究实例

一、人参总皂苷的制备研究

人参 Ginseng Radix et Rhizoma 为五加科 Araliaceae 人参属多年生草本植物人参 *Panax ginseng* 的干燥根和根茎,传统名贵中药,味甘、微苦,性温。具有大补元气、复脉固脱、补脾益肺等功能,用于体虚欲脱、肢冷脉微、脾虚食少等疾病的治疗。始载于《神农本草经》,《本草纲目》记载人参花性温和味甘微苦,《本草纲目拾遗》亦记载人参叶代人参根之药用。近代,《中国药典》不但收载了人参根和根茎为法定药用部位,还收载了人参叶、人参总皂苷和人参茎叶总皂苷。

市场上,有人参根制成的人参标准提取物 G115(商品名称为 Ginsana),含有 4% 人参皂苷。人参皂苷的药理活性有抗动脉粥样硬化、保护血管内皮、抗心律失常、抗心肌缺血、保护心肌、抑制心室重构等。

人参的根、茎、叶、花和果实中均含有人参皂苷(ginsenoside),其中人参根中含量最高,而须根中含量较主根高。在 1963 年从人参根分离鉴定出人参皂苷前,人参的现代意义上的作用机制不甚清楚,此后,人们致力于每个人参皂苷的功能和分子作用机制评价,1975 年后人参皂苷的研究报道呈指数增长。迄今已从人参各部分(根、根茎、茎叶、花、果实、种子)和红参中共分得 70 余个三萜类化合物,其中绝大部分为达玛烷型三萜及其衍生物,少数为齐墩果酸型三萜及其衍生物。

人参根和根茎中的人参皂苷含量约为 3%~5%,以达玛烷型(dammarane-type)四环三萜及其皂苷为特征性成分,根据苷元结构不同(C-6 位上是否有羟基取代),可分为原人参二醇型(protopanaxadiol-type,Ⅰ型),如 G-Ra$_1$、Ra$_2$、Ra$_3$、Rb$_1$、Rb$_2$、Rb$_3$、Rc、Rd、F$_2$ 和 R$_1$ 等;原人参三醇型(protopanaxatriol-type,Ⅱ型),如 G-Re、Rf、Rg$_1$、Rg$_2$、Rh$_1$、F$_1$、F$_3$ 和 F$_5$ 等;此外,人参中还含有齐墩果酸型(oleanolic acid-type,Ⅲ型)苷元结构的皂苷,如 G-Ro,以及少量其他类型的皂苷,如 G-Rg$_5$、Rg$_6$、Rk$_1$ 等。

目前已分离鉴定的三萜皂苷类化合物包括了水参、生晒参等与红参共有的成分和各自特有的成分。人参皂苷 Rb$_1$、Rb$_2$、Rc、Rd、Re、Rg$_1$、Rg$_2$ 是水参、生晒参和红参的主要成分,人参皂苷 Rh$_1$、Rh$_2$、Rg$_3$、Rg$_5$、Rg$_6$、Rs$_4$~Rs$_7$、Rk$_1$~Rk$_3$ 等是红参的特有成分;人参皂苷 Rh$_1$、Rh$_2$、Rg$_3$ 是人参皂苷 Rg$_2$、Rg$_3$、Rd 的脱糖基化产物,人参皂苷 Rg$_5$ 和 Rg$_6$ 分别是人参皂 Rg$_3$ 和 Rg$_2$ 的脱水产物,人参皂苷 Rs$_1$、Rs$_2$、Rs$_3$ 分别是人参皂苷 Rb$_2$、Rc、Rg$_3$ 的乙酰化产物。

人参皂苷的提取分离流程如图 10-1 所示:

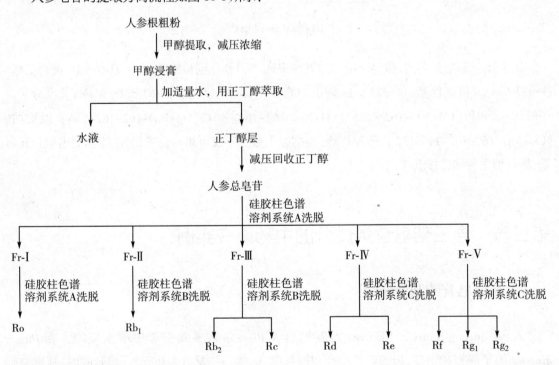

溶剂系统 A:三氯甲烷-甲醇-水(65:35:10,下层)
溶剂系统 B:正丁醇-乙酸乙酯-水(4:1:2,上层)
溶剂系统 C:三氯甲烷-甲醇-乙酸乙酯-水(2:2:4:1,下层)

● 图 10-1　人参皂苷的提取分离流程图

I 型——原人参二醇组

	R_1	R_2
20(S)-原人参二醇	H	H
人参皂苷 Ra_1	$-glc \xrightarrow{2} glc$	$-glc \xrightarrow{6} ara(p) \xrightarrow{4} xyl$
人参皂苷 Ra_2	$-glc \xrightarrow{2} glc$	$-glc \xrightarrow{6} ara(f) \xrightarrow{4} xyl$
人参皂苷 Rb_1	$-glc \xrightarrow{2} glc$	$-glc \xrightarrow{6} glc$
人参皂苷 Rb_2	$-glc \xrightarrow{2} glc$	$-glc \xrightarrow{6} ara(p)$
人参皂苷 Rc	$-glc \xrightarrow{2} glc$	$-glc \xrightarrow{6} ara(f)$
人参皂苷 Rd	$-glc \xrightarrow{2} glc$	$-glc$
人参皂苷 Rg_3	$-glc \xrightarrow{2} glc$	H
人参皂苷 Rh_2	$-glc$	H

II 型——原人参三醇组

	R_1	R_2
20(S)-原人参三醇	H	H
人参皂苷 Re	$-glc \xrightarrow{2} rha$	$-glc$
人参皂苷 Rf	$-glc \xrightarrow{2} rha$	$-glc$
人参皂苷 Rg_1	$-glc$	$-glc$
人参皂苷 Rg_2	$-glc \xrightarrow{2} rha$	H
人参皂苷 Rh_1	$-glc$	H
人参皂苷 F_1	H	$-glc$

III 型——齐墩果酸组

	R_1	R_2
人参皂苷 Ro	$-glcuA \xrightarrow{2} glc$	$-glc$
人参皂苷 Ri	H	$-ara(f)$
人参皂苷 Ro甲酯	$-glcuA(6-Me) \xrightarrow{2} glc$	$-glc$

其他类型

	R_1	R_2
人参皂苷 Rg_5	$-glc \xrightarrow{2} glc$	H
人参皂苷 Rh_3	$-glc$	H
人参皂苷 Rh_4	H	$-Oglc$
人参皂苷 Rs_4	$-glc(6-Ac) \xrightarrow{2} glc$	H

	R_1	R_2
人参皂苷 Rg_6	H	$-Oglc \xrightarrow{2} rha$
人参皂苷 Rk_1	$-glc \xrightarrow{2} glc$	H
人参皂苷 Rk_2	glc	H
人参皂苷 Rs_5	$-glc(6-Ac) \xrightarrow{2} glc$	H

二、竹节参皂苷Ⅳa 的结构鉴定研究

竹节参皂苷Ⅳa

珠子参系五加科植物珠子参的干燥串珠状根茎,从中分离得到一化合物为无定形粉末(化合物 1),5% 香草醛 - 浓硫酸 TLC 显色反应为紫红色;Liebermann-Burchard 和 Molisch 反应均为阳性,提示该化合物可能为三萜类化合物。阴离子 FAB-MS m/z:793[M−H]⁻,631[M−H−Glc]⁻,455[苷元 −H]⁻。

在 ¹H-NMR 谱中化合物 1 显示出 7 个甲基单峰信号[δ_H 1.30,1.28,1.09,0.97,0.94,0.90,0.83(各 3H,s)],另外还有 1 个烯氢信号(δ_H 5.43),2 个糖端基质信号[δ_H 6.32(d,J=7.8Hz,1H),4.82(1H)]和一系列连氧次甲基氢信号(δ_H 3.00~5.00)。

¹³C-NMR 谱显示出 42 个碳信号(表 10-2),结合 DEPT 谱和 HSQC 谱,提示其中有 2 个羰基碳信号(δ_C 177.1 和 176.8),1 组三取代双键碳信号(δ_C 144.5 和 123.3),2 个糖端基碳信号(δ_C 106.8 和 96.1),7 个角甲基碳信号(δ_C 33.6,28.7,26.5,24.1,17.8,17.4 和 15.9)和一系列连氧次甲基碳信号(δ_C 79.9,79.2,78.7,76.7,75.6,74.5,73.9 和 71.4)。

表 10-2 化合物 1 的 ¹³C-NMR 数据比较(Pyr-d_5)

位置	化合物 1 δ_C		位置	化合物 1 δ_C		位置	化合物 1 δ_C
1	39.0	CH₂	11	23.8	CH₂	3- 位的葡萄糖酸基团	
2	26.6	CH₂	12	123.3	CH	1′	106.8
3	89.7	CH	13	144.5	C	2′	75.6
4	39.8	C	14	42.5	C	3′	78.7
5	56.2	CH	15	28.6	CH₂	4′	73.9
6	18.9	CH₂	16	24.2	CH₂	5′	76.7
7	33.5	CH₂	17	47.4	C	6′	177.1
8	40.3	C	18	42.1	CH	28- 位的葡萄糖基团	
9	48.3	CH	19	46.6	CH₂	1″	96.1
10	37.3	C	20	31.7	C	2″	74.5

位置	化合物 1		位置	化合物 1		位置	化合物 1
	δ_C			δ_C			δ_C
21	34.4	CH$_2$	26	17.8	CH$_3$	3″	79.2
22	32.9	CH$_2$	27	26.5	CH$_3$	4″	71.4
23	28.7	CH$_3$	28	176.8	C	5″	79.7
24	17.4	CH$_3$	29	33.6	CH$_3$	6″	62.5
25	15.9	CH$_3$	30	24.1	CH$_3$		

　　将其 ^{13}C-NMR 数据与文献报道齐墩果酸的数据对照，除 C-3（δ_C 89.6）和 C-28（δ_C 176.8）由于苷化位移及多余糖的信号外，其他数据均一致。故确定苷元为齐墩果酸。以上波谱数据推测该化合物为连有 1 个葡糖醛酸和 1 个葡萄糖的 12-烯-齐墩果烷型三萜皂苷类化合物。

　　葡糖醛酸上端基碳 δ_C 106.8，说明该糖与 C-3 位羟基脱水成醚，葡萄糖上端基碳 δ_C 96.1，说明该糖与 C-28 位羧基成酯苷，糖部分 ^{13}C-NMR 数据与文献报道的化合物的糖部分完全一致。综上所述，该化合物的以上数据与文献报道的 chikusetsusaponin-Ⅳa 一致。故鉴定该化合物的结构为竹节参皂苷Ⅳa。chikusetsusaponin-Ⅳa ^{1}H-NMR、^{13}C-NMR 及 HSQC 谱见图 10-2、图 10-3 和图 10-4。

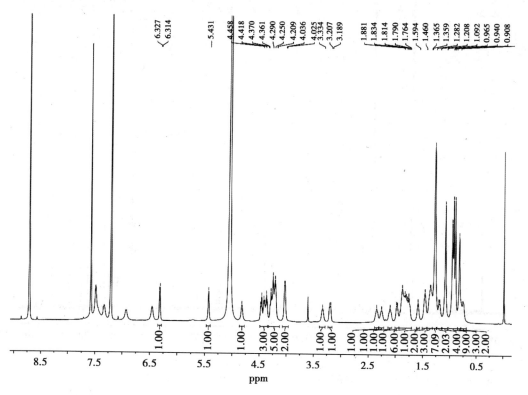

● 图 10-2　竹节参皂苷Ⅳa 的 ^{1}H-NMR 谱放大图（600MHz，Pyr-d_5）

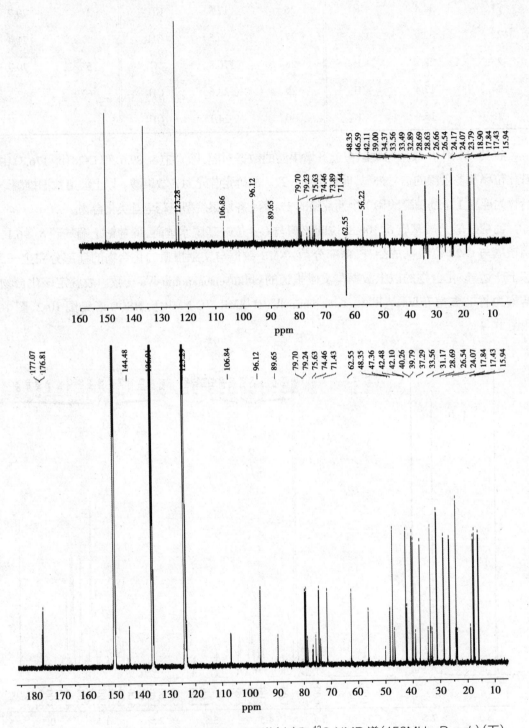

● 图 10-3 竹节参皂苷Ⅳa 的 DEPT-135°谱（上）和 ^{13}C-NMR 谱（150MHz, Pyr-d_5）（下）

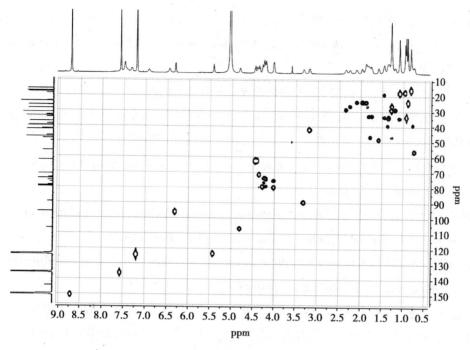

图 10-4　竹节参皂苷Ⅳa 的 HSQC 谱（150MHz，Pyr-d_5）

10 章同步练习

（湖南中医药大学　王　炜）

参考文献

[1] ITOKAWA H，KISHI E，MORITA H，et al. Eurylene，a new squalene-type triterpene from *Eurycoma longifolia*. Tetrahedron Lett，1991，32（15）：1803-1804.

[2] BARRERO A F，ALVAREZ-MANZANEDA E J，ALVAREZ-MANZANEDA R. Achilleol A：a new monocyclic triterpene skeleton from *Achillea odorata* L. Tetrahedron Lett，1989，30（25）：3351-3352.

[3] KSEBATI M B，SCHMITZ F J，GUNASEKERA S P. Pouosides A-E，novel triterpene galactosides from a marine sponge，Asteropus sp. J Org Chem，1988，53（17）：3917-3921.

[4] LIANG C Q，SHI Y M，LI X Y，et al. Kadcotriones A-C：tricyclic triterpenoids from *Kadsura coccinea*. J Nat Prod，2013，76（12）：2350-2354.

[5] 高建莉，禹志领，李绍平，等 . 灵芝三萜类成分研究进展 . 中国食用菌，2005，24（4）：6-11.

[6] TENG R W，NI W，HUA Y，et al. Two new tirucallane-type triterpenoid saponins from *Sapindus mukorossi*. Acta Bot Sin，2003，45（3）：369-372.

[7] 王建忠，杨劲松 . 酸枣仁中三萜皂苷的分离和结构研究 . 有机化学，2008，28（1）：69-72.

[8] CHEN Y J，NA L，FAN J，et al. *Seco*-dammarane triterpenoids from the leaves of *Cyclocarya paliurus*.

Phytochemistry, 2018, 145:85-92.

[9] TIAN R R, CHEN J C, ZHANG G H, et al. Anti-HIV-1 activities of hemslecins A and B. Chin J Nat Med, 2008, 6(3):214-218.

[10] 朱照静, 钟炽昌, 罗泽渊, 等. 苦瓜子有效成分研究. 药学学报, 1990, 25(12):898-903.

[11] SU Z S, YANG S P, ZHANG S, et al. Meliarachins A-K:eleven limonoids from the twigs and leaves of *Melia azedarach*. Helvetica Chemica Acta, 2011, 94(8):1515-1526.

[12] GAO X M, PU J X, HUANG S X, et al. Kadcoccilactones A-J, triterpenoids from *Kadsura coccinea*. J Nat Prod, 2008, 71(7):1182-1188.

[13] LIU Y, ZHAO J, CHEN Y, et al. Polyacetylenic oleanane-type triterpene saponins from the roots of *Panax japonicus*. Journal of Natural Products, 2016, 79(12):3079-3085.

[14] WANG W, ALI Z, LI X C, et al. 18, 19-Secooleanane type triterpene glycosyl esters from the bark of *Terminalia arjuna*. Planta Med, 2010, 76(9):903-908.

[15] 罗思齐, 金惠芳. 积雪草中积雪草甙的分离和鉴定. 中草药, 1980, 11(6):244-246.

[16] 叶文才, 赵守训, 刘静涵. 中药白头翁化学成分的研究. 中国药科大学学报, 1990, 21(5):264-266.

[17] 关颖丽, 刘建宇, 许永男. 白头翁属植物三萜皂苷及生物活性研究进展. 沈阳药科大学学报, 2009, 26(1):80-84.

[18] DALLAVALLE S, JAYASINGHE L, KUMARIHAMY B M M, et al. A new 3, 4-seco-lupane derivative from *Lasianthus gardneri*. J Nat Prod, 2004, 67(5):911-913.

[19] 张东明, 于德泉, 谢凤指. 雷公藤酮的结构. 药学学报, 1991, 26(5):341-344.

[20] 王明雷, 王素贤, 孙启时, 等. 白茅根化学成分的研究. 中国药物化学杂志, 1996, 6(3):192-194, 209.

[21] LIANG C, DING Y, NGUYEN H T, et al. Oleanane-type triterpenoids from *Panax stipuleanatus* and their anticancer activities. Bioorg Med Chem Lett, 2010, 20(23):7110-7115.

第十一章 甾体及其苷类

11 章课件

甾体类化合物(steroid)是指分子结构中具有环戊烷骈多氢菲甾核的一类化合物的总称。该类化合物大多存在于双子叶植物中(如夹竹桃科、萝藦科、玄参科、大戟科等),少数存在于单子叶植物中(如百合科、石蒜科等),鲜见于动物界和海洋生物中。其在强心、镇痛、抗炎、抑菌、抗抑郁、抗肿瘤、调节免疫等方面表现出的生物活性受到了广泛关注。

第一节 甾体及其苷类化合物的结构类型和理化性质

一、甾体及其苷类化合物的结构类型

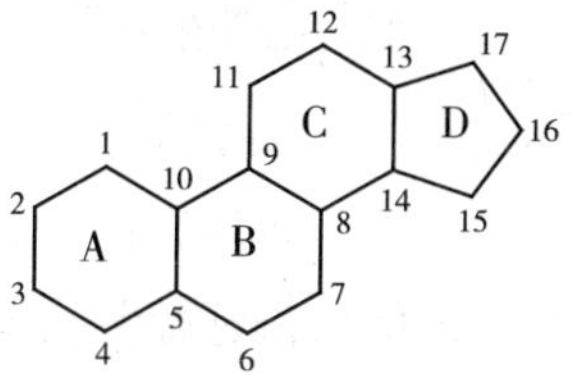

环戊烷骈多氢菲 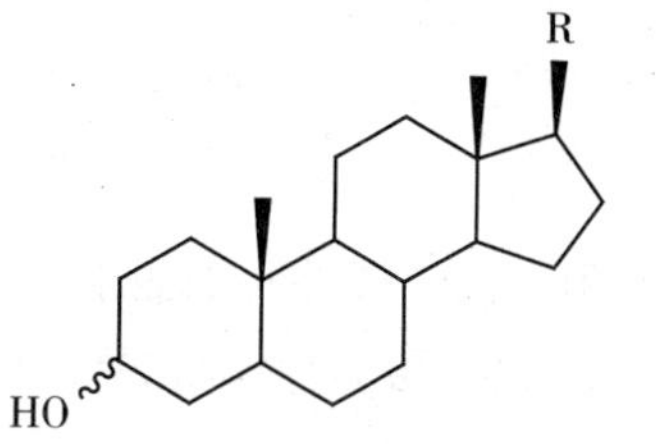   甾体类化合物

从生源观点看,甾体类化合物都是通过甲戊二羟酸的生物合成途径转化而来的。甾核四个环可见不同的稠和方式;甾核 C-3 位上常有羟基存在,且多与糖结合成苷;甾核的 C-10 和 C-13 位有角甲基取代,C-17 位上有侧链。根据 C-17 侧链的不同,天然甾体类成分分成不同的类型,如表 11-1 所示。

表 11-1 天然甾体类化合物的分类及甾核的稠和方式

名称	A/B	B/C	C/D	C17- 取代基
强心甾烯	顺、反	反	顺	不饱和内酯环
甾体	顺、反	反	反	含氧螺杂环
C_{21} 固醇	反	反	顺	羟甲基衍生物
睡茄内酯	顺、反	反	反	内酯环
昆虫变态激素	顺	反	反	脂肪烃(8~10 个碳链)
植物固醇	顺、反	反	反	脂肪烃(8~10 个碳链)

甾核稠合四个环（A、B、C、D 环）中，B/C 环均为反式（H-8β/H-9α），C/D 环多为反式（H-14α），A/B 环有顺式（H-5β）和反式（H-5α）。A/B 环顺式稠合，即 H-5 和 10-CH₃ 位于环同一侧，为 β- 构型，称为正系，用实线表示；反之则为 α- 构型，称为侧系，用虚线表示。若分子结构中的 C-5 位形成双键，天然甾体类成分 C-10、C-13 位上的角甲基及 C-17 位的侧链大都是 β- 构型。C-3 位羟基，多为 β- 构型。甾核的其他位置上也可以有羟基、羰基、双键等功能团。如胆固醇、睾丸素和黄体酮的 C-5 常常形成双键。

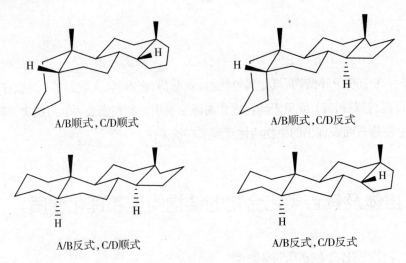

A/B顺式，C/D顺式　　　　　A/B顺式，C/D反式

A/B反式，C/D顺式　　　　　A/B反式，C/D反式

（一）强心甾类

是指生物界中含有的一类能选择性地作用于心脏，具有加强心肌收缩力、减慢窦性频率、改善动脉系统供血状况作用的甾体苷类，由强心苷元（cardiac aglycone）与糖缩合而成。该类成分临床上主要作为强心剂，用于治疗慢性心功能不全和心律失常等症。如地高辛、毛花苷 C、铃兰毒苷、毒毛旋花子苷、洋地黄毒苷、黄夹苷（强心灵）等。此外，由于能兴奋延髓催吐化学感受区而可引起恶心、呕吐以及影响中枢神经系统而导致头痛、眩晕等不适，其安全剂量范围较小，一般的治疗剂量已经接近中毒量的 60%。

强心苷主要分布于玄参科、夹竹桃科、百合科、十字花科、桑科、毛茛科、大戟科以及卫矛科等植物中。目前，已从毛花洋地黄 *Digitalis lanata*、紫花洋地黄 *Digitalis purpurea*、黄花夹竹桃 *Thevetia peruviana*、铃兰 *Convallaria majalis*、海葱 *Ornithogalum caudatum*、羊角拗 *Strophanthus divaricatus* 等植物中分离得到强心苷类成分。该类成分存在于植物体的叶、花、种子、鳞茎、树皮和木质部等不同部位。

中药蟾蜍中含有一类蟾毒配基的脂肪酸酯，具有强心作用，但不属于苷类。

1. 苷元部分结构特点　强心苷元为 C-17 位连接不饱和内酯环的甾体类化合物，根据内酯环的不同分为甲型强心苷元和乙型强心苷元。

（1）甲型强心苷元：C-17 侧链为五元不饱和内酯环（$\Delta^{\alpha\beta}$-γ- 内酯），称强心甾烯类（cardenolide），即甲型强心苷元。其命名以强心甾为基本结构。如洋地黄毒苷元命名为 3β,14β- 二羟基 -5β- 强心甾 -20(22) 烯（3β,14β-dihydroxy-5β-card-20(22)-enolide）。

甲型强心苷元   强心甾   洋地黄毒苷元

（2）乙型强心苷元:C-17 侧链为六元不饱和内酯环($\Delta^{\alpha\beta,\gamma\delta}$-$\delta$- 内酯),称海葱甾二烯类（scillanolide）或蟾蜍甾二烯类（bufanolide）,即乙型强心苷元。其命名以海葱甾或蟾酥甾为基本结构。如海葱苷元（scillarenin）命名为 $3\beta,14\beta$- 二羟基 -5β- 强心甾 -20(22) 烯。

乙型强心苷元   海葱甾（蟾蜍甾）   海葱苷元

天然存在的强心苷多为 17β- 内酯,极少数为 17α- 内酯;C-10 上大都为甲基取代或其衍生物（羟甲基、醛基或羧基等）;C-13 位为甲基取代;C-3 和 C-14 位常有羟基取代,C-3 位羟基大多是 β- 构型,少数为 α- 构型,C-14 位羟基均为 β- 构型;其他位置也会有羟基取代,一般位于 1β、2α、5β、6、8、11、12、15β、16β 等;C-3 位—OH 常与糖缩合成苷键的形式存在,有的甾核 16- 羟基可能与如甲酸,乙酸或异戊酸等结合成酯;另外母核上在 C-11 或 C-12 位可能有羧基取代,在 C-4—C-5,C-5—C-6,C-9—C-11 或 C-16—C-17 位可能有双键存在。常见强心苷元化学名称见表 11-2。

表 11-2　常见强心苷元化学名称

一般名称	化学名称	分子式	熔点 /℃	$[\alpha]_D$
洋地黄毒苷元（digitoxigenin）	$3\beta,14$- 二羟基 $\Delta^{20(22)}$ 强心甾烯	$C_{23}H_{34}O_4$	253	+19.1°
羟基洋地黄毒苷元（gitoxigenin）	$3\beta,14,16\beta$- 三羟基 $\Delta^{20(22)}$ 强心甾烯	$C_{23}H_{34}O_5$	234~235	+38.6°
异羟基洋地黄毒苷元（digoxigenin）	$3\beta,12\beta,14$- 三羟基 $\Delta^{20(22)}$ 强心甾烯	$C_{23}H_{34}O_5$	222	223°~225°
双羟基洋地黄毒苷元（diginatigenin）	$3\beta,12\beta,14,16\beta$- 四羟基 $\Delta^{20(22)}$ 强心甾烯	$C_{23}H_{34}O_6$	157	+34°

一般名称	化学名称	分子式	熔点/℃	$[\alpha]_D$
吉他洛苷元（gitaloxigenin）	$3\beta,14$- 二羟基 -16β- 甲酰氧基 $\Delta^{20(22)}$ 强心甾烯	$C_{24}H_{34}O_6$	215~227	
夹竹桃苷元（oleandrigenin）	$3\beta,14$- 二羟基 -16β- 乙酰氧基 $\Delta^{20(22)}$ 强心甾烯	$C_{25}H_{36}O_6$	223~225	−8.5°
毒毛旋花子苷元（strophanthidin）	$3\beta,5,14$- 三羟基 -10- 醛基 $\Delta^{20(22)}$ 强心甾烯	$C_{23}H_{32}O_6$	177~178/230~232	+44°
羟基毒毛旋花子苷元（strophandogenin）	$3\beta,5,14$-16β- 四羟基 -19- 醛基 $\Delta^{20(22)}$ 强心甾烯	$C_{23}H_{32}O_7$	238~241	+52.9°
毒毛旋花子醇（strophanthidol）	$3\beta,5,14$-16β- 四羟基 -$\Delta^{20(22)}$ 强心甾烯	$C_{23}H_{34}O_6$	140~142	+37.1°
乌本苷元（ouabagenin）	$1\beta,3\beta,5,11\alpha,14,19$- 六羟基 -$\Delta^{20(22)}$ 强心甾烯	$C_{23}H_{34}O_8$	235~238	+11.3°
沙门苷元（samentogenin）	$3\beta,11\alpha,14$- 三羟基 -$\Delta^{20(22)}$ 强心甾烯	$C_{23}H_{34}O_5$	278~282	+21.1°
坎诺苷元（cannogenin）	$3\beta,14$- 二羟基 -19- 羧基 $\Delta^{20(22)}$ 强心甾烯	$C_{23}H_{32}O_5$	200~210	
辛诺苷元（sinogenin）	$3\beta,11\alpha,14$- 三羟基 -12- 羰基 -$\Delta^{20(22)}$ 强心甾烯	$C_{23}H_{32}O_6$	221~231	+85°
沙木托苷元（sarmulogenin）	$3\beta,12\beta,14$- 三羟基 -11- 羰基 -$\Delta^{20(22)}$ 强心甾烯	$C_{23}H_{32}O_6$	258~262	+48.9°
考多苷元（caudogenin）	$3\beta,12\alpha,14$- 三羟基 -11- 羰基 -$\Delta^{20(22)}$ 强心甾烯	$C_{23}H_{32}O_6$	213~220	−82.2°
副冠毒苷元（corotoxigenin）	$3\beta,14$- 二羟基 -19- 醛基 -$\Delta^{20(22)}$ 异强心甾烯	$C_{23}H_{32}O_5$	216~225	+43°
杠柳苷元（periplogenin）	$3\beta,5,14$- 三羟基 -$\Delta^{20(22)}$ 强心甾烯	$C_{23}H_{34}O_5$	235~240	+29.48°
乌沙苷元（uzarigenin）	$3\beta,14$- 二羟基 -$\Delta^{20(22)}$ 异强心甾烯	$C_{23}H_{34}O_4$	240~256	+10.5°
粉绿小冠花苷元（coroglaucigenin）	$3\beta,14,19$- 三羟基 -$\Delta^{20(22)}$ 异强心甾烯	$C_{23}H_{34}O_5$	250~255	+23°
乌勒苷元（urezigenin）	$3\alpha,14$- 二羟基 -$\Delta^{20(22)}$ 异强心甾烯	$C_{23}H_{34}O_4$	270~275	+4.1°
福寿草苷元（adonitoxigenin）	$3\beta,14,3\beta$- 三羟基 -19- 醛基 -$\Delta^{20(22)}$ 强心甾烯	$C_{23}H_{32}O_6$	172~178	
弩箭子苷元（antiarigenin）	$3\beta,5,12\beta,14$- 四羟基 -19- 醛基 $\Delta^{20(22)}$ 强心甾烯	$C_{23}H_{32}O_7$	242~248	+42.3°
比平多苷元（bipindogenin）	$3\beta,5,11\alpha,14$- 四羟基 -$\Delta^{20(22)}$ 强心甾烯	$C_{23}H_{34}O_6$	238~243	
迪可苷元（decogenin）	$3\beta,14$- 二羟基 -11,12- 二羰基 $\Delta^{20(22)}$ 强心甾烯	$C_{23}H_{30}O_6$	230~235	+66.1°
西里奥苷元（syriogenin）	$3\beta,12\beta,14$- 三羟基 $\Delta^{20(22)}$ 异强心甾烯	$C_{23}H_{34}O_5$	268~270	+9.0°
海葱苷元（scillarenin）	$3\beta,14$- 二羟基 -$\Delta^{4,20(22)}$ 海葱甾三烯	$C_{24}H_{32}O_4$	232~238	−16.8°

一般名称	化学名称	分子式	熔点 /℃	$[\alpha]_D$
绿海葱苷元（scilliglaucosidin）	$3\beta,14$-二羟基 -19- 醛基 -$\Delta^{4,20(22)}$海葱甾三烯	$C_{24}H_{30}O_5$	245~248	+49.5°
嚏根草苷元（bufotalidin）	$3\beta,5,14$-三羟基 -19- 醛基 -$\Delta^{20,22}$ 海葱甾二烯	$C_{24}H_{32}O_6$	250~253	+17.8°
嚏根草苷元醇（hellebrigenol）	$3\beta,5,14,19$-四羟基 -$\Delta^{20,22}$海葱甾二烯	$C_{24}H_{34}O_6$	146~153	+4.1°
博伏苷元 A（bovogenin A）	$3\beta,14$-二羟基 -19- 醛基 -$\Delta^{20,22}$ 异海葱甾二烯	$C_{24}H_{32}O_5$	247~252	0°

2. 糖部分的结构 苷元的 C-3 位常与糖缩合成强心苷,且多是单糖与单糖直链连接。构成强心苷的糖有 20 多种,除了常见的糖分子外,α- 去氧糖(2- 去氧糖)常见于强心苷中。α- 去氧糖可作为强心苷区别于其他苷类成分的一个重要特征。

(1) α- 羟基糖:组成强心苷的 α- 羟基糖除 D- 葡萄糖（D-glucose）、L- 鼠李糖（L-rhamnose）外,还有 6- 去氧糖,如 L- 岩藻糖（L-fucose）、D- 鸡纳糖（D-quinovose）、D- 弩箭子糖（D-antiarose）、D-6- 去氧阿洛糖（D-6-deoxyallose）和 6- 去氧糖甲醚如 L- 黄花夹竹桃糖（L-thevetose）、D- 洋地黄糖（D-digitalose）等。

(2) α- 去氧糖:如 D- 洋地黄毒糖（D-digitoxose）、D- 波依文糖（D-boivinose）等 2,6- 二去氧糖和 L- 夹竹桃糖（L-oleandrose）、D- 加拿大麻糖（D-cymarose）、D- 迪吉糖（D-diginose）和 D- 沙门糖（D-sarmentose）等 2,6- 二去氧糖甲醚。

L-岩藻糖 (L-fucose)	D-鸡纳糖 (D-quinovose)	D-弩箭子糖 (D-antiarose)	D-6-去氧阿洛糖 (D-6-deoxyallose)	L-黄花夹竹桃糖 (L-thevetose)

D-洋地黄糖 (D-digitalose)	D-葡萄糖 (D-glucose)	L-鼠李糖 (L-rhamnose)	D-洋地黄毒糖 (D-digitoxose)	(D-canorose)

D-波依文糖 (D-boivinose)	D-加拿大麻糖 (D-cymarose)	L-夹竹桃糖 (L-oleandrose)	D-迪吉糖 (D-diginose)	D-沙门糖 (D-sarmentose)

3. 苷元和糖的连接方式 强心苷大多是低聚糖苷,少数是单糖苷或双糖苷。糖虽无强心作用,但其结合方式一定程度上影响到强心苷的活性。按糖的种类以及和苷元的连接方式,可分为以下三种类型:

Ⅰ型　苷元-(2,6-去氧糖)$_x$-(α-羟基糖)$_y$

Ⅱ型　苷元-(6-去氧糖)$_x$-(α-羟基糖)$_y$

Ⅲ型　苷元-(α-羟基糖)$_y$

植物界存在的强心苷,以Ⅰ、Ⅱ型居多,Ⅲ型较为少见。如毛花洋地黄毒苷甲～戊等属于Ⅰ型强心苷;黄夹苷甲(thevetin A)属于Ⅱ型强心苷;绿海葱苷(scilliglaucoside)属于Ⅲ型强心苷。

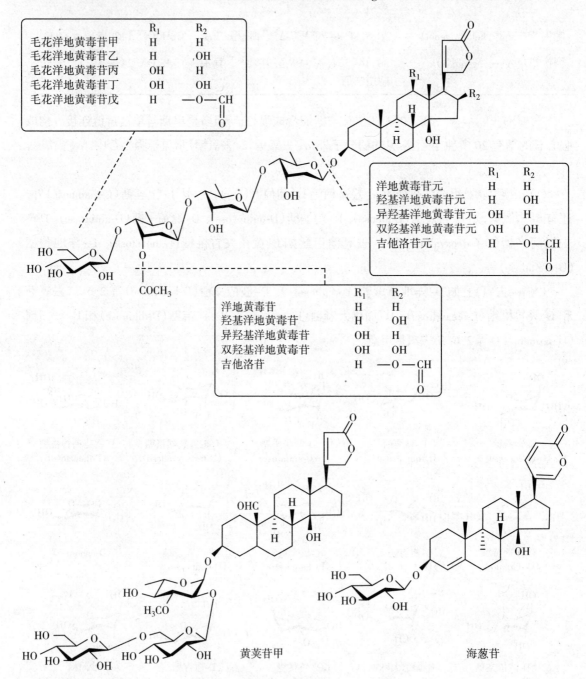

	R$_1$	R$_2$
毛花洋地黄毒苷甲	H	H
毛花洋地黄毒苷乙	H	,OH
毛花洋地黄毒苷丙	OH	H
毛花洋地黄毒苷丁	OH	OH
毛花洋地黄毒苷戊	H	—O—CH₂ O

	R$_1$	R$_2$
洋地黄毒苷元	H	H
羟基洋地黄毒苷元	H	OH
异羟基洋地黄毒苷元	OH	H
双羟基洋地黄毒苷元	OH	OH
吉他洛苷元	H	—O—CH O

	R$_1$	R$_2$
洋地黄毒苷	H	H
羟基洋地黄毒苷	H	OH
异羟基洋地黄毒苷	OH	H
双羟基洋地黄毒苷	OH	OH
吉他洛苷	H	—O—CH O

黄夹苷甲

海葱苷

4. 结构与活性的关系　强心苷是一类对心脏有强心作用的甾体苷类,是治疗心力衰竭的重要药物,但临床使用过程中也常有因服用过量使心肌发生收缩性停止而导致死亡的案例。因此,研究强心苷的强心作用与结构之间的关系势在必行。

大量的研究证明,强心苷的强心作用取决于苷元部分,主要是甾体母核的立体结构、不饱和内酯环的种类及一些取代基的种类及其构型。糖部分本身不具有强心作用,但可影响强心苷的强心作用强度。其强心作用强弱常以对动物的毒性(致死量)来表示。

(1) 甾体母核:影响强心作用的 C/D 环必须顺式稠合。一旦这种稠合被破坏,将失去强心作用。若 C-14 羟基为 β- 构型时即表明 C/D 环顺式稠合,若为 α- 构型或脱水形成脱水苷元,则强心作用消失。而 A/B 环可以是顺式或反式稠合,A/B 环为顺式稠合的甲型强心苷元,必须具有 C-3-β- 羟基,否则无活性。A/B 环为反式稠合的甲型强心苷元,无论 C-3 是 β- 羟基还是 α- 羟基均有活性。

(2) 不饱和内酯环 C-17 侧链上 α、β- 不饱和内酯环为 β- 构型时,有活性;为 α- 构型时,活性减弱;若 α、β 不饱和键转化为饱和键,活性大为减弱,但毒性也减弱;若内酯环开裂,活性降低或消失。

(3) 取代基:强心苷元甾核中一些基团的改变亦将对生理活性产生影响。如 C-10 位的角甲基转化为醛基或羟甲基时,其生理活性增强;C-10 位的角甲基转为羧基或无角甲基,则生理活性明显减弱。此外,母核上引入 5β、11α、12β 羟基,可增强活性,引入 1β、6β、16β 羟基,可降低活性;引入双键 $\Delta^{4(5)}$,活性增强,引入双键 $\Delta^{16(17)}$ 则活性消失或显著降低。

(4) 糖部分:糖在强心苷结构中本身并不具有强心作用,但它们的种类、数目对强心苷的毒性会产生一定的影响。一般来说,苷元连接糖形成单糖苷后,毒性增加。随着糖数的增多,分子量增大,苷元相对比例减少,又使毒性减弱。如毒毛旋花子苷元组成的三种苷的毒性比较,结果见表 11-3。

表 11-3　毒毛旋花子苷元组成的三种苷的毒性比较

化合物名称	LD$_{50}$(猫,mg/kg)
毒毛旋花子苷元	0.325
加拿大麻苷(毒毛旋花子苷元 -D- 加拿大麻糖)	0.110
K- 毒毛旋花子次苷 -β-(毒毛旋花子苷元 -D- 加拿大麻糖 -D- 葡萄糖)	0.128
K- 毒毛旋花子苷[毒毛旋花子苷元 -D- 加拿大麻糖 -D-(葡萄糖)$_2$]	0.186

从表 11-3 可见,一般甲型强心苷及苷元的毒性规律为:三糖苷 < 二糖苷 < 单糖苷 > 苷元。

在甲型强心苷中,同一苷元的单糖苷,其毒性的强弱取决于糖的种类。如洋地黄毒苷元与不同单糖结合的苷的毒性比较,结果见表 11-4。

表 11-4　洋地黄毒苷元与不同单糖结合的苷的毒性比较

化合物名称	LD$_{50}$(猫,mg/kg)
洋地黄毒苷元	0.459
洋地黄毒苷元 -D- 葡萄糖	0.125
洋地黄毒苷元 -D- 洋地黄糖	0.200
洋地黄毒苷元 -L- 鼠李糖	0.278
洋地黄毒苷元 - 加拿大麻糖	0.288

由表 11-4 可见,单糖苷的毒性次序为:葡萄糖苷 > 甲氧基糖苷 >6- 去氧糖苷 >2,6- 去氧糖苷。

在乙型强心苷及苷元中,苷元的作用大于苷,其毒性规律为:苷元 > 单糖苷 > 二糖苷。

比较甲、乙两型强心苷元时发现，通常乙型强心苷元的毒性大于甲型强心苷元。

（二）甾体（steroide）

本类为含有 27 个碳原子的螺甾烷（spirostane）类化合物。甾体及其甾体皂苷类（甾体皂苷）在植物中分布广泛，主要分布在单子叶植物中，大多存在于百合科、石蒜科和薯蓣科植物，凤梨科、棕榈科、茄科、玄参科、豆科等也有分布。20 世纪 60 年代国内外学者做了大量研究，寻找开发甾体类化合物，用于合成甾体避孕药和激素类药物的原料。进入 20 世纪 90 年代，随着甾体类化学的发展，许多新的生物活性物质逐渐被发现，特别是防治心脑血管疾病、抗肿瘤、降血糖、降胆固醇、抗菌和免疫调节等作用引起了国际上的广泛关注，一些新的甾体类药物开始进入临床使用，并取得满意的结果。

甾体皂苷元（steroidal sapogenin）也称皂素，是合成甾体避孕药和激素药物的原料。甾体皂苷具有溶血、毒鱼、杀虫的作用已经广为人知，因皂苷元是甾体激素类药物合成的原料受到广泛重视。近几十年研究表明甾体皂苷有明显的降胆固醇、降血脂、治疗心脑血管系统疾病的活性，如从蒺藜科植物蒺藜 *Tribulus terrestri* 提取的甾体皂苷，包括呋固醇和螺固醇两类，已广泛用作心脑血管疾病的治疗。甾体皂苷还具有抗肿瘤作用，对鼻咽癌、宫颈癌、人白血病等多种癌细胞有抑制作用。

甾体皂苷（steroidal saponin）是由甾体皂苷元和糖结合而成的甾体苷类，其水溶液经振摇后多能产生大量肥皂水溶液样的泡沫，故称为甾体皂苷。结构中常见的糖有葡萄糖、半乳糖、木糖、阿拉伯糖、鼠李糖、葡糖醛酸、半乳糖醛酸等。这些糖成苷位置多为 3 位，另外也有与其他位羟基成苷的。根据糖链的多少，可分单糖链苷（monodemoside）、双糖链苷（bisdemoside）。当原生苷由于水解或酶解，部分糖被降解时，所生成的苷为次生皂苷（prosapogenin）。甾体皂苷分子结构中通常不含羧基，呈中性，故又称中性皂苷。

甾体皂苷元由 27 个碳架原子组成，其基本碳架是螺甾烷类衍生物。

甾体分子中含有 A、B、C、D、E 和 F 六个环，A、B、C、D 环为甾体母核——环戊烷骈多氢菲，E、F 环以螺缩酮形式相连接，共同组成螺甾烷结构。A/B 环有顺、反两种稠合方式，B/C 和 C/D 环一般为反式稠合。E 环和 F 环中有 C-20、C-22 和 C-25 三个手性碳原子。其中 20 位上的甲基位于 E 环平面的背面，属于 α 型（$20\alpha_E$ 或 $20\beta_F$），故 C-20 的绝对构型为 S 型。C-22 亦属 α 型（$22\alpha_F$），所以 C_{22} 的绝对构型为 R 型。

C-25 位甲基有两种构型，当 25 位上的甲基位于 F 环平面上处于直立键时，为 β 型（$25\beta_F$），其 C-25 的绝对构型为 S 型，又称 L 型或 *neo* 型，为螺甾烷；当 25 位上的甲基位于 F 环平面下处于平伏键时，为 α 型（$25\alpha_F$），其 C-25 的绝对构型为 R 型，又称 D 型或 *iso* 型，为异螺甾烷。两者互为异构体,它们的衍生物常共存于植物体中,由于25R型较25S型稳定,因此,25S型易转化成为25R型。

　　甾体分子中常含有羟基,大多连接在C-3位,且多为β-构型。其中C-3和C-26位的羟基与糖结合成甾体皂苷较为多见(见皂苷类化合物)。组成甾体皂苷的糖以α-羟基糖为主,如D-葡萄糖、D-半乳糖、D-木糖、L-鼠李糖和L-阿拉伯糖等,此外,还能见到岩藻糖和加拿大麻糖等。

　　部分甾体分子中还含有羰基和双键,羰基大多在C-12位,是合成肾上腺皮质激素所需的结构条件;双键多在Δ^5和$\Delta^{9(11)}$位,少数在$\Delta^{25(27)}$位。

　　总体而言,按螺甾烷结构中C-25的构型和F环的环合状态,将其分为四种类型。

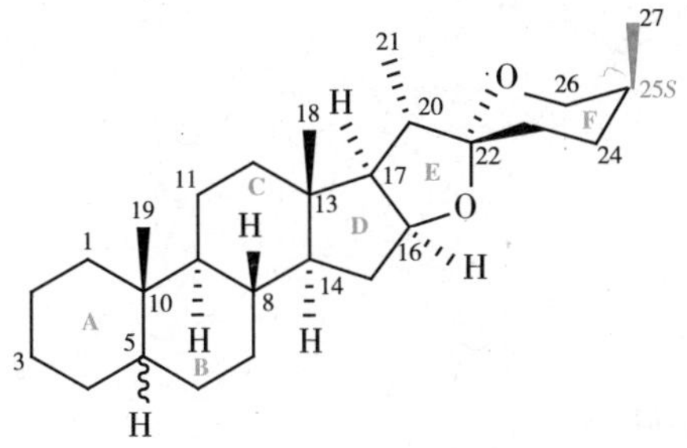

螺甾烷 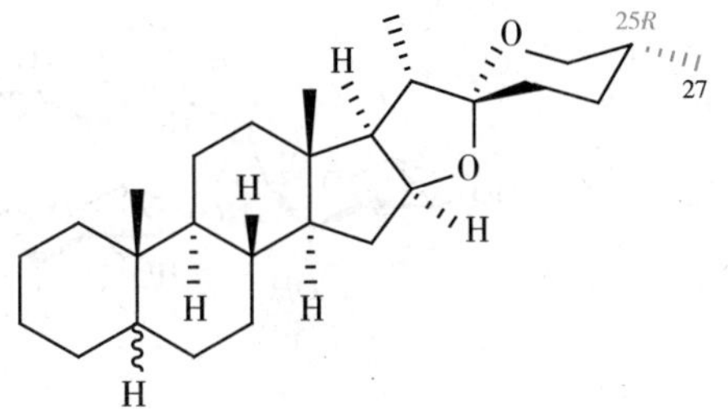　　　　　　　　　　　　　　　　异螺甾烷

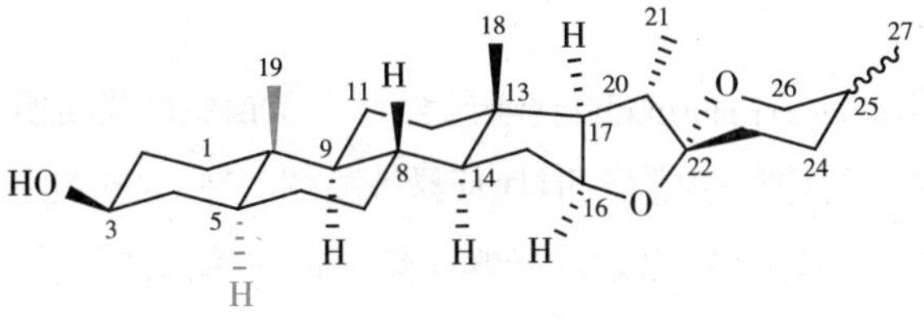

A/B环反式(5α-H) 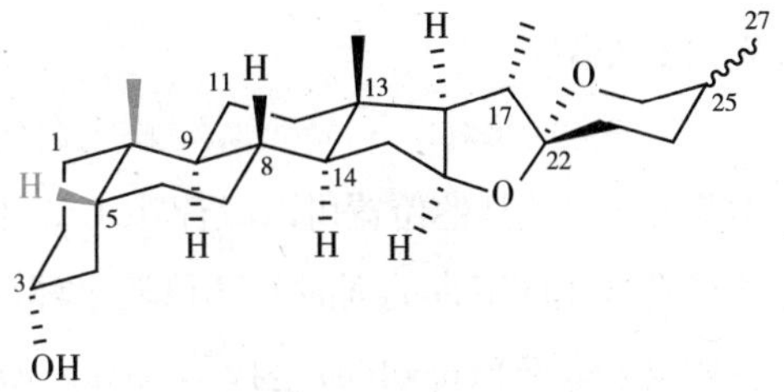　　　　　　　　　　　A/B环顺式(5β-H)

　　1. 螺甾烷醇(spirostanol)型　　由螺甾烷衍生的皂苷为螺甾烷醇型皂苷,其C-25为S构型(27β-CH₃)。例如,从中药知母中分离得到的知母皂苷A-Ⅲ(timosaponin A-Ⅲ),其中苷元是菝葜皂苷元(sarasapogenin),简称螺旋甾-3β-醇;剑麻皂苷元(sisalagenin)是螺甾烷醇的衍生物,C-12位有羰基,化学名为3β-羟基5α,20βF,22αF,25αF-螺旋甾-12-酮,或简称3β-羟基-5α-螺旋甾-12酮,来源自剑麻 Agave sisalana,是有价值的合成激素的原料。

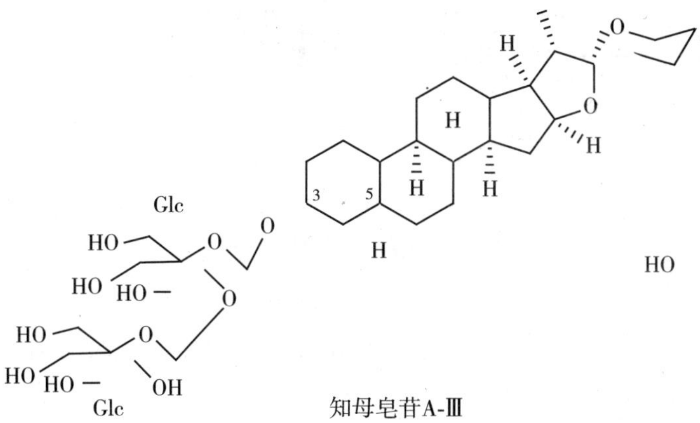

知母皂苷A-Ⅲ 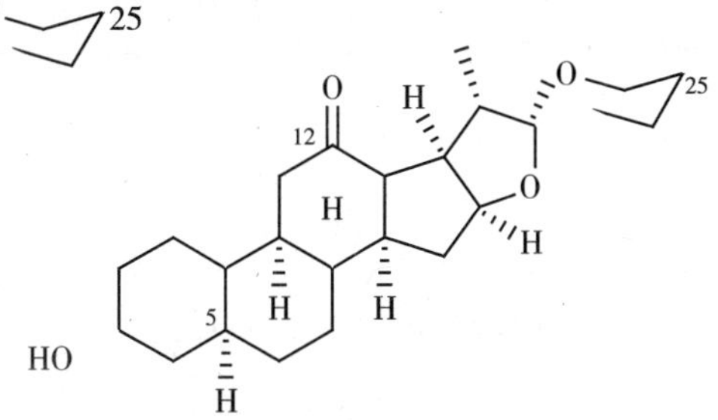　　　　　　　　　　　　　剑麻皂苷元

2. 异螺甾烷醇（isospirostanol）型　由异螺甾烷衍生的皂苷为异螺甾烷醇型皂苷,其 C-25 为 R 构型（27α-CH$_3$）。例如,从薯蓣科薯蓣属植物根茎中分得的薯蓣皂苷（dioscin）,其水解产物为薯蓣皂苷元（diosgenin）,简称 Δ5- 异螺旋甾烯 -3β- 醇,是制药工业中重要原料。

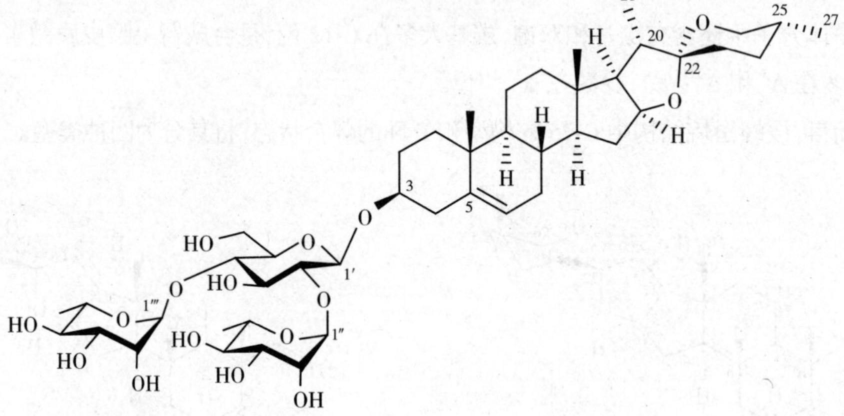

薯蓣皂苷

螺甾烷醇和异螺甾烷醇两者互为异构体,常共存于植物体内,25R 型稳定,因此 25S 型极易转化为 25R 型。

3. 呋甾烷醇（furostanol）型　由 F 环裂环而衍生的皂苷为呋甾烷醇型皂苷。呋甾烷醇型皂苷中除 C-3 位或其他位置可以成苷外,C-26 位羟基多与葡萄糖成苷,但其易被酶解。在 C-26 位上的糖链被水解下来的同时 F 环也随之环合,成为具有相应螺甾烷或异螺甾烷侧链的单糖链皂苷。例如,菝葜皂苷（paxillin）是菝葜 *Smilax china* 根中的单糖链皂苷,其苷元为螺甾烷醇类的菝葜皂苷元（sarsasapogenin）;与其同时共存的双糖链皂苷为原菝葜皂苷（sarsaparilloside）,是 F 环开裂衍生的苷,易被 β- 葡萄糖苷酶水解,失去 C-26 的葡萄糖,F 环重新环合,转化为具有正常螺甾烷侧链的菝葜皂苷。

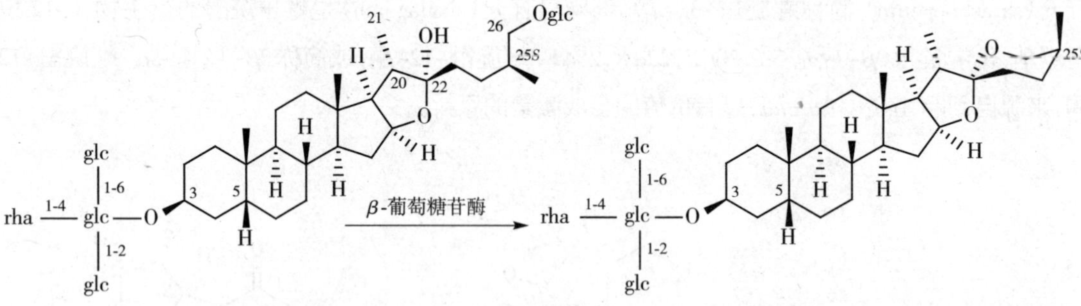

原菝葜皂苷　　　　　　　　　　　　　　　　　菝葜皂苷

4. 变形螺甾烷醇（pseudo-spirostanol）型　由 F 环为呋喃环的螺甾烷衍生的皂苷为变形螺甾烷醇型皂苷,天然产物中尚不多见,如从民间用于治疗支气管炎和风湿病的茄科植物 *Solanum aculeatissimum* 根中得到的 aculeatiside A、B 属于此类皂苷。其经酸水解可得到纽替皂苷元（nuatigenin）和由其转化产生的异纽替皂苷元（isonuatigenin）。

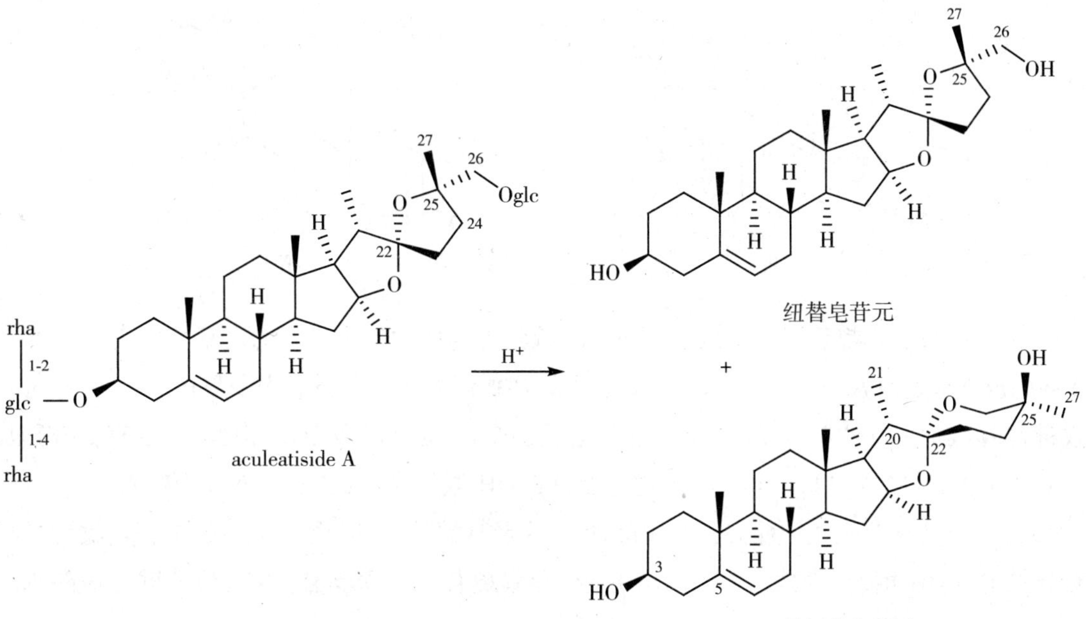

aculeatiside A → (H⁺) 纽替皂苷元 + 异纽替皂苷元

此外,随着甾体类化合物的研究不断发展,发现了一些结构新颖的甾体皂苷,其苷元的结构超出传统的概念,例如,1-dehydrotrillenogenin 为 18- 去甲异螺甾烷醇的衍生物。

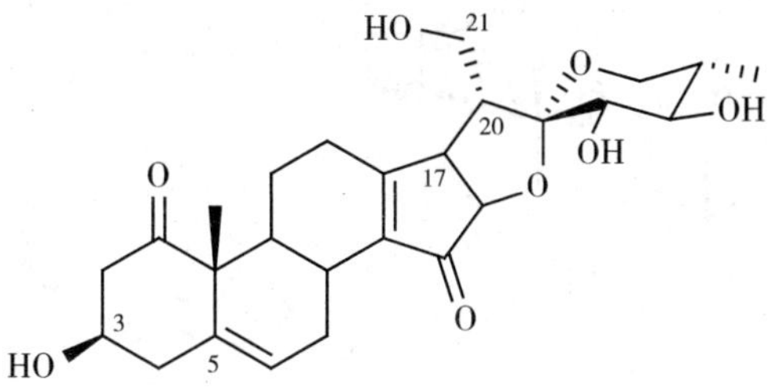

1-dehydrotrillenogenin

(三) C-21 甾(C-21-steroide)

本类为含有 21 个碳原子的孕甾烷类衍生物。具有抗炎、抗肿瘤、抗生育、调节免疫等生物活性,是临床常用的一类重要药物。除存在于玄参科、夹竹桃科、龙胆科、薯蓣科和萝藦科等植物中外,在萝藦科植物中分布较普遍。其中,鹅绒藤属、牛奶菜属、黑鳗藤属、白前属、肉珊瑚属、马利筋属、尖槐藤属、夜来香属、南山藤属、须药藤属和杠柳属等植物中含有较多的 C-21 甾苷类。总体而言,C-21 甾具有下列四种骨架类型(I~IV)。

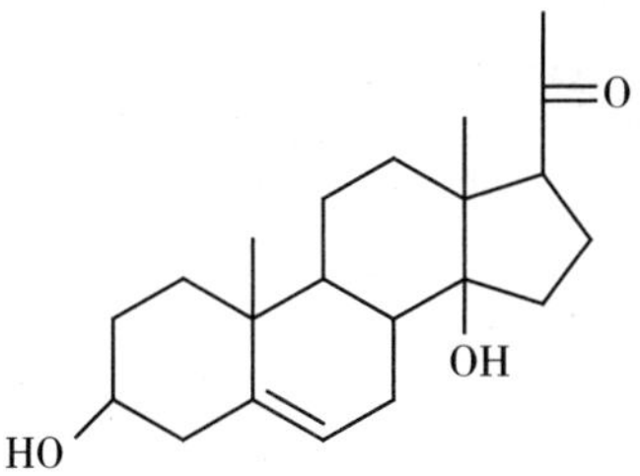

I

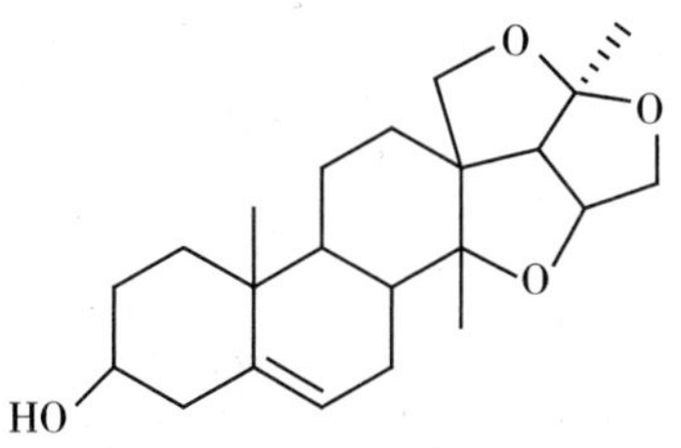

II

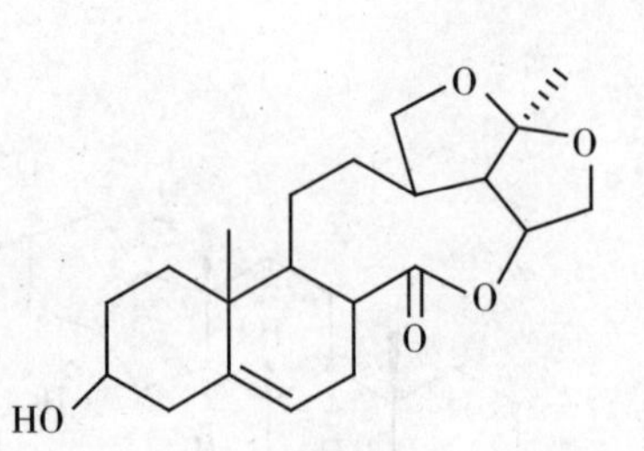

Ⅲ

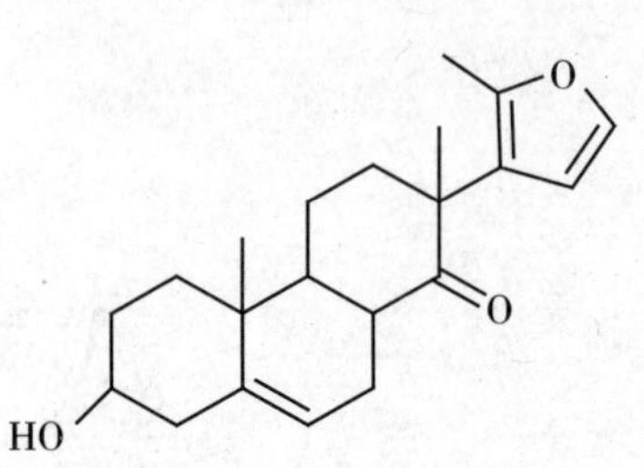

Ⅳ

C-21 甾类成分都是以孕甾烷(pergnane)或其异构体为基本骨架的羟基衍生物。一般 A/B 环为反式稠合,B/C 环多为反式,少数为顺式,C/D 环为顺式稠合。大多数在 C-5、C-6 位有双键,多数在 C-20 位有羟基、羰基等含氧取代。C-17 位侧链多为 α- 构型,但也有 β- 构型。在 C-3、C-8、C-12、C-14、C-17、C-20 均可能有 β-OH 取代,C-11 上可能有 α-OH 取代。C-11、C-12 羟基可能与有机酸成酯。甾苷中除含有 2- 羟基糖外,有时也存在 2- 去氧糖。糖链多与苷元的 C-3-OH 相连,少数与 C-20-OH 相连,有单糖苷和低聚糖苷,C-20 位苷键易被酸水解成次生苷。

在植物体中,C-21 甾多与糖结合成苷的形式存在,且大多数与强心苷共存于同一植物体中。如紫花洋地黄叶中的地芰普苷、地芰帕尔普苷等,此类化合物没有强心作用。

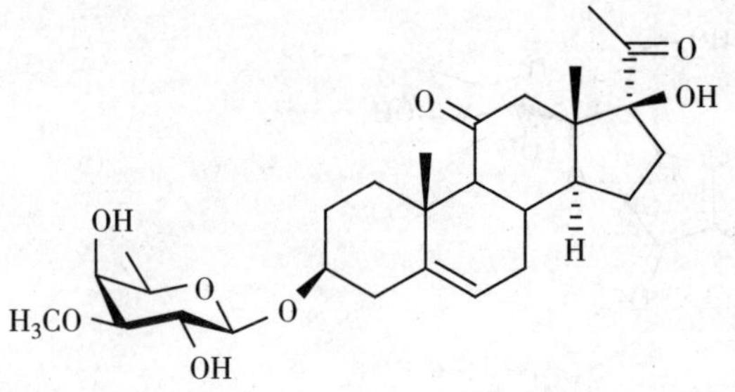

地芰普苷

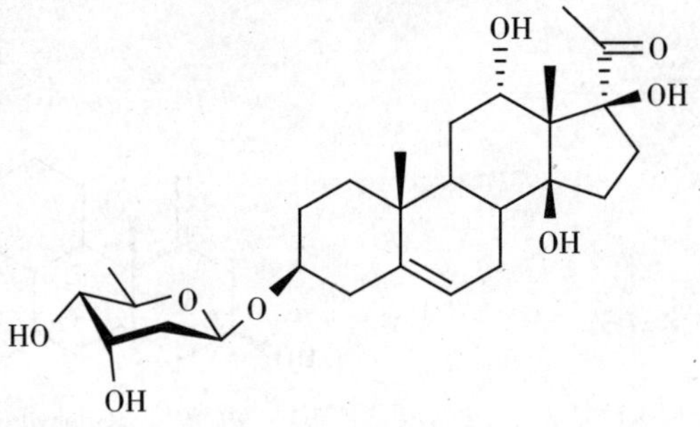

地芰帕尔普苷

也有一些植物,含有 C-21 甾苷,而不含有强心苷类,如萝藦科植物。从中药白首乌(萝藦科鹅绒藤属牛皮消 Cynanchum auriculatum 的块根)中分离得到的白首乌新苷 A 和 B(cynanauriculoside A and B),从萝藦科鹅绒藤属植物青阳参 Cynanchum otophyllum 根茎中分离得到的青阳参苷 Ⅰ(otophylloside A)和青阳参苷 Ⅱ(otophylloside B),前者为青阳参苷元的三糖苷,后者为告达亭的三糖苷,是青阳参治疗癫痫的有效成分。

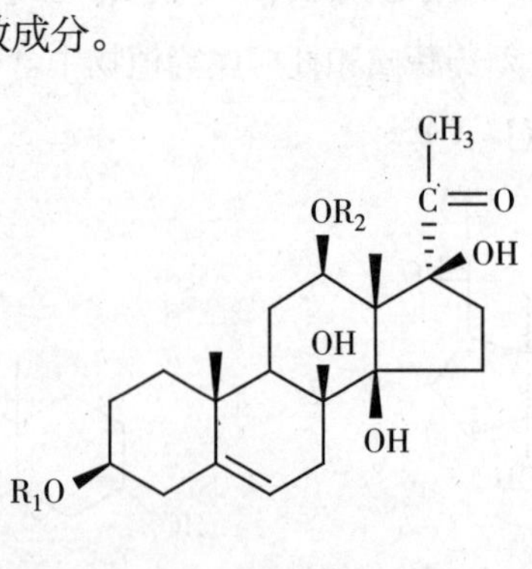

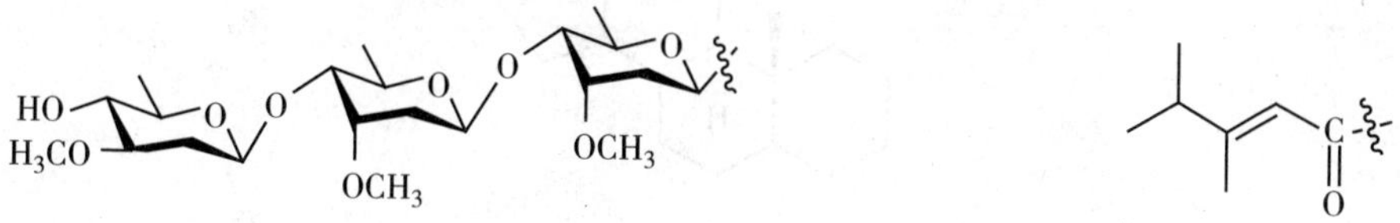

此外，近年来还发现一些变形的 C-21 甾类化合物，如从柳叶白前 *Cynanchum stauntonii* 的根中分离得到为数众多的 13,14- 开裂孕甾烷的衍生物，如 stauntoside U、V、V$_1$~V$_3$、W 和 C$_1$~C$_3$ 等；从直立白薇 *Cynanchum atratum* 中分离得到白薇新苷的衍生物 7-desoxyneocynapanogenin A-3-*O*-β-D-thevetopyranoside、cynanversicoside A 和 atratoglaucoside A 等均为 13,14,14,15- 双开裂孕甾烷的衍生物。(20*S*)-cynangenin-*C*-3-*O*-β-D-cymaropyranoside、cynanoside P$_1$ 和 P$_3$，系 C-17 侧链为五元不饱和内酯环的衍生物。

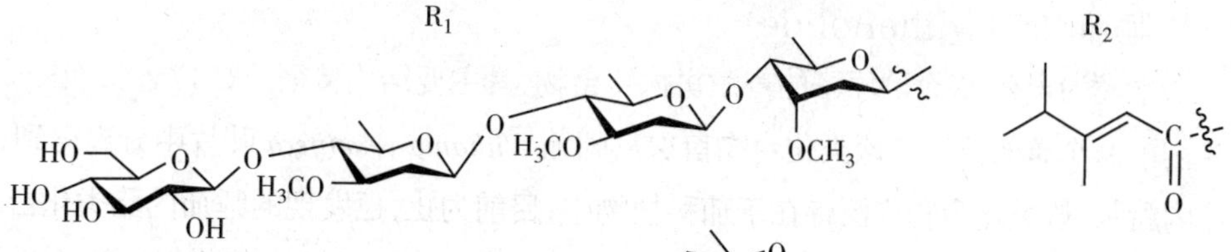

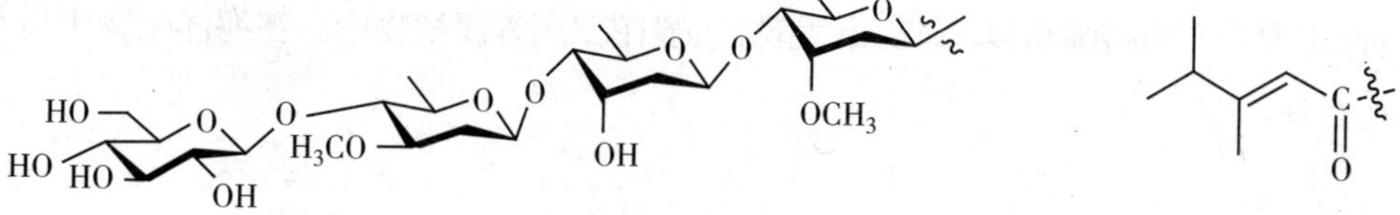

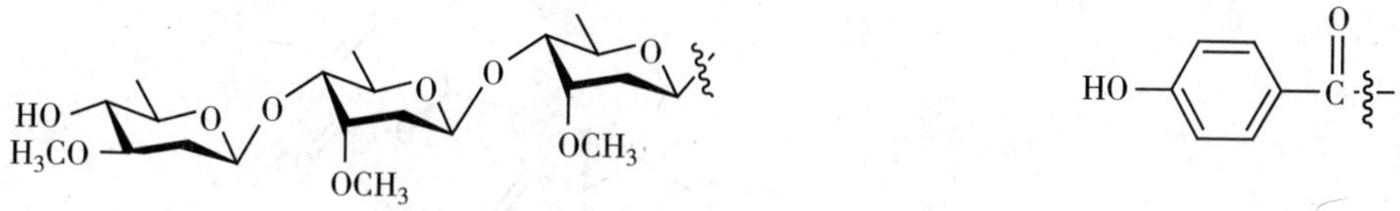

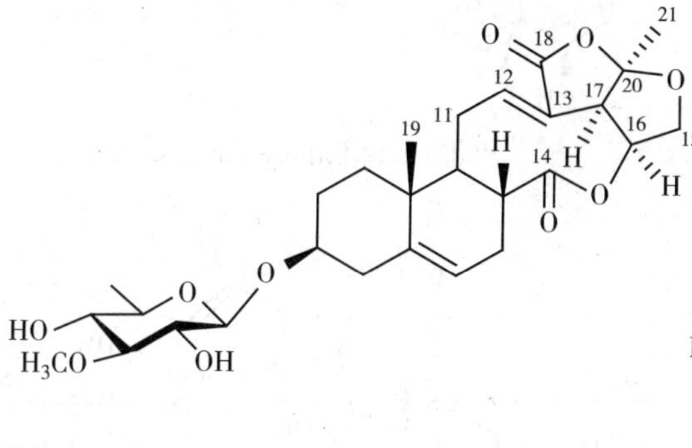

7-desoxyneocynapanogenin A-3-*O*-β-D-thevetopyranoside

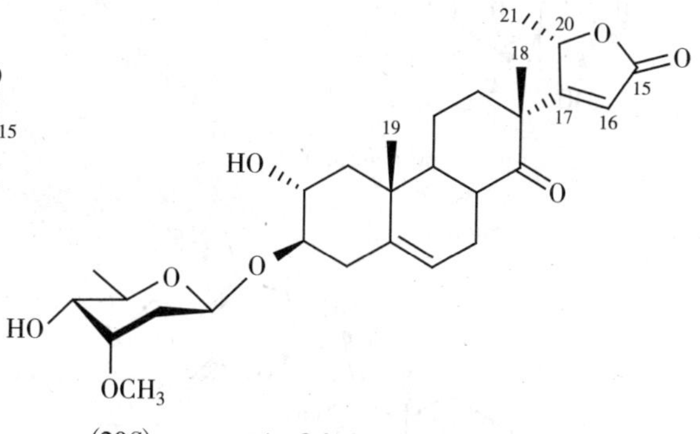

(20*S*)-cynangenin-*C*-3-*O*-β-D-cymaropyranoside

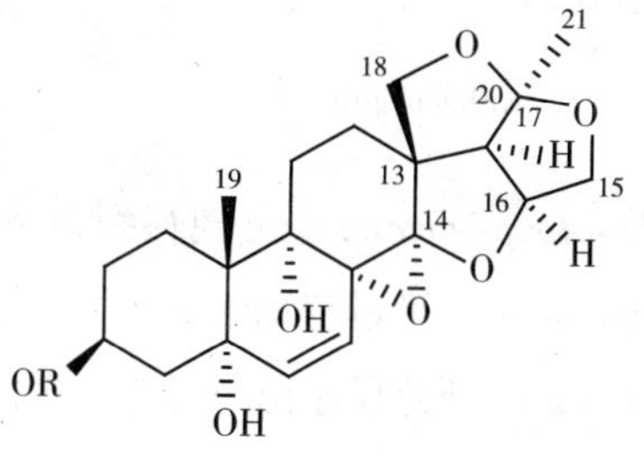

stauntoside U

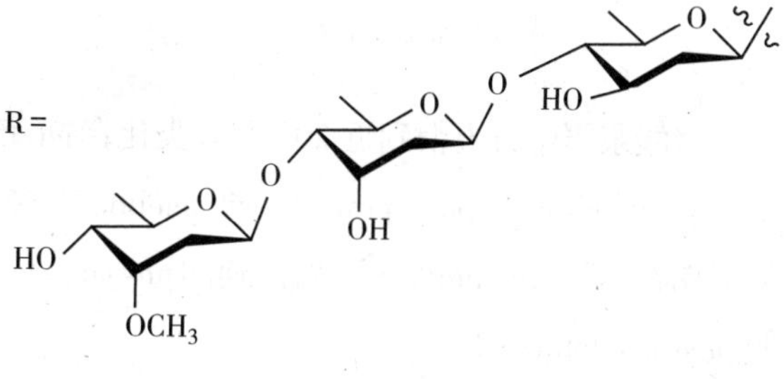

R =

（四）睡茄内酯（withanolide）

本类为含有28个碳原子的麦角甾体化合物,其主要结构特征为C-17连接有一个含C-22、C-26 δ-内酯9个碳的侧链。该类化合物首次从睡茄 *Withania somnifera* 叶片中分离得到,故命名为"睡茄内酯"。该类化合物广泛存在于茄科植物中,目前为止,已发现的睡茄内酯类化合物已达900多种,主要分布茄科睡茄属、酸浆属、龙珠属、曼陀罗属等属植物中。在海洋生物中也有该类化合物的存在。

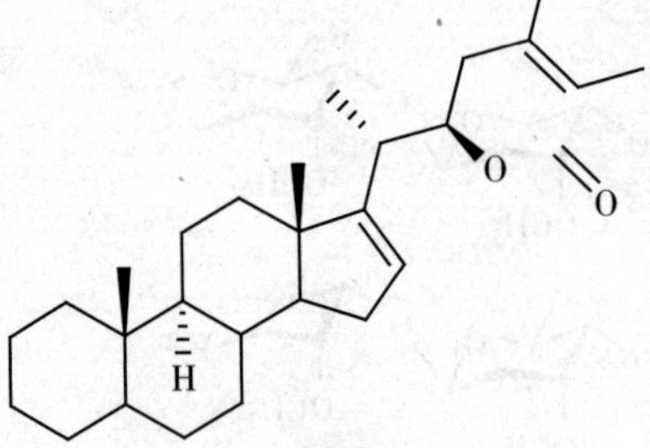

睡茄内酯

如从睡茄叶片中分离得到 withaferin A、27-deoxy-14-hydroxy-withaferin A 等。

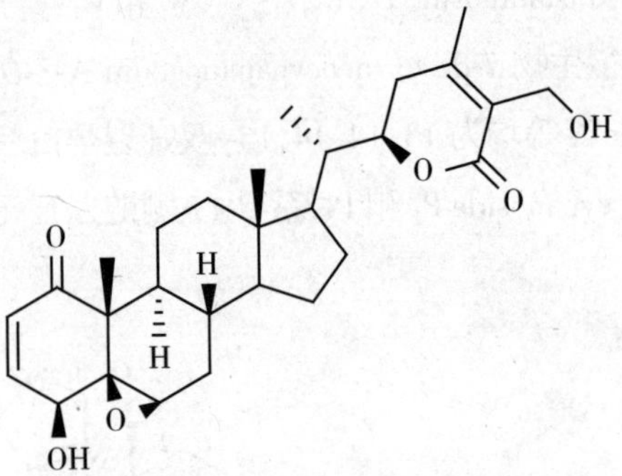

withaferin A

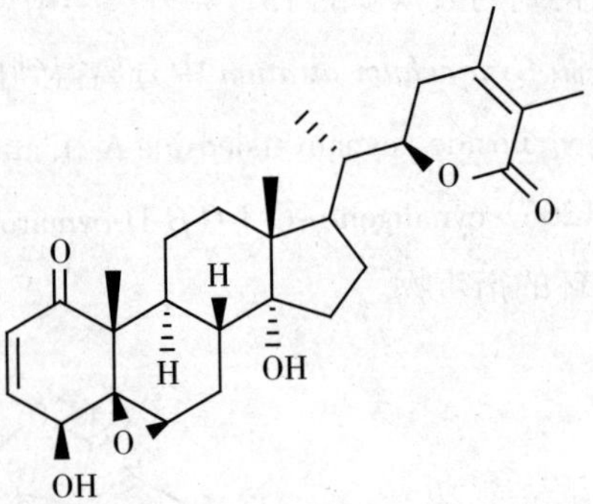

27-deoxy-14-hydroxy-withaferin A

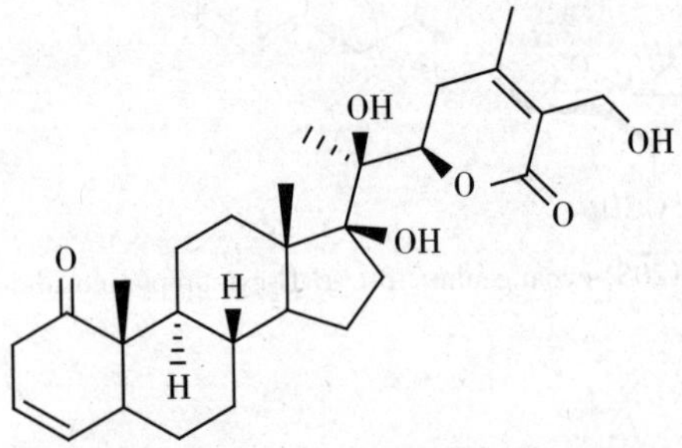

withacoagulia G

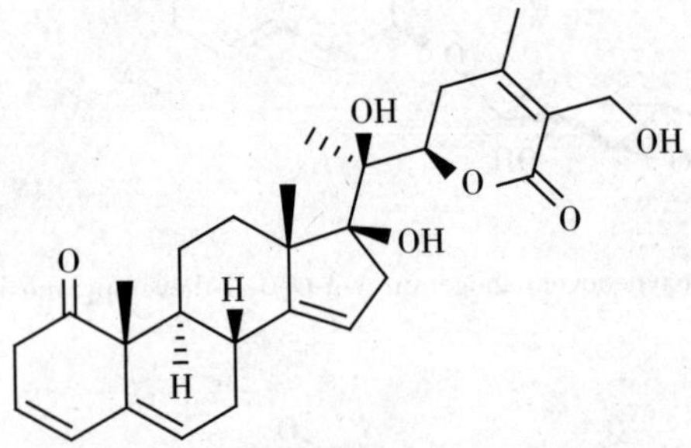

withacoagulia H

从酸浆属中分离得到近200种该类化合物,该属植物 *Physalis peruviana* 中分离得到50种,其中 phyperunolide A、physapruin A、withanolide E、7β-hydroxywithanolide F 等具有细胞毒方面的活性。从植物 *Physalis angulata* 中分离得到的 physangulatin 和 withaphysalin,部分显示出较好的抗炎活性,如 physangulatin C、I。

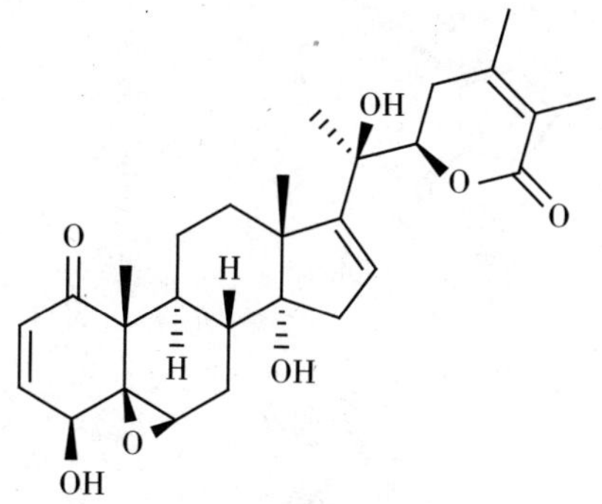

phyperunolide A

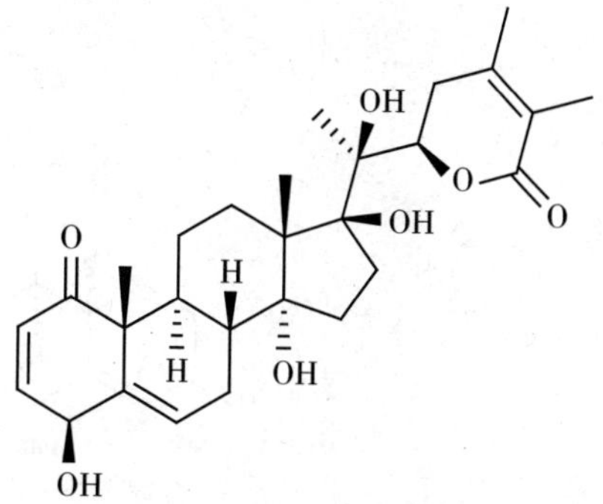

physapruin A

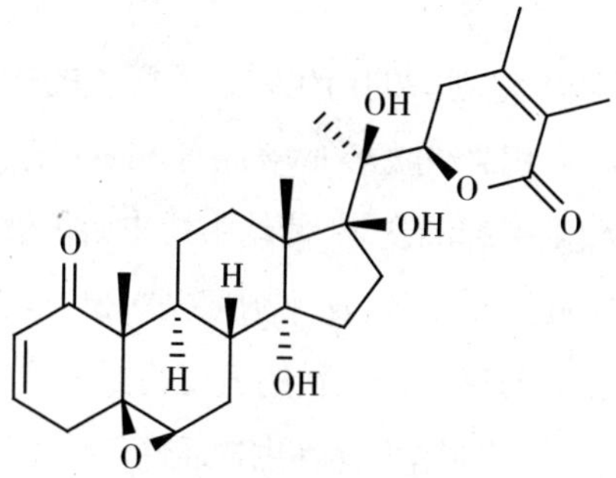

withanolide E

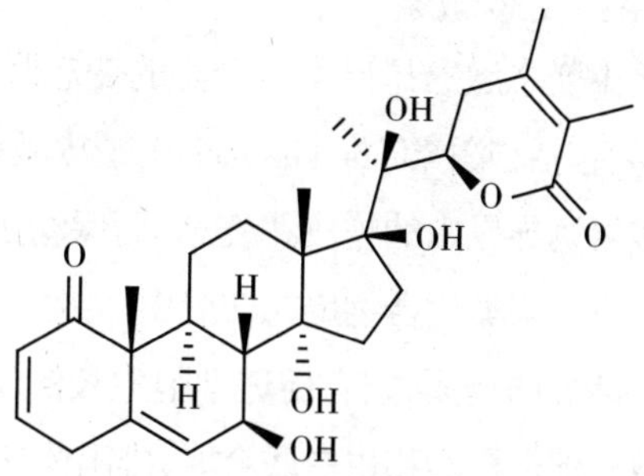

7β-hydroxywithanolide F

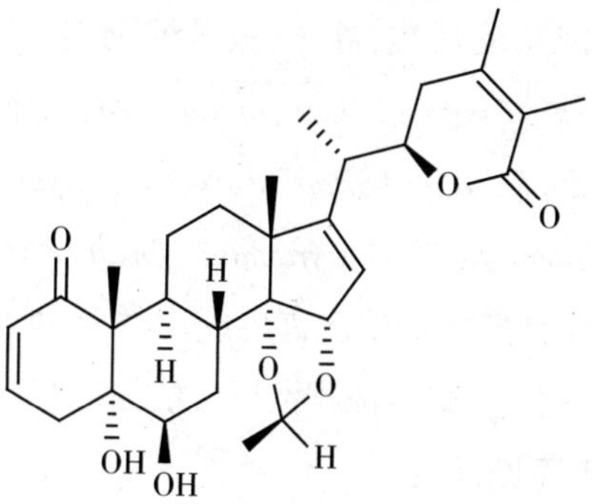

physangulatin C

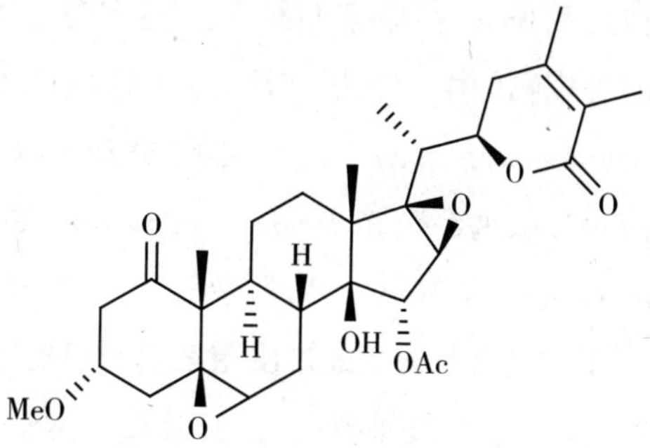

physangulatin I

从台湾一种软珊瑚 *Paraminabea acronocephala* 中分离得到 paraminabeolide A~F。其中 paraminabeolide C~F 的 C-17 侧链含有一个 C-23/C-26 γ- 内酯。

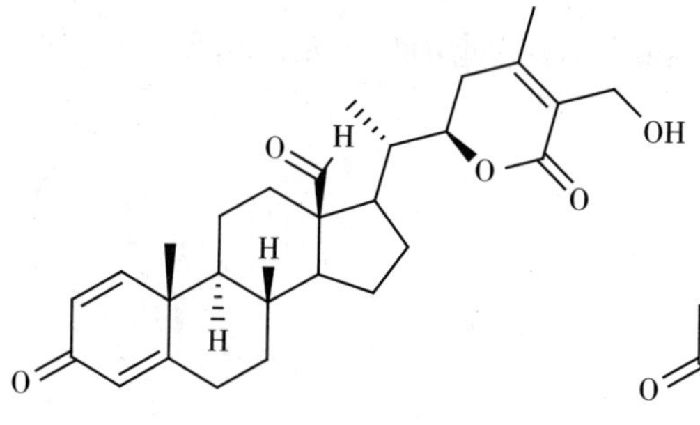

paraminabeolide A

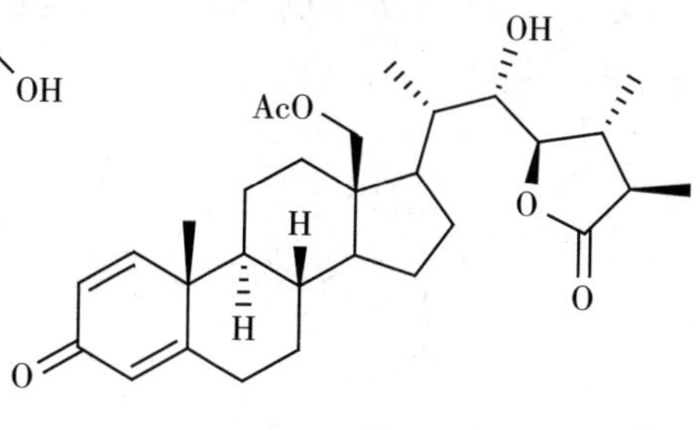

paraminabeolide C

paraminabeolide E

（五）昆虫变态激素

昆虫变态激素是昆虫脑分泌的变态脱皮所需激素，可认为是固醇的衍生物或固醇类的代谢产物。主要包括脑激素（brain hormone）、蜕皮激素（moulting hormone）和保幼激素（juvenile hormone）三大类。蜕皮激素诱导昆虫的蜕皮和变态，而保幼激素阻止由蜕皮激素引起的变态，使幼虫蜕皮后仍然维持幼虫形态。该类化合物最初在昆虫体内发现，如脱皮甾酮（ecdysone，又名 α- 蜕皮激素），是一类具有促蜕皮活性的物质，它有促进细胞生长的作用，可刺激真皮细胞分裂，产生新的表皮使昆虫蜕皮，对人体也有促进核酸和蛋白质合成、排出体内胆固醇、降血脂及抑制血糖上升等生物活性。

继 1966 年美国哥伦比亚大学 Nakanishi 等从我国台湾民间药用植物百日青中意外分离得到百日青酮 A，科学家们经大量植物筛选发现，该类化合物遍及蕨类、裸子、被子植物门，其中在蕨类植物门中存在最广泛。我国科学家们发现南方红豆杉 *Taxus wallichiana* var. *mairei*、水竹叶 *Murdannia triquetra*、海南陆均松 *Dacrydium pierrei*、野芝麻 *Lamium barbatum*、露水草 *Cyanotis arachnoides*、鸡毛松 *Podocarpus imbricatus*、牛膝 *Achyranthes bidentata*、贯众 *Cyrtomium fortunei*、家蚕 *Bombyx mori*、桑 *Morus alba* 以及筋骨草属、罗汉松属、牛膝属中许多植物都含有 β- 蜕皮激素。其中，β- 蜕皮激素含量很高的蜕皮激素资源植物露水草，已作为工业生产蜕皮激素的理想植物资源。有关发现新的含蜕皮激素的植物和新的蜕皮激素样结构的报道不断涌现。

昆虫变态激素的甾体母核 A/B 环大多为顺式，少数为反式，A/B 环为反式的活性减弱或消失。B/C 环为反式，C/D 环大多为反式。甾核上有多个羟基取代，C-6 上有羰基，C-7 有双键，C-17 是为 8~10 个碳原子的多元醇，个别为酮基、乙基及其衍生物或有内酯。

如牛膝中的牛膝甾酮（inokosterone）和川牛膝 *Cyathula officinalis* 中的川牛膝甾酮（capitasterone），蕨类植物水龙骨 *Polypodiode snipponica* 中的水龙骨素 B（polypodine B），三尖杉 *Cephalotaxus oliveri* 中的罗汉松甾酮（makisterone A）等。

牛膝甾酮　　　　　　　　　　　　　　　川牛膝甾酮

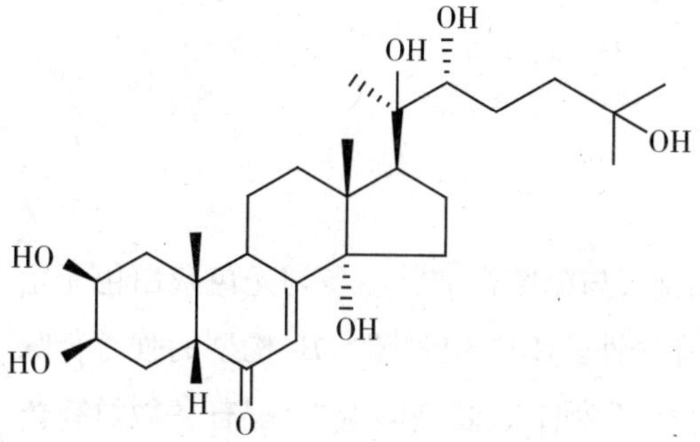

水龙骨素B

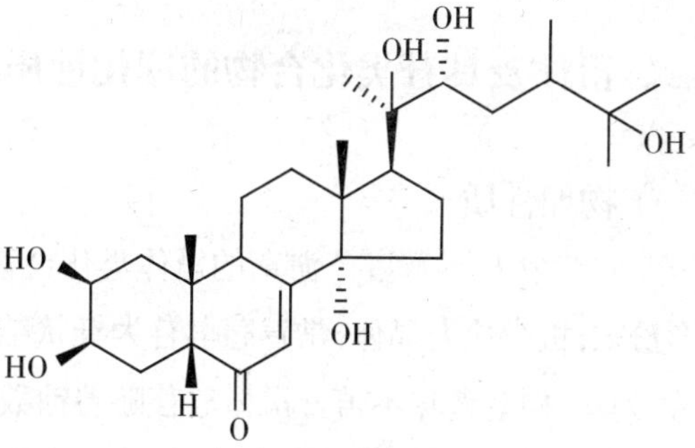

罗汉松甾酮

（六）植物固醇

植物固醇（phytosterol）为甾体母核 C-17 位连有 8~10 个碳原子的侧链的甾体衍生物，存在于几乎所有植物中，在医药、化妆品、印刷、纺织、食品等领域有着广泛的用途。植物固醇多和高级脂肪酸成酯或以游离状态存在。此外，固醇也可和糖结合成苷存在于植物体中。

植物固醇分子中具有 1~2 个双键，甾体母核 A/B 环有顺式和反式两种稠合方式，B/C 环和 C/D 环均为反式稠合，C-3 位—OH 可与糖成苷或形成脂肪酸酯。

常见的植物固醇有谷固醇（sitosterol）、豆固醇（stigmasterol）、菠固醇（spinasterol）和麦角固醇（ergosterol）等。

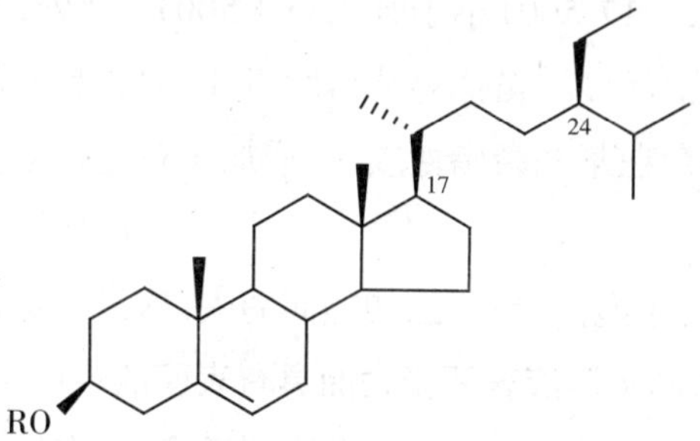

R=H　　　β-谷固醇
R=β-D-glc　胡萝卜苷

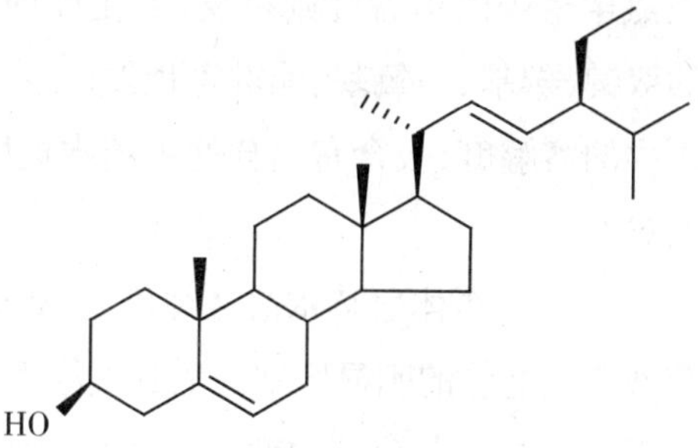

豆固醇

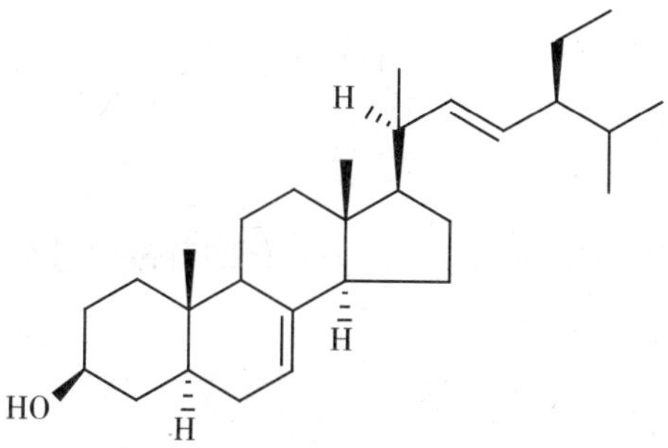

菠固醇

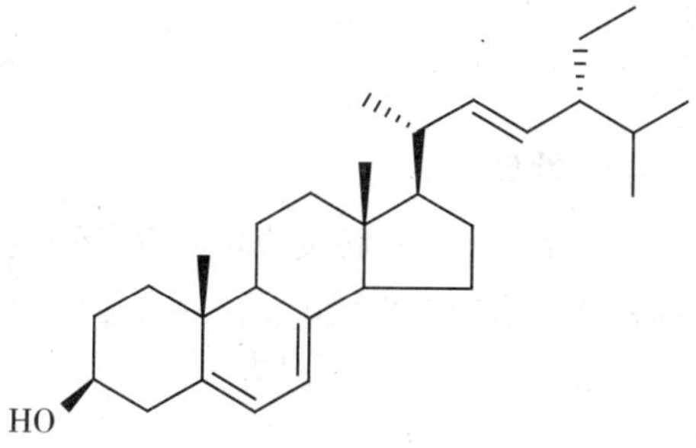

麦角固醇

二、甾体及其苷类化合物的理化性质

（一）物理性质

1. 性状及溶解度　游离的甾体类化合物大多易结晶,与糖结合成苷后多为无色或白色无定形粉末,极少数为晶体,常春藤皂苷为针状结晶,具有旋光性。C-17 位侧链为 β- 构型的强心苷味苦,为 α- 构型者味不苦。甾体皂苷随着糖数目增多皂苷极性增大,具有吸湿性;皂苷多数具有苦而辛辣味,对黏膜有刺激性,尤其鼻内黏膜的敏感性最大,吸入鼻内能引起喷嚏。

2. 溶解性　游离甾体难溶于水等极性溶剂,易溶于石油醚、乙酸乙酯、三氯甲烷等有机溶剂。甾苷类一般可溶于水、醇、丙酮等极性溶剂,难溶于乙醚、苯、石油醚等极性小的溶剂。溶解性与分子所含糖的数目、种类,苷元所含的羟基数及位置有关。例如,乌本苷(ouabain)虽是单糖苷,但整个分子却有 8 个羟基,水溶性大(1∶75),难溶于三氯甲烷;洋地黄毒苷虽为三糖苷,但是 3 个糖基都是 α- 去氧糖,整个分子只有 5 个羟基,故在水中溶解度小(1∶100 000),易溶于三氯甲烷(1∶40)。另外,分子中羟基是否形成分子内氢键,也可影响强心苷溶解性。如毛花洋地黄苷乙和苷丙,均为四糖苷,苷元上羟基位置不同,前者是 C-14 位、C-16 位二羟基,其中 C-16 位羟基能和 C-17 位 β- 内酯环的羰基形成分子内氢键,而后者是 C-14 位、C-12 位二羟基,不能形成氢键,所以毛花洋地黄苷丙在水中溶解度(1∶18 500)比苷乙大(几乎不溶);而在三氯甲烷中的溶解度则相反,毛花洋地黄苷丙(1∶17 500)小于苷乙(1∶500)。此外,分子中的双键、羰基、甲氧基、酯键等也能影响强心苷的溶解度。甾体皂苷有助溶性,促进其他成分在水中的溶解度,故含有皂苷的中药水提取物可能存在某些亲脂性成分,增加了对皂苷分离纯化的难度。

3. 发泡性　甾体皂苷水溶液经剧烈振摇产生持久性泡沫,且不因加热而消失,这是与蛋白质水溶液产生泡沫的明显区别。皂苷发泡性基于其降低水溶液表面张力而具有表面活性作用,这种表面活性与皂苷分子内部亲水性和亲脂性结构比例有关,只有当两者比例适当,才有较好的表面活性。某些皂苷由于亲水性强于亲脂性或亲脂性强于亲水性,其表面活性作用低,或只有微弱泡沫反应,如甘草皂苷泡沫反应就很弱。基于皂苷的泡沫反应,常将其制作成清洁剂、乳化剂等。

（二）化学性质

1. 水解反应　水解反应是研究和测定强心苷组成的常用方法,强心苷的苷键可被酸或酶催化水解,分子中的内酯环和其他酯键能被碱水解。

（1）酸水解

1）温和酸水解:适用于用稀酸(0.02~0.05mol/L 的盐酸或硫酸),在含水醇中经短时间(半小时至数小时)加热回流,可水解 α- 去氧糖的苷键,而非 α- 去氧糖的苷键在此条件下不易断裂。即此条件下,苷元和 α- 去氧糖之间、α- 去氧糖与 α- 去氧糖之间的糖苷键易断裂,α- 去氧糖与 α- 羟基糖、α- 羟基糖与 α- 羟基糖之间的苷键在此条件下不易断裂。I 型强心苷经温和酸水解可得到苷元和糖(单糖和二糖或三糖)。如紫花洋地黄苷 A 经温和酸水解可得到洋地黄毒苷元、2 分子的 D-

洋地黄毒糖和 1 分子洋地黄双糖。

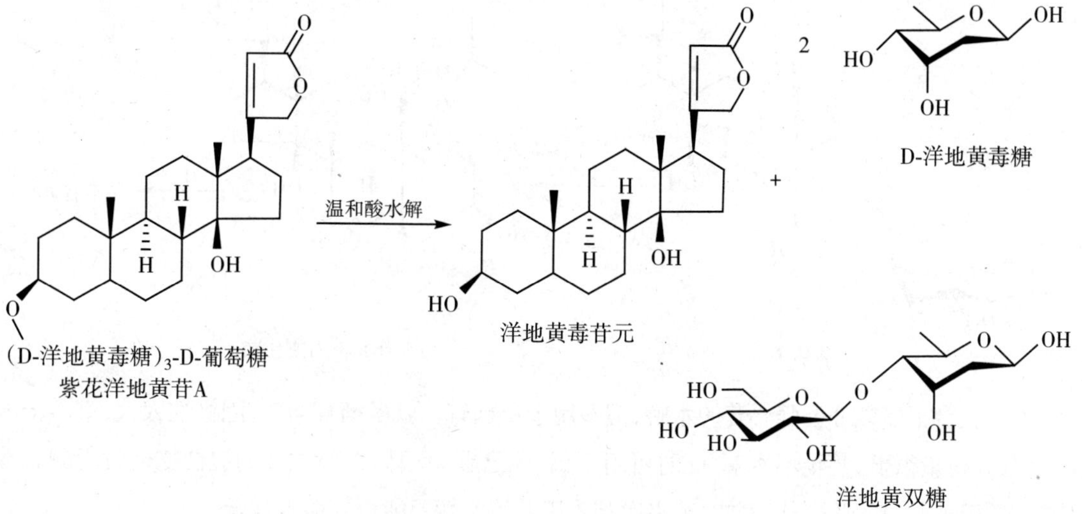

（D-洋地黄毒糖）₃-D-葡萄糖
紫花洋地黄苷A

洋地黄毒苷元

D-洋地黄毒糖

洋地黄双糖

本法条件温和,对苷元及不稳定的去氧糖的影响均较小,适合于 C-16 位无甲酰基的洋地黄强心苷类的水解,因 C-16 位甲酰基即使在这种温和的条件下也能被水解。

2）强烈酸水解:温和酸水解无法使 II 型和 III 型强心苷发生水解反应,究其原因为糖的 2- 羟基阻碍了苷键原子的质子化,必须增加酸的浓度(3%~5%),延长作用时间或同时加压,才能使 α- 羟基糖苷键裂解。但由于此条件下反应较为剧烈,常可引起苷元的结构变化,C-14 位羟基、C-16 位羟基易与邻位氢失水形成脱水苷元。如黄花夹竹桃苷乙经强烈酸水解得到双脱水苷元、2 分子葡萄糖和黄花夹竹桃糖。

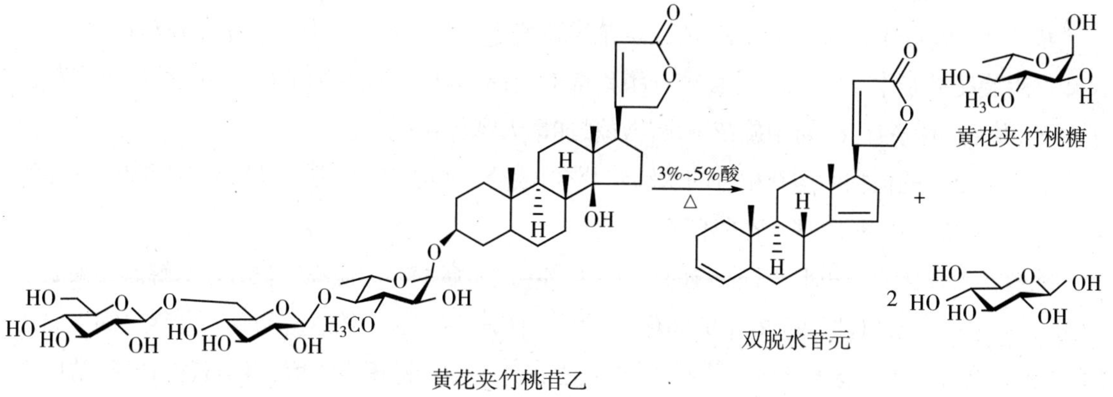

黄花夹竹桃苷乙

双脱水苷元

黄花夹竹桃糖

3）氯化氢 - 丙酮法（Mannich 和 Siewert 法）:将强心苷置于含 1% 氯化氢的丙酮溶液中,20℃放置 2 周并时而振摇。由于丙酮和糖分子或苷元的邻二羟基生成丙酮化物(保护邻二羟基),进而水解苷元丙酮化物中的丙酮,得到原生苷元和糖衍生物。如乌本苷经此方法得到了原来形式的乌本苷元单丙酮化物和氯代 L- 鼠李糖丙酮化物,再用稀酸水解苷元丙酮化物而得到乌本苷元。

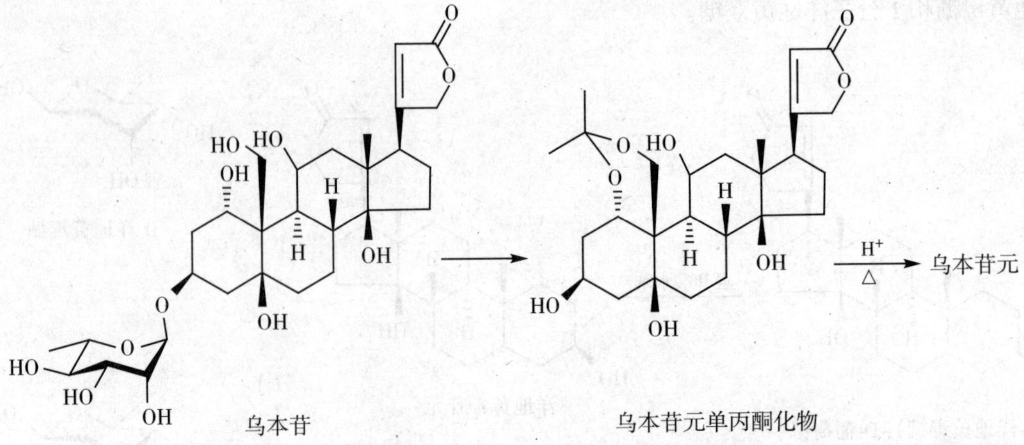

乌本苷   乌本苷元单丙酮化物

本法适合于多数 II 型强心苷的水解,但多用于单糖苷。就多糖苷而言,因极性太大,难溶于丙酮中,苷元得量很低,甚至不水解,此时可用丁酮、环己酮、丙酮 - 二氧六环的混合物代替丙酮。本法并不适用于所有的 II 型苷,例如,黄夹次苷乙用此法水解只能得到缩水苷元。

(2) 酶水解:酶水解有一定的专属性。不同性质的酶,专属性水解不同性质的苷键。在含强心苷的植物中,有水解葡萄糖的酶,但无水解 α- 去氧糖的酶,所以能水解分子中的葡萄糖,保留 α-去氧糖而生成次级苷。

$$紫花洋地黄苷A \xrightarrow[\beta\text{-}葡萄糖苷酶]{紫花苷酶} 洋地黄毒苷 + D\text{-}葡萄糖$$

$$K\text{-}毒毛旋花子苷 \xrightarrow{毒毛旋花子双糖酶} 加拿大麻苷 + (D\text{-}葡萄糖)_2$$

$$\xrightarrow{\beta\text{-}D\text{-}葡萄糖苷酶} K\text{-}毒毛旋花子次苷\beta + D\text{-}葡萄糖$$

紫花洋地黄叶中含有紫花苷酶,所以紫花洋地黄苷 A 和洋地黄毒苷共存于紫花洋地黄叶中。又如毒毛旋花种子中存在 β-D- 葡萄糖苷酶和毒毛旋花子双糖酶(β- 葡萄糖苷酶),故毒毛旋花种子中 K- 毒毛旋花子苷、K- 毒毛旋花子次苷 β 和加拿大麻苷共存。

因含强心苷的植物中均有相应的水解酶共存,故分离强心苷时,常可得到一系列同一苷元的苷类,其区别在于 D- 葡萄糖个数的不同。

除植物中共存的一些水解酶外,还有一些生物中的水解酶亦能使某些强心苷水解。如来源于动物脏器(家畜的心肌、肝等)、蜗牛的消化液、紫苷蓿和一些真菌中的水解酶等。尤其是蜗牛消化酶(一种混合酶),几乎能水解所有苷键,能将强心苷分子中糖链逐步水解,直至获得苷元,常用来研究强心苷的结构。

苷元类型不同,被酶解难易程度也不同。毛花洋地黄苷和紫花洋地黄毒苷用紫花苷酶酶解,前者糖基上有乙酰基,对酶作用阻力大,故水解慢,后者水解快。一般来说,乙型强心苷较甲型强心苷易被酶水解。

(3) 碱水解:强心苷的苷键一般不会被碱水解。但碱试剂可使强心苷分子中的酰基水解、内酯环裂开、双键移位及苷元异构化等。

1) 酰基的水解:强心苷的苷元或糖上常有酰基存在,它们遇碱可水解脱去酰基。常用来水解酰基的碱有碳酸氢钠、碳酸氢钾、氢氧化钙、氢氧化钡,这四种碱能选择性地水解糖基或苷元上的酰基,而不影响内酯环。碳酸氢钠、碳酸氢钾可选择性地水解 α- 去氧糖上的酰基,氢氧化钙、氢氧化钡可使得 α- 去氧糖、α- 羟基糖和苷元上的酰基水解。

甲酰基较乙酰基易水解,用氢氧化钙处理,即可发生水解。

2) 内酯环的水解:在水溶液中,氢氧化钠、氢氧化钾溶液可使内酯环开裂,加酸后可再环合;在醇溶液中,氢氧化钠、氢氧化钾溶液使内酯环开环后生成异构化苷,酸化亦不能再环合成原来的内酯环,是不可逆反应。

甲型强心苷在氢氧化钾的醇溶液中,通过内酯环的质子转移、双键转移形成 C-22 位活性亚甲基(与很多试剂可以产生颜色反应),以及 C-14 位羟基质子对 C-20 位的亲电加成作用而生成内酯型异构化苷,再经皂化作用开环形成 C-17 链状型异构化苷。

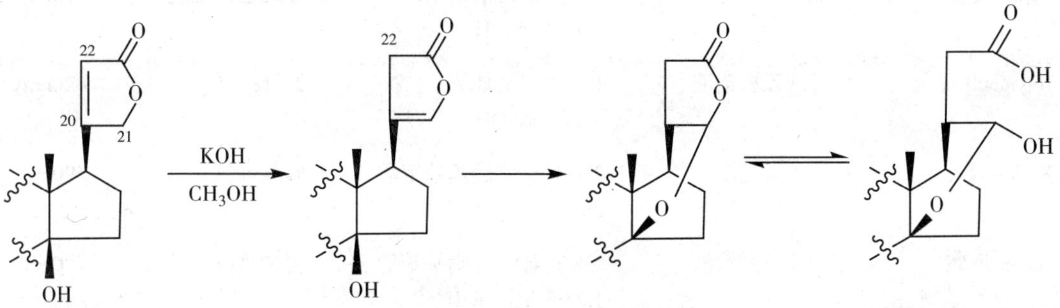

甲型强心苷 　 异构化物(Ⅰ)　　 异构化物(Ⅱ)
　　　　　　　　　　　　　(内酯型) 　　 (开链型)

乙型强心苷在氢氧化钾醇溶液中,不发生双键转移,但内酯环开裂生成甲酯异构化苷。

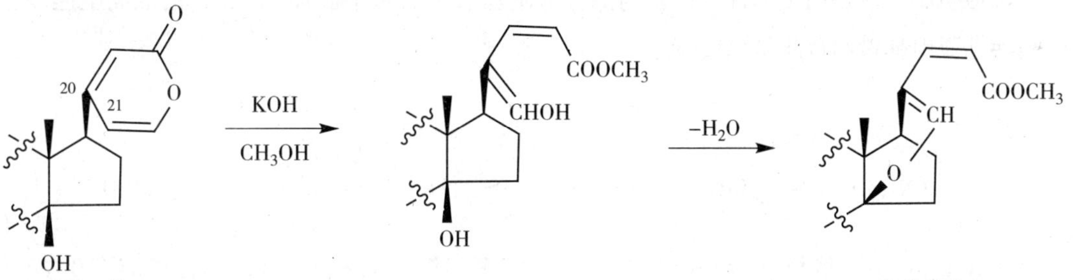

乙型强心苷 　　　　　　　　　　　　　　　　 异构化物

2. 显色反应　甾体类化合物在无水条件下与酸作用,能产生各种颜色反应。这类颜色反应的机制较复杂,甾体化合物与酸作用,经脱水、缩合、氧化等过程显色。

(1) 甾体母核颜色反应

1) 醋酐 - 浓硫酸反应(Liebermann-Burchard 反应):将样品溶于三氯甲烷,加硫酸 - 醋酐(1∶20),产生红→紫→蓝→绿→污绿等颜色变化,最后褪色。

2) 三氯甲烷 - 浓硫酸反应(Salkowski 反应):将样品溶于三氯甲烷,加入硫酸,硫酸层显血红色或蓝色,三氯甲烷层显绿色荧光。

3) 冰醋酸 - 乙酰氯反应(Tschugaev 反应):将样品溶于冰醋酸,加几粒氯化锌和乙酰氯共热;或取样品溶于三氯甲烷,加冰醋酸、乙酰氯、氯化锌煮沸,反应液呈现紫红→蓝→绿的变化。

4) 三氯醋酸反应(Rosen-Heimer 反应):将样品溶液滴在滤纸上,喷25%的三氯醋酸乙醇溶液,加热至60℃呈红色至紫色。

5）五氯化锑反应（Kahlenberg 反应）：将样品溶液点于滤纸上，喷 20% 五氯化锑的三氯甲烷溶液（不含乙醇和水），于 60~70℃加热 3~5 分钟，样品斑点呈现灰蓝、蓝、灰紫等颜色。

（2）强心苷的颜色反应

1）C-17 位上不饱和内酯环的颜色反应：甲型强心苷 C-17 位上的五元不饱和内酯环，在碱性醇溶液中，双键移位产生 C-22 位活性亚甲基，能与活性亚甲基试剂作用而显色（表 11-5）。乙型强心苷在碱性醇溶液中，没有活性亚甲基生成。因此利用此类反应，可区别甲、乙型强心苷。

表 11-5　C-17 位上不饱和内酯环与活性次甲基显色反应

反应名称	样品	试剂	颜色	λ_{max}
Legal 反应	1~2mg/2~3 滴吡啶	3% 亚硝酰铁氰化钠 2mol/L NaOH	深红色或蓝色	470nm
Raymond 反应	甲醇或乙醇溶液	1% 间二硝基苯 5mol/L NaOH	紫红或蓝	620nm
Kedde 反应	1mg/50% 乙醇	2% 3,5- 二硝基苯甲酸 2mol/L NaOH	紫红或红	590nm
Baljet 反应	甲醇或乙醇溶液	1% 2,4,6- 三硝基苯酚 1.25mol/L NaOH	橙或橙红	490nm

① Legal 反应：取样品 1~2mg，用 2~3 滴吡啶溶解，加入 3% 亚硝酰铁氰化钠溶液和 2mol/L 氢氧化钠溶液各 1 滴，反应液呈深红色并渐渐褪去。

此反应机制可能是由于活性亚甲基与活性亚硝基缩合生成异亚硝酰衍生物的盐而呈色，凡分子中有活性亚甲基者均有此呈色反应。

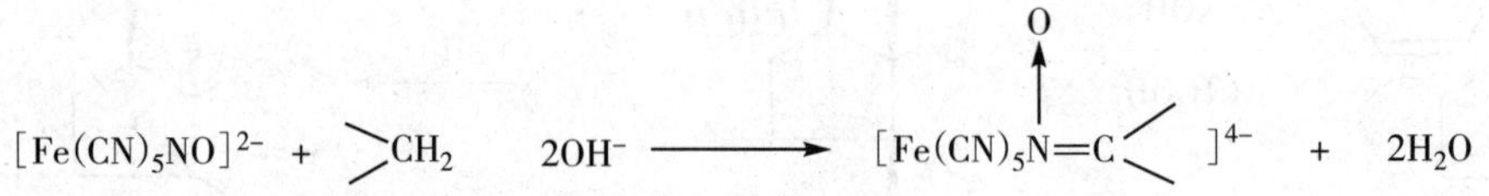

$$[Fe(CN)_5NO]^{2-} + \underset{}{\diagup}CH_2 \quad 2OH^- \longrightarrow [Fe(CN)_5N=C\underset{}{\diagdown}]^{4-} + 2H_2O$$

② Raymond 反应：取样品约 1mg，以少量 50% 乙醇溶解后加入间二硝基苯乙醇溶液 0.1ml，摇匀后再加入 5mol/L 氢氧化钠 0.2ml，呈紫红色。

本法反应机制是通过间二硝基苯与活性亚甲基缩合，再经过量的间二硝基苯的氧化生成醌式结构而呈色，部分间二硝基苯自身还原为间硝基苯胺。其他间二硝基化合物如 3,5- 二硝基苯甲酸（Kedde）反应、苦味酸（Baljet）反应等也具有相同的反应机制。

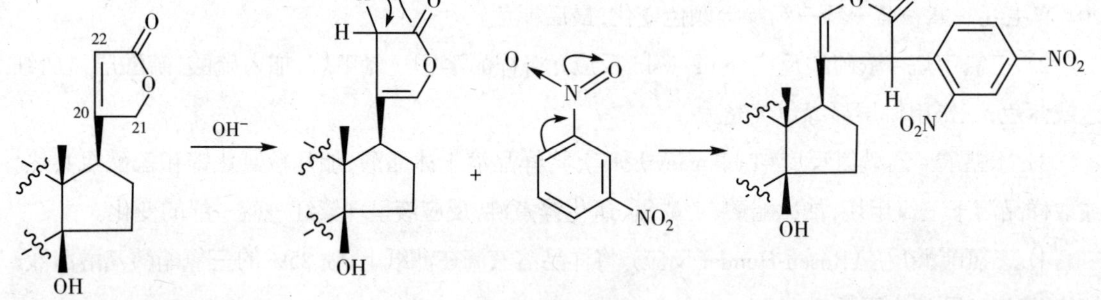

③ Kedde 反应:取样品的甲醇或乙醇溶液于试管中,加入 3,5- 二硝基苯甲酸试剂(A 液:2% 3,5- 二硝基苯甲酸甲醇或乙醇溶液;B 液:2mol/L 氢氧化钾溶液,用前等量混合)3~4 滴,产生红色或紫红色。

本试剂可用于强心苷纸色谱和薄层色谱显色剂,喷雾后显紫红色,几分钟后褪色。

④ Baljet 反应:取样品的甲醇或乙醇溶液于试管中,加入碱性苦味酸试剂(A 液:1% 苦味酸乙醇溶液;B 液:1.25mol/L 氢氧化钠水溶液,用前等量混合)数滴,呈现橙色或橙红色。此反应有时发生较慢,放置 15 分钟以后才能显色。

2) α- 去氧糖颜色反应

① Keller-Kiliani(K-K)反应:取样品 1mg,用冰醋酸 5ml 溶解,加 20% 的三氯化铁水溶液 1 滴,混匀后,沿管壁缓慢加入浓硫酸 5ml,观察界面和乙酸层的颜色变化。如有 α- 去氧糖,乙酸层显蓝色或蓝绿色。界面的呈色,由于是浓硫酸对苷元所起的作用逐渐向下层扩散,其显色随苷元羟基、双键的位置和数目不同而异,可显红色、绿色、黄色等,但久置后因炭化作用,均转为暗色。

此反应只对游离的 α- 去氧糖或在此条件下能解离出 α- 去氧糖的强心苷呈阳性,对 α- 去氧糖和葡萄糖或其他羟基糖连接的二糖、三糖及乙酰化的 α- 去氧糖不显色。因它们在此条件下不能水解出 α- 去氧糖。故此反应阳性可肯定 α- 去氧糖的存在,但对此反应不显色的有时未必具有完全的否定意义。

② 咕吨氢醇(xanthydrol)反应:取样品少许,加咕吨氢醇试剂(咕吨氢醇 10mg 溶于冰醋酸 100ml 中,加入浓硫酸 1ml),置水浴上加热 3 分钟,只要分子中有 α- 去氧糖即显红色。此反应极为灵敏,分子中的 α- 去氧糖可定量地发生反应,故还可用于定量分析。

③ 对 - 二甲氨基苯甲醛反应:将样品的醇溶液点于滤纸上,喷对 - 二甲氨基苯甲醛试剂(1% 对二甲氨基苯甲醛的乙醇溶液 4ml,加浓盐酸 1ml),于 90℃加热 30 秒,分子中若有 α- 去氧糖可显灰红色斑点。

④ 过碘酸 - 对硝基苯胺反应:将样品的醇溶液点于滤纸或薄层板上,先喷过碘酸钠水溶液(过碘酸钠的饱和水溶液 5ml,加蒸馏水 10ml 稀释),于室温放置 10 分钟,再喷对硝基苯胺试液(1% 对硝基苯胺的乙醇溶液 4ml,加浓盐酸 1ml 混匀),则迅速在灰黄色背底上出现深黄色斑点,置紫外灯下观察则为棕色背底上出现黄色荧光斑点。再喷以 5% 氢氧化钠甲醇溶液,则斑点转为绿色。

上述反应,可用于强心苷类化合物的检识,某些试剂可作为薄层色谱的显色试剂。

第二节　甾体及其苷类化合物的提取分离和结构鉴定

中药中所含强心苷类成分含量较低(1% 以下),且同一植物中常含有十几个甚至几十个结构相似、性质相近的强心苷,同时该类成分常与糖类、皂苷、鞣质、色素等共存,因此从中药中提取分离单体化合物是有一定难度的。

强心苷多数以多糖苷的形式存在,且可被植物中的酶、酸、碱水解成次生苷,在提取分离中应特别注意这些因素的影响和应用。当以原生苷为目标时,应注意抑制酶的活性,防止强心苷被酶解。此时原料要新鲜,采收后尽快干燥,最好在 50~60℃通风快速烘干或晒干,在保存期间要注意防潮,控制含水量,提取时要避免酸、碱的影响;若以提取次生苷为目的时,则可以利用上述影响因素,如酶解、部分酸碱水解等适当方法,保证目标提取物的产量。

一、甾体及其苷类化合物的提取方法

强心苷的原生苷和次生苷均能溶于甲醇、乙醇中,一般常用甲醇或 70%~80% 乙醇作提取溶剂,提取效率高,且可以使酶失去活性。

原料为种子或含亲脂性杂质较多时,需用石油醚等溶剂脱脂后再提取;也可以先用醇或稀醇提取,回收溶剂,残渣水混悬后,用石油醚等低极性有机溶剂萃取以达到除去亲脂性杂质的目的。若原料为含叶绿素较多的叶或全草时,可以将醇提液浓缩,保留适当浓度的醇,静置使叶绿素等脂溶性杂质沉淀析出;或用活性炭除去稀醇提取液中叶绿素等脂溶性杂质。

与强心苷共存的水溶性色素、鞣质、糖、酸性及酚性物质,可综合选用大孔树脂、聚酰胺等材料加以去除。

经过初步除杂质后的强心苷浓缩液,可以用三氯甲烷或不同比例的三氯甲烷 - 甲醇(乙醇)试剂依次萃取,将强心苷按照极性大小划分为几个部分,以进一步分离。

二、甾体及其苷类化合物的分离方法

分离强心苷,常采用溶剂法、结晶法和色谱分离法。对于含量较高的成分,可以优选适当的溶剂,利用反复柱色谱辅助重结晶等多种方法得到单体。两相溶剂萃取法和逆流分溶法则是利用强心苷在两相溶剂中分配系数的差异而进行分离的方法。例如,毛花洋地黄苷甲、乙、丙的分离,黄夹苷甲、乙的分离等。

分离亲脂性的苷元、次生苷、单糖苷时,一般选用吸附色谱,如以硅胶、中性氧化铝为吸附剂,用三氯甲烷 - 甲醇、乙酸乙酯 - 甲醇、正己烷 - 乙酸乙酯、苯、丙酮等作洗脱剂。对于弱亲脂性成分宜选用分配色谱,可用硅胶、硅藻土、纤维素等为支持剂,以三氯甲烷 - 甲醇 - 水、乙酸乙酯 - 甲醇 - 水作洗脱剂。

【实例 11-1】夹竹桃科植物羊角拗 *Strophanthus divaricatus* 各部位均含有强心苷,以种子含

量最高,约 2%,亦有记载 9%~11%,为多种强心苷的混合物。其中,羊角拗苷、辛诺苷、考多苷和异羊角拗苷的提取分离方法如下:

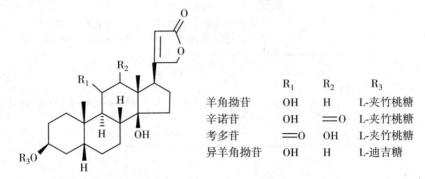

	R_1	R_2	R_3
羊角拗苷	OH	H	L-夹竹桃糖
辛诺苷	OH	=O	L-夹竹桃糖
考多苷	=O	OH	L-夹竹桃糖
异羊角拗苷	OH	H	L-迪吉糖

(1) 羊角拗中亲脂性强心苷的提取

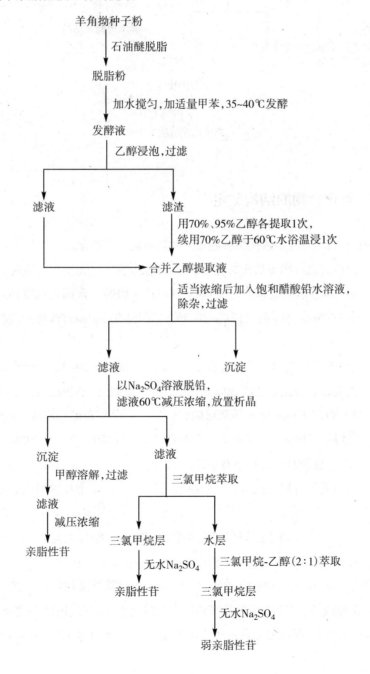

(2) 羊角拗中亲脂性强心苷的分离

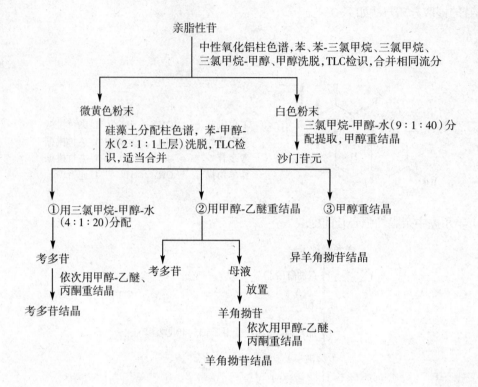

三、甾体及其苷类化合物的结构鉴定

甾体类化合物结构复杂,现多依据各种波谱法对其结构进行鉴定。

(1) 紫外光谱:甾体类化合物多数无共轭系统,因此在近紫外区无明显吸收峰。如果结构中引入孤立双键、羰基、α,β- 不饱和酮基或共轭双键,则可产生吸收。含孤立双键苷元在 205~225nm 有吸收,含羰基苷元在 285nm 有吸收,具有 α,β- 不饱和酮基在 240nm 有特征吸收,共轭二烯系统在 235nm 有吸收。

具有 $\Delta^{\alpha\beta}$-γ- 内酯环的甲型强心苷元,在 217~220nm(logε 4.20~4.24)处呈最大吸收;具有 $\Delta^{\alpha\beta、\gamma\delta}$-$\delta$- 内酯环的乙型强心苷元在 295~300nm(logε 3.93)处有特征吸收。若甲型强心苷有 $\Delta^{16(17)}$ 与 $\Delta^{\alpha\beta}$-γ- 内酯环共轭,则在 270nm 处产生强吸收;若有 $\Delta^{14(15),16(17)}$ 双烯和不饱和内酯共轭,则最大吸收进一步红移至 330nm 附近产生强吸收。苷元中有孤立羰基时,在 290~300nm 附近有弱吸收(logε 约 1.8),若为苷时,该吸收更弱,几乎看不到。

(2) 红外光谱:甾体类化合物特征官能团如羟基、羰基、芳环、不饱和内酯红外光谱中显示相应吸收峰。

强心苷类化合物在红外光谱中最特征的吸收来自不饱和内酯环上的羰基。根据羰基吸收峰的强度和峰位,可以区分五元不饱和内酯环和六元不饱和内酯环,即区分甲、乙型强心苷元。具有 $\Delta^{\alpha\beta}$-γ- 内酯环的甲型强心苷元,一般在 1 800~1 700cm^{-1} 处有两个羰基吸收峰,较低波数的是 α、β 不饱和羰基的正常吸收,较高波数的吸收峰为其不正常吸收,随溶剂极性而改变,在极性大的溶剂中,吸收强度减弱或消失,而正常吸收在极性溶剂中,吸收强度不变或略加强。例如,3- 乙酰毛花洋地黄毒苷元(3-acetylgitoxigenin)在二硫化碳溶液中测定时,红外光谱有 3 个羰基吸收峰,即 $1\,783\text{cm}^{-1}$、$1\,756\text{cm}^{-1}$ 和 $1\,738\text{cm}^{-1}$。其中 $1\,738\text{cm}^{-1}$ 为乙酰基上羰基的吸收;$1\,756\text{cm}^{-1}$ 是不饱和内酯环上羰基的正常吸收峰,因有 $\Delta^{\alpha,\beta}$ 共轭而向低波数位移 $20\sim30\text{cm}^{-1}$(α、β 饱和内酯的羰基峰在 $1\,786\text{cm}^{-1}$ 处);$1\,783\text{cm}^{-1}$ 处的吸收峰则是羰基的不正常吸收峰,可随溶剂性质不同而改变。

具有 $\Delta^{\alpha\beta,\gamma\delta}\text{-}\delta\text{-}$ 内酯环的乙型强心苷元在 $1\,800\sim1\,700\text{cm}^{-1}$ 区域内也有两个羰基吸收峰,但因其环内共轭程度高,故两峰均较甲型强心苷元中相应的羰基峰向低波数位移约 40cm^{-1}。例如,嚏根草苷元(hellebrigenin),在三氯甲烷中测定时,出现 $1\,740\text{cm}^{-1}$ 和 $1\,718\text{cm}^{-1}$ 两个吸收峰。

具有螺缩酮结构的 C-27 甾类化合物中 C-25 两种立体异构体就可以通过红外光谱中显示出 980cm^{-1}(A)、920cm^{-1}(B)、900cm^{-1}(C)和 860cm^{-1}(D)附近的 4 个特征吸收谱带来加以鉴别:其中 A 带最强,B 带与 C 带的相对强度与 F 环上 C-25 位的构型有关,若 B 带 > C 带,则 C-25 为 S 构型(即螺甾烷型),相反则为 R 构型(即异螺甾烷型)。

当 C-25 有羟甲基取代时,红外光谱变化较大,无法用上述 4 条谱带来讨论 C-25 的立体化学,其特征是 C-25 为 S 型时,在 995cm^{-1} 处显示强吸收;C-25 为 R 型时,在 $1\,010\text{cm}^{-1}$ 附近的强吸收。F 环开裂后,无这种螺缩酮结构的特征吸收。

(3) $^1\text{H-NMR}$ 谱:甾体类化合物在高场区出现饱和的亚甲基、次甲基信号相互重叠堆积而成的复杂峰图。

1) 强心苷类:强心苷类核磁共振氢谱中可以见到某些质子信号具有明显特征,能够为结构解析提供重要信息。甲型强心苷 $\Delta^{\alpha\beta}\text{-}\gamma\text{-}$ 内酯环 C-21 位上的 2 个质子以宽单峰或三重峰或 AB 型四重峰($J=18\text{Hz}$)出现在 $\delta\,4.5\sim5.0$ 区域,具体峰形与使用的氘代试剂种类有关。C-22 位上的烯质子因与 C-21 位上的 2 个质子产生远程偶合,故以宽单峰出现在 $\delta\,5.6\sim6.0$ 区域内。在乙型强心苷中,其 $\Delta^{\alpha\beta,\gamma\delta}\text{-}\delta\text{-}$ 内酯环上的 21-H 以单峰形式出现在 $\delta\,7.2$ 左右。22-H 和 23-H 各以二重峰形式分别出现在约 $\delta\,7.8$ 和 6.3 左右,各出现 1 个烯氢双峰。

强心苷元的 18-CH$_3$ 和 19-CH$_3$ 在 $\delta\,1.0$ 左右有特征吸收峰,均以单峰形式出现,易于辨认,且一般 18-CH$_3$ 的信号位于 19-CH$_3$ 的低场。若 C-10 位为醛基取代,在 $\delta\,9.5\sim10.0$ 内出现 1 个醛基质子的单峰。3-H 为多重峰,约在 $\delta\,3.9$ 处,结合成苷后,向低场位移。

强心苷中除常见的糖外,常连有 2- 去氧糖和 6- 去氧糖。在 $^1\text{H-NMR}$ 谱中,6- 去氧糖在高场区 $\delta\,1.0\sim1.5$ 出现 1 个甲基的双峰($J=6.5\text{Hz}$)或多重峰。2- 去氧糖的端基质子与 2- 羟基糖不同,呈双二重峰(dd 峰),C-2 位上的 2 个质子处于高场区。含有甲氧基的糖,其甲氧基以单峰出现在 $\delta\,3.5$ 左右。

2) C-27 甾:分子结构位于 C-18、19、21 和 27 位甲基有 4 个甲基,其中 18-CH$_3$ 和 19-CH$_3$ 为角甲基,单峰,前者处于较高场;21-CH$_3$ 和 27-CH$_3$ 分别与邻位氢偶合,为双峰,且后者常处于较高场。如果 C-25 位有羟基取代,则 27-CH$_3$ 为单峰,并向低场移动。H-3 多有羟基取代或成苷,其化学位移约在 $\delta\,3.9$;C-16 位和 C-26 位上的氢是与氧同碳的质子,处于较低场,H-16 化学位移约在 $\delta\,4.5$,H-26 化学位移约在 $\delta\,3.3\sim4.1$,易于辨认。

此外,可以根据 27-CH$_3$ 的化学位移值,还可鉴别甾体皂苷元的两种 C-25 位立体异构体,即 C-25 位上的甲基处于平伏键,为 α- 取向(25R 型)时,其甲基质子信号处于较高场(约 0.70);而 C-25 位上的甲基处于直立键,为 β- 取向(25S 型)时,其甲基质子信号处于较低场(约 $\delta\,1.10$)。

此外,C-26 上 2 个氢质子的信号,在 25R 异构体中化学位移值相近(如均位于 δ 3.59 和 δ 3.49 处),而在 25S 异构体则中区别较大(如位于 δ 4.16 和 δ 3.89 处),故也可用于区别 25R 和 25S 两种异构体。

(4) ^{13}C-NMR 谱

1) 强心苷类:甲型强心苷不饱和内酯环上 20、21、22、23 位碳信号出现在 δ 172、75、117 和 176 左右,乙型强心苷不饱和内酯环显示 1 个不饱和双键和 1 个 α、β 不饱内酯的羰基信号。当强心苷结构中引入羟基,除被羟基取代的 α-位 C 向低场位移外,β-位 C 也向低场位移。若在 5 位引入 β-羟基,由于竖键与横键的 β-效应不同,对 C-4、C-6 亚甲基碳有不对称去屏蔽作用而向低场位移。当羟基被酰化后,酰氧基碳的 δ 值向低场位移,而其 β-位 C 则向高场位移。

强心苷中,常含有 2,6-二去氧糖和 6-去氧糖,它们与普通糖一样,碳谱中各碳原子也都有各自的化学位移值。据此,可以确定糖的种类、数目以及连接位置。这些糖的 ^{13}C-NMR 化学位移值见表 11-6。

表 11-6 常见 2,6-二去氧糖和 6-去氧糖 ^{13}C-NMR 谱的 δ 值

糖名称	1′	2′	3′	4′	5′	6′
L-夹竹桃糖	95.9	35.8	79.3	77.1	69.1	18.6
D-加拿大麻糖	97.6	36.4	78.7	74.0	71.1	18.9
D-迪吉糖	98.2	33.1	79.1	67.0	71.2	17.6
D-沙门糖	97.3	33.6	80.3	67.9	69.9	17.5
D-洋地黄毒糖	99.7	39.2	70.4	74.1	68.5	19.0
L-黄花夹竹桃糖	98.9	73.8	84.8	76.6	68.9	18.5
D-洋地黄糖	103.6	70.9	85.1	68.7	71.0	17.4

2) 甾体皂苷类:^{13}C-NMR 谱是确定甾体皂苷最重要的技术,一般甾体皂苷碳原子上如有羟基取代,其化学位移向低场位移 40~45。如羟基与糖成苷,则与苷键相连的 α 碳原子信号发生苷化位移,再向低场位移 6~10。Agraw 研究了各类甾体皂苷的 ^{13}C-NMR 数据(表 11-7),为该类化合物的结构确定提供了有益的参考。将分离得到的甾体皂苷与文献已知类似化合物数据进行对照分析,不仅可以确定皂苷苷元类型、取代基类型和位置,而且还可以确定其构型。如:

(25R)-5α-spirostane
(desoxygogenin)

(25S)-5β-spirostane-3β-ol
(sarsasapogenin)

I~IV

V

VI

glc $\xrightarrow{1-4}$ rha $\xrightarrow{1-4}$ rha—O

VII

I : tigegenin   (25R)-5α-spinstane(3β-OH)
II : smilagenin   (25R)-5β-spinstane(3β-OH)
III : sarsasapogenin (25S)-5β-spinstane(3β-OH)
IV : neotigogenin (25S)-5α-spinstane(3β-OH)
V : diosgenin   (25R)-Δ⁵-spinstane(3β-OH)
VI : nuatigenin   Δ⁵-pseudo-spirostanol
VII : diosgenin   furostanol

表 11-7　甾体皂苷元 ^{13}C-NMR 的 δ 值

位置	I	II	III	IV	V	VI	VII
	25R	25R	25S	25S	25R		
1	37.0	29.9	29.9	37.0	37.3	37.8	37.4
2	31.4	27.8	27.8	41.4	31.4	31.7	29.6
3	71.2	66.9	66.9	71.2	71.6	71.3	77.4
4	38.2	33.5	33.5	38.2	42.3	43.5	31.2
5	44.9	36.5	36.5	44.9	140.9	142.0	141.0
6	28.6	26.6	26.6	28.6	121.3	120.3	122.0
7	32.2	26.6	26.6	32.2	37.0	32.6	32.3
8	35.1	35.3	25.3	35.1	31.4	32.2	31.6
9	54.4	40.3	40.3	54.4	50.1	50.5	50.3
10	36.3	35.3	35.3	35.6	37.6	37.0	37.0
11	20.7	20.9	21.9	21.1	20.9	21.0	21.0
12	40.2	39.9	39.9	40.1	39.8	40.4	40.1
13	40.6	40.7	40.7	40.6	40.3	40.6	40.8
14	56.5	56.6	56.5	56.3	56.8	56.6	56.5
15	31.8	31.7	41.7	31.8	31.8	32.3	31.4
16	80.8	80.9	80.9	80.8	80.8	81.8	81.0

位置	I	II	III	IV	V	VI	VII
	25R	25R	25S	25S	25R		
17	62.3	62.3	62.3	62.3	62.1	62.6	63.8
18	16.5	16.5	16.4	16.5	16.3	16.2	16.5
19	12.3	23.9	23.9	12.3	19.4	19.6	19.6
20	41.6	41.6	42.2	42.2	41.6	38.5	42.0
21	14.5	14.5	14.3	14.3	14.5	15.2	16.5
22	109.2	109.2	109.7	109.7	109.2	120.9	112.5
23	31.4	31.4	27.1	27.1	31.4	32.6	30.3
24	28.8	28.8	25.8	25.8	28.8	33.8	28.0
25	30.3	30.0	26.0	26.0	30.3	85.6	33.6
26	66.8	66.8	65.2	65.2	66.8	70.1	74.6
27	17.1	17.1	16.1	16.1	17.1	24.1	17.4

(5) 质谱

1) 强心苷类：强心苷元的开裂方式较多，也较复杂。甲型强心苷元可产生保留 γ- 内酯环或内酯环加 D 环的特征碎片离子为 m/z 111、124、163 和 164。乙型强心苷元的裂解可见以下保留 δ-内酯环的碎片离子峰 m/z 109、123、135 和 136，借此可与甲型强心苷元相区别。

甲型强心苷元的质谱裂解规律：

乙型强心苷元的质谱裂解规律：

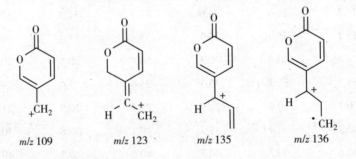

2) C-27 甾中螺缩酮结构部分的碎片：甾体皂苷元的质谱裂解方式很有特征，由于分子中具有螺缩酮结构，在质谱中均出现很强的 m/z 139 基峰，中等强度的 m/z 115 碎片离子峰及一个弱的 m/z 126 辅助离子峰。

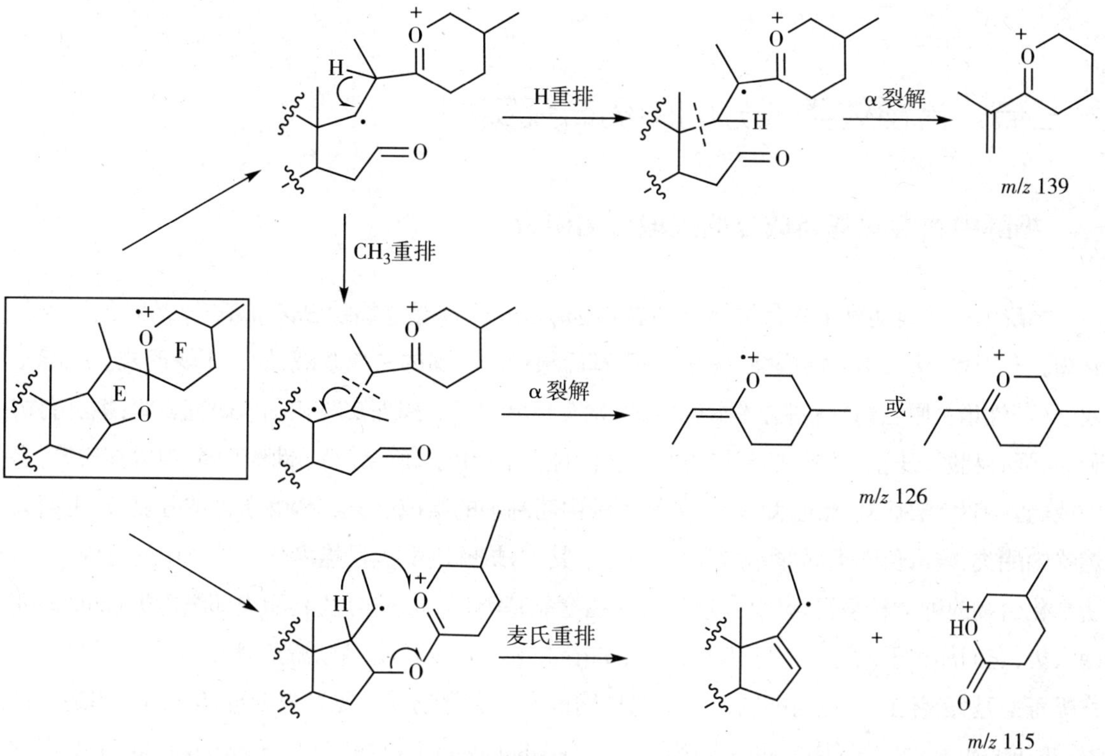

H重排 → α裂解 → *m/z* 139

CH₃重排

α裂解 → 或 → *m/z* 126

麦氏重排 → + → *m/z* 115

如果 F 环有不同取代,则上述 3 个碎片峰可发生相应质量位移或峰强度变化,因而对于鉴定皂苷元尤其是 F 环上的取代情况十分有用。

若 C-25 或 C-27 位有羟基取代,这 3 个峰均发生质量位移,上移 16amu 为 *m/z* 155、*m/z* 131 及 *m/z* 142。当 C-25 或 C-27 位有双键取代时,这 3 个峰均下移 2amu,为 *m/z* 137、*m/z* 113 及 *m/z* 124。但 C-23 位有羟基取代的皂苷元,其 *m/z* 139 基峰消失,也没有质量位移的相应峰。C-17 位有 α-OH 取代,*m/z* 139 峰减弱,而 *m/z* 126 成为基峰,并出现 *m/z* 155(72%)、153(33%)的 2 个峰。

有甾体结构或甾体和 E 环产生的主要碎片离子如下:

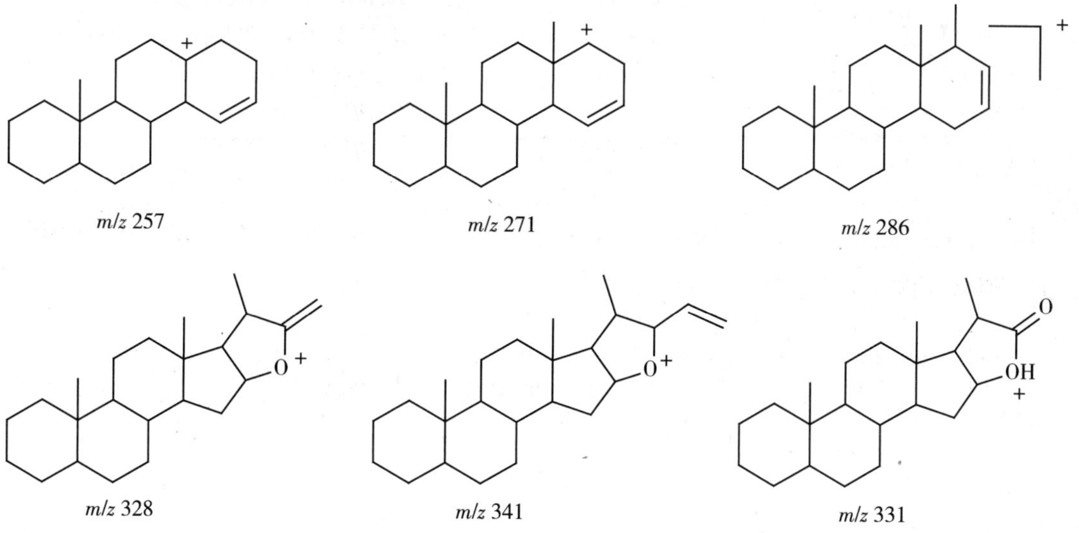

m/z 257

m/z 271

m/z 286

m/z 328

m/z 341

m/z 331

第三节　含甾体类成分的中药研究实例

一、蟾酥中蟾毒配基类成分的提取分离研究

　　蟾酥为蟾蜍科动物中华大蟾蜍 *Bufo bufo gargarizans* 或黑眶蟾蜍 *Bufo melanostictus* 的干燥分泌物。多于夏、秋二季捕捉蟾蜍,洗净,挤取耳后腺和皮肤腺的白色浆液,加工干燥而成。蟾酥始载于《药性论》,原名蟾蜍眉脂,《本草衍义》始有蟾酥之名。药理实验和临床研究表明,蟾酥有抗肿瘤、强心利尿、升压、镇痛、抑菌抗炎等生物活性,临床用于痈疽疔疮、咽喉肿痛、中暑神昏等,是中成药六神丸、喉症丸、救心丸、蟾力苏等多种中药制剂的组成之一。蟾酥所含成分复杂,主要有蟾蜍内酯类、蟾毒色胺类、固醇类等化学成分。其中,蟾蜍内酯类是蟾酥化学成分中的毒性成分,所含化合物的种类较多且含量也较高,包括蟾毒配基类(bufogenin)及其酯类即蟾毒类(bufotoxin)两大类,它们都属于六元内酯环型强心苷元的衍生物。甾环上 C_3 多以游离状态存在的为游离型,称蟾毒配基;甾环上 C_3 位与酸结合成酯的称蟾毒素。蟾毒配基主要为蟾毒灵(bufalin)、华蟾毒精(cinobufagin)、蟾毒它灵(bufotalin)、脂蟾毒配基(resibufogenin)、日蟾毒它灵(gamabufotalin)、蟾毒它里定(bufotalidin)等化合物。蟾毒类如蟾毒灵 -3- 辛二酸精氨酸酯、如蟾毒灵 -3- 辛二酸单酯、蟾毒灵 -3- 硫酸酯等。

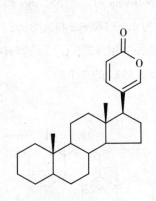

蟾毒灵	$3\beta,14\beta$- 二 OH
华蟾毒精	3β-OH;$14\beta,15\beta$-epoxy;16β-OAc
蟾毒它灵	$3\beta,14\beta$- 二OH-16β-OAc
脂蟾毒配基	3β-OH;$14\beta,15\beta$-epoxy
日蟾毒它灵	$3\beta,11\alpha,14\beta$- 三 OH
蟾毒它里定	$3\beta,5\beta,14\beta$- 三 OH;19-CHO
脂蟾毒精	3β-OH;$14\beta,15\beta$-epoxy,19-CHO
华蟾毒它灵	$3\beta,5\beta$- 二 OH;$14\beta,15\beta$-epoxy;16β-OAc
沙蟾毒精	$3\beta,11\alpha,14\beta$- 三 OH,12- 羰基
远华蟾毒精	$3\beta,5\beta,14\beta$- 三 OH
5β- 羟基蟾毒它灵	$3\beta,5\beta,14\beta$- 三 OH-16β-OAc

　　蟾酥中的蟾毒配基类成分一般采用醇溶剂进行提取,经反复硅胶柱色谱分离、反相柱色谱纯化得到单体化合物,流程如图 11-1 所示。

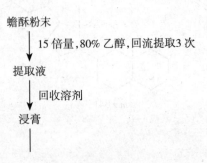

蟾酥粉末

↓　15 倍量,80% 乙醇,回流提取3 次

提取液

↓　回收溶剂

浸膏

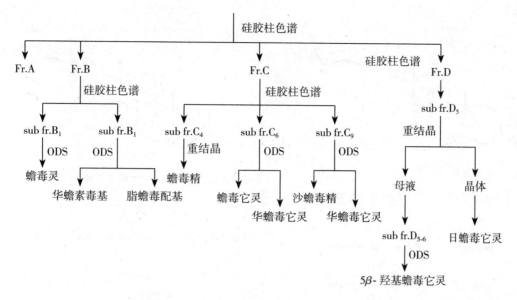

● 图 11-1　蟾酥中的蟾毒配基类成分分离流程图

二、穿山龙总皂苷的制备研究

　　中药穿山龙是薯蓣科薯蓣属穿龙薯蓣 *Dioscorea nipponica* 的干燥根茎。味甘、苦,性温。具有祛风湿、止痛、舒筋活血、止咳平喘祛痰功效。主治风湿性关节炎、筋骨麻木、大骨节病、跌扑损伤、慢性支气管炎、咳嗽气喘。临床用于治疗冠心病心绞痛(穿龙冠心宁)、类风湿关节炎(穿山龙注射液)、慢性支气管炎(穿山龙片)等。现代药理研究证明,其总皂苷类成分具有调节免疫、改善心血管功能、祛痰、抗肿瘤、抗炎镇痛等多种药理作用。穿山龙中主要成分是甾体皂苷类成分,包括薯蓣皂苷(dioscin)、纤细皂苷(gracillin)和水溶性皂苷,尚含有固醇、黄酮、氨基酸、多糖等。穿山龙是治疗心血管疾病药物的主要药源,又是用于合成多种甾体激素类药物和避孕类药物的薯蓣皂苷元(diosgenin)的重要原料之一。

　　穿山龙总皂苷的提取方法较多(醇提法、酸性醇提取等),醇浸膏用 10% 乙醇溶解,吸附于 D101 大孔树脂柱,依次用 10% 和 70% 的乙醇梯度洗脱,减压回收 70% 洗脱液,得穿山龙总皂苷(见图 11-2),该部位中含有的主要皂苷类成分见图 11-3。

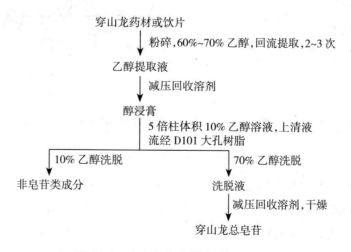

● 图 11-2　穿山龙总皂苷的制备工艺流程图

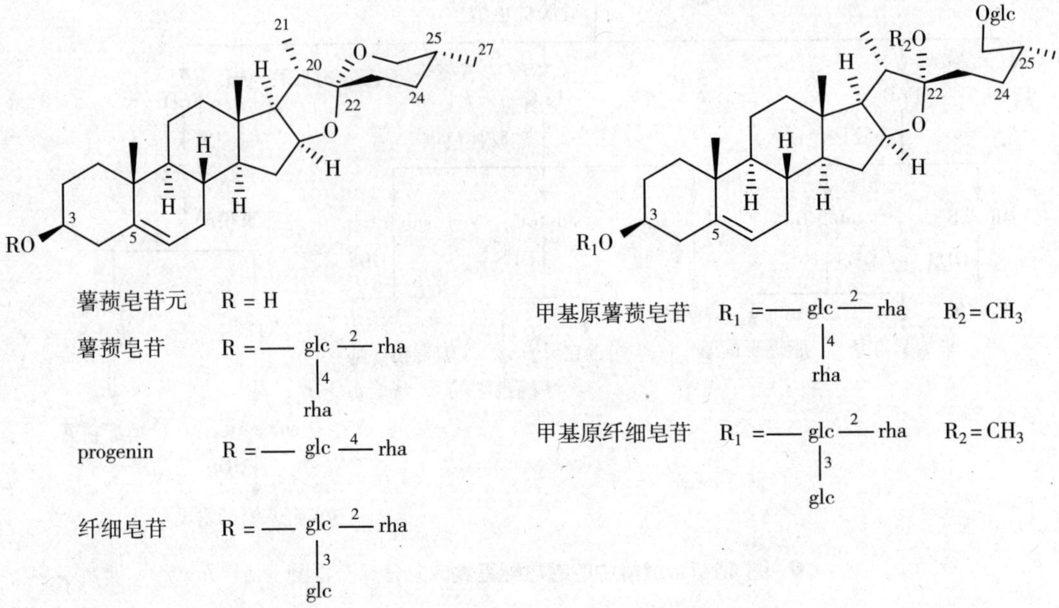

薯蓣皂苷元　　R = H

薯蓣皂苷　　　R = —— glc $\overset{2}{\longrightarrow}$ rha
　　　　　　　　　　　　　|4
　　　　　　　　　　　　　rha

progenin　　　R = —— glc $\overset{4}{\longrightarrow}$ rha

纤细皂苷　　　R = —— glc $\overset{2}{\longrightarrow}$ rha
　　　　　　　　　　　　　|3
　　　　　　　　　　　　　glc

甲基原薯蓣皂苷　　R₁ = —— glc $\overset{2}{\longrightarrow}$ rha　　R₂ = CH₃
　　　　　　　　　　　　　　　|4
　　　　　　　　　　　　　　　rha

甲基原纤细皂苷　　R₁ = —— glc $\overset{2}{\longrightarrow}$ rha　　R₂ = CH₃
　　　　　　　　　　　　　　　|3
　　　　　　　　　　　　　　　glc

● 图 11-3　穿山龙总皂苷中主要成分化学结构

三、睡茄内酯 physagulide U 分离制备与结构鉴定研究

　　physagulide U（图 11-4）为无色针晶，易溶于二甲基亚砜，可溶于甲醇、乙腈等有机溶剂；ESI-MS 正离子模式显示其准分子离子峰为 m/z 507.3［M+Na］⁺（图 11-5），负离子模式显示其准分子离子峰为 m/z 519.2［M+Cl］⁻，推测化合物分子量为 484。结合化合物的 ¹H-NMR（图 11-6）和 ¹³C-NMR（图 11-7）图谱，推测化合物分子式为 $C_{28}H_{36}O_7$，不饱和度为 11。¹H-NMR 谱和 ¹³C-NMR 谱数据见表 11-8。

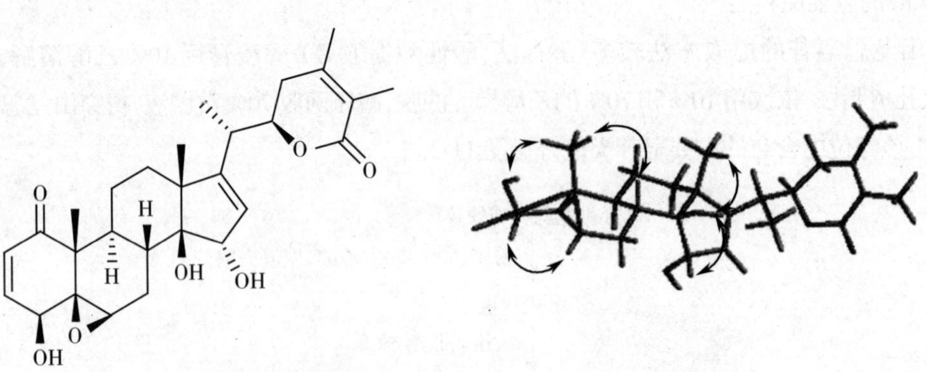

● 图 11-4　physagulide U 的结构

　　¹³C-NMR 谱（125MHz，DMSO-d_6）显示 28 个碳信号，结合 ¹H-NMR 和 HSQC（图 11-8）谱推测化合物中包含 5 个甲基，2 个羰基碳信号［δ_C 201.9（C-1），165.7（C-26）］，及 6 个烯烃碳原子，推测化合物具有麦角甾类的母核。其中，5 个甲基［δ_H 1.90（3H，s，Me-28），δ_C 20.0（C-28）；δ_H 1.76（3H，s，Me-27），δ_C 12.1（C-27）；δ_H 1.25（3H，s，Me-19），δ_C 15.7（C-19）；δ_H 1.11（3H，d，J=7.0Hz，Me-21），δ_C 17.1（C-21）；δ_H 0.90（3H，s，Me-18），δ_C 15.7（C-18）］，2 个为甾核中的 C-10 及 C-13 位上的角甲基。同时，观测到

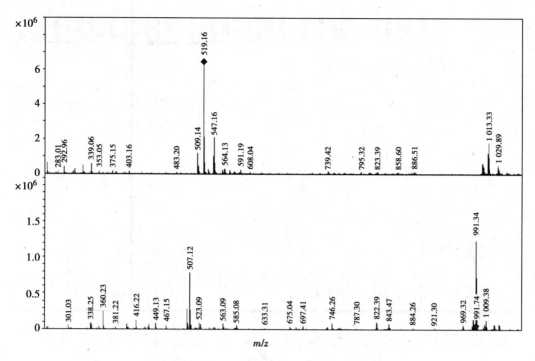

● 图 11-5　physagulide U ESI-MS 图谱

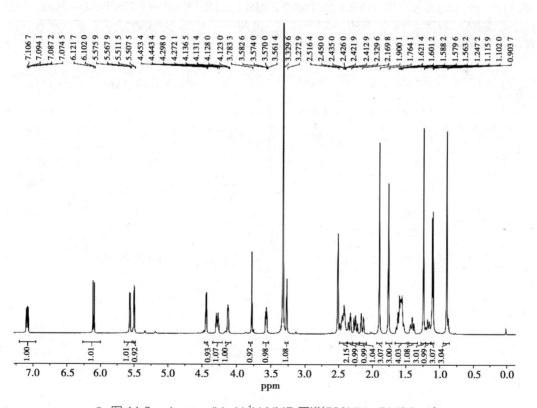

● 图 11-6　physagulide U ^{1}H-NMR 图谱(500MHz, DMSO-d_6)

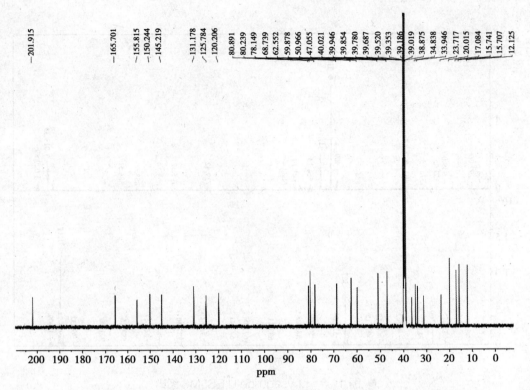

● 图11-7 physagulide U ^{13}C-NMR 图谱（125MHz，DMSO-d_6）

表11-8 physagulide U 的 ^{1}H-NMR（500MHz，DMSO-d_6）和 ^{13}C-NMR（125MHz，DMSO-d_6）数据

位置	δ_H（J in Hz）	δ_C	位置	δ_H（J in Hz）	δ_C
1		201.9	15	4.13（dd，4.2，2.5）	80.9
2	6.11（d，9.8）	131.2	16	5.51（d，2.5）	125.8
3	7.09（dd，9.8，6.3）	145.2	17		155.8
4	3.57（dd，6.3，4.3）	68.7	18	0.90s	15.7
5		62.6	19	1.25s	15.7
6	3.27brs	59.9	20	2.42m	33.9
7	2.34m 2.25m	23.7	21	1.11（d，7.0）	17.1
8	1.55	34.8	22	4.29（dt，12.8，3.6）	78.1
9	1.61m	38.9	23	2.43m 2.15（dd，15.6，2.4）	31.2
10		47.1	24		150.2
11	1.57 1.17m	20.1	25		120.2
12	1.60 1.41m	36.5	26		165.7
13		51.0	27	1.76s	12.1
14		80.2	28	1.90s	20.0

3个连氧次甲基[δ_H 4.29(1H,dt,J=12.8,3.6Hz,H-22),δ_C 78.1(C-22);δ_H 4.13(1H,dd,J=4.2,2.5Hz, H-15),δ_C 80.9(C-15);δ_H 3.57(1H,dd,J=6.3,4.3Hz,H-4),δ_C 68.7(C-4)],3个羟基[δ_H 5.57(OH-4); δ_H 3.79(OH-14);δ_H 4.45(OH-15)]的信号。HMBC(图 11-9)谱显示氢质子δ_H 7.09(1H,dd,J=9.8,6.3Hz, H-3)与δ_C 62.6(C-5),68.7(C-4),201.9(C-1);δ_H 6.49(1H,d,J=9.8Hz,H-2)与δ_C 47.1(C-10),68.7(C-4),145.2(C-3),201.9(C-1);δ_H 3.57(1H,dd,J=6.3,4.3Hz,H-4)与δ_C 47.1(C-10),59.9(C-6),62.6(C-5),131.2(C-2),145.2(C-3);δ_H 5.57(OH-4)与δ_C 62.6(C-5),68.7(C-4),145.2(C-3)等远程相关信号,推

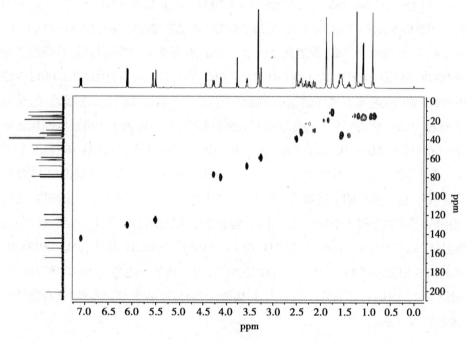

● 图 11-8　physagulide U HSQC 图谱

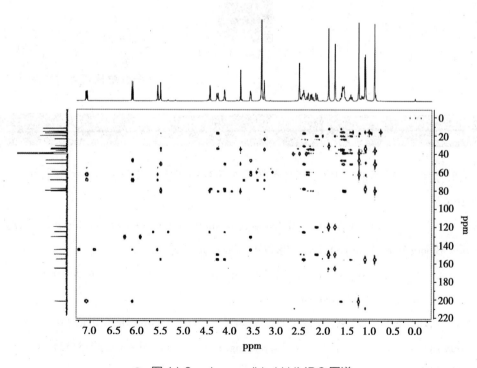

● 图 11-9　physagulide U HMBC 图谱

测此处为一个含 α,β- 不饱和酮的六元环。根据 HMBC 谱 δ_H 5.51（1H，d，J=2.5Hz，H-16）与 δ_C 33.9（C-20），51.0（C-13），80.2（C-14），80.9（C-15），155.8（C-17）相关；δ_H 4.13（1H，dd，J=4.2，2.5Hz，H-15）与 δ_C 51.0（C-13），80.2（C-14），125.8（C-17），155.8（C-17）相关，δ_H 3.79（OH-14）与 δ_C 34.8（C-8），51.0（C-13），80.9（C-15）相关；δ_H 4.45（OH-15）与 δ_C 80.2（C-14），125.8（C-17）相关，推测化合物包含 1 个含双键的五元环片段，有 2 个羟基连于该片段。此外，HMBC 相关谱中，δ_H 1.90（3H，s，Me-28）与 δ_C 31.2（C-23），120.2（C-25），150.2（C-24），165.7（C-26）相关；δ_H 1.76（3H，s，Me-27）与 δ_C 20.0（C-28），31.2（C-23），120.2（C-25），150.2（C-24），165.7（C-26）相关；δ_H 4.29（1H，dt，J=12.8，3.6Hz，H-22）与 δ_C 17.1（C-21），33.9（C-20），150.2（C-24），165.7（C-26）相关，δ_C 31.2（C-23）对应的氢信号与 δ_C 20.0（C-28），120.2（C-25），150.2（C-24）相关，结合偶合常数，推测化合物含 1 个 α,β- 不饱和内酯环片段，烯烃质子被甲基取代。根据 HMBC 谱（图 11-9）中 δ_H 1.11（3H，d，J=7.0Hz，Me-21）与 δ_C 33.9（C-20），78.1（C-22），155.8（C-17）相关推测该内酯环与五元环通过 1 个连有甲基的次甲基碳相连。依据此方法，从易识别的信号出发，根据 HMBC 谱将每个片段依次连接，最终确定该化合物为 1 个睡茄内酯化合物。文献显示，烯质子信号［δ_H 7.09（1H，dd，J=9.8，6.3Hz，H-3），δ_H 6.11（1H，d，J=9.8Hz，H-2）］、5 个甲基信号及 1 个双三重峰氢信号 δ_H 4.29（1H，dt，J=12.8，3.6Hz，H-22）为含 2,3 不饱和酮的正常睡茄内酯化合物的特征信号，进一步证明了该推论。此时，结构中有 5 个环，占用 5 个不饱和度，还剩 1 个不饱和度，由于分子式中还剩 1 个氧原子未占用，但有 2 个连氧碳信号，因此，推测该睡茄内酯中含有环氧结构［δ_H 3.27（1H，br s，H-6），δ_C 59.9（C-6），62.6（C-5）］。ROESY 谱显示 Me-19 与 OH-4、H-8 相关，H-4 与 H-6 相关，OH-14 与 Me-18 和 H-15 相关，由于睡茄内酯骨架 Me-18 和 Me-19 均为 β- 构型，因此，OH-4、OH-14、环氧处构型均为 β- 构型，OH-15 为 α- 构型。至此，化合物结构鉴定如图 11-4，命名为 physagulide U。

11 章同步练习

（安徽中医药大学　吴德玲）

参考文献

［1］倪阳，叶益萍．萝藦科植物中 C_{21} 甾体苷的分布及其药理活性研究进展．中草药，2010，41（1）：162-166.

［2］JIN Q H，HAN X H，YUN C Y，et al. Melanogenesis inhibitory pregnane glycosides from *Cynanchum atratum*. Bioorg Med Chem Lett，2018，28（7）：1252-1256.

［3］YU J Q，LIN M B，DENG A J，et al. 14,15-Secopregnane-type C_{21}-steriosides from the roots of *Cynanchum stauntonii*. Phytochemistry，2017（138）：152-162.

［4］ZHANG Y，CHEN C，ZHANG Y L，et al. Target discovery of cytotoxic withanolides from *Physalis angulata* var. *villosa* via reactivity-based screening. J Pharm Biomed Anal，2018（151）：194-199.

［5］冯庆梅，陈刚，裴月湖．三尖杉化学成分的分离与鉴定．沈阳药科大学学报，2018，35（2）：89-

91,97.

[6] ZHANG H P,TIMMERMANN B N. Withanolide Structural Revisions by ^{13}C NMR Spectroscopic Analysis Inclusive of the γ-Gauche Effect. J Nat Prod,2016,79(4):732-742.

[7] ROY R V,SUMAN S,DAS T P,et al. Withaferin A,a Steroidal Lactone from *Withania somnifera*, Induces Mitotic Catastrophe and Growth Arrest in Prostate Cancer Cells. J Nat Prod,2013,76(10): 1909-1915.

[8] IHSAN-UL-HAQ,YOUN U J,CHAI X,et al. Biologically Active Withanolides from *Withania coagulans*. J Nat Prod,2013,76(1):22-28.

[9] XU Y M,WIJERATNE E M K,BABYAK A L,et al. Withanolides from Aeroponically Grown Physalis peruviana and Their Selective Cytotoxicity to Prostate Cancer and Renal Carcinoma Cells. J Nat Prod,2017,80(7):1981-1991.

[10] SUN C P,QIU C Y,YUAN T,et al. Antiproliferative and Anti-inflammatory Withanolides from *Physalis angulata*. J Nat Prod,2016,79(6):1586-1597.

[11] CHAO C H,CHOU K J,WEN Z H,et al. Paraminabeolides A-F,Cytotoxic and Anti-inflammatory Marine Withanolides from the Soft Coral *Paraminabea acronocephala*. J Nat Prod,2011,74(5): 1132-1141.

生物碱（alkaloid）是科学家研究最早的一类有生物活性的重要的天然有机化合物。自远古以来，含有生物碱的植物就被用于治疗人类疾病。例如，中药麻黄与鸦片在公元前 1 世纪已被用于医疗领域。1803 年 Derosne 首先从阿片中得到生物碱那可丁（narcotine）；1804 年德国学者 Friedrich Sertürner 又从阿片中分出吗啡碱（morphine）；1810 年西班牙医生 Gomes 从金鸡纳树皮中分离得到结晶 cinchocine，后来证明其主要是奎宁（quinine）和辛可宁（cinchonine）的混合物。还有一些重要的生物碱随后被相继发现，如黄嘌呤（1817 年）、阿托品（1819 年）、咖啡因（1820 年）、毒芹碱（1827 年）、尼古丁（1828 年）、秋水仙碱（1833 年）、金雀花碱（1851 年）与可卡因（1860 年）。迄今已知的生物碱已多达约 145 000 个。

　　生物碱传统的定义是存在于生物体内的一类分子中含有氮原子的有机化合物。生物碱多具有较复杂的氮杂环结构，通常具有碱性，能和酸成盐，并具有显著的生理活性。生物碱是许多药用植物与中草药的有效成分。随着研究的深入，一些新的结构不断出现，传统的定义产生了局限性，在传统的生物碱定义中将低分子胺类如甲胺、乙胺等，非环甜菜因类（betaine）、氨基酸、氨基糖、肽类（除肽类生物碱如麦角克碱、ergocistine 等）、蛋白质、核酸、核苷酸、卟啉类（porphyrine）、维生素类等排除在外。目前，人们共识的生物碱至少应具备以下几个特点：①结构中含有一个或多个氮原子；②一般不包括相对分子量大于 1 500 的肽类化合物；③大部分具有碱性、中性，少数具有弱酸性；④氮原子源于氨基酸或嘌呤母核或甾体与萜类的氨基化；⑤排除上述简单定义中所有例外的化合物。

　　在系统发育较低级的类群中，生物碱分布较少。生物碱集中分布在系统发育较高级的植物类群（裸子植物、被子植物）中。如紫杉科红豆杉属 *Taxus*，松柏科松属 *Pinus*、云杉属 *Picea*、油杉属 *Ketelerrn*，麻黄科麻黄属 *Ephedra*，三尖杉科三尖杉属 *Cephalotaxus* 等植物。此外，百合科、石蒜科、百部科、毛茛科、木兰科、小檗科、防己科、龙胆科、夹竹桃科、马钱科、茜草科、茄科、紫草科、菊科等植物中也含有生物碱类成分。生物碱除了主要在植物界分布外，在动物、真菌、细菌、海洋生物和微生物中也有一定量的分布。近年来，随着海洋天然产物的发展，在海洋动物如海绵、珊瑚、海鞘等中也分离得到相当数量的生物碱。

　　生物碱多具有显著而特殊的生理活性，是天然产物中药用最多的一类化合物。目前临床应用的药用生物碱有 100 多种。鉴于许多生物碱都是重要的药物，许多合成药物的研究开发也与生物碱有关，因此生物碱是天然有机化学的重要研究领域之一，在生物碱的研究中创立和发现了不少新的方法、技术和反应，对天然有机化学的发展起着重要的促进作用。

第一节　生物碱的结构类型和理化性质

一、生物碱的结构类型

生物碱结构分类方法主要有3种,第一种分类方法是按植物来源分类,这种分类多应用于生物碱研究的早期阶段,如小檗碱、麻黄碱、喜树碱、苦参碱、三尖杉碱等。第二种分类方法是按生物碱结构中氮原子存在的主要基本母核类型进行分类,即化学分类,如异喹啉类生物碱、吲哚类生物碱、萜类生物碱等,同一植物含有的生物碱可能具有多种基本母核,如乌头中含有的生物碱具有两类基本母核,即二萜类生物碱和异喹啉类生物碱。第三种分类方法是生源结合化学分类方法,目前多采用该类方法,生物碱的生源途径主要有两方面:一方面来源于氨基酸途径,另一方面来源于甲戊二羟酸途径。

(一)鸟氨酸系生物碱

来源于鸟氨酸的生物碱主要包括吡咯烷类、莨菪烷类和吡咯里西啶类生物碱。

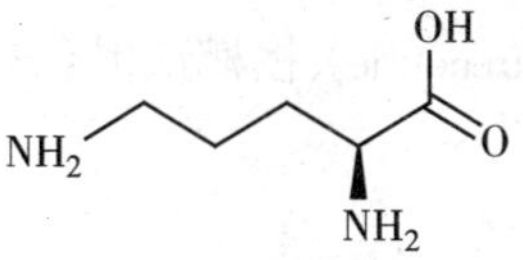

鸟氨酸 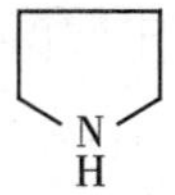　　　　四氢吡咯类 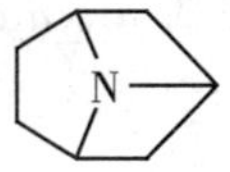　　　莨菪碱类 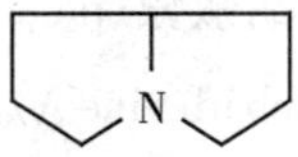　　　吡咯里西啶类

1. 吡咯烷类　本类生物碱结构较简单,数量较少。常见的如益母草 *Leonurus japonicus* 中的水苏碱(stachydrine)、山莨菪 *Anisodus luridus* 中的红古豆碱(cuscohygrine)和丹参碱等。

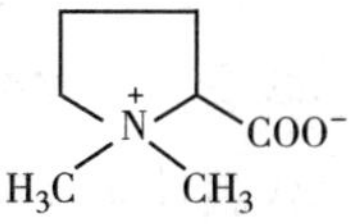

水苏碱 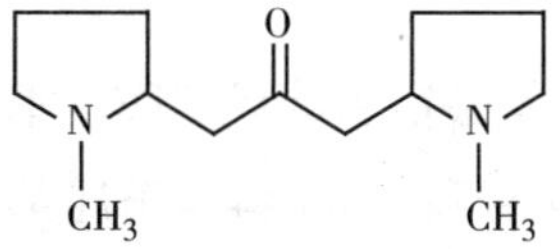　　　　　　　红古豆碱 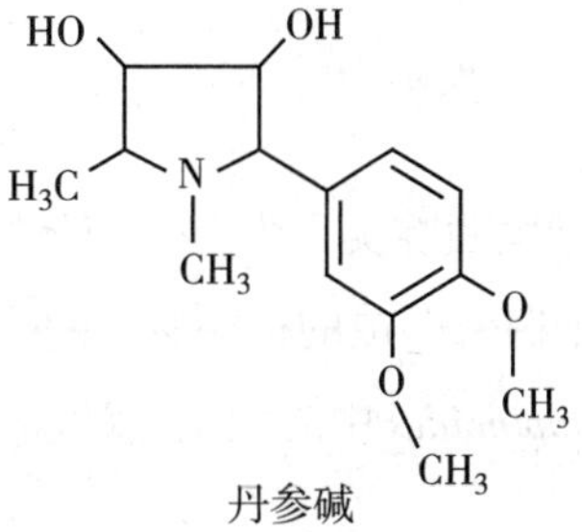　　　　　　　丹参碱

2. 莨菪烷类生物碱(托品烷类)　本类生物碱多由莨菪烷环系的 C-3 醇羟基和有机酸缩合成酯,主要存在于茄科的颠茄属、曼陀罗属、莨菪属和天仙子属中,典型化合物如莨菪碱(hyoscyamine)。

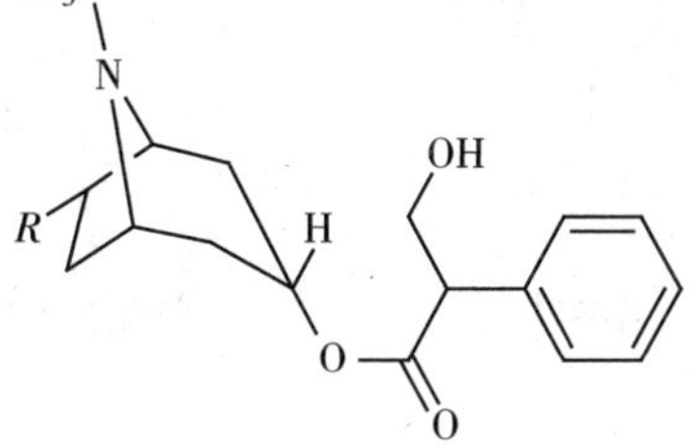

阿托品 R=H(*dl*-)
莨菪碱R=H(*l*-)
山莨菪碱R=OH

3. 吡咯里西啶类生物碱　吡咯里西啶为两个吡咯烷共用一个氮原子稠合而成,主要分布于菊科千里光属中。如大叶千里光碱(macrophylline)。

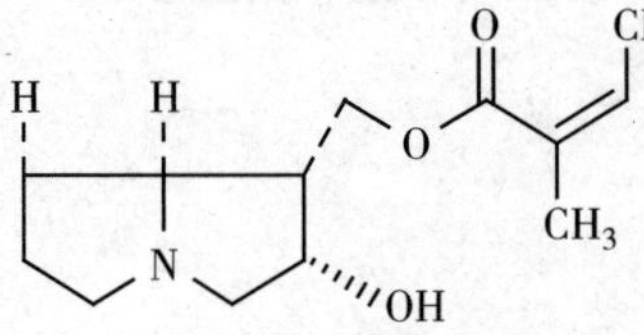

大叶千里光碱

(二) 赖氨酸系生物碱

来源于赖氨酸的生物碱有哌啶类、喹诺里西啶类和吲哚里西啶类。

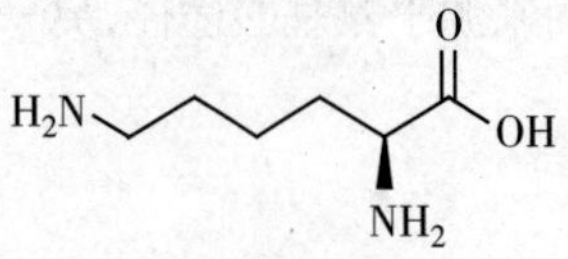

赖氨酸 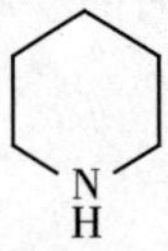　　　　哌啶 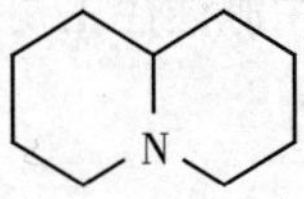　　　喹诺里西啶 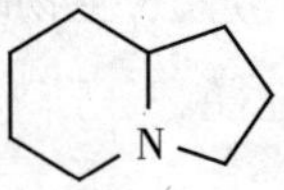　　　吲哚里西啶

1. 哌啶类　结构较简单,生源上关键的前体物是哌啶亚胺盐类。代表性化合物如胡椒 *Piper nigrum* 中的胡椒碱(piperine),槟榔 *Areca catechu* 中的槟榔碱(arecoline)、槟榔次碱(arecaidine)、半枝莲碱(scutebarbatine A)。

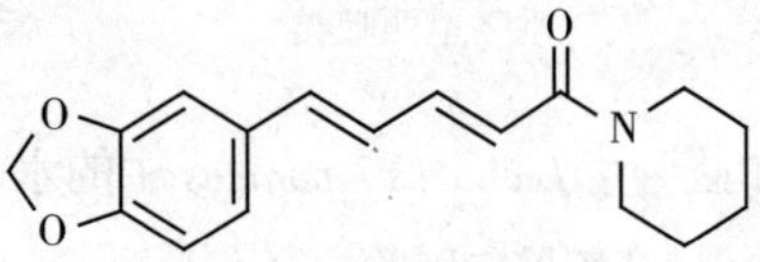

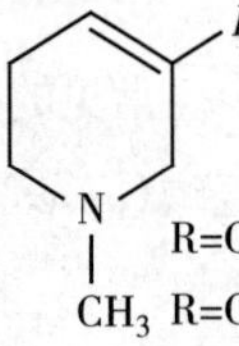

R=COOCH₃　槟榔碱
R=COOH　　槟榔次碱

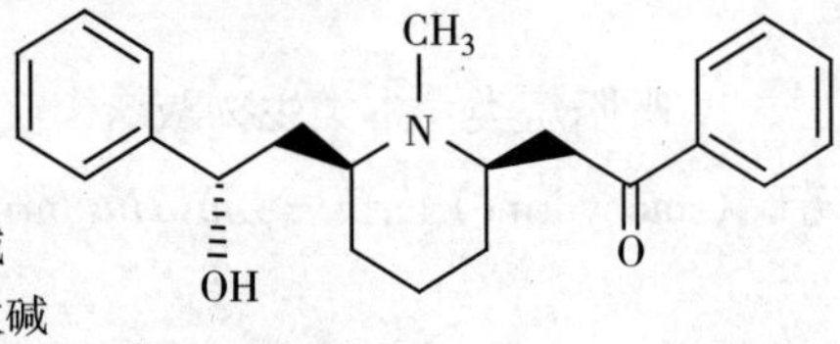

胡椒碱　　　　　　　　　　　　　　　　　　　　半枝莲碱

2. 喹诺里西啶类　生源上前体物为赖氨酸衍生的戊二胺。本类生物碱是由两个哌啶共用一个氮原子稠合而成的衍生物,主要分布于豆科、石松科和千屈菜科。代表性化合物如野决明 *Thermopsis lupinoides* 中的金雀儿碱(cytisine)和苦参中的苦参碱(matrine)。

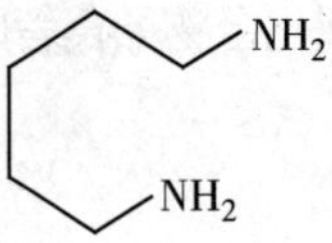

戊二胺 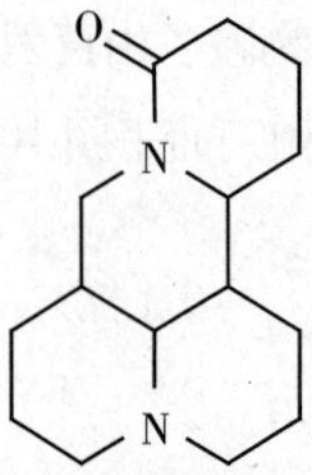　　　　　　苦参碱 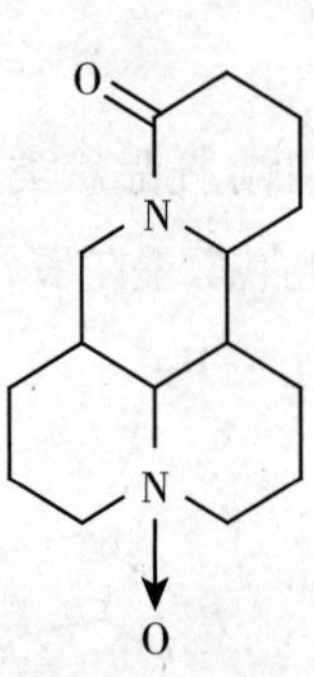　　　　　　　氧化苦参碱

3. 吲哚里西啶类　为哌啶和吡咯共用一个氮原子稠合的衍生物。又分为简单吲哚里西啶和一叶萩碱两类,主要分布于大戟科一叶萩属植物中。本类化合物数目较少,但有较强的生物活性,如存在于一叶萩 *Securinega suffruticosa* 中的一叶萩碱(securinine)对中枢神经系统有兴奋作用。

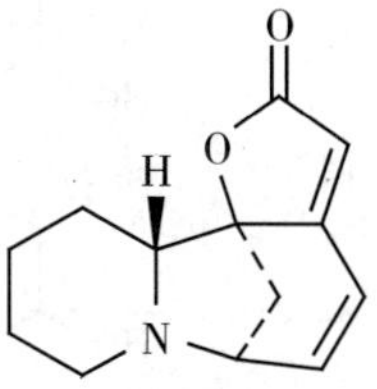

一叶萩碱

(三) 苯丙氨酸和酪氨酸系生物碱

　　本类生物碱是由苯丙氨酸和酪氨酸为前体物生物合成的一大类数量多(约 1 000 多种)、类型复杂、分布广泛、具有较高药用价值的生物碱类型。

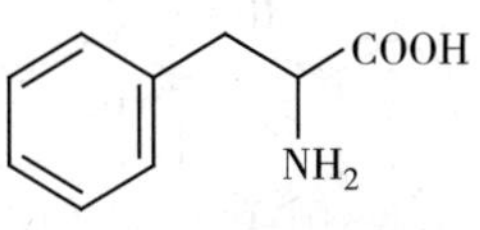

苯丙氨酸 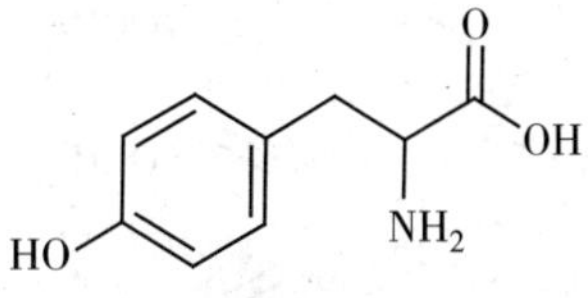　　　　　　　酪氨酸

　　1. 苯丙胺类生物碱　较典型的化合物是麻黄中的麻黄碱(ephedrine)和伪麻黄碱(pseudoephedrine)。

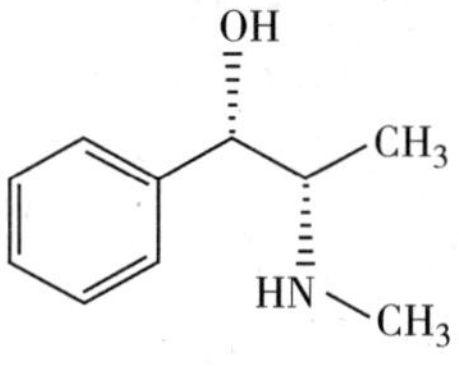

麻黄碱 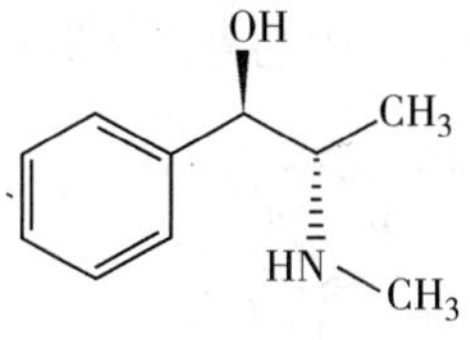　　　　　　　伪麻黄碱

　　2. 异喹啉类生物碱　本类生物碱在药用植物中分布较广泛,类型和数量较多。按化学结构可分为 20 多亚类,现将主要类型介绍如下。

　　(1) 小檗碱类和原小檗碱类:此两类生物碱可以看成为两个异喹啉环稠合而成,依据两者结构母核中 C 环氧化程度不同,分为小檗碱类和原小檗碱类,前者多为季铵碱,如黄连、黄柏、三棵针中的小檗碱(berberine),后者多为叔胺碱,如延胡索中的延胡索乙素(*dl*-tetrahydropalmatine)。

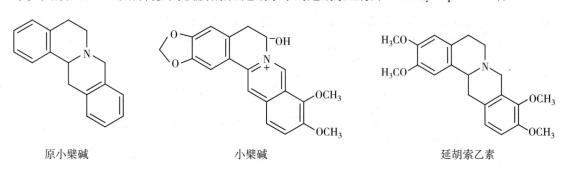

原小檗碱　　　　　　　小檗碱　　　　　　　延胡索乙素

(2) 苄基异喹啉类:为异喹啉母核 C-1 位连有苄基的一类生物碱。如罂粟 *Papaver somniferum* 中的罂粟碱(papaverine)、厚朴 *Magnolia officinalis* 中的厚朴碱(magnocurarine)等。

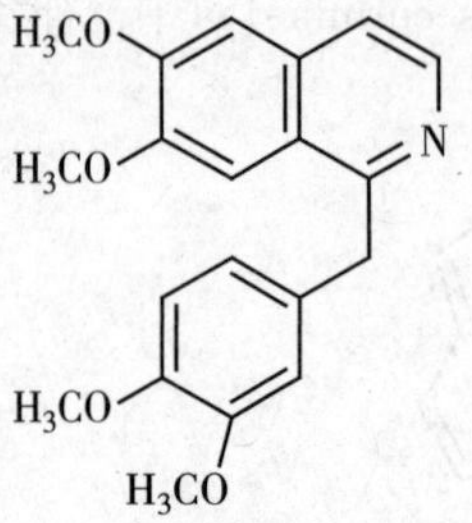

罂粟碱 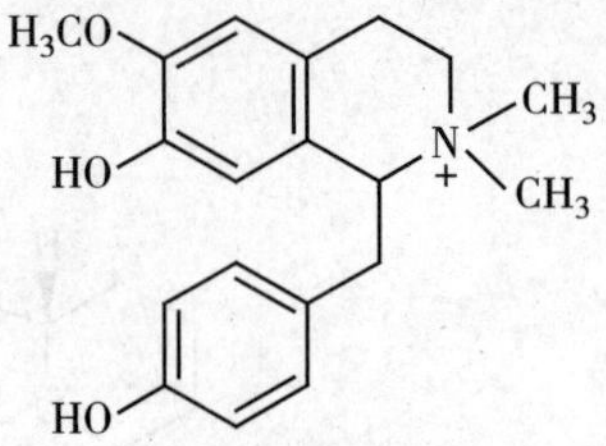　　　　　　　　　　　　厚朴碱

(3) 双苄基异喹啉类:为两个苄基异喹啉通过 1~3 个醚键相连接的一类生物碱。连接方式较多,故类型也较多。如存在于防己科北豆根 *Menispermum dauricum* 中的主要酚性生物碱蝙蝠葛碱(dauricine)。

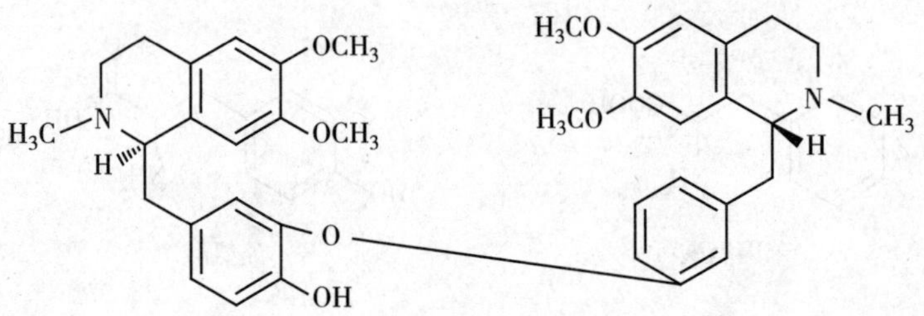

蝙蝠葛碱

(4) 吗啡烷类:代表性的化合物有罂粟中的吗啡(morphine)、可待因(codeine)、蒂巴因(thebaine),青风藤 *Sinomenium acutum* 中的青风藤碱(sinoacutine)等。

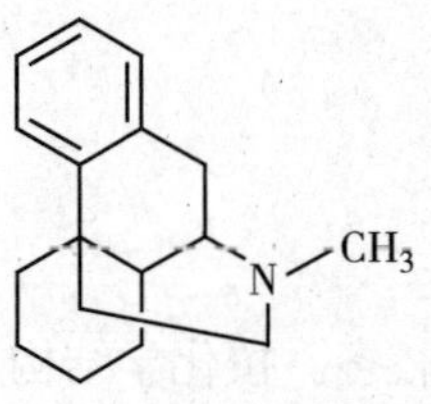

吗啡烷 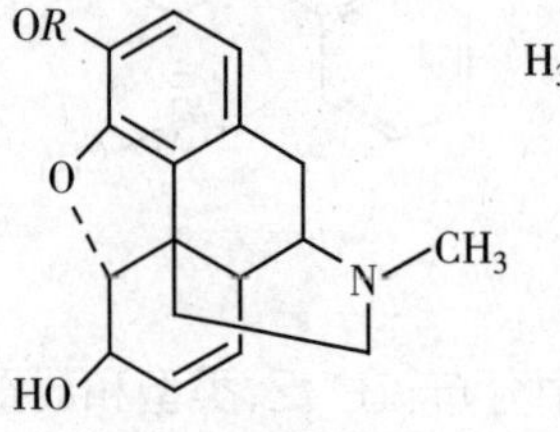　　　　　R=H　　　吗啡　　　　　　蒂巴因 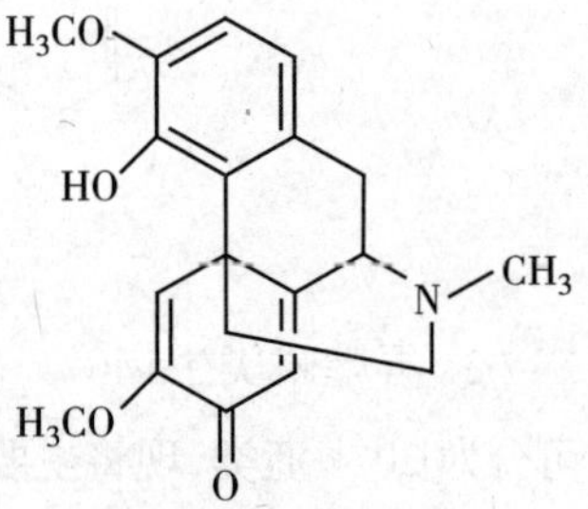　　　　　　青风藤碱
　　　　　　　　R=CH₃　　可待因

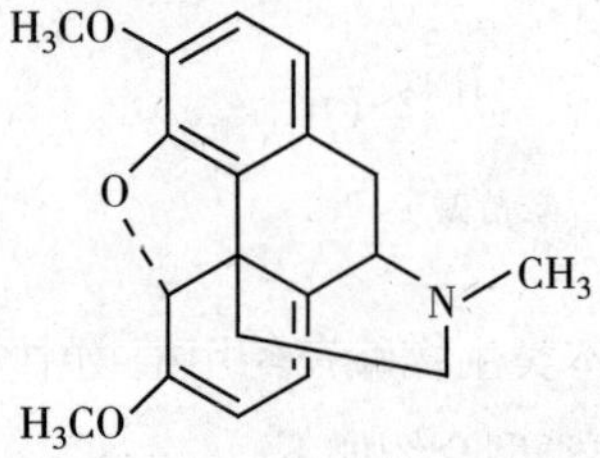

3. 苄基苯乙胺类生物碱　本类生物碱主要分布于石蒜科的石蒜属、水仙属以及 *Haemanthus* 属植物中,重要的化合物有石蒜碱(lycorine)、加兰他敏(galanthamine)等。

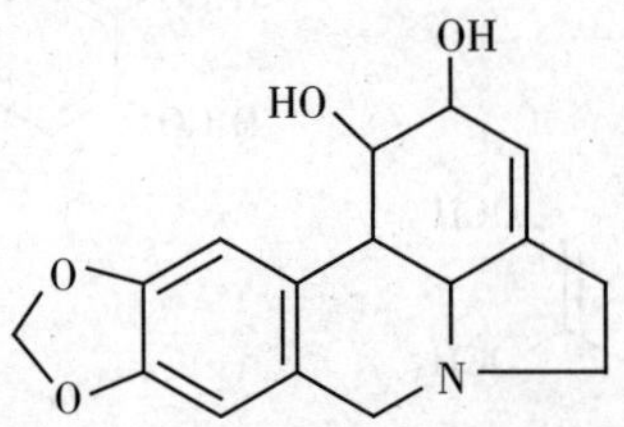

石蒜碱 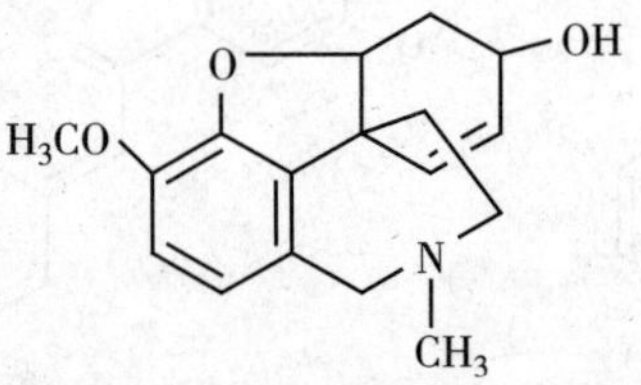　　　　　　　　　　　加兰他敏

（四）色氨酸系生物碱

本类生物碱也称吲哚类生物碱，是类型较多、结构较复杂、化合物数量最多的一类生物碱，主要分布于马钱科、夹竹桃科、茜草科等几十个科中。按生源关系，可将其细分为四个亚类。

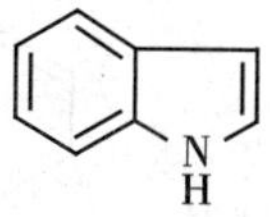

吲哚 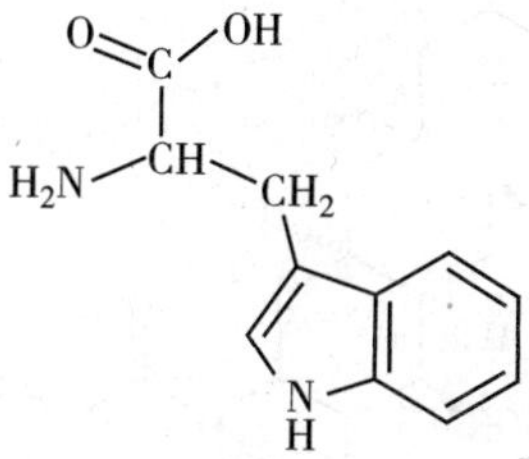　　　　　　色氨酸

1. 简单吲哚类　此类结构特点为只有吲哚母核，而无其他杂环。代表化合物如存在于蓼蓝 *Polygonum tinctorium* 中的靛青苷（indican）。

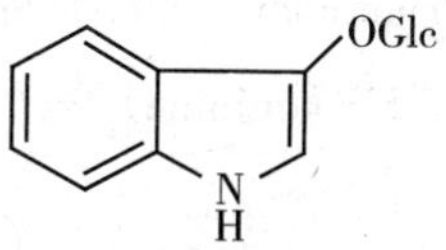

靛青苷

2. 色胺吲哚类　此类化合物中含有色胺部分，结构较简单。如吴茱萸 *Evodia rutaecarpa* 中的吴茱萸碱（evodiamine）。

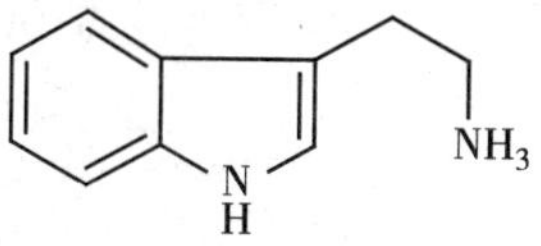

色胺 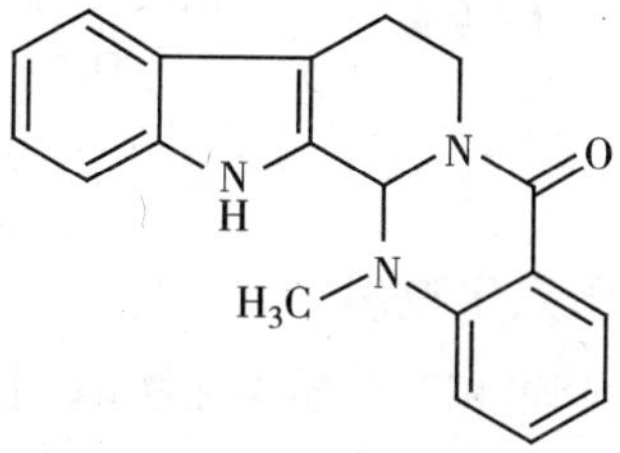　　　　　　吴茱萸碱

3. 半萜吲哚类　由色胺构成的吲哚衍生物上连有一个异戊二烯单位后形成。主要分布于麦角菌类中，如麦角新碱（ergometrine）。

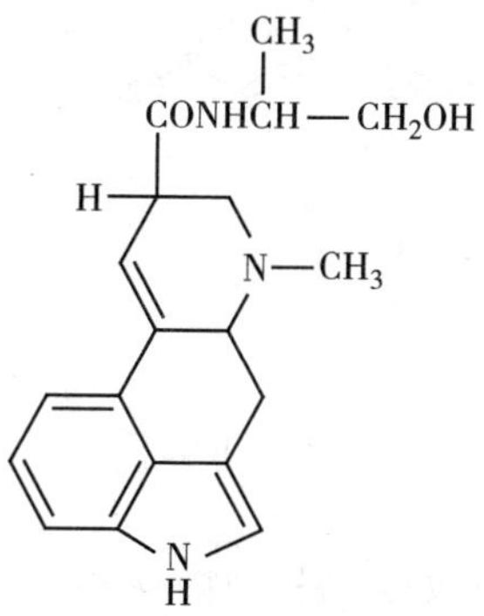

麦角新碱

4. 单萜吲哚类　分子中具有吲哚母核和一个 C-9 或 C-10 的裂环番木鳖萜及其衍生物的结构单元。如萝芙木 *Rauvolfia verticillata* 中的利血平（reserpine）、马钱子 *Strychnos nux-vomica* 中的士的宁（strychnine）等。

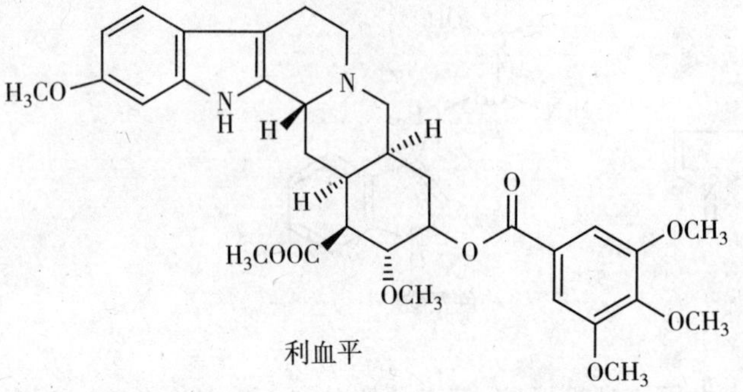

利血平 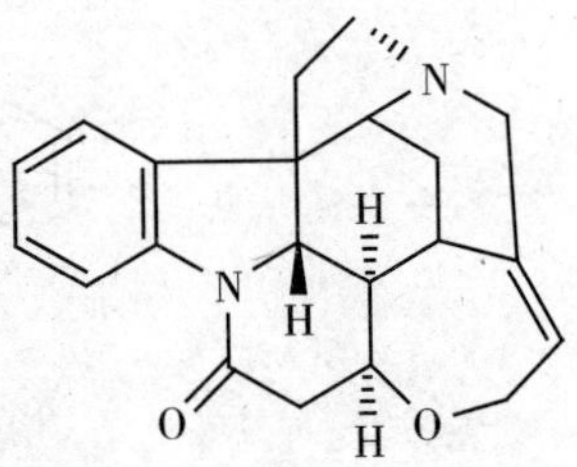　　　　　　　　　　　　　　士的宁

另外,还有一些生物碱按传统化学分类法属喹啉类生物碱,但从生源上属于单萜吲哚碱,如喜树 *Camptotheca acuminata* 中的喜树碱（camptothecin）、10- 羟基喜树碱（10-hydroxy camptothecine）和金鸡纳属植物中的金鸡宁（cinchonine）、奎宁（quinine）等。

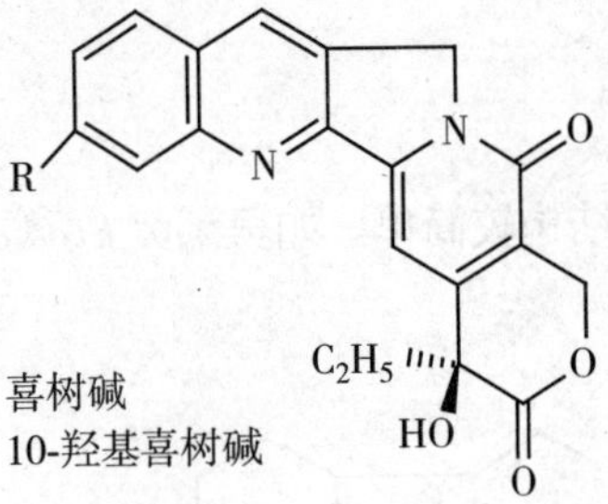

R=H　　　喜树碱
R=OH　　10-羟基喜树碱

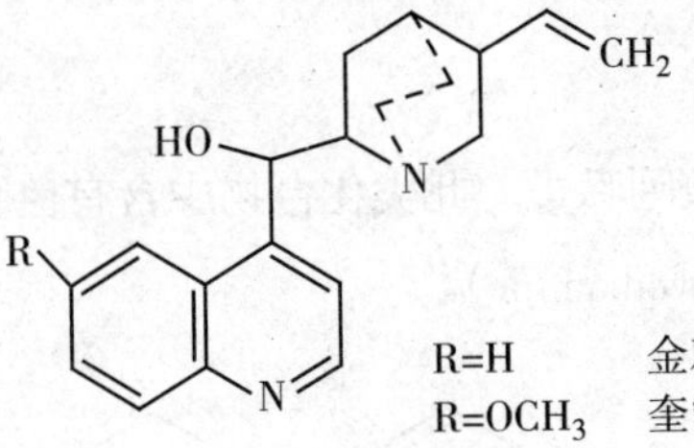

R=H　　　金鸡宁
R=OCH₃　奎宁

(五) 邻氨基苯甲酸系生物碱

本类主要包括喹啉和吖啶酮类生物碱,主要分布于芸香科植物,如白鲜 *Dictamnus dasycarpus* 皮中的白鲜碱（dictamnine）,鲍氏山油柑 *Acronychia bauert* 树皮中具有显著抗癌性的山油柑碱（acronycine）。

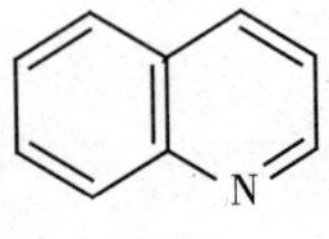

喹啉 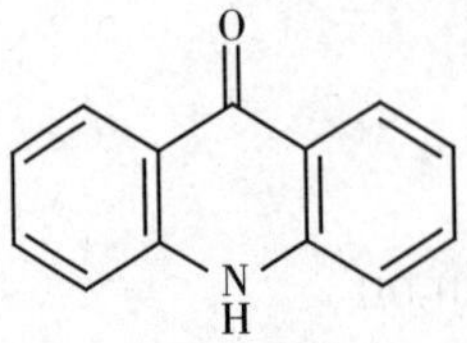　　　　　吖啶酮 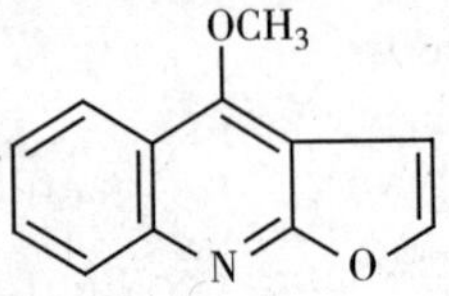　　　　白鲜碱 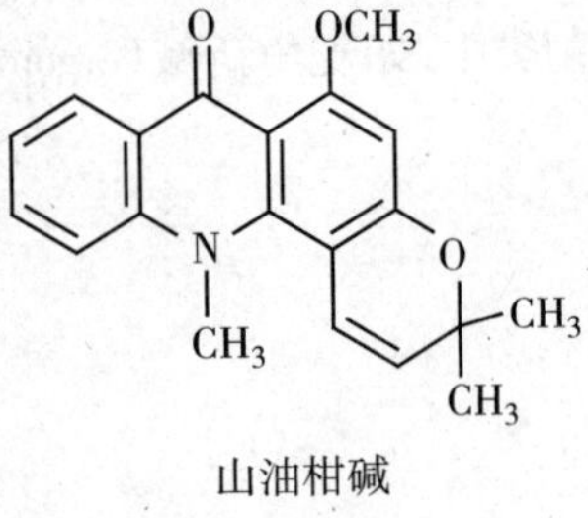　　　　山油柑碱

(六) 组氨酸系生物碱

主要为咪唑类生物碱,数量较少,如芸香科植物毛果芸香 *Pilocarpus jaborandi* 中的毛果芸香碱（pilocarpine）。

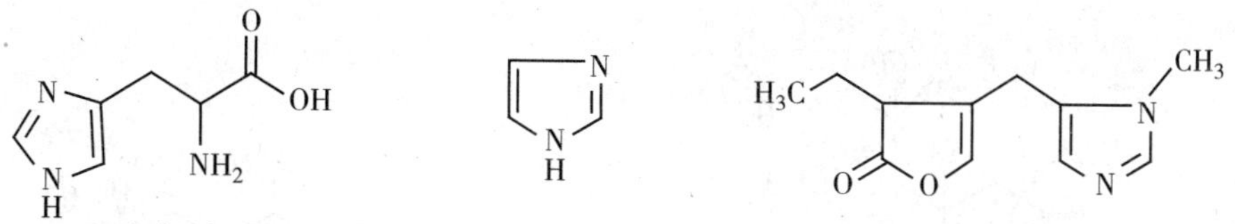

组氨酸　　　　　　咪唑　　　　　　毛果芸香碱

（七）萜类生物碱

1. **单萜类生物碱**　主要为环烯醚萜衍生的生物碱，多分布于龙胆科。如龙胆碱（gentianine）。

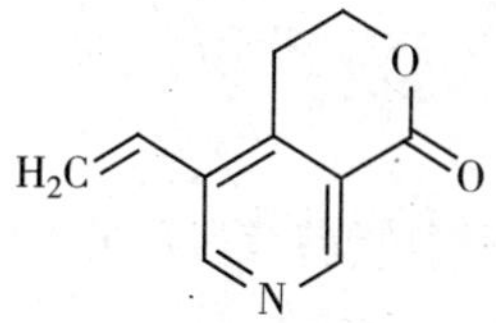

龙胆碱

2. **倍半萜类生物碱**　主要分布于兰科石斛属植物中，如石斛中的石斛碱（dendrobine）。

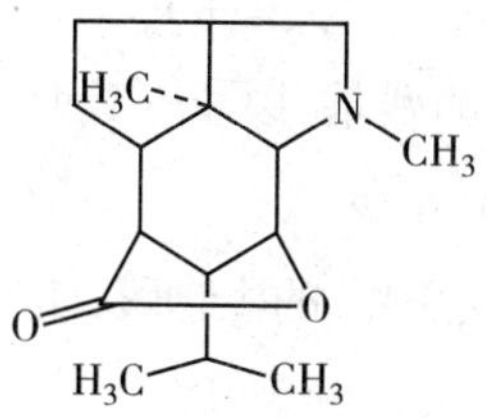

石斛碱

3. **二萜类生物碱**　主要存在于毛茛科乌头属、翠雀属和飞燕草属植物中，基本母核为四环二萜或五环二萜。代表性化合物为乌头碱类。另外，红豆杉科红豆杉属植物中的紫杉烷类也为另一类二萜生物碱。

4. **三萜类生物碱**　这类生物碱较少，主要分布于虎皮楠科虎皮楠属交让木等植物中。

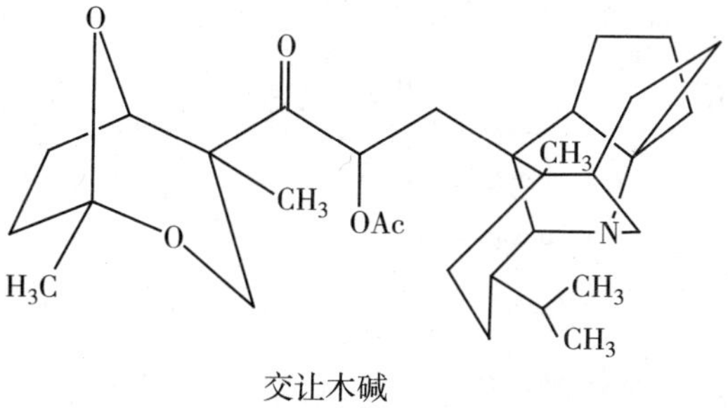

交让木碱

（八）甾体类生物碱

此类生物碱都具有甾体母核，但氮原子均不在甾体母核内。又分为孕甾烷类、环孕甾烷类、胆甾烷类及异甾体类。如存在于黄杨科黄杨属植物中的环常绿黄杨碱 D（cyclovirobuxine D）属环孕甾烷类；藜芦中的藜芦胺（veratramine）属异甾体类。

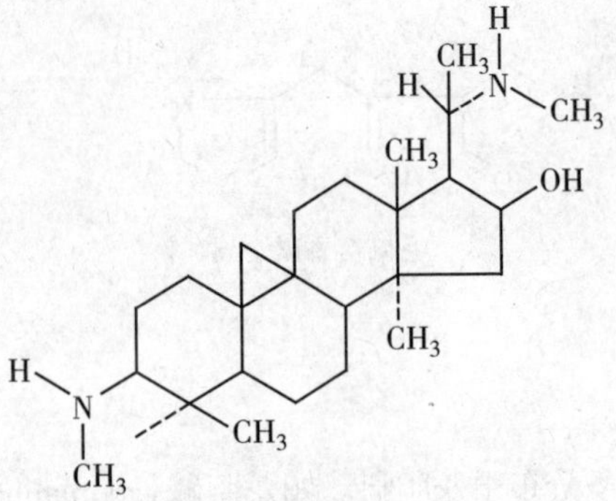

环常绿黄杨碱D

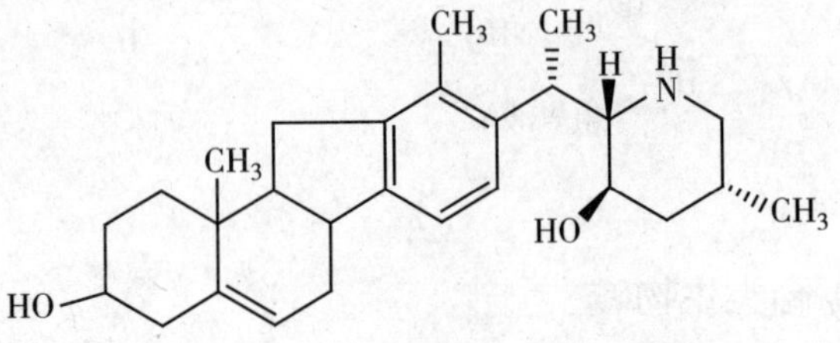

藜芦胺

（九）肽类生物碱

此类化合物主要分布于鼠李科、梧桐科、茜草科及禾本科等植物中,为含有肽键的生物碱。除此之外,动物海绵中也有该类成分。肽类生物碱可分为环肽生物碱和线肽生物碱两大类。

1. **环肽生物碱**　环肽生物碱是枣属植物的特征成分,具有广泛的生物活性。如从酸枣仁中分离得到的 sanjoinine A 具镇静催眠的活性。环肽生物碱为一类碱性单环杂环肽类化合物,根据结构中的 14、13 或 15 元环将其分为三个类型（I_a、I_b 和 I_c）。其中 I_a 类型最多,其分子中含有一个苯乙烯胺片段,两个环中 α- 氨基酸残基,以及一或两个边链 N 取代 α- 氨基酸残基,其次是 I_b 型。

2. **线肽生物碱**　即肽链呈线型(或开环)的生物碱,如从海绵中 *Cliona celata* 分离得到的含溴的线肽生物碱 hexaacetylcelenamide A。

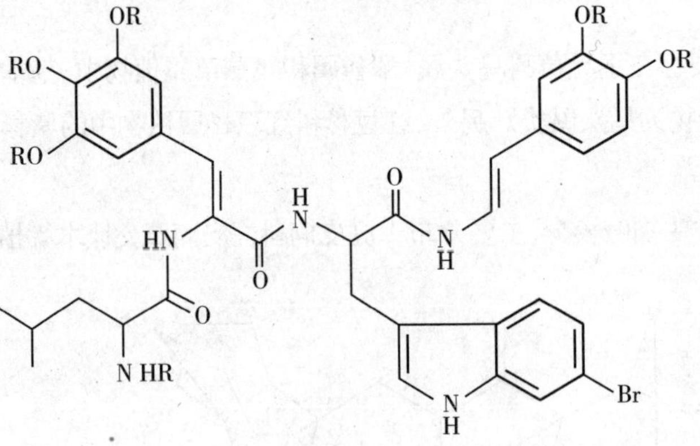

I_a, R=H
I_b, R=COCH$_3$

hexaacetylcelenamide A（1b）

（十）胍盐类生物碱

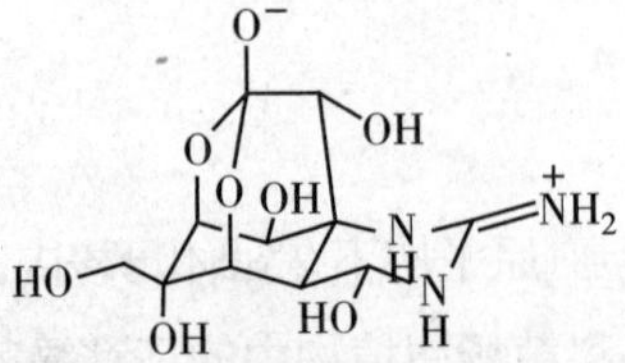

河豚毒素

胍盐类生物碱(guanidinium alkaloid)分布于动物的脏器及细菌中,结构中具有胍基。如具有极强神经毒性的河豚素(tetrodotoxin)以及极强神经毒活性的贝类毒素(saxitoxin)。

二、生物碱的理化性质

(一)物理性质

1. 性状　复杂多变的生物碱结构类型及其不可或缺的氮原子的存在,使其具有广谱而多变的性状特征。生物碱多为结晶形固体,少数为非晶形粉末;但也有烟碱(nicotine)、毒芹碱(coniine)及槟榔碱(arecoline)这样的液体生物碱个例。生物碱多具苦味,少数呈辛辣味,同时也有甜味(甜菜碱)生物碱的存在。目前已知生物碱中多为无色或白色,少数有颜色,如小檗碱(berberine)、蛇根碱(serpentine)呈黄色,小檗红碱(berberubine)呈红色等。成色的主要原因在于一般长链共轭结构,并有助色团,或同时为离子型。一叶萩碱(securinine)为淡黄色,是因为氮原子上孤电子对与共轭系统形成跨环共轭。少数液体状态及个别小分子固体生物碱如麻黄碱、烟碱等具挥发性,可用水蒸气蒸馏法提取。咖啡因等个别生物碱具有升华性。

2. 旋光性　和其他类化合物相比,生物碱类化合物的旋光性比较复杂,而且具有旋光活性的生物碱往往伴随着变旋现象。生物碱旋光活性的有无与结构中手性碳原子或手性氮原子的存在形式密切相关,如当叔氮原子处于环中或桥头上或氮原子上连有 4 个不同基团的季铵化合物,或生物碱本身为手性分子,则具有旋光性。其旋光性与手性碳原子的构型有关,并具有加和性。同时也会受到诸多外部因素的影响而产生变旋现象,如测试所用溶剂、pH、浓度、温度等。如以三氯甲烷为溶剂测定麻黄碱时呈左旋,而在水中却呈右旋;中性条件下的烟碱为左旋,而在酸性条件下呈右旋光性。北美黄连碱(hydrastine)在 95% 以上高浓度乙醇中呈左旋光性,而改为低浓度乙醇时则为右旋光性,且随乙醇浓度降低右旋性增加。游离生物碱与其相应盐类有时旋光性也不一致,如吐根碱(emetine)在三氯甲烷中为左旋光性,其盐酸盐则为右旋光性;长春碱(vinblastine)为右旋光性,而其硫酸盐则呈左旋光性。旋光药物不断深入的研究表明左旋体较右旋体的生物活性强。如(-)- 去甲乌药碱(higenamine)具有强心作用,而右旋体则没有强心作用;(-)- 莨菪碱的散瞳作用比(+)- 莨菪碱强 100 倍等。也有少数例外,如(+)- 古柯碱(cocaine)的局部麻醉作用强于(-)- 古柯碱。

3. 溶解性　生物碱的天然存在形式有两种,即游离生物碱和与有机酸结合形成的生物碱盐。影响这两种生物碱溶解性的因素众多,如氮原子的存在状态、分子中极性基团的有无与数目,以及所用溶剂种类等。大多数生物碱的溶解性符合一般规律,但也有一些生物碱的溶解性较特殊。现分述如下。

(1) 游离生物碱

1) 亲脂性生物碱:大多数叔胺碱和仲胺碱为亲脂性,一般能溶于有机溶剂,尤其易溶于亲脂性有机溶剂,如苯、乙醚、卤代烷类(二氯甲烷、三氯甲烷、四氯化碳),特别易溶于三氯甲烷。溶于酸水,不溶或难溶于水和碱水。

2) 亲水性生物碱:主要指季铵碱和某些含氮 - 氧化物的生物碱。这些生物碱可溶于水、甲醇、乙醇,难溶于亲脂性有机溶剂。某些生物碱如麻黄碱、苦参碱、氧化苦参碱、东莨菪碱、烟碱等有一定程度的亲水性,可溶于水、醇类,也可溶于亲脂性有机溶剂。这些生物碱的结构特点往往是分子较小,或具有醚键、配位键,或为液体等。

3) 具特殊官能团的生物碱:具酚羟基或羧基的生物碱称为两性生物碱(具酚羟基者常称为酚性生物碱),如吗啡(morphine)、小檗胺(berbamine)、槟榔次碱(arecaidine)等,这些生物碱既可溶于酸水,也可溶于碱水溶液,但在 pH 8~9 时溶解性最差,易产生沉淀。具内酯或内酰胺结构的生物碱在正常情况下,其溶解性类似一般叔胺碱。但在碱水溶液中,其内酯(或内酰胺)结构可开环形成羧酸盐而溶于水中,继之加酸复又还原。

(2) 生物碱盐:一般易溶于水,可溶于醇类,难溶于亲脂性有机溶剂。生物碱在酸水中成盐溶解,调碱性后又游离析出沉淀。通常生物碱的无机酸盐水溶性大于有机酸盐;无机酸盐中含氧酸盐的水溶性大于卤代酸盐;小分子有机酸盐大于大分子有机酸盐。生物碱盐的水溶性与成盐所用的酸的种类有关。一般生物碱的无机酸盐溶解性大于其有机酸盐。

(3) 特例:有些生物碱或盐的溶解性不符合上述规律。如吗啡为酚性生物碱,但难溶于三氯甲烷、乙醚,可溶于碱水;石蒜碱(lycorine)难溶于有机溶剂,而溶于水;喜树碱不溶于一般有机溶剂,而溶于酸性三氯甲烷等。有些生物碱盐可溶于亲脂性有机溶剂,如高石蒜碱(homolycorine)的盐酸盐难溶于水而易溶于三氯甲烷;有些生物碱盐难溶于水,如小檗碱盐酸盐、麻黄碱草酸盐等。

4. 碱性 碱性是生物碱重要性质之一,其碱性强弱与多种因素有关,也是提取、分离和结构鉴定的理论依据。生物碱的碱性概念有两种理论解释,即 Lewis 酸碱电子理论和 Brönsted 酸碱理论,前者从电子的角度加以阐释,即能给出电子的电子授体为碱;能接受电子的电子受体为酸。而后者以质子为考察对象,即碱是指任何能接受质子的分子和离子,两者是统一的。生物碱分子中氮原子上的孤电子对,能接受质子而使生物碱显碱性。

(1) 碱性大小的表示方法:生物碱碱性大小可用碱的碱式离解常数 pK_b 表示,也可用其共轭酸的酸式离解常数 pK_a 表示。

$$B + H_2O \rightleftharpoons BH^+ + OH^-$$
碱　　酸　　　共轭酸　共轭碱

目前,生物碱碱性大小统一用 pK_a 表示,pK_a 越大,碱性越强。

$pK_a=pK_w-pK_b=14-pK_b$。其中,pK_w 为水的离解常数。

生物碱的碱性大小与 pK_a 的关系:$pK_a<2$ 为极弱碱,pK_a 2~7 为弱碱,pK_a 7~11 为中强碱,pK_a 11 以上为强碱。

生物碱分子中碱性基团的 pK_a 大小顺序一般是:胍基 > 季铵碱 > N- 烷杂环 > 脂肪胺 > 芳香胺 ≈ N- 芳杂环 > 酰胺 ≈ 吡咯。

(2) 生物碱碱性大小与分子结构的关系:生物碱的碱性强弱与氮原子上孤电子对的杂化方式、氮原子的电子云密度、空间效应及分子内氢键形成等有关。

1) 氮原子的杂化方式:生物碱分子中氮原子外层成键电子中的孤电子对在有机胺分子中为不等性杂化,碱性强弱随杂化程度的升高而逐渐增强,即 $sp^3>sp^2>sp$。在杂化轨道中,因活性高能的 p 轨道电子易供给电子,故 p 轨道成键电子所占比例越大,碱性越强。例如,四氢异喹啉中氮原子外层电子为 sp^3 杂化,其 pK_a 为 9.5;而吡啶和异喹啉均为 sp^2 杂化,其 pK_a 分别为 5.17 和 5.4;对于 sp 杂化氰基则呈中性。季铵碱因羟基以负离子形式存在,类似无机碱,其碱性最强,高达 11.5 以上。

2) 诱导效应:生物碱分子中氮原子周围电子云密度受到其附近供电基(如烷基)诱导使氮原子上电子云密度增加,碱性增强;吸电基(如苯环、酰基、酯酰基、醚氧、羟基、双键)诱导使氮原子上电子云密度减小,碱性降低。如麻黄碱的碱性(pK_a 9.58)强于去甲麻黄碱(pK_a 9.00),即是由于麻黄碱氮原子上甲基供电诱导的结果。而两者的碱性弱于苯异丙胺(pK_a 9.80),则因 C_1 上羟基吸电诱导的结果。

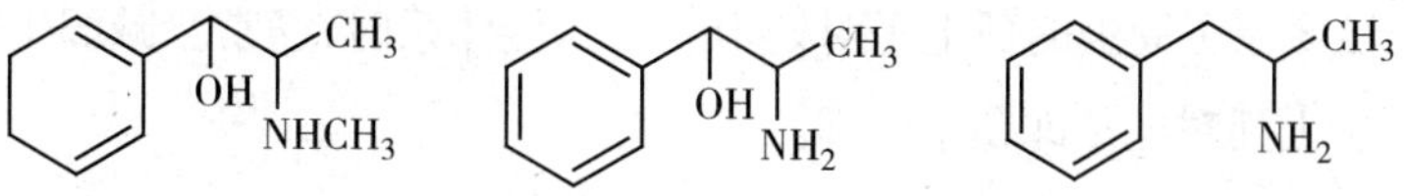

麻黄碱   去甲麻黄碱   苯异丙胺

具有氮杂缩醛(酮)结构的生物碱,常易于质子化形成季铵盐而显强碱性。如醇胺型小檗碱亦为氮杂缩醛结构,其氮原子上的孤电子对与 α- 羟基的 C—O 单键的 G 电子发生转位,形成季铵型小檗碱。

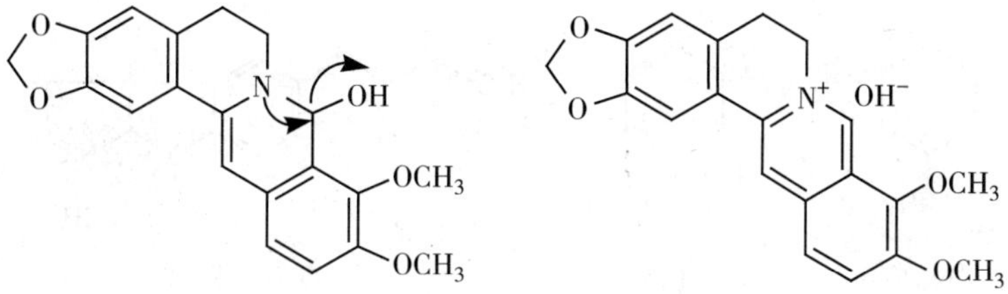

醇胺型小檗碱   季铵型小檗碱

根据 Bredts 规则,稠环系统中若有原子桥,因其具有刚性结构不能发生质子化异构,桥头不可能存在 C=C、C=N。相反,由于 OH 的吸电效应使碱性减小,如阿马林(ajmaline)虽然有 α-羟基,但因其具有桥头氮,氮原子上的孤电子对不能转位,pK_a 为 8.15,呈现为中等碱性。士的宁(strychnine)与伪士的宁(pseudostrychnine)的 pK_a 分别为 8.29 和 5.60,前者为中等碱性,而后者为弱碱性。

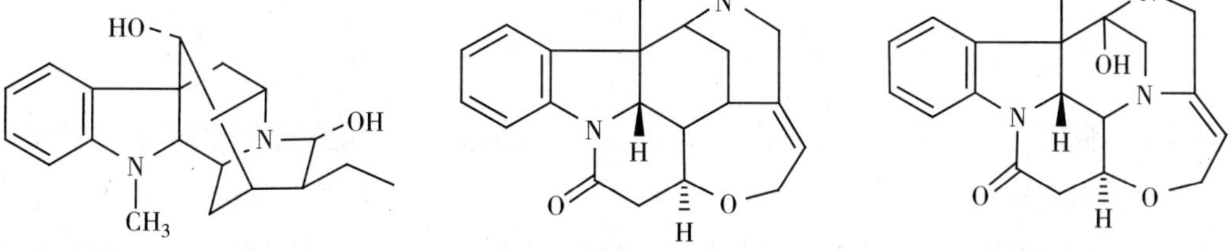

阿马林   士的宁   伪士的宁

3) 诱导 - 场效应:当生物碱结构中不止含一个氮原子时,即使每个氮原子的杂化形式和化学环境完全相同,它们的碱性也是不同的,因为当其中一个氮原子质子化后,即产生一个强的吸电基团,它对另外的氮原子产生诱导效应和静电场两种效应,从而使碱性降低。前者是通过碳链传递,它的吸电子作用使另一个氮上孤电子对的电子云密度降低,其影响随碳链增长逐渐降低。而静电场效应是通过空间直接传递的,故又称直接效应。在无叶豆碱(sparteine)结构中含有两个氮原子,它们的碱性相差很大(ΔpK_a 为 8.1),其碱性大小的影响因素主要为两个氮原子空间上接近,有着极强的诱导 - 场效应。

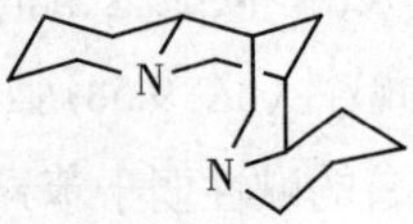

无叶豆碱

4) 共轭效应:当氮原子周围的孤电子对处于 p-π 共轭体系时,通常会减弱生物碱的碱性。如苯胺和酰胺中氮原子上孤对电子即属于此类。

① 苯胺型:氮原子周围的孤电子对与苯环 π 电子形成 p-π 共轭体系,使氮原子碱性减弱。如环己胺中氮原子周围孤对电子没有相应的 p-π 共轭体系,而苯胺中氮原子上的孤对电子能够与苯环中 π 电子形成 p-π 共轭体系,因此前者 pK_a(10.64)比后者 pK_a(4.58)相对较高;又如毒扁豆碱(physostigmine)结构中的 1,3 位上两个氮原子,其中 N_1 能够与相邻苯环上 π 电子形成 p-π 共轭体系,而 N_3 周围没有 π 电子,不能形成相应的共轭体系,因此,前者的 pK_a(1.76)明显小于 N_3 的 pK_a(7.88)。

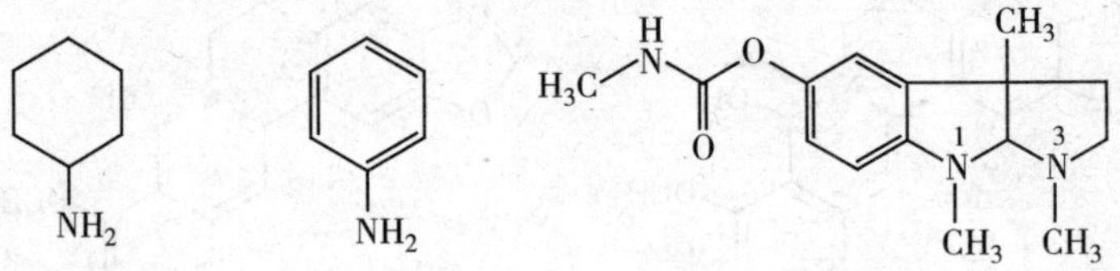

环己胺　　　　苯胺　　　　毒扁豆碱

② 酰胺型:由于酰胺结构中的氮原子能够与相邻羰基形成 p-π 共轭体系,产生共轭效应,因此其碱性明显减弱,如常见生物碱中胡椒碱(piperine)pK_a 为 1.42,秋水仙碱(colchicine)pK_a 为 1.84,咖啡因(caffeine)pK_a 为 1.22。

并不是所有的 p-π 共轭效应都能够使碱性减低,例如,胍在接受质子后形成季铵离子,使 p-π 共轭效应增强,且具有高度共振稳定性,从而使其碱性大幅增加。

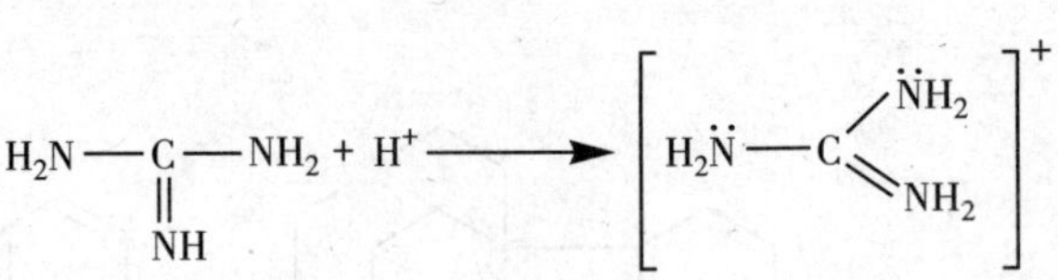

当氮原子周围的孤电子对 p 电子的轴与其相对应共轭体系的 π 电子轴共平面时,才能够产生 p-π 共轭效应,这是 p-π 共轭体系形成的必要条件。例如,在 N,N- 二甲苯胺 pK_a 为 4.39 小于邻甲基 N,N- 二甲基苯胺的 pK_a(为 5.15),其原因是后者相邻甲基产生空间位阻而使 p-π 共轭效应减弱,从而使碱性弱于邻甲基 N,N- 二甲基苯胺。

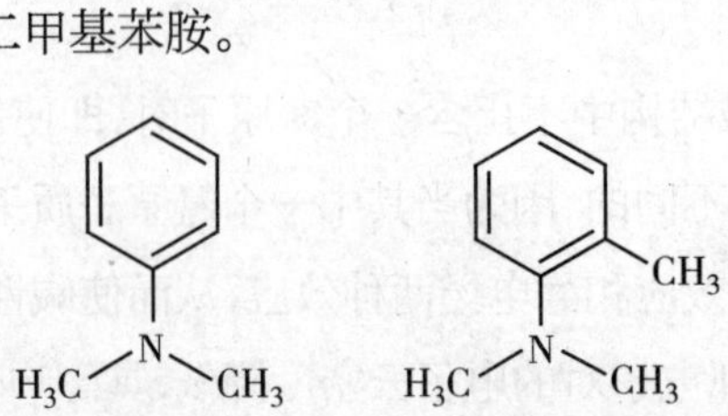

5) 空间效应:由存在于氮原子附近取代基所引起的空间立体障碍或分子构象因素,致使质子接近氮原子时产生空间位阻效应,因而碱性减弱。东莨菪碱的碱性(pK_a 7.50)比莨菪碱的碱性(pK_a 9.56)弱,是由于东莨菪碱分子中氮原子附近 6、7 位氧桥的空间位阻作用。利血平分子结构中有 2 个氮原子,吲哚氮近于中性,而脂环叔氮因 C_{19}-C_{20} 竖键的立体障碍,碱性减低。

6) 氢键效应:当生物碱盐中氮原子附近有羟基、羰基时,且处于有利于形成稳定的分子内氢键时,其氮上质子较难离去,因此碱性强。以麻黄碱和伪麻黄碱为例,麻黄碱分子内氢键因为苯环和甲基两个大基团处在同一平面而不稳定,伪麻黄碱因为苯环和甲基处在不同平面而稳定性强,所以麻黄碱的碱性(pK_a 9.58)小于伪麻黄碱(pK_a 9.74)。在钩藤碱(rhyachophylline)成盐后,因其产生分子内更加稳定的氢键,从而使其碱性强于无氢键的异钩藤碱(isorhyachophylline)。

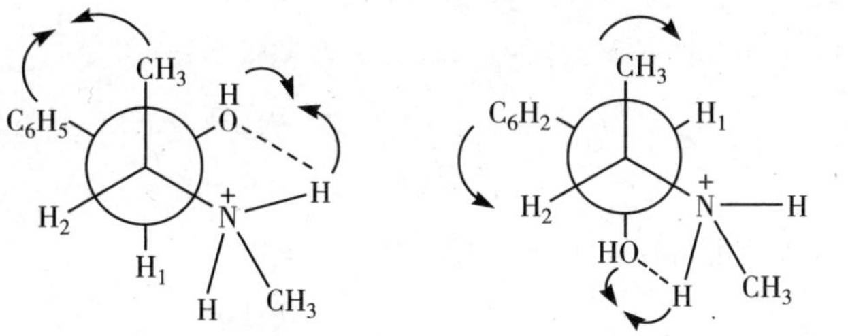

麻黄碱共轭酸　　　　伪麻黄碱共轭酸

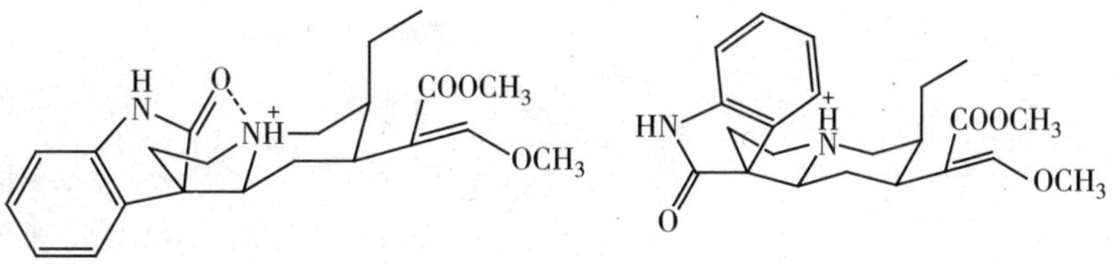

钩藤碱(pK_a6.32)　　　　异钩藤碱(pK_a5.20)

上述多种影响因素通常不是单一存在的,故需综合考虑。一般来说,空间效应与诱导效应共存,空间效应影响大;共轭效应与诱导效应共存,则共轭效应的影响大。此外,除分子结构本身影响生物碱的碱性外,外界因素如溶剂、温度等也可影响碱性强度。

(二) 化学性质

1. 显色反应　某些生物碱能与一些浓无机酸为主的试剂反应,呈现不同的颜色,这些显色剂常可以用于检识和鉴别个别生物碱,称为生物碱的显色试剂,见表 12-1、表 12-2。

2. 沉淀反应　生物碱在酸性条件下,可与某些试剂发生化学反应生成不溶性复盐或络合物而产生沉淀,该类试剂称为生物碱沉淀试剂。沉淀反应不仅可以用于分离纯化生物碱,由于某些生物碱和沉淀试剂反应产生的沉淀具有良好的结晶和一定的熔点,还可以用于生物碱的鉴定。

(1) 反应条件:由于试剂本身在碱性条件下将会产生沉淀,因此通常在酸水或酸性稀醇中进行;苦味酸试剂和三硝基间苯二酚试剂也可在中性条件下进行。在稀醇或脂溶性溶液中时,含水量需要大于 50%,否则可使沉淀溶解;另外,过量的沉淀试剂可使产生的沉淀溶解(如碘化汞钾试剂)。

(2) 结果的判断:由于沉淀试剂对不同生物碱的灵敏度不同,并且个别生物碱与某些生物碱沉

表 12-1　常见生物碱显色反应

显色剂	生物碱	反应现象
Mandelin 试剂（1% 钒酸铵的浓硫酸溶液）	阿托品	红色
	奎宁	淡橙色
	吗啡	蓝紫色
	可待因	蓝色
	士的宁	蓝紫色到红色
Fröhde 试剂（1% 钼酸钠或 5% 钼酸铵的浓硫酸溶液）	乌头碱	黄棕色
	秋水仙碱	黄色
	小檗碱	棕绿色
	吗啡	紫色转棕色
	阿托品	不显色
	士的宁	不显色
Marquis 试剂（0.2ml 的 30% 甲醛溶液与 10ml 浓硫酸混合）	吗啡	显橙色至紫色
	可待因	蓝色
	古柯碱	不显色
	咖啡因	不显色
浓硝酸	吗啡碱	蓝色至黄色
	可待因	黄色
	士的宁	黄色
	阿托品	不显色
	咖啡因	不显色
	古柯碱	不显色
浓盐酸	藜芦碱	红色
	小檗碱（氨水）	红色
	其他大部分生物碱	不显色

表 12-2　生物碱沉淀反应

沉淀试剂	化学组成	反应现象
碘化铋钾试剂	KBiI$_4$	红棕色沉淀
改良碘化铋钾试剂	配制方法：溶液 I 取次硝酸铋 0.85g，加入 10ml 冰醋酸和 40ml 水，混合溶解即得；溶液 II 取碘化钾 8g，加 20ml 水溶解即得；储存液：取溶液 I 和溶液 II 等量混合即得（置棕色瓶中可长期保存）；显色剂：取储存液 1ml，加入 2ml 冰醋酸和 10ml 水，混合即得（需临用前配制）	橙色沉淀

沉淀试剂	化学组成	反应现象
碘 - 碘化钾试剂	$KI\text{-}I_2$	棕褐色沉淀
碘化汞钾试剂	$HgI_2 \cdot 2KI$	类白色沉淀(若试剂过量,沉淀又被溶解)
硅钨酸试剂	$SiO_2 \cdot 12WO_3 \cdot nH_2O$	淡黄或灰白色无定形沉淀
磷钼酸试剂	$H_3PO_4 \cdot 12MoO_3 \cdot H_2O$	白色或黄褐色无定形沉淀(加氨水转变为蓝色)
磷钨酸试剂	$H_3PO_4 \cdot 12WO_3 \cdot 2H_2O$	白色或黄褐色无定形沉淀
苦味酸	2,4,6- 三硝基苯酚	黄色沉淀
氯化金	$HAuCl_4$	黄色晶形沉淀
硫氰酸铬铵(雷氏铵盐)饱和水溶液	$NH_4 \left[Cr(NH_3)_2(SCN)_4 \right]$	红色沉淀或结晶
四苯硼钠(0.01mol/l)试剂	$NaB(C_6H_5)_4$	形成 $B^* \cdot HB(C_6H_5)_4$ 沉淀

注:B* 代表一元生物碱分子。

淀试剂不产生沉淀,如碘化铋钾试剂不与麻黄碱、咖啡因发生阳性反应。鉴于上述专属性的差异,在鉴定生物碱时通常需要选择 3 种以上沉淀试剂。当以中药酸提取液作为鉴定样本时,若沉淀反应为阴性,可以直接判断无生物碱的存在,而阳性结果并不一定指示生物碱的存在,此现象称为假阳性,尚需排除干扰成分,如氨基酸、蛋白质、多肽及鞣质等。

第二节　生物碱的提取分离和结构鉴定

　　生物碱是许多中药的有效成分,且在中药中存在的形式不同,溶解性不同,因此有多种的提取分离方法。因生物碱提取分离的操作工艺是量化生产中的首要环节,所以本节重点是结合经典提取工艺与新型技术介绍生物碱的提取方法与分离纯化技术。

一、生物碱的提取方法

(一) 经典溶剂提取法

　　1. 酸水提取　具有碱性的生物碱在中药中多与有机酸等形成盐,且大部分的生物碱盐类易溶于水,可直接以水作为提取溶剂。但是部分生物碱的亲水性比较弱,为了提高溶解度,利用酸水作为提取溶剂,通过渗漉法、浸渍法或煎煮法进行提取。酸水通常用盐酸、乙酸、酒石酸、硫酸配制成 0.5%~1% 的酸水。酸水提取后的浓缩液用氨水、石灰乳等碱化处理,使生物碱重新游离出来,并利用游离生物碱的亲脂性,选择三氯甲烷、乙酸乙酯等亲脂性试剂进行萃取,萃取液浓缩后得到亲脂性总生物碱。但此方法提取出来的水溶性杂质多,不适用于含有大量淀粉或蛋白质的中药。

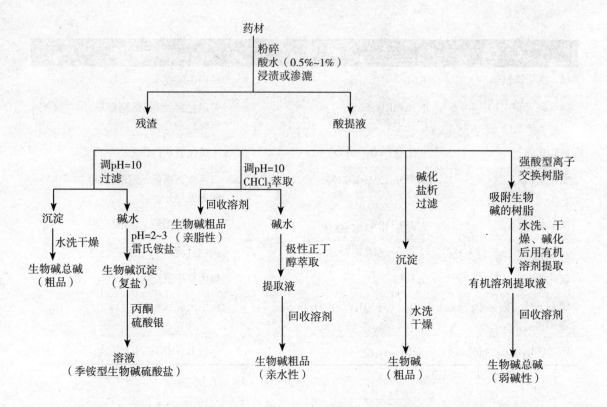

2. 醇类溶剂提取　生物碱或生物碱盐均可溶于醇类,不同碱性的生物碱或其盐均可以进行醇提,且多糖、蛋白质等水溶性杂质也较少提出。通过回流或渗漉、浸渍法进行提取,甲醇或乙醇可以直接作为提取溶剂。但该方法会导致脂溶性杂质比较多,需要通过先酸水后碱化再萃取的方法进行处理,将提取液回收溶剂后加入稀酸水进行充分搅拌,放置后滤过,将溶液调到碱性,用适当的亲脂性有机溶剂进一步萃取回收溶剂,得到醇类提取的总生物碱。

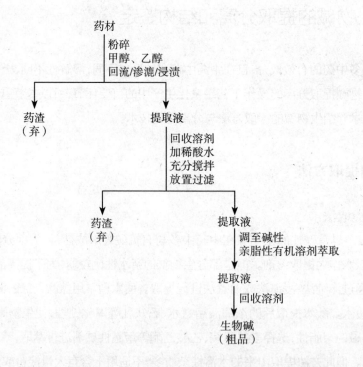

3. 亲脂性有机溶剂提取　中药中大部分的游离生物碱是脂溶性的,可以用亲脂性溶剂进行提取,常用的二氯甲烷、三氯甲烷、乙酸乙酯等均可作为提取溶剂,通过冷浸法、回流法等进行提取。亲脂性有机溶剂提取的总生物碱一般不含有水溶性生物碱且杂质较少更容易进一步纯化。植物细胞中生物碱是以盐的形式存在,所以考虑亲脂性溶剂提取时,首要的是将生物碱盐转化为游离的生物碱。中药材先用石灰乳、碳酸钠或稀氨水配制的碱水将其润湿,使生物碱盐转变成游离的生物碱,再利用亲脂性溶剂提取。

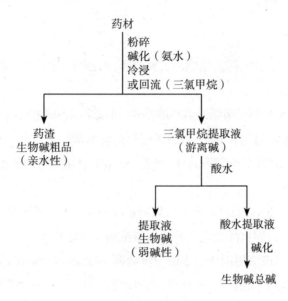

(二) 新技术提取方法

1. 加速溶剂提取法　生物碱的提取可以利用加速溶剂提取技术(accelerated solvent extraction)。加速溶剂提取法与传统方法相比,通过升高压力使溶剂的沸点升高,所以具有需要的溶剂少、提取时间短、提取效率高、重复性好等诸多优点,而且操作方便可以进行自动化控制。例如,加速溶剂提取法适用于黄连中生物碱的提取。

2. 双水相萃取法　双水相萃取(aqueous two-phase extration)是通过溶质在两水相之间分配系数的差异进行萃取的方法。因为生物碱分子中多具有疏水结构,因此在其提取分离过程中具有一定的应用价值。例如提取分离黄皮树 *Phellodendron chinense* 中的盐酸小檗碱(berberine hydrochloride)以及粉防己 *Stephania tetrandra* 中的粉防己碱(tetrandrine)。

3. 半仿生提取法　半仿生提取法(semi-bionic extraction)促进了中药中生物碱的溶出,是一种活性导向分离法,具有效率高、周期短且成本低的特点。例如可通过半仿生法优化提取莲子心中总生物碱的工艺条件。

4. 酶法　应用纤维素酶、果胶酶等作用于中药药材,使细胞壁及细胞质中的纤维素、果胶等物质降解,减小有效成分从细胞内向提取介质扩散的传质阻力,促进有效成分的提取。例如乌头 *Aconitum carmichaelii* 可以利用纤维素酶催化转化得到的乌头碱(aconitine)和乌头总碱(aconitum total base)。纤维素酶催化转化法增大了乌头生物碱的转化率,且纤维素酶催化时的条件温和,作用时间短,可在实际生产中应用。

5. 超声波与微波提取法　超声波提取法是利用超声波振动时的力量使药材粉末细胞壁破

裂,加速了溶剂进入细胞内部,使受损伤的细胞中的生物碱成分快速向溶剂中溶解。

微波萃取技术对极性分子能够选择性加热可以选择性地溶出,可以降低萃取时间,提高了萃取速度。

现代研究表明,联合利用超声波微波和微波协同提取玛卡总生物碱可以优化生产工艺。

二、生物碱的分离方法

(一) 酸碱性差异的分离

在中药总生物碱提取物中,所含生物碱的碱性不同,因此可以利用 pH 梯度萃取的方法进行进一步分离。

一方面利用总生物碱易溶于亲脂性溶剂的性质,可以采用不同酸性的缓冲溶液,pH 由高至低依次萃取,使生物碱由强至弱先后成盐,最后通过有机溶剂萃取。另一方面利用总生物碱溶于酸水的性质,逐渐加碱,将 pH 由低调节到高,每调节一次 pH,就用有机溶剂萃取,使生物碱由弱至强依次成盐后而被萃取分离。

例如,中药洋金花 Daturae Flos 中所含莨菪碱(hyoscyamine)和东莨菪碱(scopolamine)的分离,就是依据它们的碱性差异,即将洋金花乙醇浸出液浓缩至稠膏并加水分散后,加碱至 pH 为 9~10之间,用三氯甲烷萃取,萃取液再用稀酸水进一步萃取,将此酸水液碱化(固体碳酸氢钠)后,第二次利用三氯甲烷进行萃取。东莨菪碱碱性小,先游离出。水层利用氨水碱化至 pH=10,用三氯甲烷萃取,碱性大些的莨菪碱后游离出来。

(二) 溶解度差异的分离

利用生物碱在有机溶剂中的溶解度的不同,与不同酸生成的生物碱盐的溶解度也不同进行分离。如麻黄碱(ephedrine)和伪麻黄碱(pseudoephedrine)是一对光学异构体,它们的草酸盐水溶性不同,利用该性质,先从水中分离得到的是麻黄碱的草酸盐,后得到的是伪麻黄碱的草酸盐。

例如,金鸡纳 Cinchona ledgeriana 树皮中含有的生物碱有奎宁(quinine)、奎尼丁(quinidine)、金鸡宁(cinchonine)和金鸡宁丁。除金鸡宁不溶于乙醚外,其他三种生物碱均可制备成相应的难溶性盐,如硫酸奎宁(quinine sulfate)、酒石酸金鸡宁丁和氢溴酸奎尼丁(quinidine hydrobromide),利用其在水中溶解度的不同,进行分离。

(三) 官能团差异的分离

中药中的生物碱少数含内酰胺键或内酯结构,大多含有酚羟基或羧基,因此,可以利用官能团的差异,对生物碱进行进一步的分离。

对于含有内酰胺或内酯结构的生物碱的分离,可采用碱水溶液加热皂化,使结构水解开环,生成水溶性的羧酸盐,从而使其与不溶于热碱水的生物碱分离。分出的水层加酸后原生物碱环合,从水溶液中沉淀析出。如喜树碱(camptothecin)的分离。

对于含酚羟基的生物碱可在其有机溶剂中加入稀氢氧化钠水溶液进行萃取,得到酚性部分的生物碱。如从阿片中提取吗啡碱(morphine base),利用了吗啡碱中具有酚羟基可以溶于氢氧化钠溶液的性质,使之分离。

对于含羧基的生物碱可利用碳酸氢钠水溶液萃取其有机层,能够得到酸性生物碱的部分。

(四) 色谱法的分离

结构近似的生物碱的分离,可采用色谱法,一般包括吸附色谱、分配色谱和离子交换色谱。

1. 吸附色谱　吸附色谱中的吸附剂常见的有硅胶、氧化铝、Sephadex LH-20、ODS、大孔吸附树脂等。吸附剂中弱酸性硅胶的应用最为普遍,但想让强碱能在色谱柱成盐,就需要在洗脱液中加入适量的二乙胺,使生物碱成盐游离,而后逐步分离。

为了除去总生物碱中水溶性杂质,可以采用传统溶剂法提取,同时结合大孔吸附树脂法进一步分离纯化。通常是利用甲醇或乙醇作为提取液,得到的提取液浓缩后分散于水中。所用的大孔吸附树脂是经过预处理后的,通过少量水先洗去水溶性杂质,再用含水醇类溶剂作为洗脱剂进行洗脱,浓缩后获得生物碱总碱。如浙贝母 *Fritillaria thunbergii* 中含有较多亲水性的甾体生物碱苷类,提取后将其甲醇提取液浓缩后,利用正丁醇反复萃取,再用大孔吸附树脂富集而得到贝母总生物碱。

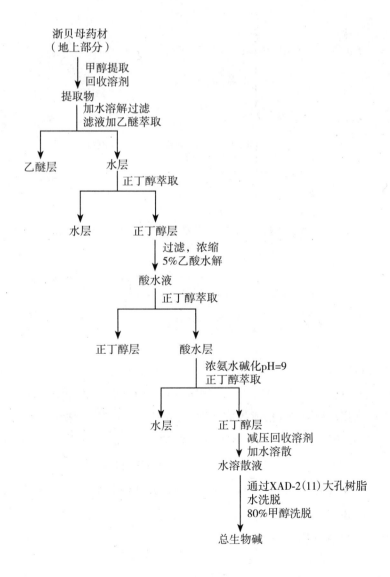

2. 分配色谱　对极性较大和苷类生物碱的分离,可用反相键合硅胶材料(如 RP-8、RP-18 等)或葡聚糖凝胶进行分离。此外高效液相色谱法(HPLC)具有快速、高效的特点,往往也可用于生物碱的分离,但是此方法分离的量比较少,因此较大量的分离,可运用中压或低压柱色谱或者制备薄层色谱进行分离。

3. 离子交换色谱　水溶性生物碱可利用其酸水提取液同阳离子交换树脂(多用磺酸型)结合,采用柱色谱加以分离,交换后的树脂进一步采用碱液碱化,碱液多使用氨水,并用有机溶剂(三氯甲烷等)进行洗脱,最后回收溶剂得到总生物碱。该法广泛地用于生物碱的分离,实用性很强,如东莨菪碱、奎宁、麦角碱类(ergot class)、咖啡因(caffeine)、一叶萩碱(securinine)的分离等。中药洋金花中莨菪碱与东莨菪碱的分离如下。

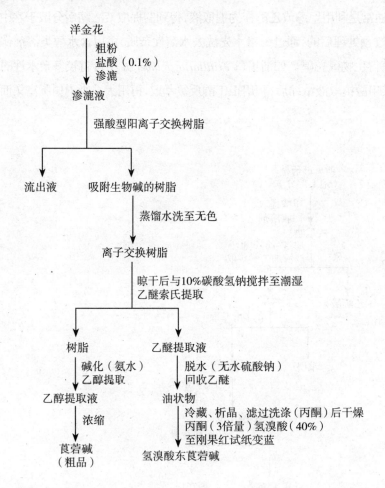

(五) 沉淀法的分离

1. 盐析法　盐析法多用于中等极性的生物碱,通过盐析的方法析出沉淀。例如,青藤生物碱(celvine alkaloid)的提取,利用经典酸水提取法提取,先利用 1% 的酸水提取,再碱化至 pH=9,最后加入氯化钠使溶液达到饱和状态后静置,最后析出沉淀——掌叶防己碱(palmatine)。

$$B^+ + NH_4[Cr(NH_3)_2(SCN)_4] \longrightarrow B[Cr(NH_3)_2(SCN)_4]\downarrow$$

$$2B[CR(NH_3)_2(SCN)_4] + Ag_2SO_4 \longrightarrow B_2SO_4 + 2Ag[Cr(NH_3)_2(SCN)_4]\downarrow$$

$$B_2SO_4 + BaCl_2 \longrightarrow BaSO_4\downarrow + 2BCl$$

B= 季铵生物碱阳离子

2. 雷氏铵盐法　水溶性生物碱可利用生物碱沉淀试剂进行分离,得到生物碱沉淀。例如季铵生物碱的提取在实验室中多采用雷氏铵盐沉淀法。雷氏铵盐法的生物碱化学反应如下:

一般操作流程图如下:

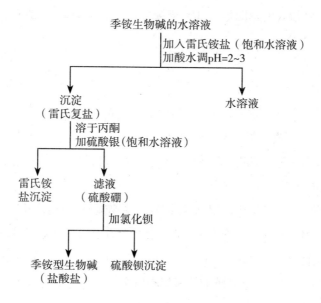

(六) 其他分离法

1. 膜分离　膜分离技术(membrane separation technique)是选用选择性透过膜为分离技术,以外界能量或化学位差为推动力对特定组分实现分离。在中药生物碱的提取浓缩、分离纯化中,具有操作条件温和、不存在相转换、效率高,而且不添加化学试剂、不损坏热敏感物质、简化提取工艺等优点。例如麻黄中生物碱的分离。

2. 分子印迹技术　分子印迹技术(molecular imprinting technique)具有操作简单、分子识别性强、固定相制备简便快速、性质比较稳定(耐酸碱、耐高温、耐高压等)、溶剂消耗量小、模板和分子印迹聚合物都可以回收再利用等优点,在中药生物碱分离方面有很好的应用前景。例如,可以用槐定碱作为模板分子,以硅胶为载体合成分子印迹聚合物,利用该聚合物高效地从苦参 *Sophora flavescens* 中分离制备槐定碱(sophoridine)和氧化苦参碱(oxymatrine)。

三、生物碱的结构鉴定

生物碱的结构解析相对比较复杂,主要有两种方法,即化学方法与波谱学方法。在 20 世纪 60 年代前,以化学方法为主,如霍夫曼降解和 Emde 降解等,即将复杂结构通过经典的化学反应,降解成一些相对稳定的片段,并根据降解规律和降解产物特点推断其结构;同时,经过脱氢、氧化降解等化学反应分析其官能团特征,最终尚需全合成手段加以精准确认。总体而言,化学方法由于其操作步骤复杂、耗时,常伴有副产物,用样量大且难以回收,目前已较少应用。然而光谱学方法以其明显优势正在成为目前的主要测试手段,特点为快速、准确,样品用量少,不破坏原结构的完整性,多数可以回收等。常用的波谱学方法有 UV、IR、MS、^{1}H-NMR、^{13}C-NMR、2D-NMR 等。ORD、CD 与单晶 X 射线衍射成为生物碱立体结构分析的主要方法,现分述如下。

(一) 紫外光谱(UV)

UV 谱是生物碱基本骨架或分子中生色团的有效检测手段。当生色团在生物碱结构中不是主体部分时,其 UV 谱并不能反映生物碱的骨架特征,提供的结构信息较小;当生色团为主体结构部分时,UV 谱能够起到很好的辅助作用,UV 谱受取代基的影响很小,能够提供基本骨架与类型特征。

(二) 红外光谱(IR)

IR 主要提供官能团信息,同时还可用于与已知生物碱对照鉴定。此外还对生物碱基本骨架的立体构型、官能团的位置及构型提供重要信息。

1. 酮基吸收 具有跨环效应时,吸收在 1 680~1 660cm^{-1} 区域,如普罗托品为 1 661~1 658cm^{-1},紫乌定 6-酮基吸收为 1 695cm^{-1}。

2. Bohlmann 吸收带 具有喹诺里西啶环结构的生物碱,由于其六元环具有顺反两种稠和方式,反式喹诺里西啶环中,因为氮原子邻碳上的氢有 2 个以上与氮孤电子对呈反式双直立关系,且氮孤电子对不参与共轭时,在 2 800~2 700cm^{-1} 范围有 2 个以上明显的吸收峰,称为 Bohlmann 吸收带;然而顺式异构体中 N 原子相邻碳上的氢只有一个与氮孤电子对呈反式双直立关系,因此在该区域没有峰或峰极弱。

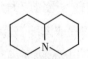 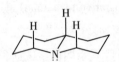 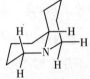

喹喏里西啶　　　双环反式（有Bohlmann带）　　　双环顺式（无Bohlmann带）

(三) 核磁共振谱(NMR)

NMR 是生物碱结构测定的常用方法。其中一维 ^{1}H 谱能够提供基团(如 N—CH$_3$、N—CH$_2$CH$_3$、H、OH、CH$_3$O、双键、芳氢等)和立体化学结构信息。^{13}C 和相关常用各种二维 NMR 方法能够提供丰富的结构信息。

1. ^{1}H-NMR 谱不同类型 N 原子上质子的化学位移值是互不相同的。如脂肪胺:0.3~2.2,芳香胺:2.6~5.0,酰胺:5.2~10。同时氮原子上氢质子化学位移值还受溶剂、温度以及浓度的影响,另外,氮原子上质子为活泼氢,因此在加入重水后可以进行交换而导致信号消失。不同类型氮原子上氢的化学位移值如表 12-3 所示。

表 12-3 不同类型 N-H、N-CH$_3$ 的化学位移值

类型	N-H	N-CH$_3$	类型	N-H	N-CH$_3$
叔胺	—	1.97~2.90	芳杂环	7.00~13.00	2.70~4.00
伯、仲胺	0.30~2.20	2.30~3.10	酰胺	5.20~10.00	2.60~3.10
芳叔胺和芳仲胺	3.50~6.00	2.60~3.50	季铵	—	2.70~3.50

（1）N 原子电负性对邻近碳上 H 质子化学位移的影响：由于氮原子电负性产生的吸电诱导效应能够使邻近碳上的氢原子向低场发生位移。一般 α- 碳 >β- 碳，如 S- 反式 - 轮环藤酚碱中位于 N 原子 α 位的 C-6、C-8 位的 2H 化学位移值分别为 4.43、4.57 和 5.24、5.52，而 β 位的 C-5、C-13 位的 2H 化学位移值分别为 3.15、3.13 和 3.01、3.94。

（2）季铵 N 原子对甲基中氢化学位移的影响：季铵氮能够降低氮甲基的电子云密度，从而使其甲基质子信号向低场移动，在 S- 反式 - 轮环藤酚碱中，N- 甲基的化学位移值为 3.13，明显高于仲胺、叔胺氮甲基的化学位移值。

（3）芳香环正屏蔽区域对氢的化学位的影响：在具有芳香环的生物碱中，对于处于苯环上下方的氢原子，由于苯的正屏蔽效应使其化学位移向高场移动，根据这一特点，可以推断结构式构象和取代基的取向。如 N,O,O- 三甲基乌药碱及其衍生物，在下列结构的 a 式中，由于 A 环上 7-OCH$_3$ 位于 C 环（在芳香环下方）的正屏蔽区，和 6-OCH$_3$ 相比，受屏蔽效应影响而处于高场；但 b 式中 7-OCH$_3$ 则没有影响。同时，在 b 式中 N-CH$_3$ 受 C 环影响，处于 C 环的正屏蔽区，因此 N-CH$_3$ 质子位于高场。

a   b

2. ^{13}C-NMR 谱　N 原子电负性效应对相邻碳原子产生吸电诱导效应而使其向低场位移。一般为 α- 碳 >γ- 碳 >β- 碳。N 原子的电负性使与其相连的 CH$_3$ 化学位移值较普通 CH$_3$ 的化学位移值要大。

（1）N 原子对相邻碳原子化学位移的影响：一般由于生物碱结构中氮原子电负性产生的吸电诱导效应使邻近碳原子向低场位移。然而在脂肪环与芳香环中，N 原子对 C 原子化学位移的影响则不完全相同，对于脂肪环中结构来说，有这样的规律，即 α- 碳 >β- 碳 >γ- 碳；而在芳环中则为 α- 碳 >γ- 碳 >β- 碳。同样，在 N- 氧化物、季铵以及 N- 甲基季铵盐中的 N 原子使 α- 碳向低场位移幅度更大。N-CH$_3$ 的 δ 一般在 30~50ppm，酰胺的羰基碳同酯羰基的一般在 160~170ppm。

哌啶　　　　　吡啶　　　　　烟碱

（2）N 原子成盐后对相邻碳原子化学位移的影响：在生物碱中 N-CH$_3$ 成盐后，由于其质子化作用，使相邻碳原子的化学位移发生改变。如罂粟碱中亚胺氮生成 N-CH$_3$ 盐后 C-1、C-3 向高场位移约 5ppm，而 β- 碳、γ- 碳的 C-4、C-8a、C-4a 分别不同程度向低场位移；属于叔胺氮的 N- 甲基四氢罂粟碱(laudanosine)成盐后 C-1、C-3、N-CH$_3$ 其向低场位移 8~10ppm,而 β- 碳、γ- 碳的 C-4、C-8a、C-4a 则分别不同程度向高场位移。

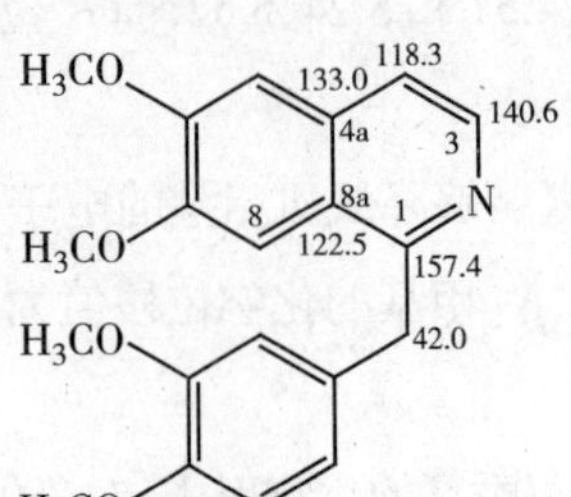

罂粟碱

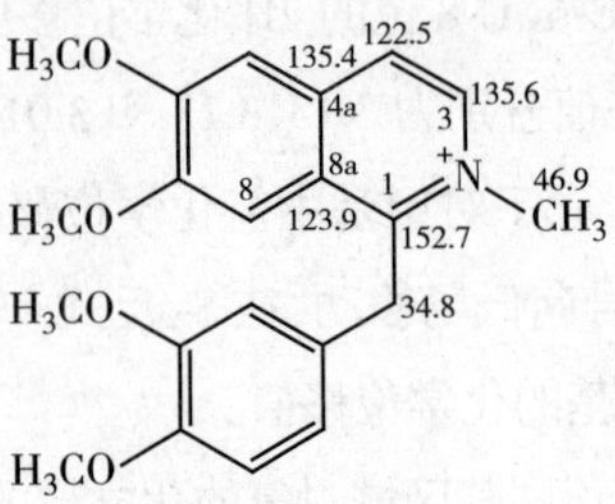

罂粟碱N-甲基盐

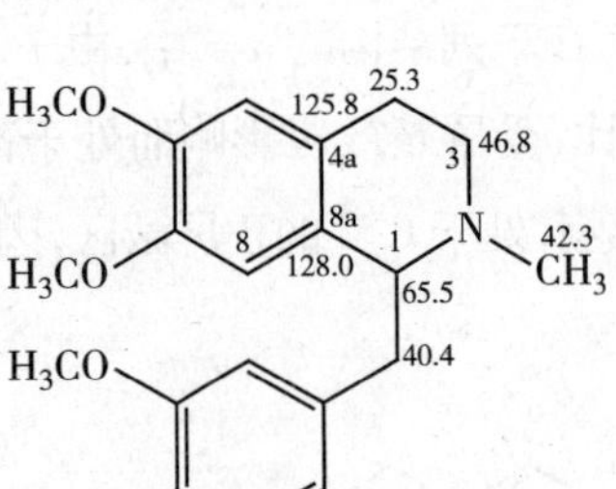

N-甲基四氢罂粟碱

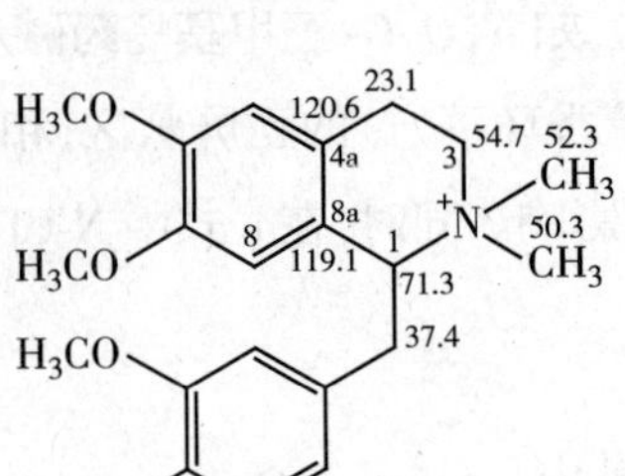

四氢罂粟碱N,N-二甲基盐

　　3. 2D ^{1}H-^{1}HCOSY 谱　生物碱结构归属过程中,往往要借助二维光谱加以最后的确认。在二维 ^{1}H-^{1}H 相关谱中,很容易找到相邻质子间偶合产生的相关峰从而进一步确认氢的归属。

　　4. NOE 谱(NOEDS)　二维谱中的 NOE 差谱称 NOESY 谱,用超导 NOE 技术可以使增益率在 1% 以下的测定出来。不仅可以观测到空间相近质子间的 NOE 效应,同时还能为相关峰出现在图谱上而提高了结构推断的准确度。

(四) MS 谱

　　MS 方法不仅可确定分子量、分子式,还可利用生物碱碎片裂解规律推断结构。一般常见生物碱 MS 的一些裂解规律如下。

　　1. LO- 裂解　裂解主要产生于和氮原子相连的 σ 键上。图谱特征为基峰或强峰是含氮的基团或部分。同时,当氮原子与碳连接的基团不同时,则所连接的大基团易于发生裂解。如金鸡宁(cinchonine)、莨菪烷、甾体生物碱等。

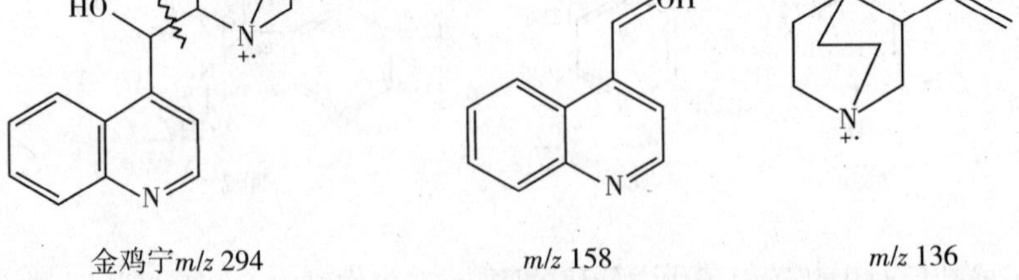

金鸡宁 m/z 294　　　　　　m/z 158　　　　　　m/z 136

　　2. RDA 裂解　即产生于双键的 p 位键的裂解。当生物碱结构存在相当于环己烯部分结构时,往往发生 RDA 裂解,从而产生一对互补离子。如四氢原小檗碱型生物碱中 C 环发生的 RDA 裂解,产生保留 A、B 环和 D 环的一对互补离子,不仅可以证实生物碱的类型,还可以由相应的碎片峰 m/z 值推断 A 环和 D 环上的取代基类型及数目。该类型生物碱裂解将产生 a、b、c、d 四个主要离子碎片峰。如延胡索乙素 RDA 裂解的过程即是如此。但是有些生物碱在发生 RDA 裂解后,产生的不是一对互补离子,而是进一步发生 Q 裂解,此时产生的含氮环部分离子峰的 m/z 也为基峰。

3. 其他裂解方式

(1) 难裂解或取代基及侧链裂解产生的离子:当生物碱结构主要为芳香体系组成或为主,或环系多、分子结构紧密时,环裂解比较困难,往往看不到由骨架裂解产生的特征离子峰,其裂解主要发生于取代基或侧链上。这种裂解的 M^+ 或 [M–1]$^+$ 峰多为基峰或强峰。如喹啉类、去氢阿朴菲类、苦参碱类、吗啡碱类、萜类及某些甾体生物碱类等可产生此类裂解。

(2) 苄基裂解为主产生的离子:裂解发生在苄基,苄基四氢异喹啉和双苄基四氢异喹啉的主要裂解类型。裂解产生的二氢异喹啉离子碎片峰多为基峰。

第三节　含生物碱成分的中药研究实例

一、麻黄碱的结构鉴定研究

从草麻黄 *Ephedra sinica* 分离得天然麻黄碱,其含水物熔点为 34℃,沸点是 225℃,吸水后的熔点为 40℃;盐酸盐斜方针状结晶,熔点为 216~220℃, $[\alpha]_D^{25}$ –40° (c=2,EtOH),–30° (c=2,CHCl$_3$)。

IR (γ_{max}^{KBr}):3 450、2 990、2 760、1 590cm^{-1} 等主要吸收峰,揭示—OH、—NH 及苯环官能团的存在。^{1}H-NMR(CD$_3$OD)(图 12-1):化学位移 δ2.82(3H,s)为麻黄碱 N-CH$_3$ 上甲基质子信号,δ3.35(1H,dt,J=2.0Hz)、3.37(1H,d,J=4.0Hz)分别为—NH 和—OH 上的活泼氢信号,而信号 δ5.15(1H,d,J=2.0Hz)为连接苯环的 H-1,δ1.11(3H,d,J=4.0Hz)含有 3 个氢质子,且与相邻 2 位质子相互耦合而裂分成双重峰,因此将其归属为 3 号位甲基氢质子信号;相对应的 δ3.47(1H,dq,J=2.0、4.0Hz)信号,因含有 1 个氢,且峰型 dq 峰,主要是源于相邻 H-1,3 的相互作用,因此将其归为 2 号位氢信号,δ7.34~7.48(5H,m)信号为多重峰,来自于苯环上 5 个芳香氢。^{13}C-NMR(CD$_3$OD-d_4)(图 12-2):

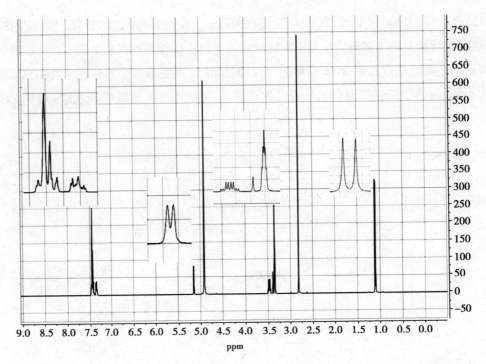

● 图 12-1　麻黄碱 ^{1}H-NMR 图谱（CD$_3$OD）

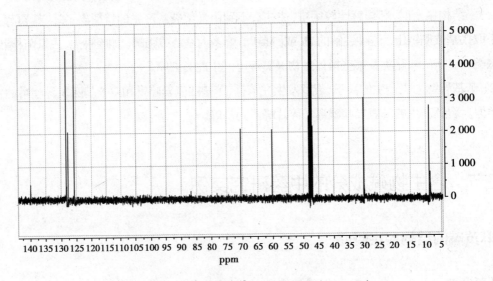

● 图 12-2　麻黄碱 ^{13}C-NMR 图谱（CD$_3$OD）

化学位移 δ30.1、为 N-CH$_3$，δ70.4 为连有氧原子的 C-1，δ60.1 为连有 N 原子的 C-2，δ139.9 为 C-1′位季碳原子，δ125.6 和 δ128.2 为较低场区 C-2′、C-6′以及 C-3′、C-5′的化学位移呈对称性分布。如表 12-4。

表 12-4　麻黄碱的 NMR 谱数据（CD_3OD-d_4）

位置	δ_H	δ_{13C}	位置	δ_H	δ_{13C}
1	5.15（1H，d，J=2.0Hz）	70.4	1'		139.9
2	3.47（1H，dq，J=2.0，4.0Hz）	60.1	2'		125.6
3	1.11（3H，d，J=4.0Hz）	8.6	6'		
N-CH_3	2.82（3H，s）	30.1	3'	7.34~7.48（5H，m）	128.2
NH	3.35（1H，dt，J=2.0Hz）		5'		
OH	3.37（1H，d，J=4.0Hz）		4'		127.6

二、小檗碱的提取分离及结构鉴定研究

黄连为毛茛科植物黄连 *Coptis chinensis* 的根茎，性寒，味苦，具有清热燥湿、清心除烦、泻火解毒功效。药理研究表明，主要成分小檗碱有明显的抗菌、抗病毒作用，小檗碱、黄连碱、巴马丁、药根碱等小檗碱型生物碱还具有明显抗炎、镇痉、抗溃疡、免疫调节及抗癌等作用。

1. 化学成分　有效成分主要是小檗碱型生物碱，已经得到小檗碱、巴马丁（palmatine）、黄连碱（coptisine）、甲基黄连碱（methylcoptisine）、药根碱（jatrorrhizine）、木兰碱（magnlorine）等。其中以小檗碱含量最高。除木兰碱为阿朴菲型外都属于小檗碱型，其他均为季铵型生物碱。

2. 小檗碱理化性质

（1）性状：小檗碱为黄色针状结晶（H_2O 或稀 EtOH），含 5.5 分子结晶 H_2O，100℃干燥后，仍有 2.5 分子结晶水残留，当加热至 110℃时变为黄棕色，于 160℃分解。小檗碱的盐酸盐为黄色小针状结晶。

（2）碱性：属季铵型生物碱，其离子化而呈强碱性，pK_a 为 11.5。

（3）溶解性：游离小檗碱能缓慢溶于水中，易溶于热水或热乙醇，而在冷乙醇中溶解度很小，难溶于苯、三氯甲烷、丙酮等有机溶剂。其盐酸盐水中溶解度较小，为 1∶500，易溶于沸水，难溶于乙醇；其硫酸盐（1∶30）和磷酸盐（1∶15）在水中的溶解度较大。当其与大分子有机酸结合后，在水中的溶解度很小。所以黄连与甘草、黄芩、大黄等中药共同水煎时，由于小檗碱能与甘草酸、黄芩苷、大黄鞣质等酸性物质形成难溶于水的盐或复合物而析出。

同时,由于小檗碱一般以季铵型生物碱状态存在,因此可以离子化呈强碱性,而溶于水,呈红棕色。但加入过量碱后,由于抑制了季铵离子的解离,季铵型小檗碱则部分转变为醛式或醇式结构,其溶液颜色也随之发生改变,产生棕色或黄色。醇式或醛式小檗碱具有亲脂性,可溶于乙醚等亲脂性有机溶剂。小檗碱也存在结构的互变现象,见下图。

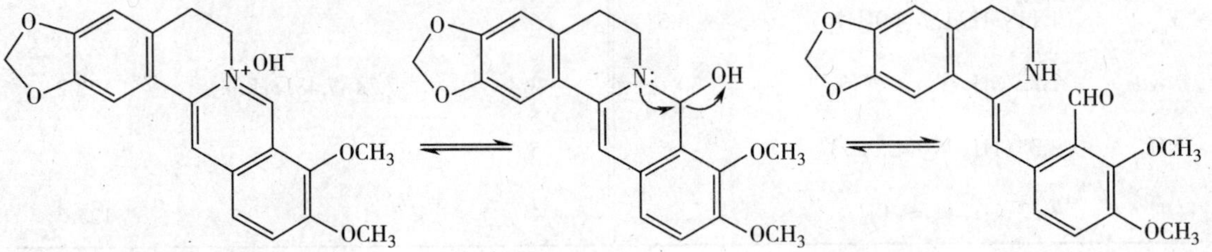

季铵式(红棕色)　　　　　　醇式(黄色)　　　　　　醛式(黄色)

(4) 鉴别反应:除能与一般生物碱沉淀试剂产生沉淀反应外,还具有以下特征性鉴别反应。

1) 小檗红碱反应:当盐酸小檗碱加热至220℃左右时,即产生分解,生成红棕色小檗红碱,加热至285℃左右完全熔融。

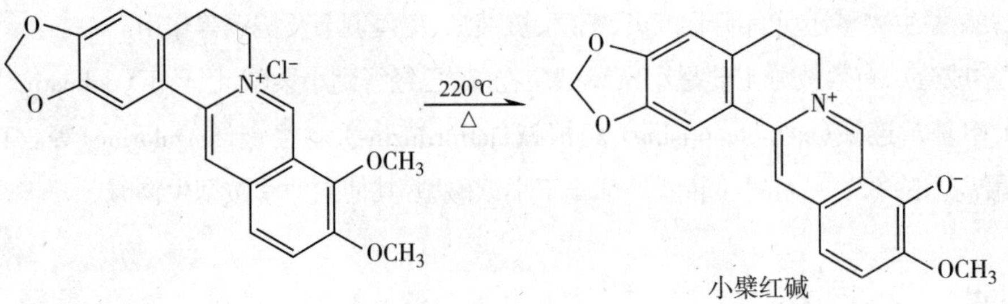

小檗红碱

2) 丙酮加成反应:将氢氧化钠加入到盐酸小檗碱水溶液中,使呈强碱性,并滴加丙酮数滴,即生成黄色结晶性丙酮加成物。

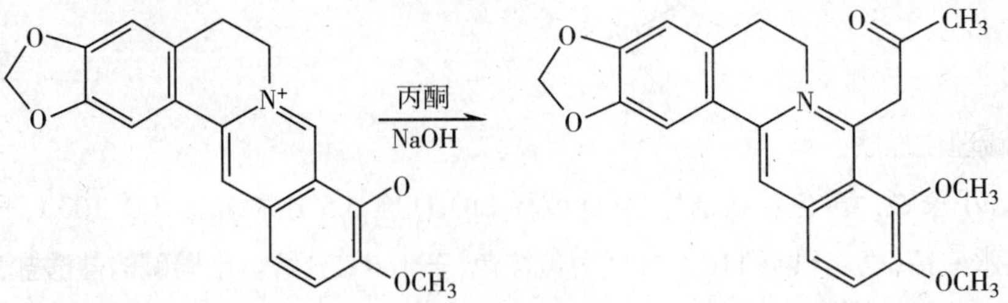

3) 漂白粉显色反应:加入适量的漂白粉(或通入氯气)于小檗碱酸性水溶液中,溶液即由黄色转变为樱红色。

4) 变色酸反应:即亚甲二氧基的显色反应。亚甲二氧基在 H_2SO_4/H_2O 条件下加热水解,生成甲醛,与2分子变色酸缩合后氧化生成粉红色至紫色对醌化合物。

3. 小檗碱的提取分离　黄连中小檗碱和甲基黄连碱的提取分离如下图所示。

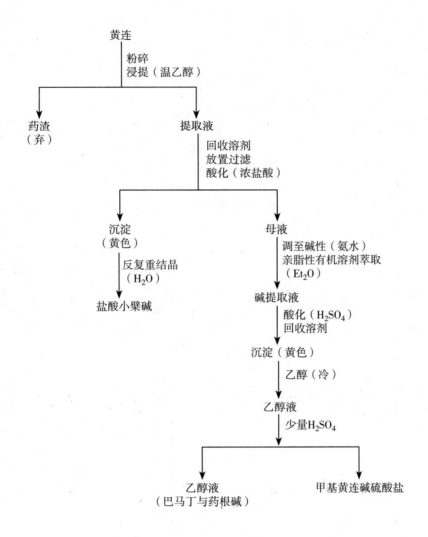

4. 小檗碱的结构鉴定　小檗碱 ^{1}H-NMR(500μHz)和 ^{13}C-NMR(125MHz)数据如表 12-5、图 12-3、图 12-4 所示。

表 12-5　小檗碱 ^{1}H-NMR（500MHz）与 ^{13}C-NMR（125MHz）数据及归属（in DMSO-d_6）

位置	δ_H（J in Hz）	δ_C	位置	δ_H（J in Hz）	δ_C
1	7.80, s	105.9	9		150.3
1a		121.9	10		150.9
2		144.2	11	8.21, d(6.0)	120.8
3		148.2	12	8.01, d(6.0)	124.0
4	7.09, s	108.9	12a		133.5
4a		127.2	13	8.98, s	131.2
5	3.21, t(12.6)	26.8	14		145.9
6	4.95, t(12.6)	62.4	15	6.18, s	102.6
7			16	4.10, s	57.6
8	9.91, s	137.9	17	4.08, s	55.7
9a		121.4			

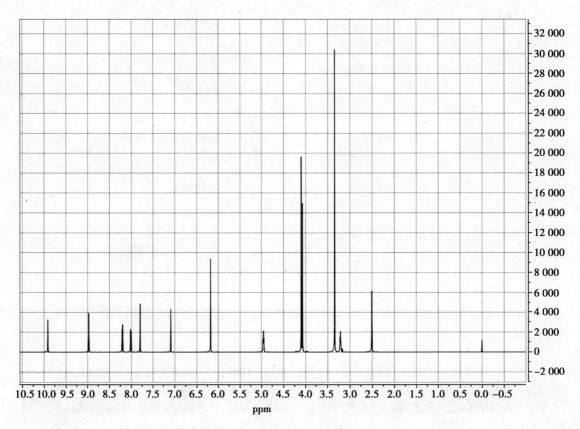

● 图 12-3 小檗碱 ^{1}H-NMR 图谱（DMSO-d_6）

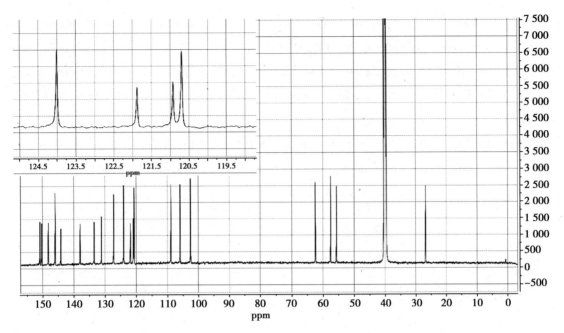

● 图 12-4　小檗碱 ^{13}C-NMR 图谱（DMSO-d_6）

12 章同步练习

（长春中医药大学　李　勇）

参考文献

[1] LI Y, LI X, LEE U, et al. A New Radical Scavenging Anthracene Glycoside, Asperflavin Ribofuranoside, and Polyketides from a Marine Isolate of the Fungus Microsporum. Chem Pharm Bull, 2006, 54 (6): 882-883.

[2] LI Y, LI X, SON B W. Antibacterial and Radical Scavenging Epoxycyclohexenones and Aromatic Polyols from a Marine Isolate of the Fungus Aspergillus. Nat Prod Sci, 2005, 11 (3): 136-138.

[3] LI Y, LI X, KANG J S, et al. New Radical Scavenging and Ultraviolet-A Protecting Prenylated Dioxopiperazine Alkaloid Related to Isoechinulin A from a Marine Isolate of the Fungus Aspergillus. J Antibiot (Tokyo), 2004, 57 (5): 337-340.

[4] LI Y, LI X, KIM S, et al. Golmaenone, a New Diketopiperazine Alkaloid from the Marine-Derived Fungus Aspergillus sp. Chem Pharm Bull, 2004, 52 (3): 375-376.

[5] LI Y, LI X F, KIM D S, et al. Indolyl alkaloid derivatives, N_b-acetyltryptamine and oxaline from a marine-derived fungus. Arch Pharm Res, 2003, 26 (1): 21-23.

[6] DEBNATH B, SINGH W, DAS M, et al. Role of plant alkaloids on human health: A review of biological activities. Materials Today Chem, 2018 (9): 56-72.

[7] KRSTENANSKY J L. Mesembrine alkaloids: Review of their occurrence, chemistry, and pharmacology. J Ethnopharmacol, 2017 (195): 10-19.

[8] SCHLAGER S, DRAGER B. Exploiting plant alkaloids. Curr Opin Biotechnol, 2016 (37): 155-164.

[9] CORDELL G A, Fifty years of alkaloid biosynthesis in Phytochemistry. Phytochemistry, 2013 (91): 29-51.

[10] TIM CUSHNIE T P, CUSHNIE B, LAMB A J. Alkaloids: An overview of their antibacterial, antibiotic-enhancing and antivirulence activities. Int J Antimicrob Agents, 2014, 44 (5): 377-386.

13 章课件

第十三章　其他类成分

第一节　鞣质类化合物

　　鞣质(tannin)又称单宁或鞣酸(tannic acid),是一类能与蛋白质或生物碱结合成沉淀的结构较为复杂的多元酚类化合物。因其能与生兽皮中的蛋白质结合而形成致密、柔韧、透气性良好的皮革,所以称其为鞣质。

　　鞣质广泛分布于植物界,尤其在种子植物中分布更为普遍。约 70% 以上的中药中含有鞣质类化合物,如五倍子、地榆、大黄、贯众、仙鹤草、老鹳草、麻黄、侧柏、儿茶等均含有鞣质。鞣质存在于植物的皮、木、叶、根、果实等部位,树皮中尤为常见,如橡树和漆树的树皮,也是这些树木受昆虫侵袭而生成的虫瘿(如五倍子)中的主要成分,含量达 50%~70%。在正常生活的植物细胞中,鞣质仅存在于液泡中,不与原生质接触,大多呈游离状态存在,部分与其他物质(如生物碱)结合而存在。

　　鞣质的生物活性多样,不仅可以收敛、止血、抗菌,还具有抗氧化、抗肿瘤、抗病毒、抗炎、抗风湿、降血糖、调血脂等多种药理作用。现已开发出多种含鞣质成分的中药制剂及保健品,如我国第一个单方抗肺癌中成药"威麦宁胶囊"就是以从金荞麦中提取的鞣质为有效成分研制而成;又如以五倍子鞣质、四季青鞣质制成的治疗烧伤、烫伤的制剂,以茶叶中的茶多酚、葡萄籽中的原花青素制成的多种抗氧化、抗衰老的医药保健品等。

一、鞣质类化合物的结构类型和理化性质

　　目前认为,鞣质是由酚酸(没食子酸或逆没食子酸)或其聚合物的葡萄糖(或多元醇)酯,黄烷醇及其衍生物的聚合物以及两者的复合物共同组成的植物多元酚类,迄今已分离出 1 000 多种。

(一)鞣质的结构与分类

　　根据鞣质的化学结构特征,可将鞣质分为三大类,即可水解鞣质(hydrolysable tannin)、缩合鞣质(condensed tannin)和复合鞣质(complex tannin)。

　　1. 可水解鞣质　　可水解鞣质由酚酸和糖(或多元醇)通过苷键或酯键连接而成,易被酸、碱、

酶如鞣质酶(tannase 或苦杏仁酶)水解为小分子酚酸和糖(或多元醇),从而失去鞣质的特性。根据水解产生的酚酸种类不同,可水解鞣质又可分为没食子酸鞣质(gallotannin)和逆没食子酸鞣质(ellagitannin),前者水解产生没食子酸(gallic acid),后者水解产生逆没食子酸(ellagic acid)。可水解鞣质主要分布在蔷薇科、大戟科、蓼科、茜草科等植物中。

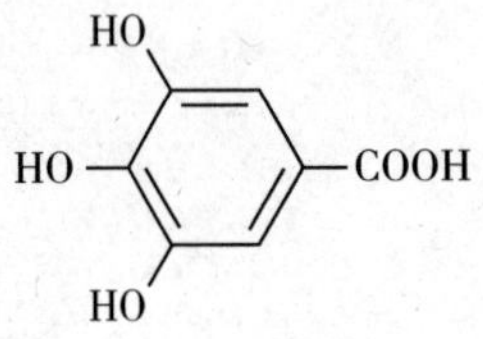

没食子酸 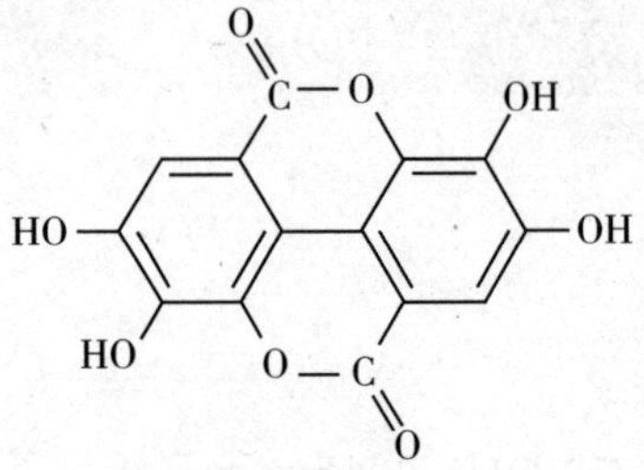　　　　　　　　逆没食子酸

分子中的糖,最常见的是 D- 葡萄糖,此外还有木糖、果糖、金缕梅糖(hamamelose)等;多元醇最常见的有原栎醇(protoquercitol)、奎宁酸(quinic acid)和莽草酸(shikimic acid)等。

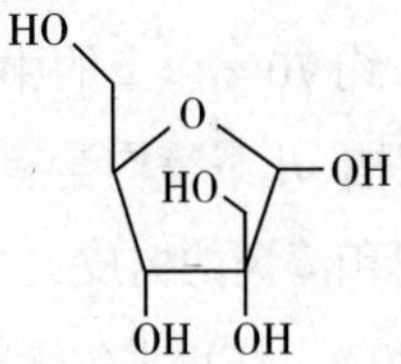

D-金缕梅糖 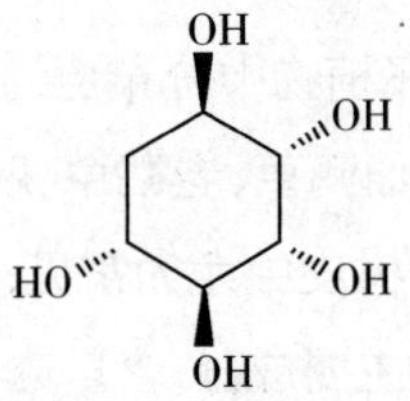　　　　　　原栎醇 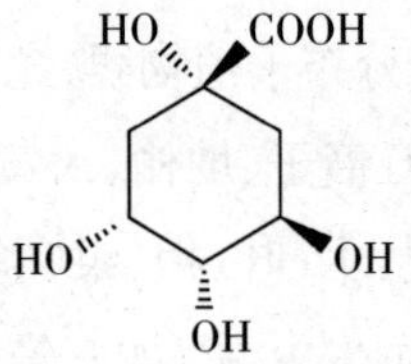　　　　　　奎宁酸

(1) 没食子鞣质:这类鞣质分子中所含的酚酸为没食子酸或其缩合物,后者又称缩酚酸(depsidic),如对 - 双没食子酸、间 - 双没食子酸等,水解后能生成没食子酸和糖或多元醇。

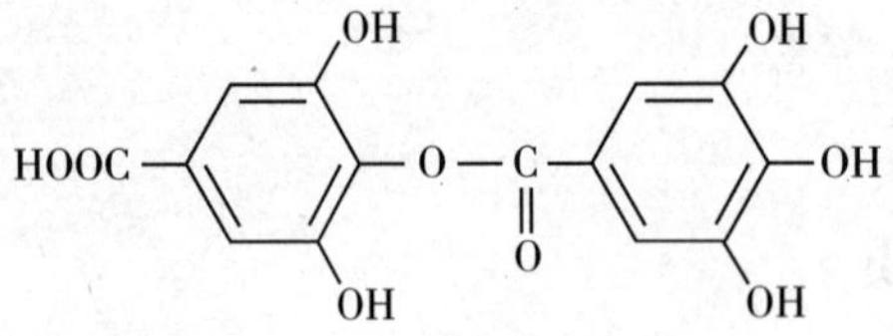

对-双没食子酸 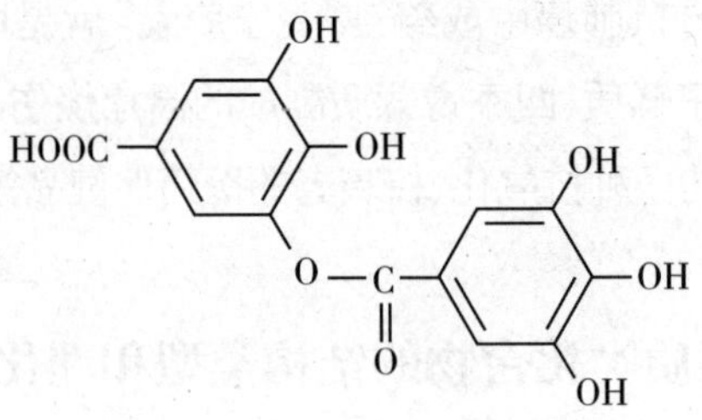　　　　　　　　间-双没食子酸

五倍子鞣质产于漆树科盐肤木 *Rhus chinensis* 叶上的虫瘿内,是中药五倍子的主要药效成分,含量较高。五倍子盛产于我国,产量约占世界总产量的 95%,国际上又将五倍子鞣质称为中国鞣质。五倍子鞣质是许多葡萄糖没食子酸鞣质的混合物,其化学结构都是以 1,2,3,4,6- 五 -*O*- 没食子酰葡萄糖为"核心",在 2,3,4 位上以缩酚酸形式可连接多个没食子酰基。

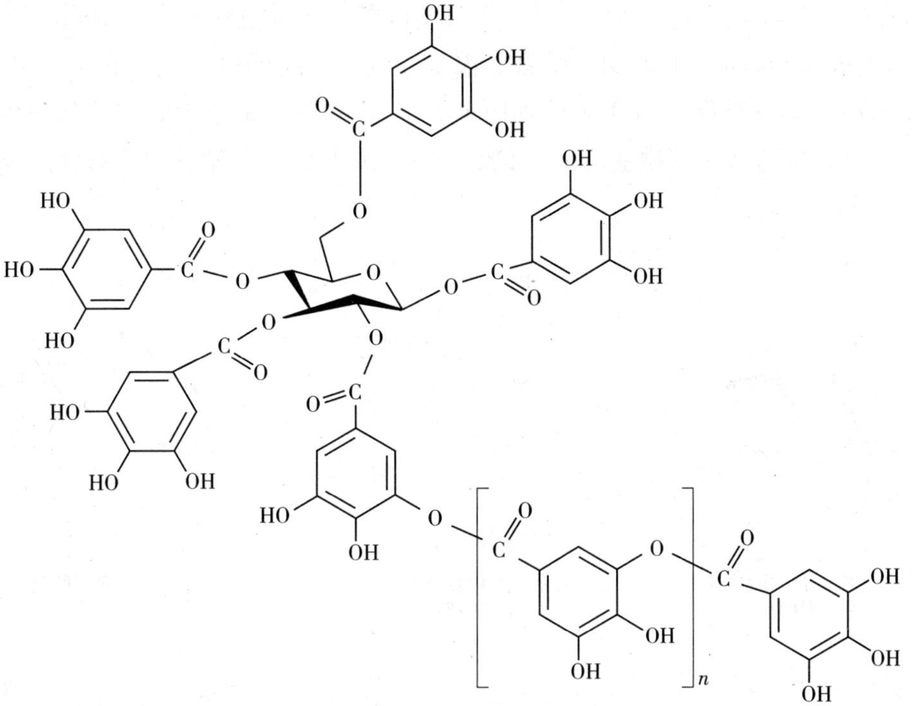

五倍子鞣质 （n=0, 1, 2）

从蔷薇科龙芽草中分出的金缕梅鞣质(hamamelitannin)也属于没食子鞣质。

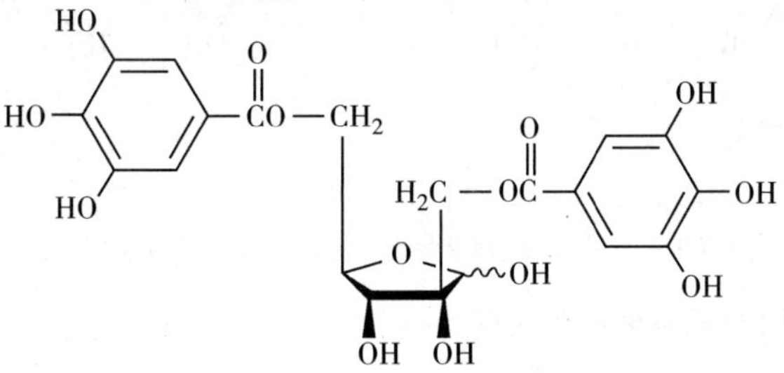

金缕梅鞣质

(2) 逆没食子鞣质:又称鞣花酸鞣质,这类鞣质在自然界分布比没食子酸鞣质更广泛,也是种类最多的一类可水解鞣质。此类鞣质是六羟基联苯二酸或与其有生源关系的多元酚酸与糖(或多元醇)形成的酯,其水解后可产生逆没食子酸(鞣花酸)和糖(或多元醇)。该类鞣质的糖环上连接的比较典型的结构是六羟基联苯二甲酰基(hexahydroxydiphenoyl,HHDP),水解后产生六羟基联苯二甲酸,羟基和羧基脱水发生酯化反应而转化为逆没食子酸。

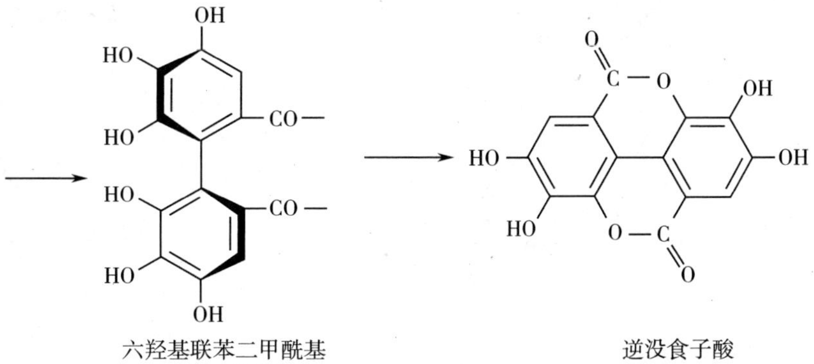

逆没食子酸鞣质 →

六羟基联苯二甲酰基
（S）-HHDP

逆没食子酸

其他与六羟基联苯二甲酰基有生源关系的酚酸酰基主要有脱氢六羟基联苯二甲酰基（dehydrohexahydroxydiphenoyl，DHHDP）、脱氢二没食子酰基（dehydrodigalloyl，DHDG）、诃子酰基（chebuloyl，Che）、橡腕酰基（valoneoyl，Val）、地榆酰基（sanguisorboyl，Sang）等。这些酰基态的酚羧酸在植物体内均来源于没食子酰基，是相邻的2个、3个或4个没食子酰基之间发生脱氢、偶合、重排、环裂等变化形成的。

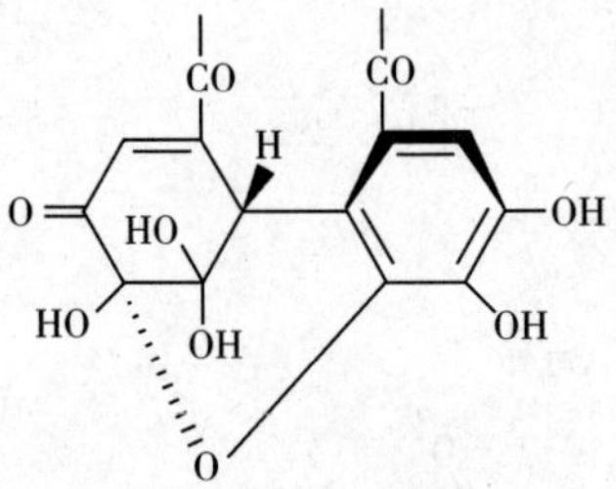

脱氢六羟基联苯二甲酰基
（1′S）-DHHDP

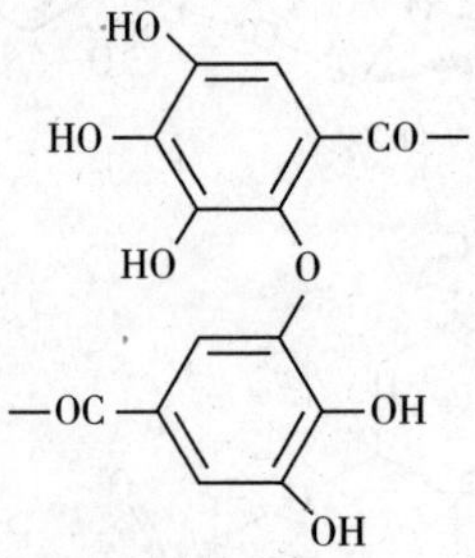

脱氢二没食子酰基
DHDG

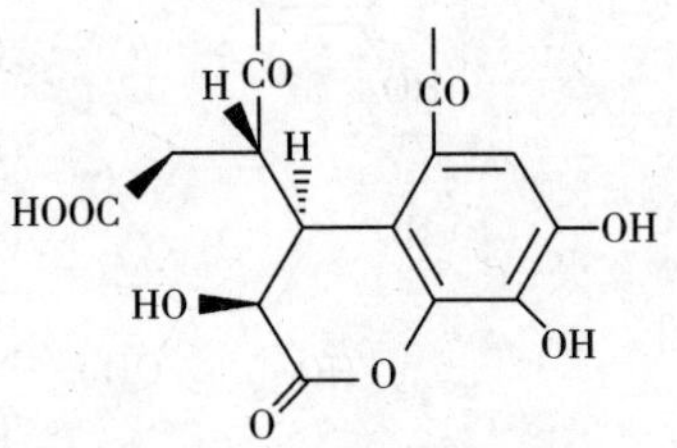

诃子酰基
Che

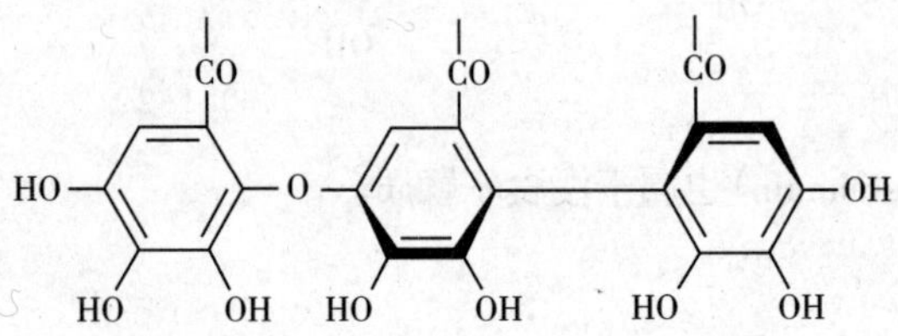

橡腕酰基
（S）-Val

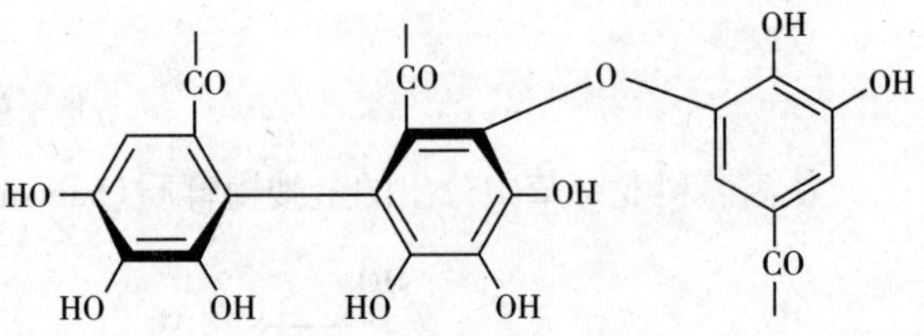

地榆酰基
Sang

例如，从中药诃子中分离得到的结构中具有 Che 基的诃子酸（chebulinic acid），老鹳草中分到的具有 DHHDP 基的老鹳草素（geraniin）等。

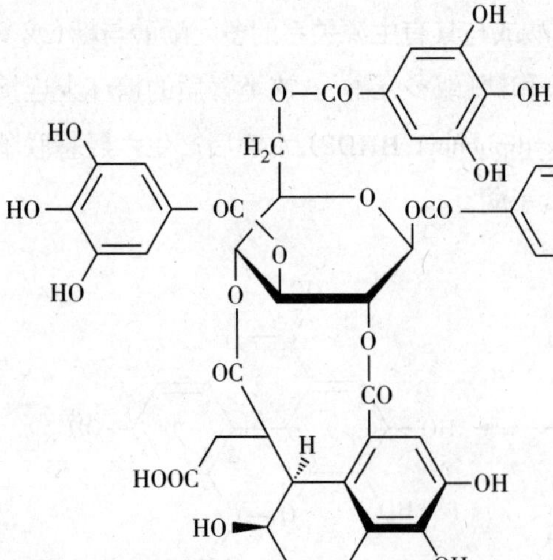

诃子酸

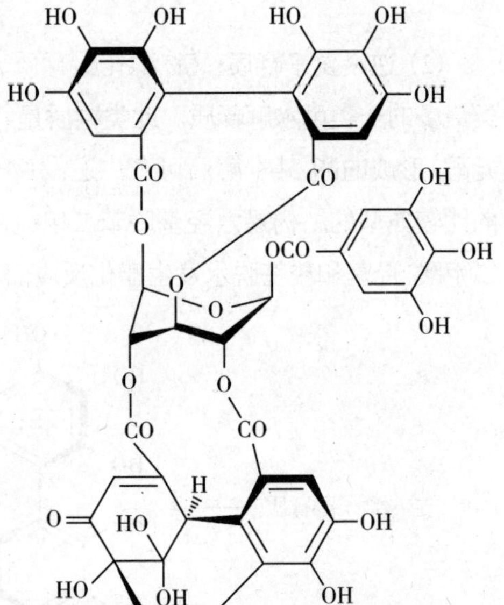

老鹳草素

（3）可水解鞣质低聚体（hydrolysable tannin oligomer）：自然界中存在一类由多个逆没食子酸鞣质缩合形成的可水解鞣质低聚体。按照其分子中糖核个数可分为二聚体、三聚体和四聚体等，其中以二聚体最多。例如，从何首乌干燥叶中分离得到的 nabotanin R，以及仙鹤草素和月见草素都是二聚体。

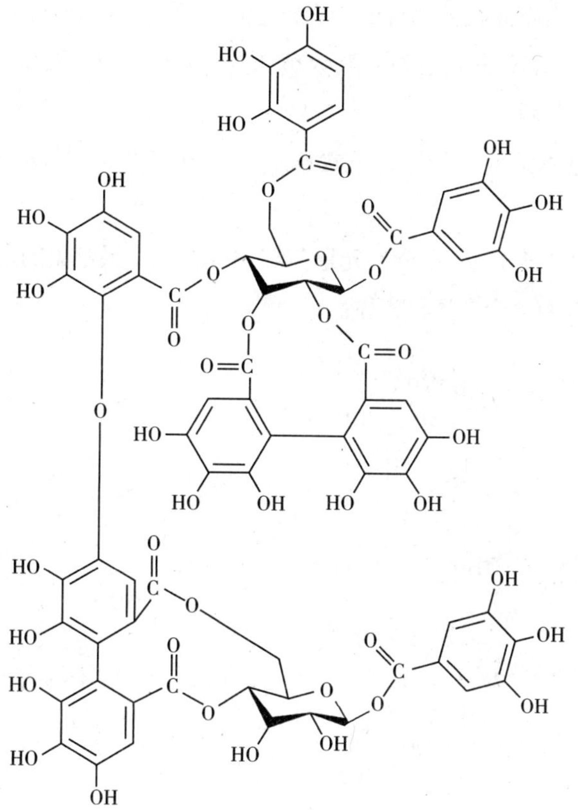

nabotanin R

（4）C- 苷鞣质（C-glycosidic tannin）：逆没食子鞣质类还有一些糖部分开环的特殊结构类型。这类鞣质分子中葡萄糖开环后端基碳与酚羧酸以 C-C 键相连，形成类似的 C- 苷类，故称为 C- 苷鞣质。该类鞣质结构稳定，不易水解，完全水解产物收率也很低。例如，从桃金娘科植物 *Melaleuca squarrosa* 中分到的旌节花素（stachyurin），从红花柽柳 *Tamarix tetrandra* 中分到的木麻黄宁（casuarinin）都属于 C- 苷鞣质。

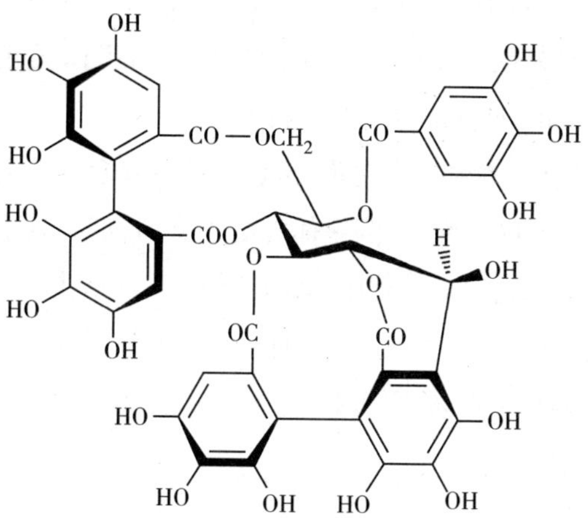

旌节花素

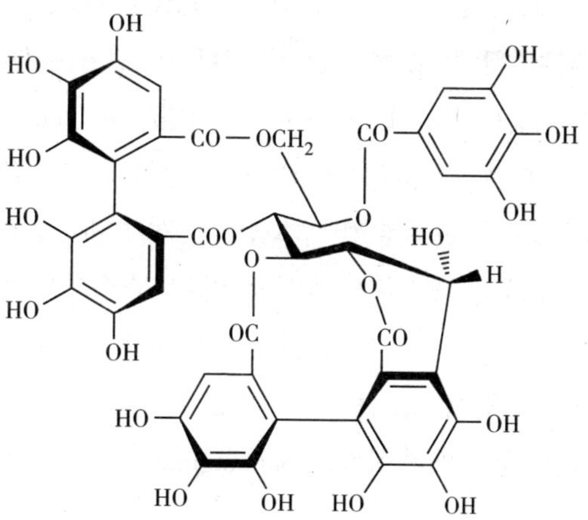

木麻黄宁

2. 缩合鞣质　缩合鞣质是以黄酮类化合物中的黄烷醇为单元,以C-C相连接的缩合物,因此又称为黄烷类鞣质(flavonoid tannin)。缩合鞣质本身无色,但在热酸处理下会发生氧化裂解产生有颜色的花色素,故又被称为原花青素(proanthocyanidin)。缩合鞣质用酸、碱、酶处理或久置均不易水解,但可氧化缩合形成不溶于水的暗棕色或红棕色的沉淀物"鞣红"(tannin red),故又称为鞣红鞣质(phlobatannin)。缩合鞣质在植物界的分布比水解鞣质更为广泛,主要存在于植物的果实、种子及树皮等部位。例如,麻黄、槟榔、翻白草、大黄、肉桂、虎杖、钩藤、四季青、金鸡纳皮、儿茶、乌药等常用中药均含有缩合鞣质。

组成缩合鞣质的基本结构单元是儿茶素(catechin)和表儿茶素(epicatechin)等黄烷-3-醇或黄烷-3,4-二醇。

(1) 黄烷-3-醇:组成缩合鞣质重要单元是黄烷-3-醇,其中最常见的是儿茶素,依据其C环2,3位的构型不同,儿茶素有4个立体异构体。

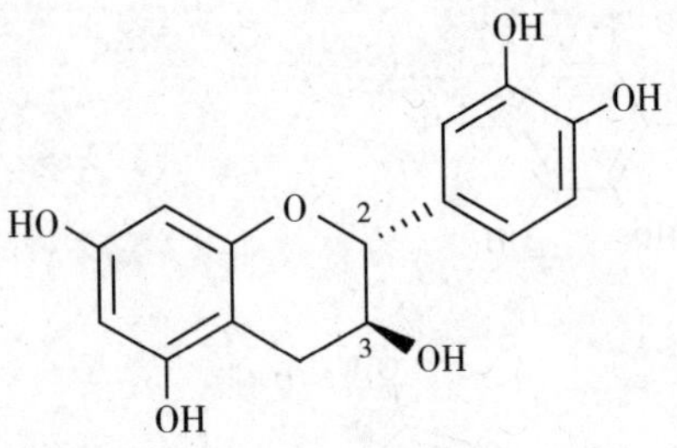

（+）-儿茶素（2R,3S） 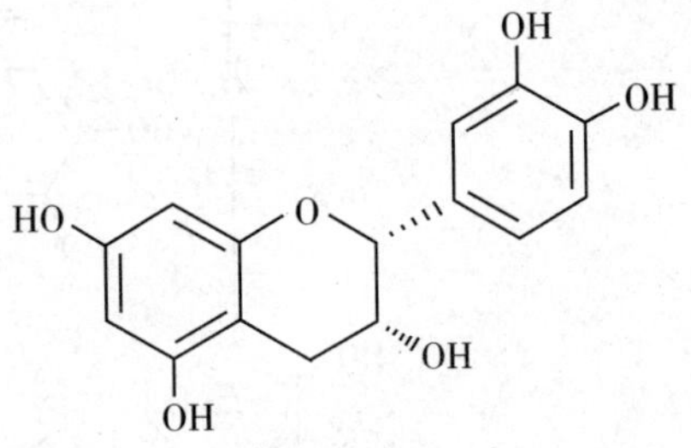　　　　　　　　（−）-表儿茶素（2R,3R）

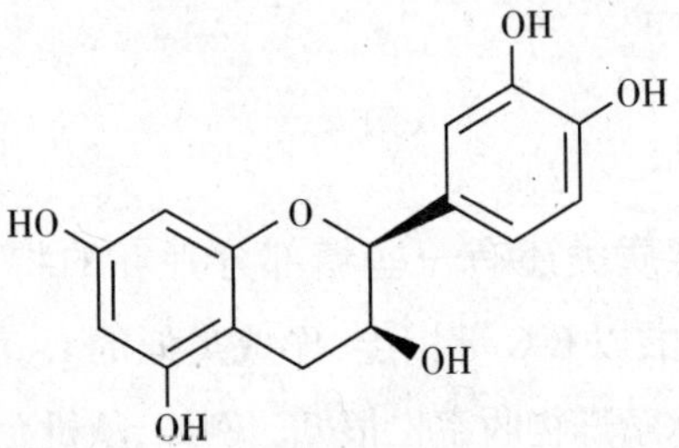

（+）-表儿茶素（2S,3S） 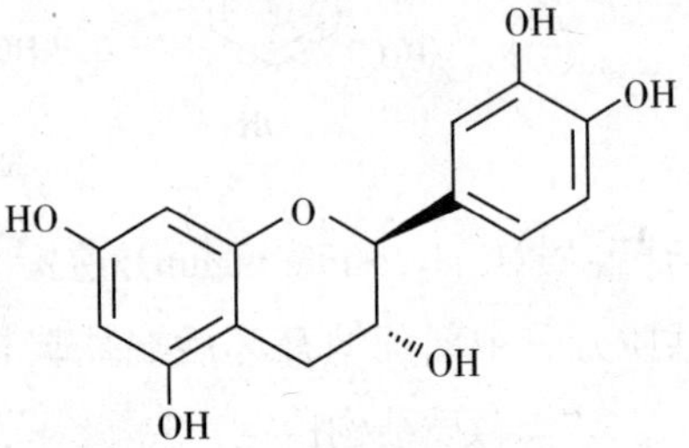　　　　　　　　（−）-儿茶素（2S,3R）

(2) 黄烷-3,4-二醇:又称为无色花色素类,也是组成缩合鞣质的单元。黄烷-3,4-二醇的化学性质活泼,易发生氧化聚合反应,在植物体内含量较低。无色矢车菊素(leucocyanidin)、无色天竺葵素(leucopelargonin)、无色飞燕草素(leucodelphinidin)均属于此类化合物。

以上黄烷醇类化合物都不是鞣质,只是组成缩合鞣质的前体物质,当它们发生聚合反应会形成二聚体,此聚合物基本无鞣质性质,但当继续聚合形成三聚体、四聚体等更大聚合物时,就形成缩合鞣质,通常三聚体以上才具有典型的鞣质性质。缩合鞣质结构中各黄烷醇单元多通过4,8位或4,6位以C-C键缩合连接,也可以通过其他位连接或以醚键相连。目前从中药中分离到的缩合鞣质主要有二聚体、三聚体、四聚体,而五聚体和六聚体目前发现的较少。例如原花青素C-1为三聚体,从肉桂中得到的parameritannin A-1为四聚体。

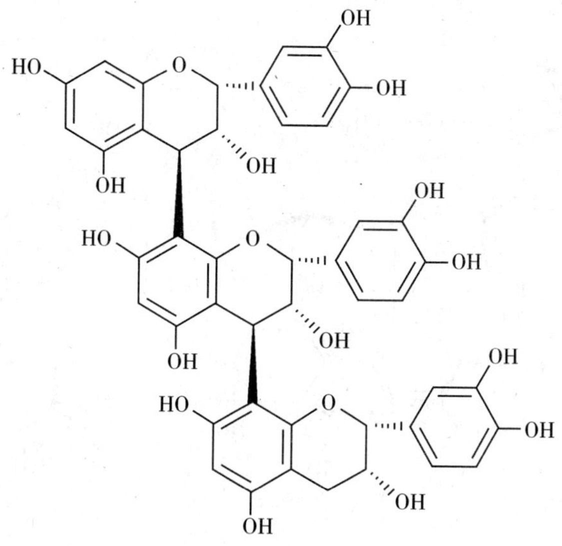

原花青定C-1

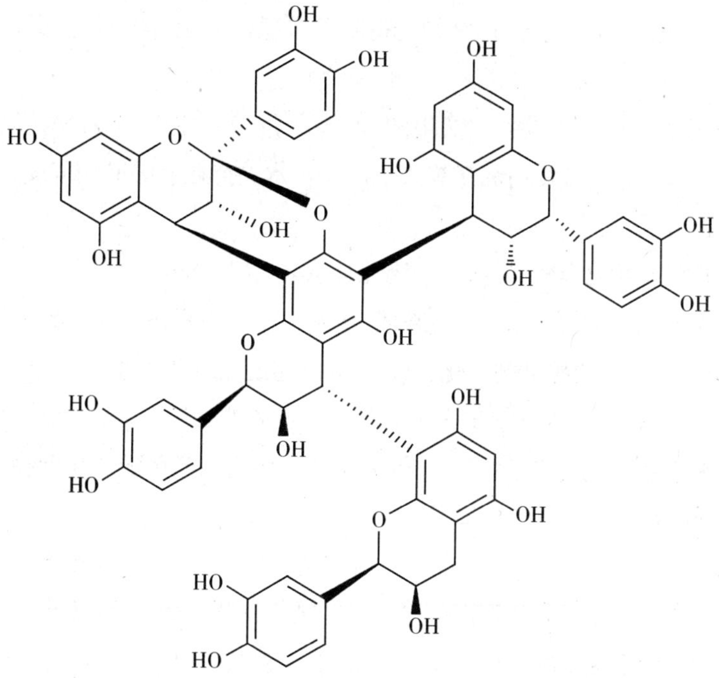

parameritannin A-1

3. 复合鞣质　复合鞣质是由可水解鞣质部分与黄烷醇通过 C-C 键缩合而成的一类鞣质。它们的分子结构包括逆没食子鞣质部分与黄烷醇部分,兼有可水解鞣质与缩合鞣质的性质。该类鞣质广泛存在于同时含有水解鞣质和缩合鞣质的植物中,如从番石榴 *Psidium guajava* 叶中分离到的番石榴素 A（guavin A）为复合鞣质,结构中可水解部分的糖为开环葡萄糖。

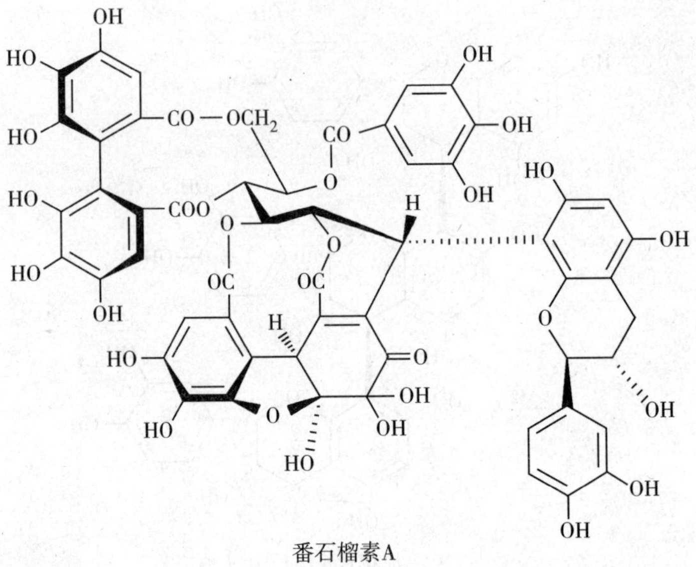

番石榴素A

(二)鞣质的理化性质

1. 性状　鞣质大多为无定形粉末,仅少数为晶体(如老鹳草素)。一般为灰白色,但由于结构中含有较多酚羟基,很容易被氧化,通常纯化得到的多呈淡黄色、棕色甚至褐色。鞣质还具有吸湿性。

2. 溶解性　鞣质极性较强,溶于水、甲醇、乙醇、丙酮等强极性溶剂,也可溶于乙酸乙酯,难溶或不溶于乙醚、三氯甲烷、苯及石油醚等溶剂。少量水的存在能够增加鞣质在有机溶剂中的溶解度。

3. 酸性　鞣质结构中含有较多酚羟基,因此其水溶液呈弱酸性。

4. 还原性　鞣质含酚羟基多,具有还原性,暴露在空气中易被氧化,特别是在碱性条件下氧化更快,甚至能被弱氧化剂斐林试剂氧化。Folin 酚法即是在碱性条件下,钨钼酸将鞣质中的酚羟基氧化形成蓝色化合物,在 760nm 有最大吸收而用于鞣质的定量测定;普鲁士蓝法是依据酸性介质中酚类物质将 Fe^{3+} 还原为 Fe^{2+},后者可与 $K_3Fe(CN)_6$ 生成深蓝色配位化合物,在 695nm 处有最大吸收,可测定总酚含量。

5. 与金属离子络合　鞣质分子中有邻二酚羟基,其水溶液可与许多金属离子发生络合,如 Cu^{2+}、Ca^{2+}、Pb^{2+}、Fe^{3+} 等。鞣质与金属离子形成络合物后,一般水溶性降低而生成沉淀,在提取、分离及除去鞣质时均可利用这一性质。另外,鞣质的水溶液与 $FeCl_3$ 作用,产生蓝黑色或绿黑色反应或产生沉淀,工业制造蓝黑墨水就是以鞣质为原料。同时也要注意在煎煮和制备中药制剂时,应避免铁器和铜器接触。

6. 沉淀反应

(1) 与蛋白质沉淀:鞣质的最初定义源于其具有沉淀蛋白质的能力,鞣质如果与口腔唾液蛋白结合,可使人感觉到涩味,故可作为收敛剂并用于鞣皮。

鞣质与蛋白质结合产生不溶于水的沉淀,主要是因为鞣质分子中的酚羟基与蛋白质结构中的酰胺基团通过分子间氢键形成不溶于水的大分子复合物,这种复合物用丙酮回流或加碱溶液可解离,鞣质溶于丙酮或碱液中而与蛋白质分离。这种性质可用于提纯、鉴别鞣质,最常用的蛋白质是明胶。

(2) 与生物碱沉淀:鞣质的水溶液可与生物碱反应生成沉淀,故可用作生物碱沉淀试剂。这种性质亦常用于提取、鉴别及除去鞣质。

7. 与铁氰化钾氨溶液的作用　鞣质与铁氰化钾氨溶液反应呈深红色,并很快变成棕色。

二、鞣质类化合物的提取分离和结构鉴定

(一) 提取分离方法

1. 鞣质的提取　鞣质类成分一般采用溶剂法进行提取,因其结构中含有多个酚羟基,易被氧化,易与金属离子络合,受热不稳定,故多使用玻璃或不锈钢容器进行冷浸,低温提取或超声提取。对于采集的新鲜植物要及时进行处理,多数植物体含有多酚氧化酶,需在短时间内快速干燥或通过水蒸气加热等方法使植物中的多酚氧化酶失活,以防止鞣质化合物被氧化形成聚合物。另外要避免长期存放,否则会使植物中鞣质类成分含量下降。

鞣质化合物极性较大,根据鞣质种类的不同,通常选用 50%~80% 含水丙酮或含水甲醇、乙醇进行提取,对于聚合度高的鞣质适当增加含水比例。含水丙酮对鞣质的溶解能力最强,能够断开中药组织内鞣质 - 蛋白质的连接链,提高鞣质的提取率,提取液经减压浓缩,回收有机溶剂,得到鞣质的水溶液。

2. 鞣质的分离纯化

(1) 溶剂法:对于鞣质中极性相对较小的黄烷醇类及缩合鞣质二聚体可以选择中等极性溶剂进行萃取。通常将含鞣质的水溶液先用乙醚等低极性溶剂萃取,除去低极性成分,然后用乙酸乙酯萃取,可得到含黄烷醇类和缩合鞣质二聚体等的较纯鞣质。

(2) 蛋白质沉淀法:利用鞣质与蛋白质结合的性质,可从水溶液中分离鞣质。在含鞣质的中药水提液中分批加入明胶溶液,滤取沉淀,再用丙酮回流,鞣质溶于丙酮,蛋白质不溶于丙酮而分离。这是分离鞣质与非鞣质类成分的常用方法。

(3) 色谱法

1) 薄层色谱:常用的方法有硅胶色谱、纤维素色谱、纸色谱等。鞣质结构中含有较多的酚羟基,具有酸性,展开剂需加入微量的酸。硅胶色谱常用的展开系统为苯 - 甲酸乙酯 - 甲酸,不同比例用于不同类型和不同分子量大小的鞣质分离。纤维素色谱和纸色谱,展开系统常用 2% 乙酸 - 水溶液或正丁醇 - 乙酸 - 水(4∶1∶5 上层)。

2) 柱色谱:柱色谱法是目前分离纯化鞣质的主要方法。一般是在利用溶剂法或蛋白质沉淀法富集总鞣质的基础上进行。关于柱色谱的填料,针对样品初步处理可选择大孔吸附树脂,进一步分离可选分子筛原理的凝胶 Sephadex LH-20,MCI-gel CHP 20P 和 ToyoPearl HW-40C、F 系列等,纤维素以及 ODS 填料等。

大孔吸附树脂在工业生产上被广泛地用于从植物粗提取液中富集鞣质,分离原理是吸附性和分子筛相结合,常用的如 D101、AB-8、Diaion HP20、HP20SS 等非极性树脂,对中等极性及极性相对较小的鞣质有很好的吸附富集作用,洗脱体系主要为水 - 乙醇。先用水洗脱,除去多糖、多肽及蛋白质等水溶性杂质,然后用不同比例的乙醇 - 水梯度洗脱。

Sephadex LH-20 和 ToyoPearl HW-40 是分离鞣质常用的柱色谱填料,主要分离原理为分子筛原理,可按照化合物分子量大小进行分离,同时其对化合物中的酚羟基还具有一定的吸附作用。

前期经过初步处理的鞣质样品,用 Sephadex LH-20 柱色谱进一步分离纯化,流动相多为水 - 甲醇 - 丙酮系统,先被水洗脱的是不能被葡聚糖凝胶吸附的糖、氨基酸以及非酚性苷类,然后分别用 10%~20%、40%~60%、80%~100% 比例的甲醇水溶液进行梯度洗脱,主要得到酚苷类如黄酮苷,然后依次是分子量为 300~700 的鞣质和 800~1 000 的鞣质二聚体,最后用 50% 丙酮水溶液洗脱,可以得到分子量大于 1 000 的三聚体及三聚体以上鞣质。

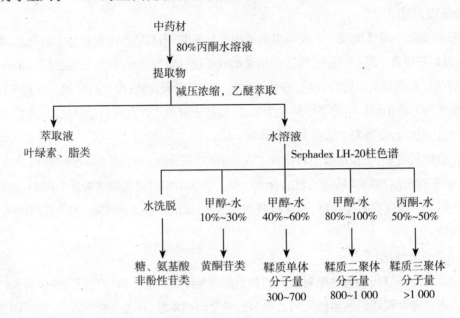

纤维素柱色谱可用于不同类型的可水解鞣质的分离,微晶纤维素柱比较常用,洗脱溶剂为 2% 乙酸水溶液。因洗脱剂中有乙酸,溶剂不能采用常规的减压回收,可将洗脱液直接用 MCI Gel CHP-20P 吸附,先用水洗脱,除去乙酸,再用甲醇将鞣质洗脱下来。

对于某些不易分离的分子量或结构相近的鞣质类化合物还可以采用制备色谱进行分离。常用的 ODS 柱,有 Bondapak C$_{18}$、Porasil B、TSK gel ODS-80TM 和 Prepak 500 等,洗脱溶剂为不同比例的甲醇 - 水、乙腈 - 水 - 甲酸等。

实际操作中,上述几种分离材料可交替使用,常可获得满意效果。例如,对番石榴叶先以 70% 甲醇回流提取,再以 80% 丙酮回流提取,提取液减压浓缩,正己烷脱脂后,再用乙酸乙酯萃取,该萃取液浓缩后用 MCI Gel CHP-20P 和制备 HPLC(TSK gel ODS-80TM)分离并鉴定了 6 个鞣质类化合物。

(4) 膜分离方法:膜分离技术是以选择性透过膜为分离介质,当膜两侧存在某种推力(如压力差、浓度差和电位差)时,原料侧组分依据分子大小选择性地透过膜,以达到分离、提纯的目的。如采用膜分离技术纯化板栗苞鞣质,其截留液鞣质含量可达 60% 以上。

(二) 结构鉴定

经化学方法鉴定为鞣质后,可借助质谱获得分子量,高分辨质谱推断分子式;根据核磁共振波谱数据可推断其结构单元,判断其聚合度,并结合二维图谱解析结构。鞣质结构中存在多个相似的结构单元,又存在旋转异构现象,在核磁谱中信号重叠较多,解析比较困难,但仍有一定规律性。

对于缩合鞣质,从结构单元黄烷醇如(+) - 儿茶素和(+) - 表儿茶素等开始,根据其氢谱、碳谱以及 HMQC 谱信息,可将黄烷醇的碳信号分区,A 环与 B 环各碳的化学位移值都在不饱和区,但

B环碳信号在更低场,C环碳信号在饱和区,且C环上的2,3,4-位碳因连接基团的不同化学位移值差异较大,如与氧相连的碳 $\delta>50$,不连氧碳 $\delta<50$。根据氢谱中各氢的偶合常数或通过 ^1H-^1H COSY谱可判断各芳环取代情况,根据C环H-2与H-3的偶合常数可推导2,3-位的顺反构型。C-4的化学位移一般处于最高场,易辨认,故可由C-4个数判断聚合度。同时根据HMBC谱,从每个H-4位开始经远程相关分析,可以找出各黄烷醇结构单位的信号组。缩合鞣质二聚体以上的化合物4位氢被苯环取代,4位的另一个氢向低场位移至 δ 4.5~4.8;缩合鞣质中黄烷醇结构单元相连接时,C-4位连接键总是与 C_3-OH 成反式,可能与化合物形成时的空间位阻的影响有关;C-4位连接键的绝对构型还可用圆二色谱测试,如果为 4β 构型,在210~240nm处有正Cotton峰,4α 构型则为负峰。

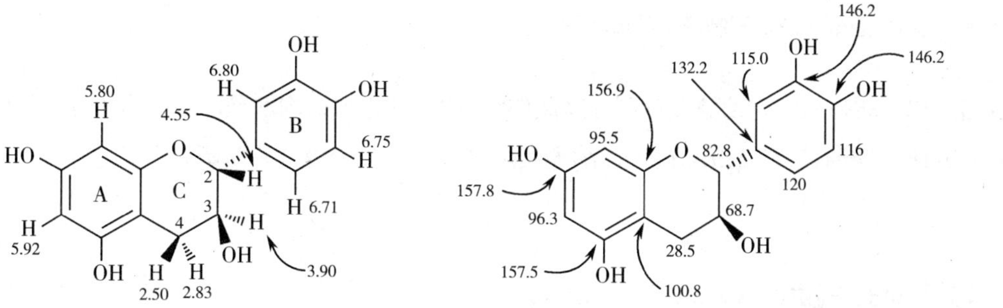

（+）-儿茶素（2R,3S）

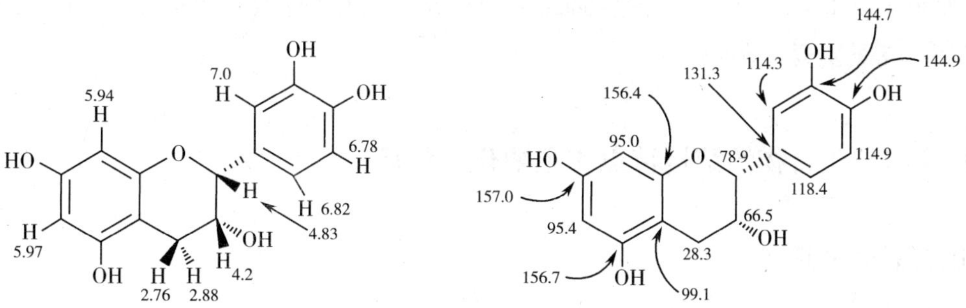

（+）-表儿茶素（2R,3R）

三、含鞣质类成分的中药研究实例

中药五倍子为漆树科植物盐肤木 *Rhus chinensis*、青麸杨 *Rhus potaninii* 或红麸杨 *Rhus punjabensis* 叶上的虫瘿,主要由五倍子蚜寄生而成。早在唐代《本草拾遗》就有关于五倍子获得和使用的有关记载。2020年版《中国药典》收录该药。五倍子具有敛肺降火、解毒止血、涩肠止泻、收湿敛疮等功效。临床上用于治疗慢性肾炎、小儿腹泻、尿布皮炎、龋齿、复发性口腔溃疡等疾病。现代药理研究发现五倍子具有止泻、抗菌、抗炎、抗氧化、抗病毒、抗衰老和降血糖等作用。五倍子化学成分有鞣质和有机酸等,其中鞣质是五倍子的主要成分,含量约为70%。五倍子总鞣质具有抗氧化、抗耐药菌、提高免疫、抗炎、抗病毒以及抗肿瘤作用。临床上,五倍子散剂用于婴幼儿腹泻的治疗具有较好疗效。

工业上五倍子总鞣质制备工艺如图13-1所示,该方法操作简单,易于连续操作,仅使用一次色谱柱就得到产物,收率高。

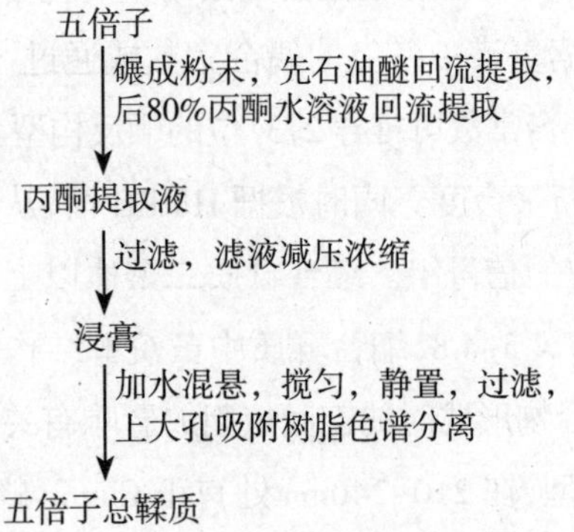

五倍子

　　↓　碾成粉末，先石油醚回流提取，
　　　　后80%丙酮水溶液回流提取

丙酮提取液

　　↓　过滤，滤液减压浓缩

浸膏

　　↓　加水混悬，搅匀，静置，过滤，
　　　　上大孔吸附树脂色谱分离

五倍子总鞣质

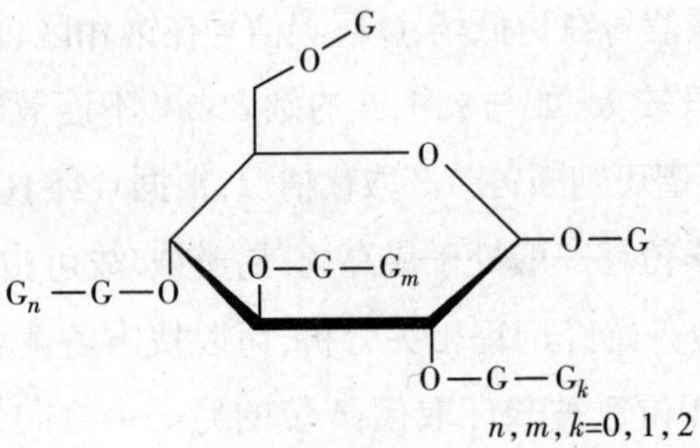

五倍子鞣质

$n, m, k=0, 1, 2$

$G= —OC$

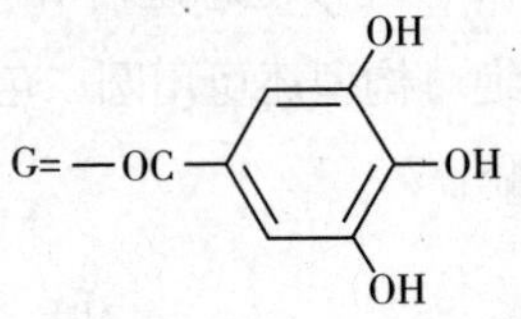

● 图 13-1　五倍子总鞣质制备工艺流程图

　　五倍子总鞣质是许多葡萄糖没食子酸鞣质的混合物，其化学结构都是以 1,2,3,4,6- 五 -O- 没食子酰葡萄糖为"核心"，在 2,3,4 位上以缩酚酸形式可连接多个没食子酰基。

第二节　胆汁酸类化合物

　　天然胆汁酸（bile acid）是胆烷酸（cholanic acid）衍生物，存在于高等动物的胆汁中，是动物药如熊胆、牛黄等的主要有效成分。

一、胆汁酸类化合物的结构特点和主要化学性质

（一）胆汁酸的结构特点

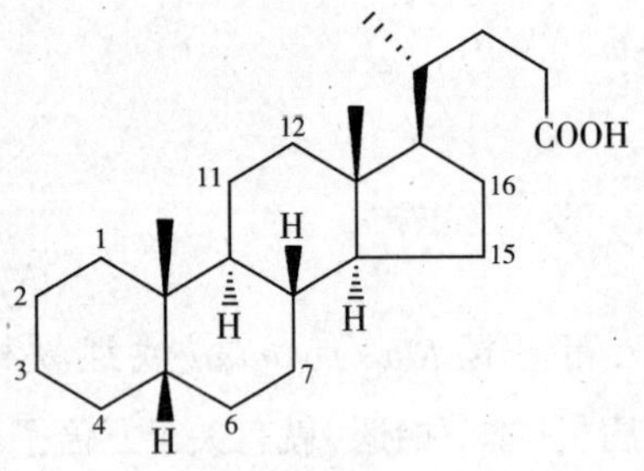

胆烷酸

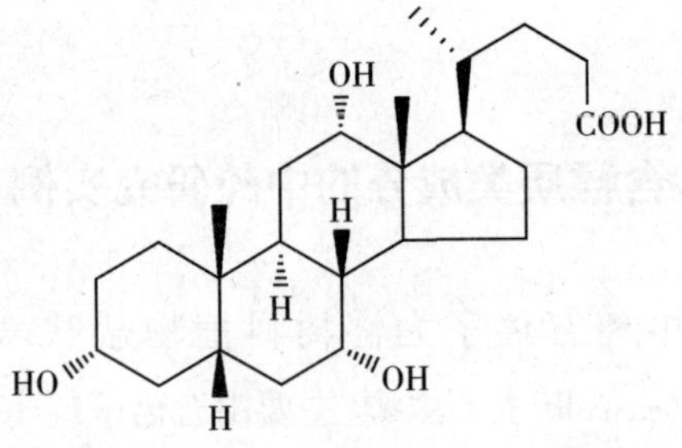

胆酸

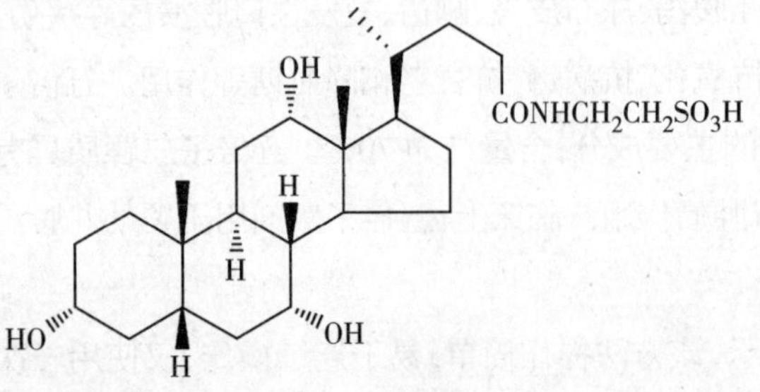

牛磺胆酸

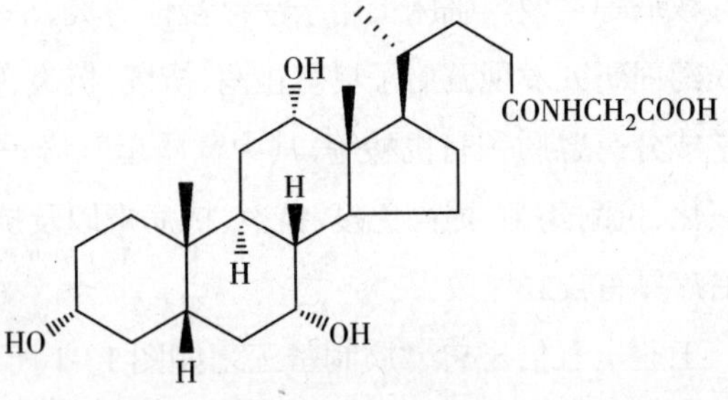

甘氨胆酸

胆汁酸的母核为具有 24 个碳原子的胆烷酸,是甾体化合物,结构特征如下:甾体母核 A/B 环多见反式稠合,B/C 环均为反式稠合,C/D 环多为反式稠合,少数为顺式。甾体母核的 C-10、C-13 位甲基和 C-17 位侧链戊酸均为 β- 型,C-3、C-6、C-7 和 C-12 等常有羟基或羰基取代,构型多为 α- 型。

天然胆汁酸分为两大类:一类为游离胆汁酸,包括胆酸、去氧胆酸、鹅去氧胆酸、石胆酸等;另一类为结合胆汁酸,是游离胆汁酸的羧基与甘氨酸或牛磺酸的氨基以酰胺键结合形成的,并以钠盐的形式存在,也是胆汁酸的主要存在形式,包括甘氨胆酸、甘氨去氧胆酸、甘氨鹅去氧胆酸、牛磺胆酸、牛磺去氧胆酸、牛磺鹅去氧胆酸等。这些天然胆汁酸类化合物具有多种作用,如抗菌抗炎、抗肿瘤、抗病原微生物、降压、止咳祛痰、解热镇痛、利胆及保肝等。

天然游离胆汁酸类成分有 20 多种,其结构差异主要在于羟基数目、位置及构型的不同。主要胆汁酸类成分见表 13-1。

表 13-1 主要胆汁酸结构及其在动物胆汁中的分布

名称	取代基位置	分布
石胆酸(lithocholic acid)	3α-OH	牛、家兔、猪
胆酸(cholic acid)	$3\alpha,7\alpha,12\alpha$-OH	牛、羊、狗、蛇、熊
去氧胆酸(deoxycholic acid)	$3\alpha,12\alpha$-OH	牛、兔、羊、猪
α- 猪胆酸(α-hyocholic acid)	$3\alpha,6\alpha,7\alpha$-OH	猪
α- 猪去氧胆酸(α-hydroxycholic acid)	$3\alpha,6\alpha$-OH	猪
β- 猪去氧胆酸(β-hydroxycholic acid)	$3\beta,6\alpha$-OH	猪
鹅去氧胆酸(chenodeoxycholic acid)	$3\alpha,7\alpha$-OH	鹅、牛、熊、鸡、猪
熊去氧胆酸(ursodeoxycholic acid)	$3\alpha,7\beta$-OH	熊
3α- 羟基 -12- 酮胆烷酸(3α-hydroxy-12-oxo-cholanic acid)	3α-OH,12C=O	牛
3α- 羟基 -6- 酮胆烷酸(3α-hydroxy- 6-oxo-cholanic acid)	3α-OH,6C=O	猪
$3\alpha,12\alpha$- 二羟基 -7- 酮胆烷酸($3\alpha,12\alpha$-dihydroxy-7-oxo-cholanic acid)	$3\alpha,12\alpha$-OH,7C=O	无毒大蟒蛇、牛
$7\alpha,12\alpha$- 二羟基 -3- 酮胆烷酸($7\alpha,2\alpha$-dihydroxy-3-oxo-cholanic acid)	$7\alpha,12\alpha$-OH,3C=O	牛
3α- 羟基 -7,12- 二酮胆烷酸(3α-hydroxy-7,12-diketocholanic acid)	3α-OH,7,12C=O	牛
3α- 羟基 -6- 酮别胆烷酸(3α-hydroxy-6-oxo-allocholanic acid)	3α-OH,6C=O	猪

(二) 胆汁酸的化学性质

1. 酸性 游离或结合型胆汁酸均呈酸性,难溶于水,易溶于有机溶剂,与碱成盐后可溶于水,故常用碱水溶液提取胆汁酸。

2. 酯化反应 胆汁酸的羧基与醇反应生成酯,生成的胆汁酸酯易形成结晶析出,再将结晶在酸水中回流数小时,即可得到游离的胆汁酸。这也是分离纯化各种胆汁酸的方法。

3. 羟基与羰基的反应 甾核上的羟基可以乙酰化,乙酰化物容易结晶,此反应可用于胆汁酸的纯化和精制。甾核上的羟基还可氧化成酮基,再用还原法除去酮基。利用此反应,以来源丰富的胆汁酸为原料,选择适宜的氧化剂和还原剂,可制备某些去氧胆酸。

4. 显色反应　除具有甾体母核的颜色反应外,胆汁酸类还有以下颜色反应。

(1) Pettenkofer 反应:取未稀释胆汁1滴,加蒸馏水4滴及10%蔗糖溶液1滴,摇匀,倾斜试管,沿管壁加入浓硫酸5滴,置冷水中冷却,在两液分界处会出现紫色环。其原理是蔗糖在浓硫酸作用下生成羟甲基糠醛,后者可与胆汁酸缩合成紫色物质。

(2) Gregory Pascoe 反应:取胆汁1ml,加45%硫酸6ml及0.3%糠醛1ml,塞紧振摇后,于65℃水浴中放置30分钟,有胆酸存在的溶液显蓝色。本反应可用于胆酸的鉴定。如牛黄的药材鉴别就用此反应来检查。

(3) Hammarsten 反应:取少量样品,用20%铬酸溶液(20g CrO₃置于少量水中,加乙酸至100ml)溶解,温热,胆酸为紫色,鹅去氧胆酸不显色。

二、胆汁酸类化合物的提取分离

胆汁酸的提取方法有多种,最常见的就是将新鲜的动物胆汁或干燥的动物胆粉加入适量的10% NaOH,加热16小时左右,使结合胆汁酸水解成游离胆汁酸钠盐即皂化,再过滤,在滤液中加盐酸酸化,使胆汁酸沉淀析出,将沉淀物水洗至中性即得总胆酸粗品。

胆汁酸粗品可通过活性炭脱色、有机溶剂重结晶进行纯化;也可以用阴离子交换树脂、硅胶柱色谱进行分离纯化;或先将胆汁酸粗品甲酯化,再用硅胶柱色谱分离,最后水解得到胆汁酸纯品等。

从动物胆汁中提取分离胆汁酸常用方法流程如下:

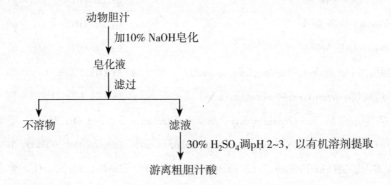

三、含胆汁酸类成分的中药研究实例

(一) 牛黄

中药牛黄为牛科动物牛 *Bos taurus domesticus* 的胆囊结石,少数为胆管、肝管结石,具有清热解毒、息风止痉、化痰开窍的功效。临床用于治疗热病神昏、中风痰迷、惊痫抽搐、咽喉肿痛、口舌生疮和痈肿疔疮等。牛黄为珍贵的大宗中药材,我国已注册的约4 500种中成药中,约有650种含有牛黄,如安宫牛黄丸、牛黄解毒丸、牛黄上清丸、六神丸、紫雪丹、至宝丹等许多经典中成药都是以牛黄为主要成分制成的。牛黄约含8%胆汁酸,主要成分有胆酸、去氧胆酸和石胆酸,其中去氧胆酸具有松弛平滑肌的作用,它是牛黄止痉的有效成分。另外牛黄中还含有72%~76.5%胆红素以及胆固醇、肽类及多种氨基酸和无机盐等。

　　天然牛黄药源有限,远远不能满足医疗需要,我国先后研发出人工牛黄、培植牛黄和体外培育牛黄,替代天然牛黄用于中药生产。人工牛黄(bovis calculus artifactus)是由牛胆粉、胆酸、猪去氧胆酸、牛磺酸、胆红素、胆固醇和微量元素等制成;培植牛黄(bovis cultural calculus)是在牛科动物牛的活体胆囊中培植的胆结石;体外培育牛黄(bovis calculus sativus)是以牛科动物牛的新鲜胆汁作母液,再加入去氧胆酸、胆红素、饱和钙盐等,采用细菌发酵等生产工艺,制成的与天然牛黄具有相近成分的人工培育牛黄。

(二) 熊胆

　　中药熊胆为熊科动物黑熊 *Selenarctos thibetanus* 或棕熊 *Ursus arctos* 的干燥胆囊胆汁,具有清热、止痉、明目等功效。临床用于治疗热病惊痫、小儿惊风、目赤、咽喉肿痛、痈肿疔疮、痔疮肿痛及黄疸、胆囊炎等。熊胆的主要化学成分为胆汁酸,有牛磺熊去氧胆酸、牛磺鹅去氧胆酸、牛磺胆酸及游离的熊去氧胆酸、鹅去氧胆酸等。其中熊去氧胆酸是治疗胆固醇类胆结石疾病用量最大的药物,是熊胆止痉作用的主要有效成分,也是熊胆鉴别及其质量评价的主要指标成分。

第三节　苯乙醇苷类化合物

　　苯乙醇苷(phenylethanoid glycoside)是一类由苯乙醇与糖结合而成的苷类化合物。自1950年从菊科狭叶松果菊中分离得到第一个苯乙醇苷松果菊苷(echinacoside)后,目前从自然界分离得到的苯乙醇苷类化合物近200种。苯乙醇苷类化合物广泛存在于双子叶植物中,如玄参科、木犀科、马钱科、车前科、木兰科、菊科、蔷薇科、列当科、唇形科、苦苣苔科、马鞭草科、小檗科、马齿苋科、爵床科等植物都发现有苯乙醇苷。常见含有苯乙醇苷的中药有肉苁蓉、地黄、升麻、连翘、红药、车前草、石胆草、女贞、独一味、醉鱼草、玄参、广防风等。苯乙醇苷类化合物生物活性多样,不仅具有抗炎、抗氧化、抗病毒、抗菌、抗肿瘤作用,还有神经保护作用、免疫调节作用以及降压、镇痛等作用。

一、苯乙醇苷类化合物的结构类型和理化性质

(一) 苯乙醇苷的结构类型

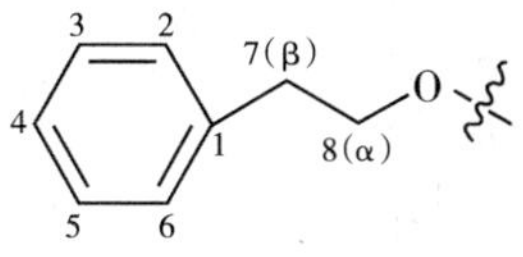

　　苯乙醇苷类化合物的结构具有以下共同特征:
　　苷元苯乙基的苯环上常连有羟基、甲氧基和亚甲二氧基,偶见有糖基;侧链一般为乙烷基,偶见乙烯基,乙烷基侧链C-7位有时会被羟基、甲氧基、乙氧基、正丁氧基取代或氧化为羰基。

母核糖(内侧糖)通常为 β-D- 吡喃葡萄糖,偶见其他糖(如阿洛糖),该糖基上常连有各种酰基
如乙酰基、咖啡酰基、阿魏酰基、香豆酰基、桂皮酰基等或进一步连接各种糖基如鼠李糖、阿拉伯
糖、芹糖、葡萄糖等。由于酰基和糖的种类变化,连接位置、顺序的不同,以及母体糖核与苷元连接
的位置不同等,使该类化合物结构类型多样。

1. 母核糖为葡萄糖的苯乙醇苷　母核糖为葡萄糖的苯乙醇苷化合物在自然界最常见,其中
以单糖苷、双糖苷和三糖苷数量较多,而目前发现的四糖苷约 20 个,五糖苷最少,目前为止仅从木
兰属植物 *Magnolia salicifolia* 中分离到的 yulanoside A 为五糖苯乙醇苷。

根据母核糖 C-3′ 上是否连有鼠李糖进一步分为两大类:母核糖 C-3′ 上连接鼠李糖和母核糖
C-3′ 上连有其他糖或不连糖。

(1) 母核糖 C-3′ 上连接鼠李糖:这类化合物又因为母核糖与苷元连接的位置和形式不同,以
及苷元乙基的取代情况不同又可分为两类,即母核糖连在苷元的乙基上,以及母核糖连在苷元的
苯环上形成酚苷。

1) 母核糖连在苷元的乙基上:根据苷元的乙基上有无取代基,以及乙基部分是否与母核糖缩
合等再分成三小类。

① 苷元的乙基上无取代基:如从中药肉苁蓉中分离到的二糖苷毛蕊花糖苷(acteoside),具有
保护肾功能、免疫调节、抗氧化、抗高血压等作用;从连翘中得到的三糖苷连翘酯苷 B(forsythoside
B),有抗氧化活性、抗菌、抗炎活性;以及从木兰属植物 *Magnolia salicifolia* 中分离到的五糖苷 yulanoside
A 等。

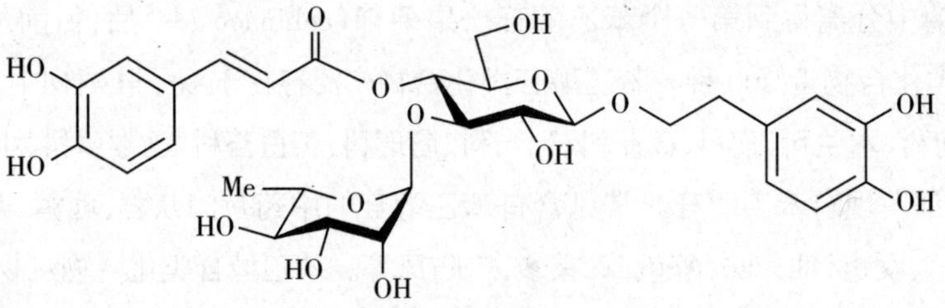

毛蕊花糖苷

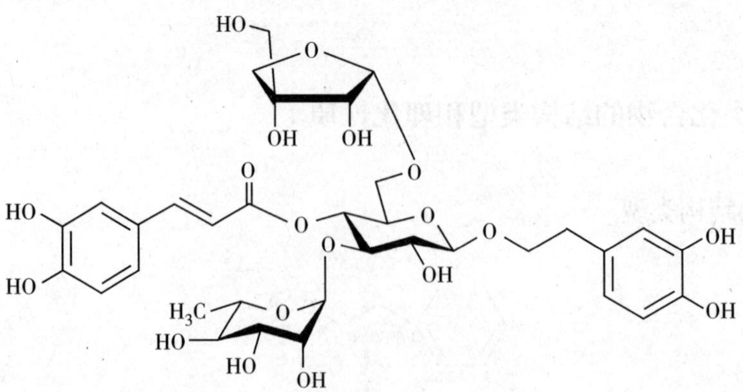

连翘酯苷B

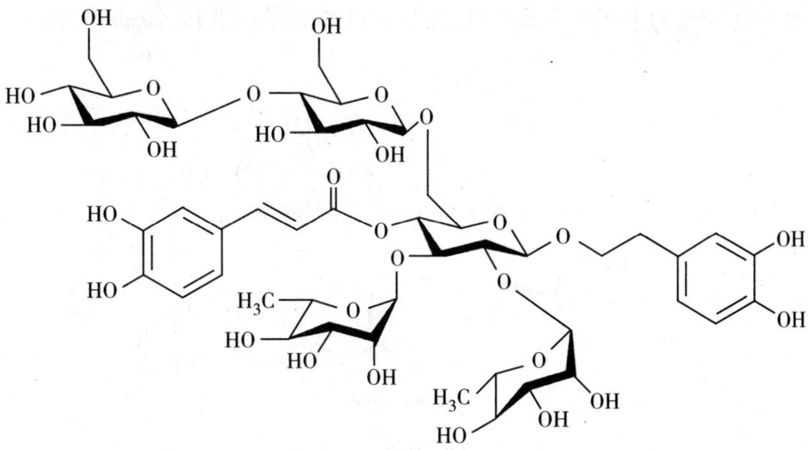

yulanoside A

② 苷元的乙基上有取代基:苷元的乙基 β 位,即苷元的 C-7 位有取代基,这类苯乙醇苷数量很少。如从老鼠簕属植物老鼠簕 *Acanthus ilicifolius* 分离到的化合物 ilicifolioside A,有抗补体活性。

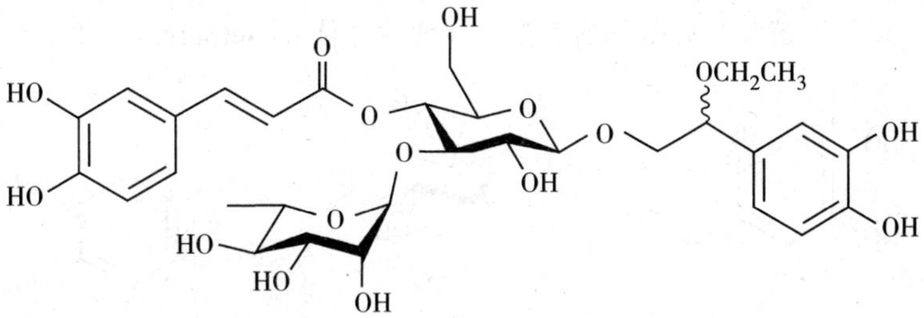

ilicifolioside A

③ 苷元的乙基部分与母核糖上羟基缩合成 1,2- 二氧六环:如从列当属植物列当 *Orobanche crenata* 中分离到的化合物 crenatoside,能抑制神经氨酸苷酶活性。

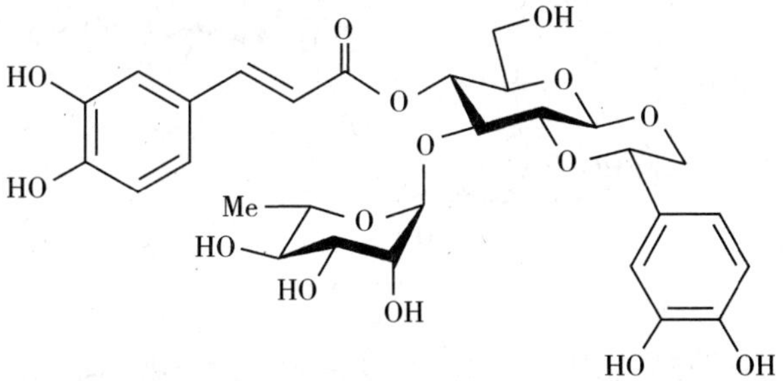

crenatoside

还有一些苯乙醇苷的苷元氧化成对羟基醌结构,如从枃木属植物 *Eurya tigang* 中分离到的化合物 eutigoside C,具有抗肿瘤作用。

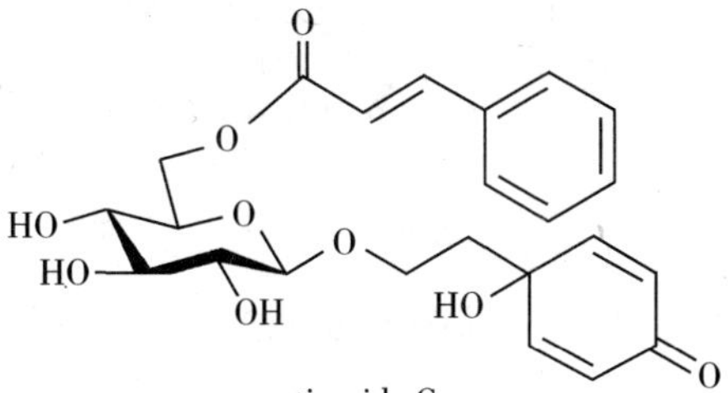

eutigoside C

2) 母核糖连在苷元的苯环上形成酚苷：如从女贞属植物水蜡 *Ligustrum obtusifolium* 中分离到的 ibotanolide 等。

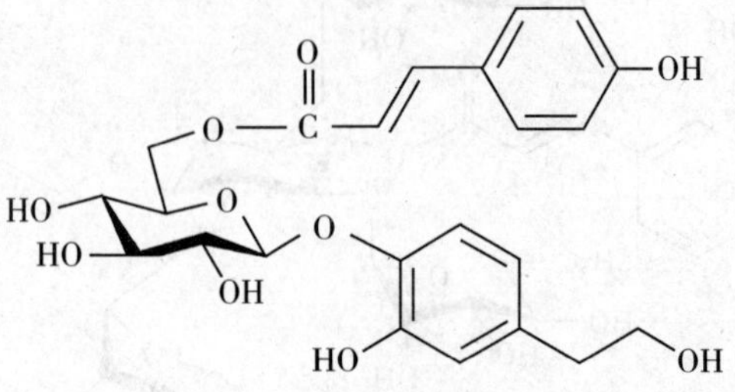

ibotanolide

(2) 母核糖 C-3′ 上连有其他糖或不连糖：这类苯乙醇苷分类与 (1) 相同。

1) 母核糖连在苷元的乙基上

① 苷元的乙基上无取代基：如从车前 *Plantago asiatica* 中分离到的单糖苷车前草苷 A（plantainoside A）；从洋地黄中分离得到的三糖苷洋地黄叶苷 B（purpureaside B）。

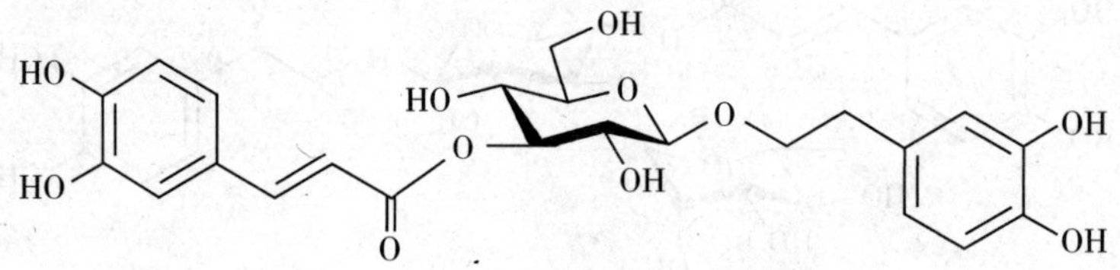

车前草苷 A

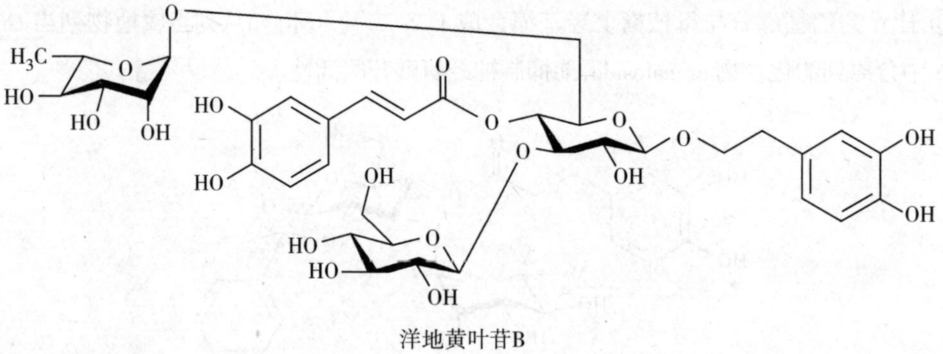

洋地黄叶苷 B

② 苷元的乙基上有取代基：如从中药连翘中分离到的化合物 suspensaside B。

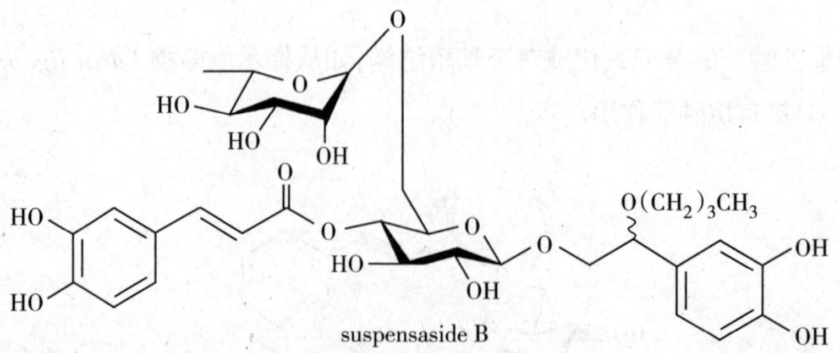

suspensaside B

③ 苷元的乙基部分与母核糖上羟基缩合成 1,2- 二氧六环：如从中药大血藤中分离到的 cuneataside A，具有抗菌活性。

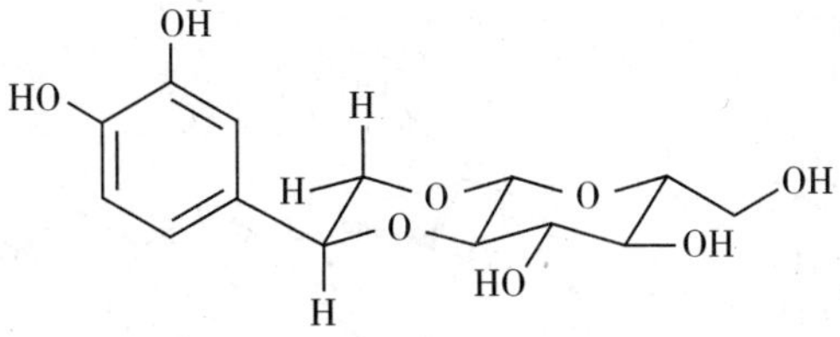

cuneataside A

2) 母核糖连在苷元的苯环上,形成酚苷:从植物斑叶钟花树 *Tabebuia impetiginosa* 中分离到的化合物(1,2-dihydroxyethyl)-2-methoxyphenyl-*O*-β-D-[5-*O*-(3,4-dimethoxybenzoyl)]-apiofuranosyl-(1→6)-β-D-glucopyranoside 就属于这种类型。

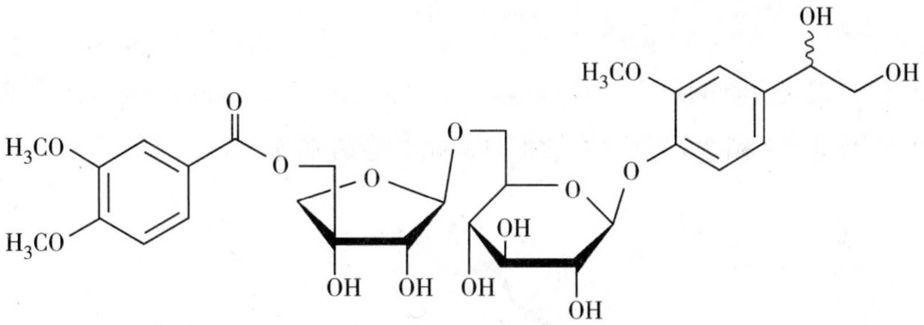

(1,2-dihydroxyethyl)-2-methoxyphenyl-*O*-β-D-[5-*O*-(3,4-dimethoxybenzoyl)]-apiofuranosyl-(1→6)-β-D-glucopyranoside

2. 母核糖为非葡萄糖的其他糖基苯乙醇苷从中药厚朴中分离到的苯乙醇苷 magnoloside F,其母核糖为阿洛糖,该化合物能抑制 α- 葡糖苷酶活性,并有细胞毒性。

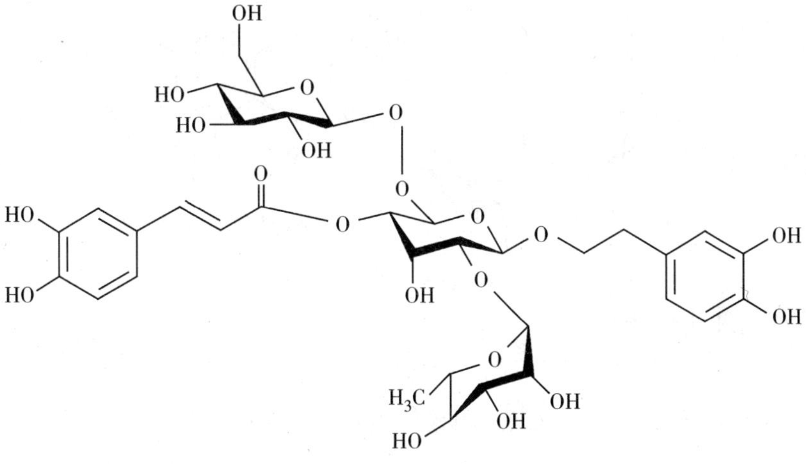

magnoloside F

3. 其他类

(1) 与环烯醚萜苷形成缩合物的苯乙醇苷:中药毛冬青中分离得到 oleoacteoside,有抗氧化和抗炎活性,其结构中同时含有苯乙醇苷和环烯醚萜苷,是两者的缩合物。

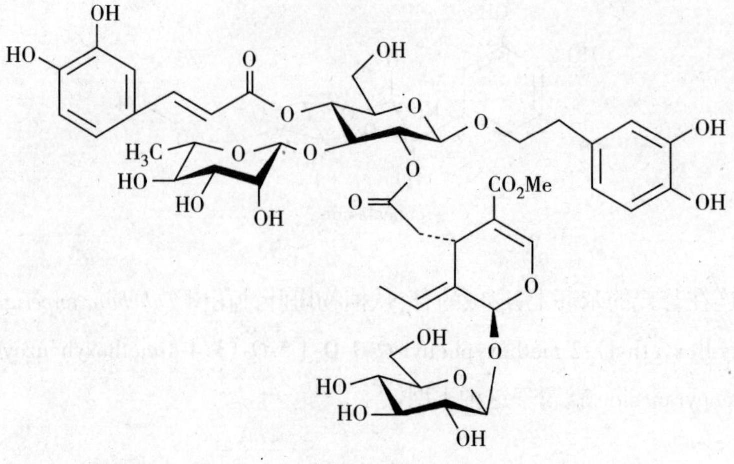

oleoacteoside

(2) 与黄酮苷形成缩合物的苯乙醇苷：从连翘中分离到的 forsythoneoside A、B 是苯乙醇苷和黄酮苷的聚合物，分别是 7'R 和 7'S 异构体，它们都有抗帕金森病作用。

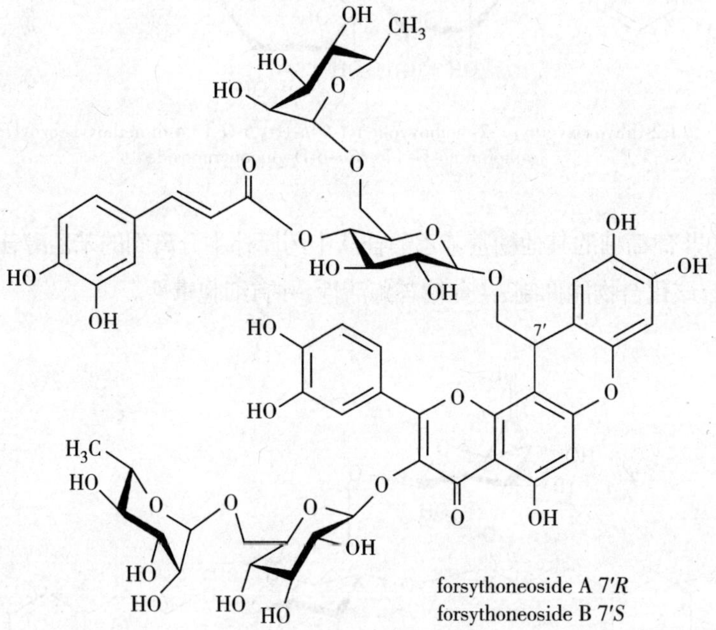

forsythoneoside A 7'R
forsythoneoside B 7'S

（二）苯乙醇苷的理化性质

苯乙醇苷类化合物是白色或淡黄色无定形粉末，有吸湿性，可溶于水、甲醇、乙醇等极性较大的溶剂中，不溶于石油醚、乙酸乙酯、丙酮等溶剂中。UV_{365} 下多数显蓝色荧光，与三氯化铁 - 铁氰化钾（$FeCl_3$-$K_3[Fe(CN)_6]$）或 $FeCl_3$ 水溶液反应显蓝色，能使 KOH 或 NaOH 碱溶液呈深黄色。

二、苯乙醇苷类化合物的提取分离和结构鉴定

（一）苯乙醇苷的提取和分离

苯乙醇苷类化合物极性大，常与糖、多元醇、环烯醚萜苷、木脂素苷和黄酮苷共存于植物中。

一般采用溶剂提取法进行提取分离。常选用极性大的含水 - 甲醇、含水 - 乙醇为提取溶剂,提取后得到的提取液经减压浓缩后,向浸膏中加入水进行转溶,以除去树脂类等水不溶性杂质,然后先用石油醚脱脂,并用乙酸乙酯萃取,进一步除掉脂溶性杂质,再用正丁醇从水层中萃取苯乙醇苷,有时水部分也含有苯乙醇苷。接着用大孔吸附树脂以水洗去水溶性杂质,用不同浓度乙醇洗脱得粗苷。再用 Sephadex LH-20、反相硅胶色谱以及制备液相色谱等进行分离纯化。

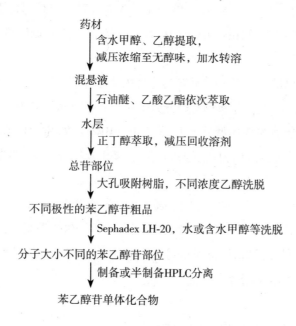

```
药材
  │  含水甲醇、乙醇提取,
  ↓  减压浓缩至无醇味,加水转溶
混悬液
  │  石油醚、乙酸乙酯依次萃取
  ↓
水层
  │  正丁醇萃取,减压回收溶剂
  ↓
总苷部位
  │  大孔吸附树脂,不同浓度乙醇洗脱
  ↓
不同极性的苯乙醇苷粗品
  │  Sephadex LH-20,水或含水甲醇等洗脱
  ↓
分子大小不同的苯乙醇苷部位
  │  制备或半制备HPLC分离
  ↓
苯乙醇苷单体化合物
```

(二) 苯乙醇苷的结构鉴定

苯乙醇苷类化合物的波谱特征如下。

1. UV　苯乙醇苷的取代苯环在 220~240nm 处有强吸收,270~300nm 有弱吸收;苯丙烯酰基在 310~330nm 有较强吸收。

2. IR　苯乙醇苷的红外光谱特征峰:3 600~3 000cm^{-1}(s,Br)宽而强的吸收峰是苯乙醇苷上的酚 OH、醇 OH 的吸收信号(游离或结合态),以及苯环的不饱和 C-H 伸缩振动产生的吸收峰;3 000~2 850cm^{-1}是苯乙醇和糖基上的饱和 C-H 吸收;1 600cm^{-1} 和 1 500cm^{-1} 左右有 2 个吸收带,是苯环的骨架振动吸收。有苯丙烯酰氧基取代时,还会在 1 700~1 650cm^{-1}、1 630~1 620cm^{-1} 左右分别出现共轭羰基和共轭双键的吸收峰。

3. ^{1}H-NMR　苷元的苯环芳氢信号出现在 δ 6.4~7.5,根据 ^{1}H-NMR 谱上出现的芳氢个数、裂分情况和偶合常数,可以判断其取代情况。如 3,4- 二氧取代,根据取代基不同,如取代基同为 OH 或 OCH$_3$,或一个取代为 OH,另一个为 OCH$_3$ 等,芳氢 δ 值有变化,但偶合裂分常为 H-2(d,2.0Hz),H-5(d,8.0Hz),H-6(dd,8.0,2.0Hz)。

苷元侧链 C-7,8 上的氢信号也随取代基不同 δ 值有变化,如无取代时,7-CH$_2$ 出现在高场 δ2.60~2.90(2H,m),极易辨认,是这类结构的特征峰;8-CH$_2$ 上的两个氢分别出现在 δ 3.90~4.10(dd 或 m),3.60~3.70(dd 或 m)。

苯乙醇苷的糖 ^{1}H-NMR 特征峰与苷类化合物如三萜皂苷、黄酮苷等的糖信号是一致,不再重复。

苯丙烯酰基的 H 信号,与苷元苯环 H 信号有重合,通过借助氢的 δ 值和偶合关系可以归属,但有时化学位移重叠严重时,常需要借助 2D-NMR 确定。

4. ^{13}C-NMR 苯乙醇苷的苷元苯环 C 信号化学位移值在 δ110.0~160.0。苯环取代基位置不同,芳碳化学位移值有变化,如无取代和 4- 氧取代时都只有 4 个芳 C 信号(C-2,6 和 C-3,5 分别为对称碳),无取代时,化学位移值大小顺序为 C-1>C-3,5>C-2,6>C-4;4- 氧取代,化学位移值大小顺序为 C-4>C-2,6>C-1>C-3,5。苷元侧链 C-7,8 信号:C-7 无取代时,C-7 信号位于 δ 34.0~37.0ppm,C-8 信号在 δ 69.0~73.0;C-7 氧取代(如被 OH、OCH$_3$、OEt 取代),C-7 向低场位移至 δ 70~85ppm,C-8 也向低场位移 4~6ppm。

苯乙醇苷的糖 ^{13}C-NMR 特征峰与其他苷类化合物糖信号相同。

芳香酰基的芳碳和烯碳化学位移值与苷元芳碳在同一区域,即 δ 110.0~160.0。

复杂苯乙醇苷化合物的结构鉴定常用到二维 NMR 谱,如 ^{1}H-^{1}H COSY、HMQC 或 HSQC、HMBC、NOESY 谱等,可以归属 C、H 信号,确定取代基以及糖等的连接位置或顺序,推导其化学结构。

5. MS 苯乙醇苷是极性化合物,一般需做 FAB-MS 和 ESI-MS 谱。FAB-MS 和 ESI-MS 可以给出苯乙醇苷的准分子离子峰及一些碎片峰,如从外到内逐一失去糖基、苷元、芳香酰基的碎片峰以及苷元和芳香酰基等的碎片峰,因此不仅可以得到分子量,还能提供结构碎片以及糖的连接顺序等信息。HR-MS 直接给出苯乙醇苷的分子式。

三、含苯乙醇苷类成分的中药研究实例

中药地黄,是玄参科植物地黄 *Rehmannia glutinosa* 的块根。始载于《神农本草经》。临床上地黄常用于治疗糖尿病、糖尿病肾病和慢性肾炎,起到改善糖尿病和肾功能的作用。现代药理研究表明地黄具有增强免疫功能、抗肿瘤、抗氧化、抗衰老、降低血糖、保护胃黏膜等作用。地黄含有的主要化学成分为苯乙醇苷类、环烯醚萜类、黄酮类、挥发油等。其苯乙醇苷类成分有毛蕊化糖苷、肉苁蓉苷 C、肉苁蓉苷 D、肉苁蓉苷 F、去咖啡酰基毛蕊花苷、异肉苁蓉苷 F、焦地黄苯乙醇苷 C、alyssonoside、clerodendronoside、3,4-二羟基苯乙醇等。其中毛蕊花糖苷具有保护肾功能、调节免疫、抗氧化、抗高血压、抗肿瘤、抗辐射、抗病毒等作用,在地黄中含量很高,也是地黄的主要指标性成分。2020 年版《中国药典》规定,生地黄按干燥品计算,含毛蕊花糖苷不得少于 0.02%。

毛蕊花糖苷的主要提取工艺如图 13-2 所示。

毛蕊花糖苷的结构鉴定:

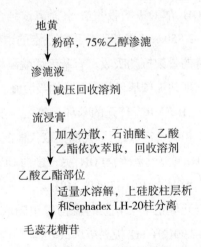

地黄
↓ 粉碎,75%乙醇渗漉
渗漉液
↓ 减压回收溶剂
流浸膏
↓ 加水分散,石油醚、乙酸乙酯依次萃取,回收溶剂
乙酸乙酯部位
↓ 适量水溶解,上硅胶柱层析和Sephadex LH-20柱分离
毛蕊花糖苷

● 图 13-2 地黄中毛蕊花糖苷的制备工艺流程图

毛蕊花糖苷

毛蕊花糖苷为淡黄色粉末,熔点为143~146℃,分子式$C_{29}H_{36}O_{15}$,ESI-MS给出分子量为625[M+H]$^+$。UV(MeOH)λ_{max} 218 sh,247 sh,292nm,334nm。IR(KBr)ν_{max} 3 420,1 696,1 634,1 606,1 520cm^{-1}。^{1}H-NMR(500MHz,CD$_3$OD),结果提示芳香区共8个氢,δ 6.72(1H,d,J=1.7Hz),δ 6.71(1H,d,J=8.0Hz),δ 6.59(1H,dd,J=1.7,8.0Hz),这3个氢组成一个ABX系统,δ 7.06(1H,d,J=1.3Hz),δ6.81(1H,d,J=8.2Hz),δ 6.95(1H,dd,J=1.3,8.2Hz),这3个氢也组成一个ABX系统说明分子中存在2个苯环,且为三取代。Δ 7.61(1H,d,J=15.8Hz),δ 6.29(1H,d,J=15.8Hz)为一典型的反式双键上的氢信号。Δ 2.77(2H,m)为苯乙醇苷元7位上的两个氢的特征信号,δ 5.19(1H,brs),δ 4.37(1H,d,J=7.8Hz)分别为鼠李糖、葡萄糖端基氢信号,δ 1.10(3H,d,J=6.1Hz)为鼠李糖上甲基氢信号。毛蕊花糖苷 ^{1}H-NMR 与 ^{13}C-NMR 数据归属见表13-2。

表13-2 毛蕊花糖苷 ^{1}H-NMR(500MHz)与 ^{13}C-NMR(125MHz)数据归属(in DMSO-d_6)

位置	毛蕊花糖苷	
	δ_H	δ_C
1		131.5
2	6.72(1H,d,J=1.7Hz)	117.1
3		146.1
4		144.6
5	6.71(1H,d,J=8.0Hz)	116.5
6	6.59(1H,dd,J=1.7,8.0Hz)	121.3
7	2.77(2H,m)	36.5
8	3.96(1H,m) 3.71(1H,m)	72.2
1′	4.37(1H,d,J=7.8Hz)	104.2
2′		76.0
3′		81.6
4′		70.4
5′		76.2
6′		62.3
1″	5.19(1H,brs)	103.0
2″		72.0
3″		72.3
4″		73.8

位置	毛蕊花糖苷	
	δ_H	δ_C
5″		70.6
6″	1.10(3H,d,J=6.1Hz)	18.4
1‴		127.6
2‴	7.06(1H,d,J=1.3Hz)	115.2
3‴		146.8
4‴		149.7
5‴	6.81(1H,d,J=8.2Hz)	116.3
6‴	6.95(1H,dd,J=1.3,8.2Hz)	123.2
7‴	7.61(1H,d,J=15.8Hz)	148.0
8‴	6.29(1H,d,J=15.8Hz)	114.7
9‴		168.3

13 章同步练习

（南京中医药大学　梁侨丽）

参考文献

[1] PARK B J,MATSUTA T,KANAZAWA T,et al. Phenolic compounds from the leaves of *Psidium guajava*.I. Hydrolysable tannins and benzophenone glycosides. Chem Nat Compd,2011,47(4):632-635.

[2] WANG F N,MA Z Q,LIU Y,et al. New Phenylethanoid Glycosides from the Fruits of *Forsythia Suspense* (Thunb.) Vahl. Molecules,2009(14):1324-1331.

参 考 书 目

[1] 孔令义 . 天然药物化学 . 2 版 . 北京:中国医药科技出版社,2015.

[2] 冯卫生 . 中药化学 . 北京:化学工业出版社,2018.

[3] 段金廒,陈士林 . 中药资源化学 . 9 版 . 北京:中国中医药出版社,2013.

[4] 孔令义 . 中药制药化学 . 北京:中国医药科技出版社,2007.

[5] 郭力,康文艺 . 中药化学实验 . 北京:中国医药科技出版社,2015.

[6] 裴月湖,娄红祥 . 天然药物化学 . 7 版 . 北京:人民卫生出版社,2016.

[7] 匡海学 . 中药化学实验方法学 . 北京:人民卫生出版社,2013.

[8] 石任兵,邱峰 . 中药化学 . 2 版 . 北京:人民卫生出版社,2016.

[9] 孔令义 . 香豆素化学 . 北京:化学工业出版社,2008.

[10] 吴立军 . 天然药物化学 . 6 版 . 北京:人民卫生出版社,2015.

[11] 石建功 . 木脂素化学 . 北京:化学工业出版社,2010.

[12] 王文全 . 中药资源学 . 北京:中国中医药出版社,2012.

[13] 吴继洲 . 天然药物化学 . 北京:高等教育出版社,2010.

[14] 陆阳 . 醌类化学 . 北京:化学工业出版社,2009.

[15] 张贵君,金哲雄 . 中药鉴定学 . 3 版 . 北京:科学出版社,2018.

[16] 国家药典委员会 . 中华人民共和国药典(一部). 北京:中国医药科技出版社,2020.

[17] 孔令义 . 天然药物化学 . 北京:化学工业出版社,2018.

[18] 陈玉昆 . 萜类天然产物的提取及生产工艺 . 北京:科学出版社,2009.

[19] 匡海学 . 中药化学 . 3 版 . 北京:中国中医药出版社,2017.

[20] 杨世林,严春艳 . 天然药物化学 . 2 版 . 北京:科学出版社,2017.

[21] 何昱 . 中药化学 . 北京:科学出版社,2017.

digitoxigenin 279

digoxigenin 279

digoxin 77

dihydroarteannuin 11

dihydrochalcone 177

dihydromorin 175

dihydroquercetin 175

dioscin 286,309

diosgenin 286,309

diterpenoide 207

dl-tetrahydropalmatine 319

D-lyxose,Lyx 83

D-mannitol 85

D-mannose,Man 83

D-quinovose 84,85,281

D-ribose,Rib 83

D-sarmentose 281

d-sesamin 127

D-sorbitol 85

D-xylose,Xyl 83

E

eburicoic acid 243

ecdysone 292

echinacoside 363

Ehrlich 215

elemene 240

ellagic acid 350

ellagitannin 350

embellin 144

Emerson 128

emetine 325

emodin monomethyl ether 65

emodin 65

emulsin 95

ephedrine 231,319,334

epicatechin 176,354

ergocistine 316

ergometrine 321

ergosterol 293

ergot class 336

esculentic acid 255

esculentoside A~E 255

esculetin 116

esculin 116

essential oil 229

eucalyptol 200

eugenol 113,230

euphane 246

euphol 248

eupomatenoid 123

eutigoside C 365

evodiamine 321

exatecan 62

F

farnesene 205

farnesol 205

farrerol 175

fenchane 201

fernene 259

ferulic acid 76,114

ficine 179

flavan-3,4-diol 176

flavan-3-ol 176

flavanone 175

flavanonol 175

flavone 174

flavonoid tannin 354

flavonoid 172

flavonol 174

flavonol glycoside 71

forsythoneoside A、B 368

forsythoside B 364

fridelane 258

friedelanol 259

friedelin 259

fructan 87

furanocoumarin 116

furofuranoid lignan 122

futoenone lignan 124

futoenone 124

G

galactomannan 87

galanthamine 9,320

gallic acid 3,76,350

gallotannin 350

gamabufotalin 308

ganoderic acid C 247

gardenoside 89,203

genipin 203

geniposide 89,203

geniposidic acid 203

genkwanin 174

gensenoside 248

gentianine 204

gentiopicroside,gentiopicrin 204

geranial 200

geraniin 352

geraniol 199

germacrone 240

Gibb's 128

ginkgetin 179

ginkgolic acid 71

ginkgolide A、B、C、M、J 209

ginkgolide 209

ginsenoside Rc 77

ginsenoside 71

gitaloxigenin 280

gitoxigenin 279

glucan 87

glucomannan 87

glucoraphenin 90

glucuronic acid 255

glycogen 87

glycyrrhetinic acid 255

glycyrrhizin 10,255

gossypol 205

gracillin 309

guaiol 207

guanidinium alkaloid 325

guanosine 90

guavin A 355

gum 87

gycyrrhizic acid 255

H

hamamelitannin 351

hamamelose 350

harpagide 203

harpagoside 203

harringtonine 66

hellebrigenin 303

hellebrigenol 281

hemicellulose 87

hemslecin A 252

hemslecin B 252

heparin 88

hernone 121

heterosaccharide 87

hexaacetylcelenamide A(1b) 324

hexaacetylcelenamide A 324

hexahydroxydiphenoyl,
HHDP 351

higenamine 325

hinokiflavone 179

histamine 76

homoisoflavone 178

homolycorine 326

homopolysaccharide 87

honokiol 125

hopane 260

huperzine A　2,4
hyaluronic acid　88
hybrid lignan　119
hydrastine　325
hydrolysable tannin　349
hyoscyamine　317,334
hypericin　148

I

ibotanolide　366
indican　90,321
ingenol 3-angelate　210
ingenol mebutate　210
ingenol　210
inokosterone　292
inophyllolide　118
inositol　85
interiorin　123
invertase　95
ionone　200
iridodial　202
iridoid　202
irinotecan　62
isoalatolactone　206
isobergapten　116
isocamphane　201
isochuanliansu　253
isofernane　259
isoferulic acid　114
isoficine　179
isoflavanone　176
isoflavone　175
isohopane　260
isomangiferin　91
isomengiferin　178
isonuatigenin　286
iso-ocobullenone　124
isopsoralen　116
isorhyachophylline　329
isotanshinone　77
isotoosendanin　253
isovitexin　91

J

jatrorrhizine　343
juglone　144
jujubogenin　250
jujuboside A、B　250

K

kadcoccilactone A~C　253

kadcotrione A~C　246
kadsulignan A　123
kadsulignan C　123
kamebakaurin　223
kaurane　207

L

labdane　207
lanatoside C　80
lanostane　246
lanosterol　246
lansioside A~C　245
lappaol A　125
lappaol B　125
L-arabinose,Ara　83
laudanosine　340
l-episesamin　127
leucocyanidin　176,354
leucodelphinidin　176,354
leucopelargonin　176,354
L-evonymitol　85
levopimaric acid　209
L-fucose　281
L-fucose,Fuc　84
lignan　113,118
ligustilide　76
ligustrazine　4,76,231
limonene　230
limonoid　253
liquiritin　175
loganin　203
L-oleandrose　85,281
L-rhamnose　281
L-rhamnose,Rha　84
l-sesamin　127
L-thevetose　281
lucidenic acid A　247
lucidone A　247
lupane　257
lupeol　257
luteolin　174
lycoclavanin　260
lycoclavanol　260
lycorine　320,326

M

macrophylline　318
madecassoside　257
magnlorine　343
magnocurarine　320
magnolol　125

magnoloside F　367
makisterone A　292
malabaricol　245
malic acid　77
maltase　95
mangiferin　91
matrine　318
meliacane　253
membrane separation technique　337
menthol　200,238
menthone　238
methyl catalpol　219
methylcoptisine　343
mogroside V　18,252
molecular imprinting technique　337
momorcharaside A、B　252
monodemoside　284
monoterpenoid　199
morin　174
morphine base　334
morphine　3,54,316,320,326
mucilage　87
myrceane　199
myristicin　113

N

nabotanin R　353
narcotine　316
neocindilide　76
neocurdione　240
neohopane　260
neolignan　119
neomenthol　238
neral　200
nerol　199
nerolidol　205
new cryptotanshinone　77
n-heptane　230
N-hydroxycantharidimide　201
nicotine　231,325
nodakenetin　116
nodakenin　116
nordihydroguaiaretic acid　119
norepinephrine　76
norlignan　119,125
nor-tetracyclic triterpenoid　253
notoginsenoside　71
nuatigenin　286

O

obtusifolin　154

obtusin 154

oleanane 254

oleandrigenin 280

oleanolic acid 254

oleoacteoside 367

oligomeric lignan 125

olivil 121

ophiopogonone A 178

oridonin 210

otophylloside A 288

otophylloside B 288

ouabagenin 280

ouabain 294

oxymatrine 337

oxypaeoniflora 201

P

pachymic acid 247

paclitaxel 60,66

palmatine 336,343

palmitic acid 76

pansy flavonoid 77

papaverine 320

parameritannin A-1 354

paraminabeolide A~F 291

paraminabeolide C~F 291

paxillin 286

pectic substance 87

pelargonidin 178

penicillin 54

pergnane 288

perillaldehyde 233

periplogenin 280

perlolyrine 76

phellamurin 175

phenylpropanal 114

phenylpropanoic acid 114

phenylpropanoid 113

phenylpropanol 114

phenylpropene 113

phillyrin 139

phlobatannin 354

phloretin 63

phloridzin 177

phorbane 207

p-hydroxycinnamic acid 114

phyllanthin 119

physagulide U 310

physangulatin C、I 290

physostigmine 328

phytol 208

pilocarpine 322

pimarane 207

pimaric acid 209

pinane 201

piperine 4,318,328

piperitone 200

plantainoside A 366

plumbagin 144

podocarpane 207

podophyllotoxin 119,120

polypodine B 292

porphyrine 316

potassium chloride 76

pouoside A~E 244

p-oxocamphor 202

praeroside II 117

proanthocyanidin 354

procaine 10

proline 77

prosapogenin 284

protoanemonin 231

protocatechuate 76

protoquercitol 350

protostane 250

prunasin 89

pseudoephedrine 319,334

pseudostrychnine 327

psoralen 116

pterocarpin 176

pteryxin 117

puerarin 66,175

pulsatillic acid 258

pulsatilloside A~C 258

purpureaside B 366

pyranocoumarin 117

Q

quercetin 174

quinic acid 114,350

quinidine 334

quinine sulfate 334

quinine 3,316,322,334

R

ranunculin 89,231

rehmannia violet A 77

reserpine 9,54,322

resibufogenin 308

rhaponticin 149

rhein 76

rhodioloside 89

rhomotoxin 211

rhyachophylline 329

rosmarinic acid 114

rotenone 176

rubescensin 210

rutin 89,174

S

Sabety 215

salvianolic acid A 114

salvianolic acid B 114

salvianolic acid C 114

salvianolic acid 114

samentogenin 280

samidin 117

sanguisorbin B、E 257

sanguisorboyl,Sang 352

sanjoinine A 324

santonin 206

sapimukoside A、B 248

sarasapogenin 285

sarasinoside A_1 248

sarasinoside A_1~A_3 248

sarmulogenin 280

sarsaparilloside 286

saxitoxin 325

schisandrin C 10,63

schisantherin 122

scillanolide 279

scillarenin 279,280

scilliglaucoside 282

scilliglaucosidin 281

scoparone 6,116

scopolamine 334

scutebarbatine A 318

securinine 319,325,336

semi-bionic extraction 333

senkyunolide 76

sennidin A 146

sennidin B 146

sennoside A 81,146

sennoside B 146

sennoside C 146

sennoside D 146

Sephadex LH-20 217

serotonin 76

serpentine 325

sesquineolignan 119

shanzhiside methylester 4

Shear 215

shikimic acid 350

shikonin 144

shionone 259

silybin 179

silymarin 10,125

simple coumarin 116

simple dibenzylbutane lignan 119

sinapic acid 76

sinigrin 90,231

sinoacutine 320

sinogenin 280

sinomenine 4

sisalagenin 285

sisymbrifolin 123

sitosterol 293

sophoridine 337

sparteine 328

spinasterol 293

spirobenzofuranoid 123

squalene 244

squalene-2,3-epoxide 244

stachydrine 317

stachyose 85

stachyurin 353

starch 87

steroidal sapogenin 284

steroid 277

stevioside A 210

stevioside 210

stigmasterol 293

strophandogenin 280

strophanthidin 280

strophanthidol 280

strychnine 322,327

sulphuretin 178

suspensaside B 366

sweroside 204

swertimarin 204

syringin 114

syriogenin 280

T

taiwanin A 120

tannase 350

tannin red 354

taxane 207

taxol 4

termilignan 119

terpene lactone 71

tersantalol 202

tetrahydrofuranoid lignan 121

tetrandrine 333

tetranortriterpenoid 253

tetrodotoxin 325

thebaine 320

thevetin A 282

threonine 77

thujane 201

thymol 230

timosaponin A-Ⅲ 285

toosendanin 253

topotecan 62

trans-p-hydroxycinnamic

aldehyde 114

trifolirhizin 176

trimethylamine 76

Trim-Hill 215

tripdiolide 209

tripterygone 258

triptolide 209,223

triptolidenol 209

triterpenoid sapogenin 243

triterpenoid saponin 243

triterpenoid 243

troponoide 201

tuliposide A 90

tumulosic acid 247

tutin 206

U

umbelliferone 115

uracil 76

uralsaponin A、B 255

urezigenin 280

uridine 90

ursane 256

ursolic acid 77,256

uzarigenin 280

V

valoneoyl,Val 352

vanillic acid 76

verbascose 85

verbenalin 203,218

verbenalol 218

vinblastine 4,325

vincristine 4,66

visnadin 117

vitamin A 208

vitexin 91,174

volatile oil 229

W

wedelolactone 118

Weiggering 215

withaferin A 290

wuweizisu C 122

X

xanthine B 77

xanthone 178

xanthotoxin 116

xanthoxyletin 117

xanthoxylin 230

xanthyletin 117

Y

yingzhaosu A 205

yulanoside A 364

药用植物拉丁名索引